B. Hajeck-Lang
Handbuch Diäten

Brigitte Hajeck-Lang

Handbuch Diäten

Adipositas und 40 weitere Krankheitsbilder individuell behandeln

1. Auflage

Mit Beiträgen von: Marina Albrecht, Gießen; Dr. André-Michael Beer, Hattingen; Judith Breiwe, Herzogenrath; Christel Führer, Aachen; Dr. Jessica Lang, Institut für Arbeits- und Sozialmedizin, RWTH Aachen; Magdalena Lang, Münster; Daniela Lo Cicero, Aachen; Tanja Pötschke, Hattingen; Dr. Andreas Rüffer, Bad Bocklet; Julia Schneider, Mainburg; Beate Weidner, Hattingen

Mit einem Geleitwort von: Prof. Dr. Hans Hauner, Else Kröner-Fresenius-Zentrum für Ernährungsmedizin der Technischen Universität München

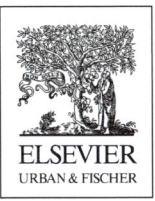

ELSEVIER
URBAN & FISCHER

URBAN & FISCHER München

Zuschriften und Kritik an:

Elsevier GmbH, Urban & Fischer Verlag, Lektorat Komplementäre und Integrative Medizin, Hackerbrücke 6, 80335 München

Wichtiger Hinweis für den Benutzer

Die Erkenntnisse in der Medizin unterliegen laufendem Wandel durch Forschung und klinische Erfahrungen. Herausgeber und Autoren dieses Werkes haben große Sorgfalt darauf verwendet, dass die in diesem Werk gemachten therapeutischen Angaben (insbesondere hinsichtlich Indikation, Dosierung und unerwünschten Wirkungen) dem derzeitigen Wissensstand entsprechen. Das entbindet den Nutzer dieses Werkes aber nicht von der Verpflichtung, anhand weiterer schriftlicher Informationsquellen zu überprüfen, ob die dort gemachten Angaben von denen in diesem Buch abweichen, und seine Verordnung in eigener Verantwortung zu treffen.

Geschützte Warennamen (Warenzeichen) werden in der Regel besonders kenntlich gemacht (®). Aus dem Fehlen eines solchen Hinweises kann jedoch nicht automatisch geschlossen werden, dass es sich um einen freien Warennamen handelt.

Bibliografische Information der Deutschen Nationalbibliothek

Die Deutsche Nationalbibliothek verzeichnet diese Publikation in der Deutschen Nationalbibliografie; detaillierte bibliografische Daten sind im Internet über http://dnb.d-nb.de abrufbar.

11   12   13   14   15   5 4 3 2 1

Für Copyright in Bezug auf das verwendete Bildmaterial siehe Abbildungsnachweis

Um den Textfluss nicht zu stören, wurde bei Patienten und Berufsbezeichnungen die grammatikalisch maskuline Form gewählt. Selbstverständlich sind in diesen Fällen immer Frauen und Männer gemeint.

Planung: Ingrid Puchner, München
Redaktion: Cornelia Fichtl, München
Projektmanagement: Anke Drescher, München
Herstellung: Ulrike Schmidt, München
Satz: abavo GmbH, Buchloe/Deutschland; TnQ, Chennai/Indien
Druck und Bindung: PrintConsult, München
Umschlaggestaltung: SpieszDesign, Neu-Ulm

ISBN 978-3-437-57580-8

Aktuelle Informationen finden Sie im Internet unter **www.elsevier.de** und **www.elsevier.com**

Geleitwort

Warum noch ein weiteres Buch zum Thema Ernährungsmedizin? Die zunächst nahe liegende Antwort ist, dass Krankheiten, die u. a. durch falsche Ernährung bedingt sind, heute zu einer zentralen Herausforderung für unser Gesundheitssystem geworden sind. Der Kinder- und Jugendlichen-Gesundheitssurvey des Robert-Koch-Instituts und die Nationale Verzehrsstudie II (2005-2008) haben erst vor Kurzem wieder gezeigt, dass es mit der Ernährung unserer Bevölkerung nicht zum Besten steht. Weit mehr als die Hälfte der erwachsenen Bundesbürger ist übergewichtig oder adipös. Dazu kommen noch fast zwei Millionen übergewichtige Kinder und Jugendliche. Diese Untersuchungen ergaben ferner, dass der Fettkonsum immer noch zu hoch ist, der Konsum zuckerhaltiger Getränke weiter zugenommen hat und andererseits zu wenig Vollkornprodukte, Obst und Gemüse verzehrt werden.

Da der Leidensdruck adipöser Menschen oft sehr hoch ist, gibt es außerhalb der Medizin ein riesiges Angebot an Diäten, Schlankheitsmitteln, Ratgebern und anderen Produkten von meist fragwürdiger Qualität und Wirksamkeit. Selbst für Ernährungsexperten wird es zunehmend schwierig, den Überblick zu behalten und die berühmte „Spreu" vom „Weizen" zu trennen. Gerade darin liegt die Stärke dieses Buches. Die Autorin, Frau Dr. Brigitte Hajeck-Lang, ist seit 20 Jahren als Ernährungsmedizinerin in Aachen tätig und hat sich in der Fortbildung auf diesem Gebiet besonders profiliert. In ihrem Buch hat sie in einzigartiger Weise Informationen über unterschiedlichste Diäten und Ernährungskonzepte zusammengetragen und didaktisch hervorragend geordnet, sodass sich der Leser ein gutes Bild von den wichtigsten ernährungsmedizinischen Therapieangeboten verschaffen kann. Dabei geht es nicht nur um das Thema Adipositas, sondern auch um viele andere Krankheiten, bei deren Entstehung und Therapie die Ernährung eine wichtige Rolle spielt.

Die Darstellung der Themen besticht darüber hinaus durch ihre Praxisnähe, ist dabei aber stets evidenzbasiert, wie auch durch die sorgfältigen Literaturhinweise deutlich wird. Einzigartig sind dabei die praxisbetonten Arbeitsmodelle und Schritt-für-Schritt-Anleitungen, die praktischerweise aus dem Netz „heruntergeladen" werden können und für jeden Therapeuten äußerst nützlich sein dürften.

Damit unterscheidet sich dieses Werk in vielfältiger Weise wohltuend von vielen oft zu theorielastigen Fachbüchern und kann deshalb gerade für praktisch tätige Ernährungsfachkräfte und Ernährungsmediziner eine wertvolle Hilfe sein. Ich kann dieses Buch nur empfehlen und wünsche ihm eine hohe Verbreitung.

München, im Mai 2010

Prof. Dr. Hans Hauner
Else Kröner-Fresenius-Zentrum für Ernährungsmedizin der Technischen Universität München

Vorwort

Als ich gefragt wurde, ob ich ein Diäten-Handbuch mit wissenschaftlichem Hintergrund schreiben wolle, ergriff ich gerne die Gelegenheit, eine in der Ernährungsmedizin äußerst bedauernswerte Lücke zu füllen: So mangelt es trotz über 20 Jahren umfangreicher Beratungsangebote und wissenschaftlicher Studien an praktischem Know-how bei Therapeuten und Patienten, das umfassende allerdings teilweise auch widersprüchliche Ernährungswissen in der Beratungspraxis bzw. bei der Umsetzung im Alltag erfolgreich zu nutzen.

Die gesundheitsökonomischen Zahlen sprechen für sich: Adipositas, Diabetes, Hypertonie und viele weitere ernährungsbedingte Krankheiten nehmen stetig zu und verursachen weiterhin steigende Kosten. Laut 2. Nationaler Verzehrsstudie 2008 sind bereits 66 Prozent der Männer und 51 Prozent der Frauen übergewichtig oder adipös. Die Verwirrung im Bereich Ernährung ist groß und sie wird durch zum Teil widersprüchliche Studienergebnisse sowie reißerische Buchtitel und Wundermittel zum Thema Abnehmen oder nichtssagende „mehr"- oder „weniger"-Empfehlungen ohne handfeste konkrete Anweisungen weiter wachsen. Das unter anderem durch die Lebensmittelwerbung und die Laienpresse geprägte Halbwissen der Patienten – „Eigentlich weiß ich ja alles über gesunde Ernährung …" – hilft auch nicht weiter bzw. ist oft eher kontraproduktiv.

Dieses Buch soll dazu beitragen, die Kluft zwischen der Theorie und der Praxis der Ernährungsmedizin zu überbrücken: Die Zukunft der Ernährungsmedizin liegt in der Individualisierung der Ernährungsberatung, der Suche nach individuellen Lösungen für die ernährungsmedizinischen Probleme jedes einzelnen Patienten.

Jeder spezialisierte oder an Ernährung interessierte Therapeut soll mit Hilfe von nährstoffanalytisch solide bewerteten Reduktionsdiäten, Fallbeispielen aus dem Beratungsalltag mit Übergewichtigen, Schritt-für-Schritt-Anleitungen und Checklisten für den Schreibtisch mit konkreten lebensmittelorientierten Empfehlungen bei etwa 40 Krankheitsbildern für jeden Patienten eine fundierte alltagsgerechte Behandlung unter Berücksichtigung der individuellen Eigenheiten anbieten können. Wir brauchen nicht ständig neue Diäten und Gewichtsprogramme mit längst bekannten Inhalten. Wir können das vorhandene Wissen mit gesundem Menschenverstand nutzen, einen natürlichen Umgang mit Essen (wieder)erlernen und benötigen viel Zeit und Empathie für unsere Patienten.

Das Diäten-Handbuch ist aus jahrelanger praktischer Arbeit mit sehr vielen Patienten entstanden und soll Ihnen dabei helfen, Ihre Zeit mit dem Patienten bestmöglich nutzen zu können.

Aus der Praxis – für die Praxis!

In diesem Sinne wünsche ich Ihnen ein befriedigendes und effektives Arbeiten in Ihrer naturheilkundlichen bzw. ernährungsmedizinischen Praxis.

Brigitte Hajeck-Lang

Danksagung

Allen beteiligten KollegInnen möchte ich vielmals für ihre engagierte Mitarbeit an diesem Buch und ihre Geduld danken, ohne sie alle wäre ein Werk diesen Ausmaßes nicht möglich gewesen. Mein ganz besonderer Dank gilt meiner Tochter Magdalena, die vor allem in den letzten Monaten der Fertigstellung rund um die Uhr zur Verfügung stand und damit entscheidend zum Gelingen und zum Abschluss des Buches beitrug.

Bei Frau Ingrid Puchner vom Elsevier-Verlag bedanke ich mich für ihre jahrelange Betreuung, ihre Geduld und ihre stete Unterstützung der Arbeit, ebenso bei Frau Cornelia Fichtl für die angenehme Zusammenarbeit während der Lektoratsarbeiten.

Trotz der zahlreichen MitarbeiterInnen hätte ich dies Buch nie fertig stellen können ohne die moralische Unterstützung meiner Familie, ihre Geduld und unseren Zusammenhalt, wofür ich mich an dieser Stelle noch einmal herzlich bedanke.

Aachen, Mai 2010

Brigitte Hajeck-Lang

Abkürzungen

ÄGHE	Ärztegesellschaft für Heilfasten und Ernährung		GI	Glykämischer Index
AGA	Arbeitsgemeinschaft Adipositas im Kindesalter		GL	Glykämische Last
AID	Allgemeiner Informationsdienst der deutschen Landwirtschaft		HDL	High-Density Lipoprotein

ÄGHE — Ärztegesellschaft für Heilfasten und Ernährung
AGA — Arbeitsgemeinschaft Adipositas im Kindesalter
AID — Allgemeiner Informationsdienst der deutschen Landwirtschaft
AM — Arzneimittel
AMG — Arzneimittelgesetz
AGE — Advanced Glycation Endproducts
BCM — Body Cell Mass
BES — Binge Essstörung
BfR — Bundesinstitut für Risikobewertung
BfArM — Bundesinstitut für Arbeitsmaßnahmen
BIA — Bioimpedanzanalyse
BMI — Body Mass Index
BzgA — Bundeszentrale für gesundheitliche Aufklärung
DAG — Deutsche Adipositasgesellschaft
DAO — Diaminoxydase
DDG — Deutsche Diabetes Gesellschaft
DGE — Deutsche Gesellschaft für Ernährung
DGEM — Deutsche Gesellschaft für Ernährungsmedizin
Diät-V — Diätverordnung
DKGD — Deutsches Kompetenzzentrum Gesundheitsförderung und Diätetik
DTB — Deutscher Turnerbund
DZG — Deutsche Zöliakiegesellschaft
EAACI — European Academy of Allergical and Clinical Immunology
ebM — evidence based Medicine
EDV — Elektronische Datenverarbeitung
EG — Europäische Gemeinschaft
EPA — Eicosapenthensäure
evtl. — eventuell
FEV — Forciertes Expiratorisches Volumen
FBN — Federal Bureau of Nutrition

GI — Glykämischer Index
GL — Glykämische Last
HDL — High-Density Lipoprotein
HCC — Hepatozelluläres Karzinom
IFT — Institut für Therapieforschung
i. Tr. — in der Trockenmasse
IR — Infrarotmethode
i. S .v — im Sinne von
KgAS — Konsensusgruppe Adipositas im Kindesalter
LCD — Low Calorie Diet
LFGB — Lebensmittel- und Futtermittel-Gesetzbuch
LMKV — Lebensmittel-Kennzeichnungsverordnung
MP — Medizinprodukte
MPG — Medizinproduktegesetz
NEM — Nahrungsmittelergänzungen
NES — Night Eating Syndrom
NEMV — Nahrungsergänzungsmittelverordnung
o. ä. — oder ähnlich
OAS — Orales Allergie Syndrom
PAL — Physical Activity Level
PMR — Progressive Muscle Relaxation
PSMF — Proteinsparendes modifiziertes Fasten
PPA — Phenylpropononlamin
RDS — Reizdarm-Syndrom
STH — Somatotropin (Wachstumshormon)
s. u. — siehe unten
sog. — so genannt
u. a. — und andere
VLCD — Very Low Calorie Diet
VKI — Verein für Konsumenteninformation
WHR — Waist Hip Ratio

Abbildungsnachweis

Der Verweis auf die jeweilige Abbildungsquelle befindet sich bei allen Abbildungen im Buch am Ende des Legendentextes in eckigen Klammern. Alle nicht besonders gekennzeichneten Grafiken und Abbildungen © Elsevier GmbH, München.

L143 Heike Hübner, Berlin

Hinweis zur Benutzung

Die Balkendiagramme der Ernährungsanalysen in Kapitel 6.3 und der Nährstoffanalysen ✚ spiegeln durch die unterschiedlichen Farbschattierungen den Grad und die gesundheitliche Relevanz der Abweichungen von der empfohlenen Nährstoffzufuhr der DGE wider.

✚

Weitere hilfreiche Materialien, wie z. B. Nährstoffanalysen zu den Diäten in Kap. 2 sowie Checklisten zu den Krankheitsbildern in Kap. 7, finden Sie zum Download unter www. elsevier.de (siehe hierzu auch die Informationen in der Umschlaginnenseite).

Inhaltsverzeichnis

1	**Ernährungstherapie in Theorie und Praxis**	**1**
1.1	Einführung	1
1.2	Psychologische Faktoren im Rahmen von Übergewicht und Adipositas	5
1.2.1	Psychologische Faktoren bei der Entstehung und Aufrechterhaltung von Übergewicht und Adipositas	5
1.2.2	Individuelle Differenzen zwischen Übergewichtigen und Normalgewichtigen	7
1.2.3	Essstörungen im Rahmen von Adipositas	9
1.2.4	Psychologische Unterstützung von Gewichtsreduktionsmaßnahmen	11
1.2.5	Psychologische Unterstützung zur Vermeidung von Rückfällen	14
1.2.6	Psychische Hinderungsgründe beim Abnehmen	15
1.2.7	Wodurch wird Abnehmen beeinflusst? – Die Theorie des geplanten Verhaltens (Ajzen 1991)	16
2	**Kurzfristige Maßnahmen zur Gewichtsreduktion**	**21**
2.1	Reduktionsdiäten von A–Z	21
2.1.1	Atkins-Diät	27
2.1.2	Blutgruppen-Diät	29
2.1.3	Boss-Diät	31
2.1.4	Brigitte – (die neue) Diät	33
2.1.5	Fit for Fun-Diät	34
2.1.6	Fit for Life	35
2.1.7	Glyx-Diät, Glücks-Kur	37
2.1.8	Gute Laune-Diät	39
2.1.9	Dr. Haas-Erfolgsdiät (auch Dr. Haas-Top-Diät)	41
2.1.10	Hollywood (Star)-Diät	42
2.1.11	Humplik-Kur	43
2.1.12	Idealdiät	44
2.1.13	LOGI-Methode	46
2.1.14	Low Fett 30	48
2.1.15	Markert-Diät, Neue Markert-Diät	49
2.1.16	Max Planck-Diät	51
2.1.17	Mayo-Diät	52
2.1.18	Metabolic balance	54
2.1.19	Montignac-Methode	56
2.1.20	Pritkin-Diät	59
2.1.21	Scarsdale-Diät	60
2.1.22	Schlank im Schlaf	61
2.1.23	South Beach-Diät	63
2.1.24	Strunz-Diät (Forever Young – Das Erfolgsprogramm)	65
2.1.25	Die Vollweib-Diät	67
2.1.26	Volumetrics-Diät	69
2.1.27	Zucker-Knacker	70
2.1.28	Resümee	71
2.2	Monodiäten, lebensmittelorientierte Diäten	72
2.2.1	7-Tage-Bio-Körner-Kur	74
2.2.2	Ananas-Diät	76
2.2.3	Apfel-Diät	76
2.2.4	Eier-Diät	77
2.2.5	Kartoffel-Diät	78
2.2.6	Kohlsuppen-Diät	79
2.2.7	Reis-Diät	81
2.3	Fasten und verwandte Methoden	82
2.3.1	Heilfasten	84
2.3.2	Mayr-Kur	86
2.3.3	Klassische Molketrinkkur, Molkefasten	89
2.3.4	Schroth-Kur	90
2.3.5	Nulldiät (Totales Fasten)	92
2.3.6	Modifiziertes Fasten	94
3	**Gewichtsmanagementprogramme**	**97**
3.1	Gewichtsreduktionsprogramme	97
3.1.1	Abnehmen – aber mit Vernunft	98
3.1.2	Abnehmen mit Genuss	99
3.1.3	Gewichtsmanagementprogramme mit Formula-Diäten	100

3.1.4   Gewicht im Griff   104
3.1.5   Ich nehme ab   105
3.1.6   M.O.B.I.L.I.S.   107
3.1.7   M.O.B.I.L.I.S. light   108
3.1.8   Die PfundsKur   109
3.1.9   Weight Watchers   110
3.2   Internet-Diäten,
        Internet-Programme   112
3.2.1   Diät:
        www.Abnehmen-mit-Genuss.de   . . .   115
3.2.2   Diät: www.lean-and-healthy.de   116
3.2.3   Diät: www.Novafeel.de   117
3.2.4   Diät: www.Slimcoach.de   119
3.2.5   Diät: www.weightwatchers.de   120
3.2.6   Diät: www.xx-well.com   121
3.3   Gewichtsreduktionsprogramme
        für Kinder und Jugendliche   123
3.3.1   Einführung   123
3.3.2   FITOC (Freiburg Intervention Trial for
        Obese Children®)   129
3.3.3   KLAKS e.V. (Konzept Leipzig: bewegungs-
        aktive Adipositasschulung für Kinder
        im Schulalter)   131
3.3.4   Leichter, aktiver, gesünder   132
3.3.5   Moby Dick   133
3.3.6   Obeldicks, Obeldicks LIGHT   135
3.3.7   Optifast®-Junior   137
3.3.8   T.O.M. (Therapie der Obesitas mit
        Motivation)   137

4   Schlankheitsmittel   139
4.1   Einführung   139
4.2   Gesetzliche Vorgaben   140
4.3   Beispiele Schlankheitsprodukte . . .   141
4.3.1   Abführmittel/Laxanzien   141
4.3.2   Appetitzügler   144
4.3.3   Chinesische Schlankheitsmittel   146
4.3.4   Diuretika, Entwässerungsmittel,
        Saluretika, „Entschlackungsmittel" . .   149
4.3.5   Resorptionshemmer   150
4.3.6   Sättigungsverstärker,
        Quell- und Füllmittel   153
4.3.7   Stoffwechselanregende Substanzen,
        Fatburner.   154
4.3.8   Schlankheitsprodukte auf dem
        Lebensmittel-Markt   159

5   Ernährungsformen   163
5.1   Einführung   163
5.2   Beispiele alternativer
        Ernährungsformen   164
5.2.1   Anthroposophisch orientierte
        Ernährung   164
5.2.2   Ayurveda (moderne Form:
        Maharishi Ayurveda)   165
5.2.3   Evers-Diät   167
5.2.4   Harmonische Ernährung/
        Konstitutionslehre   168
5.2.5   LOGI-Methode   170
5.2.6   Makrobiotik   170
5.2.7   Mazdaznan-Ernährung   172
5.2.8   Traditionelle mediterrane
        Ernährung   173
5.2.9   Rohkost-Ernährung   175
5.2.10 Schnitzer-Intensivkost   178
5.2.11 Schnitzer-Normalkost   180
5.2.12 Traditionelle
        Chinesische Ernährung   181
5.2.13 Trennkost   183
5.2.14 Vegetarismus   185
5.2.15 Vollwerternährung   188
5.2.16 Waerland-Kost   190

6   Strukturiertes Gewichts-
        management in der ärztlichen
        Praxis   193
6.1   Voraussetzungen   193
6.2   Schritt für Schritt: Ein Modell aus
        der Praxis für die Praxis   195
6.3   Fallbeispiele aus der Praxis   200
6.3.1   Fallbeispiel I: Martina M.   200
6.3.2   Fallbeispiel II: Reinhold G.   207
6.3.3   Fallbeispiel III: Renate W.   215
6.3.4   Fallbeispiel IV: Helmut W.   222

7   Indikationsbezogene Diäten . . .   231
7.1   Einführung   231
7.2   DGE-Ernährungsempfehlungen . . .   232
7.3   Die Bedeutung der Darmflora für
        die menschliche Gesundheit   233
7.4   Indikationen von A–Z   235
7.4.1   Anorexia nervosa, Magersucht   235

7.4.2 Arteriosklerose, KHK, Apoplex, periphere
arterielle Durchblutungsstörungen .. 238
7.4.3 Binge Eating Disorder (BED) 240
7.4.4 Bluthochdruck/Hypertonie 241
7.4.5 Bulimia nervosa 243
7.4.6 Chronisch obstrukive
Lungenerkrankung (COPD) 245
7.4.7 Chronisch entzündliche
Darmerkrankungen (CED), Morbus Crohn
und Colitis ulcerosa 246
7.4.8 Diabetes mellitus 247
7.4.9 Diarrhoe 250
7.4.10 Divertikulose/Divertikulitis 252
7.4.11 Essstörungen 253
7.4.12 Fettstoffwechselstörungen 254
7.4.13 Fruktose-Malabsorption,
Fruktose-Intoleranz 258
7.4.14 Gallensteine (Cholelithiasis) 260
7.4.15 Gastritis, Ulcus ventriculi und
Ulcus duodeni, Reizmagen 262
7.4.16 Gicht/Hyperurikämie/Hyperurikosurie/
Harnsteine 264
7.4.17 Glutamat-Unverträglichkeit 266
7.4.18 Gluten-Unverträglichkeit,
Zöliakie, Sprue 267
7.4.19 Hepatitis 269
7.4.20 Histamin-Intoleranz 269

7.4.21 Kolonkarzinom 272
7.4.22 Kurzdarm-Syndrom 274
7.4.23 Laktose-Intoleranz 276
7.4.24 Leberzirrhose 278
7.4.25 Lebensmittel-Allergien und
Lebensmittel-Unverträglichkeiten ... 280
7.4.26 Mukoviszidose
(Cystische Fibrose, CF) 283
7.4.27 Multiple Sklerose (MS) 285
7.4.28 Neurodermitis
(atopische Dermatitis) 286
7.4.29 Niereninsuffizienz 289
7.4.30 Nierensteine (Nephrolithiasis) 291
7.4.31 Obstipation 293
7.4.32 Osteoporose 294
7.4.33 Pankreatitis/Pankreasinsuffizienz ... 298
7.4.34 M. Parkinson 300
7.4.35 Pseudoallergien 302
7.4.36 Psoriasis (Schuppenflechte) 303
7.4.37 Refluxösophagitis/Sodbrennen 304
7.4.38 Reizdarm-Syndrom (RDS),
„Blähbauch" 306
7.4.39 Rheumatische Erkrankungen 309
7.4.40 Schilddrüsenerkrankungen 312
7.4.41 Untergewicht 314

Register 317

Ernährungstherapie in Theorie und Praxis

1.1   Einführung 1

1.2   Psychologische Faktoren im Rahmen von Übergewicht und Adipositas 5

1.1 Einführung

Brigitte Hajeck-Lang

In den 80er Jahren, den Anfängen der Ernährungsmedizin in Deutschland, spielte diese in der Schulmedizin nur eine sehr nebensächliche Rolle, eine belächelte Disziplin allenfalls als Beiwerk zur medikamentösen Therapie.

Mit dem rasch zunehmenden Problem von Übergewicht und Adipositas einschließlich der damit einhergehenden Begleiterkrankungen sowie den explodierenden Kosten im deutschen Gesundheitssystem wurde allmählich deutlich, dass die Ernährungstherapie von zentraler Bedeutung für die Lösung dieser Probleme sein könnte – sofern man sie wirkungsvoll in die Praxis umsetzen kann. Letzteres ist bis heute aus den verschiedensten Gründen nur sehr unzureichend der Fall. Eines der grundlegenden Probleme für die Akzeptanz und die Effizienz der Ernährungstherapie ist die Schwierigkeit, kontrollierte prospektive Studien mit einem hohen Evidenzgrad durchzuführen, von Doppelblind-Untersuchungen zu Auswirkungen der Lebensmittelzufuhr naturgemäß ganz zu schweigen. Die Gründe für dieses Manko sind zahlreich:

- Generationsdauer des Menschen von 30 Jahren.
- Die langfristigen Folgen einer speziellen Nährstoff- oder Lebensmittel-Zufuhr zu erfassen, ist nur unter Zeit- und Geld raubenden Bedingungen möglich bzw. kaum realistisch.
- Essen und Essverhalten haben etwas mit Lebensqualität bzw. Lebensstil zu tun.
- Essverhalten ist sehr anfällig für exogene und endogene Störfaktoren.

- Drop-out-Raten in Ernährungsstudien sind relativ hoch.
- Es fehlt an der Vergleichbarkeit zwischen verschiedenen Studien:
  - Die Auswirkungen von Nährstoffen (Eiweißgehalt, Vitamingehalt) in Lebensmitteln, von Nahrungsergänzungsmitteln oder von Ballaststoffen sind kaum unter standardisierten Bedingungen zu erfassen. Sie werden nie isoliert verzehrt, Wechselwirkungen mit anderen Bestandteilen des Essens sind zu erwarten bzw. nicht auszuschließen.
  - Die Übertragbarkeit von Ergebnissen aus Tierversuchen auf den Menschen ist oft genug nicht möglich.

Es mangelt an finanziellen Ressourcen für die Auswertung von Studien z. B. zur Effizienz ganzheitlicher Gewichtsmanagementprogramme für Erwachsende und Kinder. Im Rahmen des Präventions- (§ 20) oder des Rehabilitationsparagraphen (§ 43) des SGB V werden Hunderttausende Euro zur Verfügung gestellt. Für die Analysen, ob sich die einzelnen Programme (auch langfristig) bewähren und ob so viele verschiedene notwendig sind, fehlt jedoch meist das Geld:

Bei der dreijährigen, bis dato größten ernährungsmedizinischen **DFG-Studie von Hajeck-Lang und Hauner (2002 bis 2005)** zum Einsparpotenzial von Medikamenten und anderen therapeutischen Maßnahmen bei Diabetikern durch eine intensive, standardisierte Ernährungstherapie fehlte das Geld für die Erfassung insbesondere der erhofften gesundheitsökonomischen Ergebnisse.

Die Konsequenzen dieser Problematik sind in ernährungsmedizinischen Publikationen regelmäßig wie folgt zu lesen:

1. Man muss für jeden Patienten individuell die richtigen Empfehlungen finden. Dies gilt für die Gewichtsreduktion ebenso wie für krankheitsorientierte Maßnahmen.
2. Es besteht weiterer Forschungsbedarf.

Die Frage liegt auf der Hand, ob und in wieweit sich diese beiden Forderungen rationell und ökonomisch vertretbar vereinbaren lassen.

Neben diesen „internen" Problemen der Ernährungsmedizin erschweren wesentliche „externe" Probleme eine patientengerechte erfolgreiche Ernährungstherapie in der Praxis. „Jeder, der kauen kann, fühlt sich als Ernährungswissenschaftler" (Biesalski 2007). Es darf alles veröffentlicht und damit der Patient verunsichert werden. Je schlagkräftiger der Titel, desto größer die Aufmerksamkeit. Die **Lebensmittel-Werbung** hat einen maßgeblichen Einfluss auf das Kaufverhalten. Der Ernährungstherapeut muss sich in der Ernährungspraxis gegen die

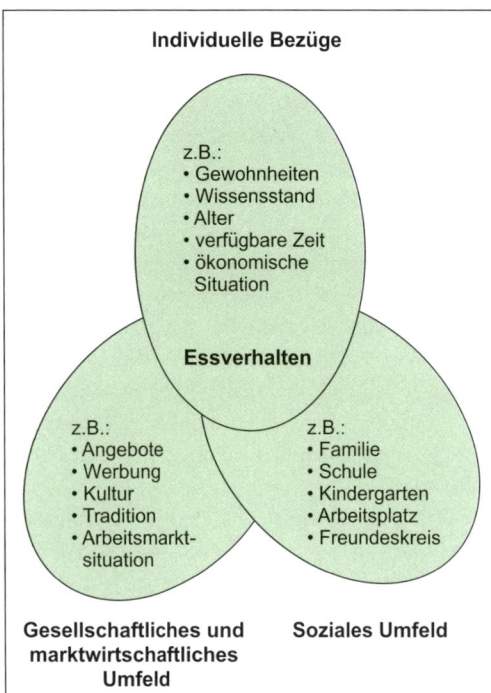

Abb. 1.1 Einflussgrößen auf das individuelle Essverhalten. [L143]

modernen, fitten und „leichten" Produkte der Lebensmittel-Industrie durchsetzen.

Die **Herstelleraufklärung** über **Lebensmittelprodukte** ist unzureichend und oft irreführend. Das Lesen eines Beipackzettels für ein Medikament ist mittlerweile einfacher geworden als das Lesen und Verstehen einer Zutatenliste oder Nährwerttabelle. All dies trägt in der Praxis zur Verwirrung der Patienten und dem häufigen Scheitern der Ernährungstherapie bei.

Spezielle Probleme in der Adipositastherapie

Eine weitere Entwicklung der Ernährungsmedizin ruft zunehmend Kritiker aus den eigenen Reihen auf den Plan: Die Basis aller Empfehlungen zur Gewichtsreduktion ebenso wie zur Therapie von Krankheiten stellen die Empfehlungen der **Deutschen Gesellschaft für Ernährung (DGE)** bzw. die Empfehlungen der **DACH-Gesellschaften** aus Deutschland (D), Österreich (A) und der Schweiz (CH) von 2000 sowie das Rationalisierungsschema von 2004 dar. Im Bereich der Adipositastherapie gibt es jedoch zunehmend (und gab es schon immer) Erkenntnisse, die mit den Empfehlungen der DGE nicht übereinstimmen. Beispiele sind die empfohlene Eiweißzufuhr bei einer Gewichtsreduktion, eine (eventuell nicht gerechtfertigte) deutliche Einschränkung der Fettzufuhr, und die Berechnung neuer Referenzwerte für den Kalorienverbrauch.

Ein entscheidender Faktor bei dieser Diskussion ist die **Diskrepanz** zwischen dem **wissenschaftlichen Anspruch** der **DGE** und der **Wirklichkeit**: Bei den DGE- bzw. DACH-Empfehlungen handelt es sich um Zufuhrempfehlungen, Schätz- und Richtwerte – für Gesunde. Mit evidenzbasierter Medizin (ebM) hat das Ganze wenig zu tun. Andererseits verlangt die DGE (durchaus zu Recht), bei (neuen) Erkenntnissen zum Beispiel zum höheren Eiweißgehalt in Reduktionsdiäten den Nachweis auch des längerfristigen Erfolges solcher Diäten. Doch wo gibt es Nachweise für den (langfristigen) Erfolg der DGE-Empfehlungen, die laut regelmäßig veröffentlichten Ernährungsberichten (Ernährungsbericht 2008) und der 2. Nationalen Verzehrstudie (2. Nationale Verzehrstudie 2008) nicht viele Deutsche einhalten, weder kurz- noch langfristig? In diesem Zusammenhang ist der Hinweis angebracht, dass beim Thema Gewichtsreduktion von den Fachgesellschaften immer wieder gefordert wird, langfristig sein Essverhalten (gemäß DGE) umzustellen, da alle kurzfristigen Diäten und Schlankheitsmittel nichts bringen. Das mag so sein – doch wo bleibt der Nachweis, dass die DGE-Empfehlungen langfristig zur Gewichtsabnahme führen? Und: Wie lange sollen wir in der Praxis noch warten? Ist es nicht sinnvoller, die zur Verfügung stehenden Angebote und Kapazitäten zu prüfen, zu nutzen und zu versuchen, für jeden Patienten die richtige Methode, zumindest zum Starten auszuwählen und ihn anschließend engmaschig weiter zu betreuen?

Was spricht dagegen, dass der eine Patient mit der 7-Tage-Bio-Körner-Kur (➤ Kap. 2.2.1), der nächste mit der Atkins-Diät (➤ Kap. 2.1.1) und der dritte mit einer modifizierten Fastenkur (➤ Kap. 2.3.3) seine Gewichtsreduktion beginnt, dabei fachlich und praktisch begleitet wird und, motiviert durch die ersten schnellen Erfolge, anschließend bereit ist, im Rahmen von langfristigen Verhaltensänderungen seine Gewichtsreduktion fortzuführen? Eine Diät oder Tablette mag für den einen Patienten das Richtige sein, für einen anderen genau das Falsche. Ein ganzheitliches Gewichtsmanagementprogramm ist sicher optimal, aber für viele Deutsche aus den verschiedensten Gründen nicht machbar. Die überall herrschende Verunsicherung hinsichtlich erfolgreicher Maßnahmen zur Gewichtsabnahme ist nicht zuletzt deshalb so groß, weil impliziert wird, dass es nur eine und die richtige Diät zum Abnehmen gibt – und diese lebenslang. Es gibt nicht nur eine gute Diät für alle und ansonsten nur schlechte Diäten. Die Wirksamkeit einer Diät hängt nicht zuletzt von der Fähigkeit des Anwenders oder der Anwenderin ab, eigenes Essverhalten zu erkennen und zu steuern.

Spezielle Probleme in der Ernährungstherapie verschiedener Krankheiten

Ernährungstherapeutische Empfehlungen zur Bevorzugung spezieller Lebensmittel bei bestimmten Erkrankungen führen nicht selten zu einer irreführenden oder unnötigen Einschränkung der Essensauswahl. Ratschläge wie „mehr" oder „weniger",

„reduzieren" oder „bevorzugen" liefern weder konkrete Mengenangaben, noch beziehen sie die individuellen Voraussetzungen der Betroffenen ein. Das durchschnittliche Essverhalten der Deutschen ist die Basis für „Mehr-" (z. B. Ballaststoffe) oder „Weniger-" (z. B. Fett, Salz) -Empfehlungen.

Beispiel aus einer Patientenbroschüre zum Thema Osteoporose

Oberstes Gebot: Abwechslungsreich essen
Reichlich Milch und Milchprodukte wie Joghurt, Dickmilch, Quark, Käse
Weniger Fleisch und gepökelte, geräucherte, scharf gebratene Nahrungsmittel
Ausreichend Ballaststoffe
Seltener Fett
Weniger Salz
Auf Süßigkeiten verzichten …

Ein Vegetarier benötigt keine Empfehlung weniger Fleisch bzw. tierische Fette und Eiweiß zu essen, ein Diabetiker muss nicht weniger Zucker als bisher essen (oder sogar auf Obst verzichten), wenn er bislang kaum Süßigkeiten gegessen hat. Ein Cholesterinpatient muss nicht die Fettzufuhr reduzieren, wenn er seit langem alle sichtbaren Fette meidet und kaum Fleisch und Eier isst. Im Gegenteil: Es kann sinnvoll sein, gezielt mehr (gute) Fette zu essen. Am Beispiel der **Osteoporose** lassen sich weitere irreführende LM-Empfehlungen gut demonstrieren (➤ Tab. 1.1).

Patienten benötigen klare und gesicherte Empfehlungen und sollten diese problemlos umsetzen können. Verwirrende Äußerungen (z. B. zu Ballaststoffen bei Osteoporose) sollten relativiert und erklärt werden. Auch Ärzte, die ökotrophologisch nicht bewandert sind, müssen sich auf fundierte Empfehlungen verlassen können. Kalzium über Milchprodukte zu sich nehmen bedeutet nicht zwangsläufig, täglich einen halben bis einen Liter Milch zu trinken – und sich über die Gewichtszunahme zu wundern. Nicht nährstoff- sondern lebensmittel-orientierte und auf den Alltag des Patienten ausgerichtete Empfehlungen sind hilfreiche und effektive Alternativen zur medikamentösen Behandlung vieler Krankheiten.

Tab. 1.1 Lebensmittel-Empfehlungen bei Osteoporose – und ihre Widersprüche.

Übliche Empfehlungen	Widerspruch/ Vorsicht
Viel Milch trinken und viele Milchprodukte essen	Kalorienhaltige Getränke bei Übergewichtigen meiden (die meisten Patienten mit Osteoporose sind übergewichtig)
Cola und Limonade wegen des hohen Phosphatgehalts meiden	Phosphatgehalt in den so genannten Softdrinks ist unauffällig
Phosphat ist ein Kalziumräuber und sollte gemieden werden	Phosphat wird ebenso wie Kalzium zur Knochenbildung benötigt (Kalziumphosphat)
Dunkelgrüne Gemüsesorten wegen des hohen Kalziumgehalts (und Eisengehalts) bevorzugen	Spinat hat viel Oxalsäure. Diese bindet Kalzium (und Eisen) Kohl hat strumigene Eigenschaften
Ballaststoffe und Phytate mindern die Kalzium-Aufnahme	Immer und überall werden (ballaststoffreiche) Vollkornprodukte empfohlen
Fette Fische wie Lachs, Thunfisch, Hering und Makrele liefern reichlich Vitamin D und Omega-3-Fettsäuren.	Fettarme Fleisch- und Fischsorten bevorzugen (bei Übergewicht)
Eier liefern (neben Fisch) als einziges Lebensmittel relevante Mengen des lebensnotwendigen Vitamin D	Eier sollten bei Cholesterinproblemen und Rheuma gemieden werden
… usw.	… usw.

Die Bevorzugung bestimmter Lebensmittel zur Behandlung verschiedener Erkrankungen soll dabei nicht, wie in der Praxis oft der Fall, von möglichst abwechslungsreicher Kost ablenken. Jedes Lebensmittel beinhaltet „gute" und „ungünstige" Inhaltsstoffe hinsichtlich einer Erkrankung, andere „gute" und „ungünstige" Stoffe für andere Krankheitsbilder. Abwechslungsreiche Ernährung garantiert nicht nur ein breites Spektrum an Nährstoffen, sondern minimiert zusätzlich die Gefahr einer einseitigen Belastung mit schädlichen Stoffen.

Es verdichten sich die Erkenntnisse, dass ein gesunder Lebensstil und eine sinnvolle Gewichtsreduktion in einem wesentlich geringeren Maße vom Wissen über die zugrunde liegende Thematik abhängen als bisher angenommen. Viel mehr bestimmen vor allem psychologische Faktoren das Essverhalten und die Konsequenz beim Abnehmen (Pudel 2009). Lust und Frust, Stress und Ärger führen im Alltag oft zu Rückschlägen und lassen Übergewichtige und sonstige Erkrankte mit lebensmittelabhängigem Fehlverhalten bei ihren Bemühungen um eine gesunde Lebensweise scheitern.

Das Wissen über „Gesund essen – gesund abnehmen" ist so groß und so widersprüchlich diskutiert wie nie zuvor. Diese kognitive Ebene ist sehr labil und äußerst anfällig für endogene und exogene Störfaktoren, die vorwiegend emotionaler Art sind und im hektischen Alltag dominieren. Nicht das „Was esse ich?", sondern das „Warum esse ich?" und das Umsetzen und Beibehalten der empfohlenen Ernährungsweise müssen verstärkt im Zentrum ernährungsmedizinischer Beratungen stehen.

Die Unterscheidung zwischen Ernährung als kognitiv erfassbarem Soll- oder Idealzustand und Essen, das durch emotionale Erfahrungen geprägt ist, sollte jedem Therapeuten in der Beratung bewusst sein. Gewohnheiten lassen sich nicht durch reines Wissen und sachliche Informationen, sondern nur im Rahmen eines langen Lernprozesses verändern.

Insbesondere bei der Therapie von Übergewichtigen sollten die psychologische Unterstützung und ein praxisorientiertes Verhaltenstraining mit flexibler Kontrolle, dem Erlernen von Statt(d)essen – Strategien, Maßnahmen zur Rückfallprophylaxe usw. im Vordergrund stehen.

LITERATUR

Biesalski HK (2007). In: Liebermeister H. Medical Tribune; 42. Jg., Nr. 4: 14.

Deutsche Gesellschaft für Ernährung (Hrsg.) (2008). Ernährungsbericht 2008. Bonn.

Max Rubner-Institut (Hrsg.) (2008). 2. Nationale Verzehrsstudie. Ergebnisberichte Teil 1 und Teil 2. http://was-esse-ich.de/uploads/media/NVS_II_Abschlussbericht_Teil_1.pdf.

Pudel V (2009). „Was Menschen motiviert, richtig zu essen". In: Initiative Gesund Genießen (IGG) (Hrsg.). „Active News"; 01.

Pudel V (2009). „Selbstverantwortung oder Fürsorge". In: Ernährungsumschau; 08: 457–459.

1.2 Psychologische Faktoren im Rahmen von Übergewicht und Adipositas
Jessica Lang

1.2.1 Psychologische Faktoren bei der Entstehung und Aufrechterhaltung von Übergewicht und Adipositas

Gesellschaft

Ursachen für die Entstehung von Adipositas sind multifaktoriell bedingt und für die Betroffenen individuell. Natürlich spielen biologisch, genetische Prädispositionen eine Rolle und können in der Tendenz die Entwicklung von Übergewicht und Adipositas begünstigen. Allerdings haben auch äußerliche Faktoren ein Erklärungspotenzial für die Entstehung von Übergewicht. Vor allem wenn man den rasanten Anstieg der Adipositas in den letzten zehn Jahren berücksichtigt, liegt die Annahme nahe, dass nicht genetische Faktoren die Hauptursache sind, sondern die Veränderung unseres Lebensstils eine größere Rolle in der Entwicklung des Übergewichts spielt. So können Veränderungen innerhalb der Gesellschaft für den Anstieg von Adipositas mit verantwortlich gemacht werden.

Beispielsweise hat sich die körperliche Arbeit von der Agrargesellschaft über die Industrialisierung bis zur heutigen Gesellschaft der Informationstechnologie stark reduziert bei gleichzeitiger Zunahme an Verfügbarkeit fettreicher und süßer Nahrungsmittel in den westlichen Ländern. Die vermehrte Nahrungsaufnahme fettreicher und süßer Speisen kann teilweise durch unser Verhalten beim Einkaufen erklärt werden, aber auch durch unsere geänderten Essgewohnheiten. In der Werbeindustrie wird ein hoher Geldbetrag dafür aufgewendet um für Süßigkeiten und salzige Snacks zu werben, die häufig über Impulskäufe im Supermarkt spontan vonstattengehen. Gleichzeitig essen wir heutzutage vermehrt außer Haus, z. B. in der Kantine, oder unterwegs in Fast-Food-Restaurants (Brownell & Wadden 1992). Doch können auch gelernte Verhaltensweisen (z. B. emotionales Essen) bezüglich der Nahrungsaufnahme im Rahmen der Sozialisation z. B. innerhalb der Familie einen Einfluss auf Übergewicht haben.

Familie

Die Familie als Hauptsozialisationsort hat einen prägenden Einfluss auf das Essverhalten von Kindern. Die durch das Aufwachsen in einem Familiensystem erfahrenen und erlernten Strukturen und Verhaltensweisen bezüglich der Nahrungsaufnahme können damit langfristig Einfluss auf die Entwicklung von Übergewicht haben. Generell zählen ein niedriger sozialer Status und vor allem übergewichtige Eltern als Risikofaktoren für Übergewicht bereits im Kindesalter. Diese Risikofaktoren können sowohl über genetische Einflüsse als auch über das Weitergeben schlechter Essgewohnheiten Einfluss auf kindliches Übergewicht haben (Agras et al. 2004).

Familienmodelle, die sich mit dem Zusammenhang von Übergewicht und Familienstrukturen beschäftigen, charakterisieren betroffene Familien meist als rigide in ihren Verhaltensstrukturen. Insgesamt haben die Familien einen schwachen Zusammenhalt. Die Eltern weisen problematische Interaktionsmuster auf, welche gekennzeichnet sind durch einen ineffektiven Umgang mit Ärger, mangelnde Problemlösefähigkeiten und negative Reaktionen im Umgang mit Emotionen (Ganley 1992).

Da Familieninteraktionen sowohl schwer zu beobachten als auch zu messen sind, kann man sich bis heute die genauen Wirkmechanismen der Familieninteraktion auf das Essverhalten nicht erklären. Bisher gab es dafür kein führendes psychologisches Modell. Dennoch können aufgrund bisher durchgeführter Studien die genannten familiären Charakteristika und Einflüsse auf folgende Art und Weise Einfluss auf kindliche Essgewohnheiten haben.

Erlernen schlechter Essgewohnheiten
Der geringe familiäre Zusammenhalt und die geringe Verbundenheit der Eltern mit der Erziehung ihrer Kinder können zu fehlender Selbstregulation bei den Kindern führen, die sich auch auf die Regulation der Nahrungsaufnahme auswirken kann. Wenn der Familienzusammenhalt fehlt und gemeinsame Mahlzeiten ausbleiben, findet das Essen oft alleine zu den verschiedensten Situationen statt (z. B. Essen im Auto, vor dem Fernseher, vor dem Computer). Damit wird das Essen mit vielen äußeren Reizen und Situationen assoziiert (Braet 2005). Dadurch, dass daraufhin viele Situationen an Essen erinnern, neigen

übergewichtige Kinder dazu, trotz fehlendem Hunger durch verschiedene Reize auf Essen aufmerksam zu werden und der Tendenz der Verhaltensaufforderung eher nachzugeben.

Essen als Belohnung

Weiterhin können Eltern schlechte Essgewohnheiten darüber weitergeben, dass sie Essen als Belohnung einsetzen, z. B. für das Unterlassen unerwünschter Verhaltensweisen. Dieses Verstärkerprinzip des Essens fördert ebenfalls ein gesteigertes Interesse an Essen und Essensreizen und prädisponiert die Kinder dazu, verstärkt auf äußere Reize für die Nahrungsaufnahme zu reagieren (Braet 2005).

Essen zur Problembewältigung

Unangemessene Problemlösestrategien im Umgang mit Konflikten können auch dazu führen, dass Kinder lernen, Essen als Trostspender bzw. zur momentanen Problemverdrängung zu nutzen (Johnson et al. 1997). Dabei ist der momentane Nutzen (z. B. Ablenkung durch Genuss süßer Snacks) größer als der möglicherweise bekannte, langfristige Schaden, (z. B. Gewichtszunahme), den das Verhalten über die Zeit mit sich bringen kann.

Individuelle Dispositionen und Verhaltensweisen

Externalität

Nach der Theorie der Externalität von Schachter (1971) entsteht Übergewicht aufgrund einer individuellen Prädisposition zu external (d. h. „von außen") gesteuertem Essverhalten. Demnach tendieren übergewichtige Personen stärker dazu, ihre Nahrungsaufnahme anhand von externen Reizen steuern zu lassen als von inneren Signalen wie Hunger oder Sättigungsgefühl. So ist bei external gesteuerten Essern das Essverhalten beispielsweise vermehrt abhängig von der Tageszeit, der bloßen Verfügbarkeit an Nahrung oder von situationsbedingten Einflüssen (z. B. Stress). Die Ursache für eine external gesteuerte Nahrungsaufnahme kann bereits in der Kindheit innerhalb der Familie bzw. Gesellschaft geprägt werden. So haben wir in unserer Kultur bestimmte Essenszeiten (Frühstück, Mittagessen und Abendessen), die unabhängig von unserem eigentlichen Hungergefühl liegen, aber auf die sich

unser Körper in Erwartung der Nahrungszufuhr einstellt (Mela 2001).

Essen zum Trost spenden

Ein weiteres Motiv der Nahrungsaufnahme stellt das so genannte emotionale Essen dar. Dabei wird das Essen dazu genutzt, die eigene Stimmung nach negativen Ereignissen zu heben. Studien zufolge zeigen übergewichtige Personen eine höhere emotionale Reaktivität bezogen auf negative oder stressende Ereignisse, was zu vermehrter Nahrungsaufnahme führt und zwar nicht bei den regulären Mahlzeiten (wie z. B. beim Mittagessen), sondern vor allem in Form von schnellen Snacks zwischendurch (Lowe & Fischer 1983). Auch diese essensbezogene Verhaltensweise kann bereits in der Kindheit innerhalb der Familie erlernt und beibehalten werden.

Stress

Das Erleben von **akutem psychischem Stress** wird sowohl in experimentellen als auch in naturalistischen Studien mit erhöhter Kalorienaufnahme in Zusammenhang gebracht. So nehmen Personen unabhängig von ihrem Gewicht und trotz der Abwesenheit von Hunger nach akuten Stresssituationen mehr Kalorien zu sich, vor allem in Form von süßen Snacks (Rutters et al. 2008). Die Auswirkungen von akutem Stress auf eine gesteigerte Nahrungsaufnahme treten vor allem bei Personen mit hoher Grundängstlichkeit und einer Tendenz zu ungezügeltem Essverhalten besonders stark hervor. Psychophysiologische Studien konnten zeigen, dass sich der Wirkmechanismus über das Erleben von akutem Stress und einer erhöhten Nahrungsaufnahme in Form von süßen Snacks über die individuelle Stressreaktivität i. S. v. einem erhöhten Cortisolspiegel abspielt. Personen die nach einer Stressexposition mit einem starken Anstieg der Cortisolausschüttung reagierten, nahmen in der Erholungsphase deutlich mehr Kalorien in Form von Süßigkeiten zu sich als Personen, die mit einer niedrigeren Cortisolausschüttung auf die Stressexposition reagierten. Damit kann man also die Cortisolreaktivität auf Stress als Vulnerabilitätsfaktor für stress-induziertes Essen betrachten (Epel et al. 2001).

Auch das wiederholte Erleben von **chronischem Stress** am Arbeitsplatz wurde mit langfristiger Gewichtszunahme in Zusammenhang gebracht (Overgaard et al. 2006). Typische chronische Arbeitsbelastungen sind z. B. eine hohes Arbeitspensum und geringe Einflussmöglichkeiten auf die eigenen zu verrichtenden Tätigkeiten. Aber auch chronische Langeweile und Monotonie bei der Arbeit stellen Belastungen dar, die mit Gewichtszunahme korrelieren (Overgaard et al. 2004).

Betrachtet man generell das Vorkommen **täglicher Alltagsstressoren** (ob arbeitsbezogene Anforderungen, interpersonelle Konflikte oder physische Stressoren wie z. B. eine körperliche Angstreaktion aufgrund einer potenziellen Gefahr), so bewirken diese Erlebnisse eine signifikante Veränderung im Essverhalten unabhängig von individuellen körperlichen oder psychischen Prädispositionen (O'Connor et al. 2008). Das Auftreten von täglichen Alltagsbelastungen bewirkt nicht nur eine erhöhte Präferenz und Aufnahme von fetthaltigen und süßen Speisen in Form von Snacks, sondern auch die deutliche Reduktion der Anzahl an Hauptmahlzeiten und der Aufnahme von Gemüse. Diese Art der vermehrten Kalorienzufuhr über Snacks gilt allerdings nicht für physische Stressoren. Körperliche Stressreaktionen führen eher zu weniger Zwischenmahlzeiten.

1.2.2 Individuelle Differenzen zwischen Übergewichtigen und Normalgewichtigen

Zufriedenheit mit dem eigenen Körper

Übergewichtige und adipöse Frauen berichten in der Regel über ein höheres Maß an Unzufriedenheit mit ihrem Gewicht als normalgewichtige Frauen. Der Zusammenhang scheint aber nicht eindeutig und auch kulturell unterschiedlich bedingt zu sein. Der aktuelle Schlankheitswahn, welcher in den Medien vorangetrieben wird, trägt auch dazu bei, dass viele Normalgewichtige mit ihrer Figur und/oder Körpergewicht unzufrieden sind. Auch wird über die Wahrnehmung gewisser Schwellen diskutiert, ab denen eine weitere Gewichtszunahme nicht mehr mit gesteigerter Unzufriedenheit einhergeht. Dennoch spricht einiges dafür, dass vor allen Dingen ein frühes Einsetzen von Übergewicht bereits in der Kindheit zusammen mit damit verbundenen Hänseleien

bezüglich des Körpergewichts mit einer erhöhten Unzufriedenheit mit dem eigenen Erscheinungsbild im Erwachsenenalter einhergeht. Für viele Frauen hat ein hohes Maß an Unzufriedenheit mit dem eigenen Aussehen einen starken Einfluss auf das Verhalten.

So berichten viele übergewichtige Frauen, an mehr als der Hälfte der Tage in einem Monat ihre Körperformen durch Tragen bestimmter Kleidung, Veränderung bestimmter Körperhaltungen oder Bewegungen zu tarnen. Ebenso vermeiden es diese Frauen, ihren Körper zu betrachten oder auf Fotos aufgenommen zu werden, und werden verärgert, wenn sie über ihr Aussehen nachdenken. Außerdem berichtet ein hoher Prozentsatz übergewichtiger Frauen, dass sie sich in sozialen Situationen (auf der Arbeit, auf Feiern) aufgrund ihres Gewichts schämen. Starke Unzufriedenheit mit dem eigenen Erscheinungsbild ist auch mit erhöhter Depressivität und vermindertem Selbstbewusstsein gekoppelt. Die Unzufriedenheit mit seinem Äußeren ist auch eines der Hauptgründe für die Aufnahme einer Therapiemaßnahme. Häufig stehen dabei gesundheitsbezogene Vorteile der Gewichtsreduktion erst an zweiter Stelle (Sarwer et al. 2005).

Psychopathologische Symptome

Vergleicht man normalgewichtige Personen mit übergewichtigen Personen und Übergewichtigen, die an einer Gewichtsreduktionsmaßnahme teilnehmen, findet man folgende Unterschiede (Fitzgibbon et al. 1993): Diejenigen Personen, die eine Therapiemaßnahme aufsuchen, berichten vermehrt von einem **psychischen Leidensdruck** im Vergleich zu Normalgewichtigen oder Übergewichtigen, die keine Therapie aufsuchen. Dabei zeigt der Unterschied zwischen den beiden übergewichtigen Gruppen, dass das Wohlbefinden nicht mit dem tatsächlichen Gewicht zusammenhängt, sondern dass es auf die individuelle Körperwahrnehmung und -einschätzung ankommt (Atlantis & Ball 2008).

Der psychische Leidensdruck und damit das Aufsuchen einer Therapiemaßnahme resultiert u. a. auch aus einer erfahrenen **Stigmatisierung** der Betroffenen in der Gesellschaft (geringe Erwartungen, erlebte physische Barrieren und soziale Ablehnung). Häufig internalisieren übergewichtige Personen die ihnen entgegengebrachten Vorurteile, was zu einem niedrigen Selbstwertgefühl führen kann (Friedman et al. 2002). Der Ursprung des Leidensdrucks kann bereits durch eine früh erfahrene Stigmatisierung bei adipösen Jugendlichen bestimmt sein, die von Gleichaltrigen ausgeht. So berichten adipöse Jungen häufiger Opfer von offenen gegen sie gerichteten Aggressionen zu sein, während Mädchen im Vergleich zu normalgewichtigen Gleichaltrigen vermehrt Opfer sozialer Zurückweisung durch ihre Bezugsgruppe werden (Pearce et al. 2002).

Da besonders Jugendliche auf die sozialen Bewertungen durch Gleichaltrige ihr Selbstbild aufbauen, ist die früh einsetzende Stigmatisierung der Betroffenen besonders prägend für das zukünftige psychische und körperliche Wohlbefinden. Eine besonders gute Übersicht zum Thema Stigmatisierung im Rahmen von Adipositas und über die individuellen Konsequenzen findet sich in Puhl & Heurer (2009). Zusätzlich berichten viele Therapiesuchende vermehrt von einer **Binge Eating Störung** (➤ Kap. 1.2.3), einer psychischen Erkrankung im Zusammenhang mit Adipositas, welche auch mit vermehrtem psychischem Leidensdruck einhergeht.

In Bezug auf den individuellen Umgang mit Stress weisen normalgewichtige Personen im Vergleich zu Übergewichtigen ein erhöhtes Maß an aktivem Bewältigungsverhalten auf. Das heißt, Normalgewichtige tendieren eher dazu, auftretende Belastungen problemfokussiert anzugehen, anstatt sich in **Vermeidungsstrategien** zu flüchten. Dieses Bewältigungsverhalten spiegelt sich auch im individuellen Essverhalten wider. So berichten übergewichtige Personen im Vergleich zu Normalgewichtigen vermehrt darüber, bei auftretenden negativen Ereignissen zu Essen, um ihre Stimmung aufzubessern. Diese Verhaltensweisen führen eben nicht zu einer Problemlösung, sondern führen im Gegenteil zusätzlich zu weiteren Problemen (wie z. B. Übergewicht).

Der Unterschied bei erfolgreichen Abnehmern

Ein häufiges Problem im Rahmen von Gewichtsreduktionsmaßnahmen ist, dass es vielen Personen nicht gelingt, ihr reduziertes Gewicht beizubehalten, bzw. bei einem Teil der Personen das Abnehmen sogar fehlschlägt. Dabei stellt sich die Frage, inwiefern

sich diese unterschiedlichen Personengruppen in bestimmten Faktoren voneinander unterscheiden (Ogden 2000). Natürlich ist ein wichtiger individueller Faktor für den Erfolg der Gewichtsabnahmeerhaltung, dass weniger übergewichtige Personen auch leichter ihr reduziertes Gewicht halten, als diejenigen, die von einem höheren BMI Level ein Abnehmprogramm starten.

Häufig gelingt es auch eher älteren Personen ihr neu erzieltes Gewicht nach einer Abnehmphase zu erhalten. Das lässt vor allem auf eine höhere **Beharrlichkeit** dieser Personen schließen, die in der Tat in ihrer Geschichte schon mehrere Abnehmversuche hinter sich gebracht haben als diejenigen, die an Gewicht wieder zulegen oder ihr Übergewicht stabil halten.

Verhaltensbezogene Faktoren

Ein Charakteristikum von erfolgreichen Abnehmern ist deren **gesünderes Essverhalten** (z. B. durch die Zufuhr weniger fettreicher Nahrung) im Vergleich zu den beiden nicht erfolgreichen Abnehmgruppen (Byrne et al. 2003). Die erfolgreiche Umstellung im Lebensstil scheint somit eine wichtige Rolle zu spielen. Interessanterweise haben in einer Studie Personen, die zwar ursprünglich ihr Gewicht reduzieren konnten, aber langfristig wieder an Gewicht zunahmen, angegeben, vermehrt an Diäten teilgenommen zu haben, die auf eine starke Kontrolle der aufgenommenen Kalorienmenge Wert legen. Diese Art der Gewichtsreduktionsmaßnahme scheint eher von Nachteil zu sein, da diese zwar kurzfristig zu einem Gewichtsverlust führt, aber langfristig wieder zum Wiederanstieg des ursprünglich verlorenen Gewichts beiträgt.

Kognitive Faktoren

Was die subjektiven Einstellungen der verschiedenen Gruppen betrifft, so glauben erfolgreiche Abnehmer weniger daran, dass ihr Übergewicht eine Folge von biologisch-genetisch oder medikamentös bedingten Faktoren darstellt. Weiterhin empfinden vor allem erfolgreiche Abnehmer, dass Übergewicht zu negativen psychologischen Konsequenzen führt wie Ängsten, Depressionen, geringem Selbstwertgefühl und Selbstvertrauen. Die Motive für das Abnehmen waren bei erfolgreichen Abnehmern auch überwiegend **intrinsisch bedingt,** um sich selbst wieder besser zu fühlen und das eigene Selbstwertgefühl zu steigern, und nicht aufgrund von medizinischen Gründen oder sozialem Druck von Außen.

Vor allem dieser letzte Punkt im Unterschied zwischen erfolgreichen Abnehmern und nicht erfolgreichen Abnehmern zeigt deutlich, wie wichtig die individuelle Einstellung zu den Ursachen von Übergewicht ist und inwieweit die eigene Motivation für den Abnehmerfolg eine Rolle spielt. Es ist wichtig, dass sich die Betroffenen nicht als **Opfer** von externen Einflüssen sehen, sondern dass sie das Gefühl haben, ihre **Situation kontrollieren** zu können und durch bestimmte Maßnahmen auch verändern zu können, um persönliche Ziele zu erreichen. Dabei gibt es bestimmt eine starke Wechselwirkung zum erst genannten Punkt, nämlich dass bei höherem BMI auch das realistische Maß der Kontrollierbarkeit und Einflussnahme schwieriger zu behaupten ist.

Erfolgreiche Abnehmer sind auch häufiger mit ihrem erreichten Gewicht zufrieden (selbst wenn es nicht unbedingt ihr angestrebtes Zielgewicht war). Sie achten dann auch vermehrt auf die Erhaltung ihres Gewichts. Dahingegen berichten nicht erfolgreiche Abnehmer oft davon, dass sie mit ihrem erzielten Gewicht unzufrieden sind und der Aufwand für die Erhaltung dieses Gewichts den Nutzen nicht aufwiegen kann (Byrne et al. 2003).

Emotionale Faktoren

Personen, bei denen das erzielte Gewicht nach einer Abnehmphase nicht beibehalten wurde, geben vermehrt an, Essen als Mittel zur **Stimmungsbeeinflussung** zu verwenden (Essen zum Trost), bzw. um als Ablenkung bei Problemen oder negativen Lebensereignissen zu dienen.

1.2.3 Essstörungen im Rahmen von Adipositas

Übergewicht und Adipositas werden derzeit für sich alleine nicht als psychische Störungen klassifiziert, auch wenn es Hinweise gibt, dass Übergewicht häufig mit **affektiven Störungen** einhergeht. So leiden übergewichtige Menschen vermehrt an Depression, Ärger oder Angststörungen. Die Kausalität dieses Zusammenhangs ist allerdings noch nicht geklärt.

Man weiß bisher nicht, ob das Übergewicht und das damit einhergehende veränderte Erscheinungsbild mit evtl. mangelndem Selbstvertrauen bei Betroffenen zu einer Depression führt oder ob z. B. eine Depression dazu führt, dass Betroffene zum Trost übermäßig fettreiche oder süße Nahrung zu sich nehmen, die Übergewicht begünstigt.

Über Adipositas wird in diesem Zusammenhang manchmal auch als **Fettsucht** gesprochen und in der Tat hat die Forschung Parallelen zwischen Übergewicht/Adipositas und anderen Substanzabhängigkeiten herausgearbeitet (Pepino et al. 2009). So erfolgt bei Adipösen bei der Betrachtung schmackhafter Nahrungsmittel oder der Empfindung eines vollen Magens die übermäßige Aktivierung derselben Hirnregionen, welche bei Drogenabhängigen in der Sucht aktiv werden.

Im zentralen Nervensystem geht Adipositas mit einer Reduktion an Dopamin einher. Dieses Phänomen findet sich ebenso bei Rauchern und anderen Drogensüchtigen. Dopamin ist in bestimmten Hirnregionen für die Empfindung von Belohnung zuständig, so dass einige Forscher davon ausgehen, dass es sich bei Abhängigkeiten um Defizite im Belohnungssystem handelt, die durch bestimmte Verhaltensweisen kompensiert werden (z. B. Aufnahme von Nikotin oder fettreichen Speisen). Dadurch könnte die Präferenz Betroffener für fettreiche und kohlenhydratreiche Speisen erklärt werden, weil diese den Serotoninspiegel im Gehirn ansteigen lassen und gleichzeitig die Ausschüttung des Corticotropin-Releasing Faktors unterdrücken. Beide neurohormonelle Veränderungen reduzieren das Stressempfinden und führen zu Gefühlen der Belohnung und Freude. Somit dient das Essen also einer Stimmungsregulation. Doch im Einzelnen sind die Wirkmechanismen für die Entstehung und Aufrechterhaltung von Übergewicht und Adipositas noch nicht genügend erforscht.

Wichtig zu unterscheiden sind allerdings bei Adipösen zwei Subgruppen, die sich in der Entstehung und Aufrechterhaltung der Adipositas unterscheiden. Es gibt tatsächlich Personen, bei denen die Adipositas mit z. T. psychisch begründeten Essstörungen einhergeht. Während sich also bei einem Großteil der Gruppe der Übergewichtigen die Gewichtszunahme eher „passiv" abspielt, entwickelt sich bei bestimmten Untergruppen der Übergewichtigen eine Adipositas aufgrund von regelrecht zwanghaftem Essverhalten (Davis et al. 2009). Im Speziellen handelt es sich hierbei um die seit 1959 bekannten Essstörungsmuster des **Binge Eating** („Essattacken") und des **Night Eating** (nächtliche Essen), welche allerdings erst in den 1990er Jahren zunehmend in das Licht der Öffentlichkeit rückten.

Binge Eating Störung (BES)

Charakteristika

Die Binge Eating Störung bezeichnet wiederkehrende Essattacken, die dadurch gekennzeichnet sind, dass in einem umgrenzten Zeitraum eine große Menge an Nahrung zugeführt wird. Das können wenige Stunden oder ganze Binge Tage sein. Diesem objektiv feststellbaren Charakteristikum steht ein subjektives Charakteristikum gegenüber. Während einer Essattacke erleben die Betroffenen nämlich einen Kontrollverlust über die Nahrungsaufnahme, d. h., sie haben das Gefühl nicht mehr kontrollieren zu können, was und wie viel sie essen, bzw. wann sie mit der Essattacke aufhören. Dieser Kontrollverlust kann so weit gehen, dass die Essattacke auch dann nicht unterbrochen wird, wenn jemand an der Haustüre anklopft oder das Telefon klingelt. Der Kontrollverlust bei der Nahrungsaufnahme stellt dabei den belastendsten Faktor für die Betroffenen dar. In Studien waren emotionale Belastungen aufgrund des Kontrollverlusts bei Betroffenen am stärksten mit Depression und verminderter psychischer Lebensqualität verbunden (Colles et al. 2008).

Im Vergleich zu Adipösen ohne BES haben Personen mit Essanfällen einen höheren BMI. Anders als bei anderen Essstörungen mit Essattacken (wie z. B. der Bulimie) erfolgen die Essanfälle bei Betroffenen vor dem Hintergrund einer bereits erhöhten Nahrungsaufnahme. D. h., Personen mit einer BES haben generell die Tendenz zum Überessen. Dies mag auch damit zusammenhängen, dass Binge Esser stärker auf Essensreize reagieren und die geschmacklich-lustbezogene Komponente des Essens stärker antizipieren als andere Adipöse (Stunkard & Allison 2003).

Risikofaktoren

Die ursprünglich irrtümliche Annahme, dass die Ursache für die Entwicklung einer BES in vermehrten Versuchen von Diäteinhaltungen zu liegen scheint, konnte mittlerweile durch die Forschung widerlegt werden. So zeigte die Mehrzahl der Studien vielmehr, dass bei Betroffenen die ersten Diätversuche erst nach dem Beginn der Störung auftreten (Stunkard & Allison 2003). Ein Zusammenhang der BES wurde im Vergleich zu gesunden Kontrollgruppen mit dem vermehrten Vorkommen elterlicher Depression, der vermehrten Konfrontation mit negativen Kommentaren über Figur, Gewicht und Essverhalten, erhöhtem Perfektionismus und negativer Selbstbewertung hergestellt.

Diagnosekriterien

Eine BES wird nach dem Diagnostischen und Statistischen Manual Psychischer Störungen IV diagnostiziert, wenn an mindestens 2 Tagen der Woche über mindestens 6 Monate die Essattacken erfolgen. Die Essattacken erfolgen ohne das Vorhandensein von Hungergefühlen. Dabei erfolgt die Nahrungsaufnahme in einem deutlich erhöhten Tempo und es wird gegessen, bis ein unangenehmes Völlegefühl einsetzt. Anders als bei anderen Essstörungen werden nach den Essattacken keine Maßnahmen eingeleitet, um die zugeführten Kalorien wieder loszuwerden (wie z.B. Erbrechen, Abführmittel oder exzessiven Sport). Die Betroffenen haben einen erhöhten Leidensdruck aufgrund ihrer Essattacken. Die Essattacken finden auch heimlich statt, weil die Personen sich für das Überfressen schämen und schuldig fühlen. Häufig ekeln sich die Betroffenen vor sich selbst und neigen dadurch auch vermehrt zu depressiven Symptomen und Ängstlichkeit.

Therapiemaßnahmen

Neueren Erkenntnissen zufolge ist die BES ein Indikator für grundlegendere psychische Probleme. Daher sollte der Fokus bei der Therapie nicht auf die Behandlung der Essattacken gerichtet sein (wie z. B. im Rahmen einer kognitiv behavioralen Therapie), sondern eher auf eine häufig hinter der BES Störung liegende Depression gerichtet werden. So zeigten Programme zur Psychotherapie von BSE zwar einen Rückgang der Essattacken, aber keinen Gewichtsverlust. Medikamentöse Maßnahmen bzw. verhaltensbezogene Gewichtsreduktionsprogramme konnten dagegen neben dem Rückgang der BES auch eine Gewichtsabnahme erzielen (Stunkard & Allison 2003).

Night Eating Syndrom (NES)

Charakteristika

Das Syndrom des nächtlichen Essens kann als Kombination einer Schlaf-, Ess- und Stimmungsstörung bezeichnet werden. Ursache ist ein verzögerter zirkadianer Rhythmus der Nahrungsaufnahme. Gekennzeichnet ist dieser verzögerte Rhythmus durch morgendliche Appetitlosigkeit, ein verzögertes Hungergefühl während des Tages und eine vermehrte Nahrungsaufnahme in den Abend- und Nachtstunden. Die betroffenen Nachtesser leiden unter Schlafstörungen und essen während ihrer Wachphasen in der Nacht. Durch dieses Verhalten kann es dazu kommen, dass bis zu 50 Prozent der täglichen Kalorienzufuhr nach dem Abendessen aufgenommen wird. Nachtesser leiden unter den Schlafstörungen und den nächtlichen Hungeranfällen.

Diese Verhaltensstörung in der Nahrungsaufnahme spiegelt sich bei Nachtessern auch in abnormen neuroendokrinologischen Prozessen wieder. So steigt in der Nacht bei Betroffenen das Hormon Leptin nicht an, welches normalerweise appetithemmend wirkt. Ebenso erfolgt auch kein nächtlicher Anstieg des Hormons Melatonin, welches für den Schlaf wichtig ist. Bei betroffenen Personen ist zudem ein konstant erhöhter Cortisolspiegel vorzufinden, was darauf hindeutet, dass das Night Eating Syndrom eine stressbezogene Erkrankung darstellt. So können einschneidende Lebensereignisse die Schlafstörungen und die Hungeranfälle verstärken.

Das Syndrom des nächtlichen Essens ist in der Normalbevölkerung kaum vertreten. Es kommt zwar auch bei nicht-adipösen Personen vor, ist aber bei Adipösen häufiger, wobei die Prävalenz des Syndroms mit zunehmendem BMI ansteigt (von unter 10 Prozent bis über 40 Prozent). Es finden sich bei dem NES keine Geschlechtsunterschiede. Dafür leiden Betroffene des Night Eating Syndroms stärker an Depressivität und Ängstlichkeit und berichten eine geringere gesundheitsbezogene Lebensqualität (Rein et al. 2007). Da das Syndrom keinen Eingang in eine Klassifikation für bestimmte Erkrankungen gefunden hat, liegen keine spezifischen Diagnosekriterien vor.

Therapiemaßnahmen

Da es sich bei dem NES um eine Fehlfunktion des zirkadianen Rhythmus handelt, stehen medikamentöse Therapien an erster Stelle. So wurden in pharmakologischen Studien eine Besserung des NES bei der Behandlung der Betroffenen mit selektiven Serotoninwiederaufnahmehemmern erzielt, i. S. v. einer reduzierten Nahrungsaufnahme in den Nacht- und Abendstunden und vermehrtem Hungergefühl am Morgen. Da bekannt ist, dass sich die Intensität des NES durch Stress verschlimmert, sind psychotherapeutische Interventionen für den Umgang mit potenziell stressenden Situationen eine weitere hilfreiche Maßnahme, um das Syndrom in Grenzen zu halten.

1.2.4 Psychologische Unterstützung von Gewichtsreduktionsmaßnahmen

Grundsätzliche Herangehensweise

Vor Beginn einer wie auch immer gestalteten Interventionsmaßnahme sollte der Arzt die genaue Geschichte des Patienten erfragen, welche Abnehmkuren und Maßnahmen mit welchen Resultaten bisher durchgeführt wurden. Das hat einen erheblichen Einfluss auf das erlebte **Selbstwertgefühl** der Patienten, welche nach mehreren erfolglosen Abnehmversuchen auch mit einer gewissen Scham oder Schuldgefühlen belastet sind. Für ein passendes Interventionskonzept ist es wichtig zu wissen, worauf sie die Ursachen für Erfolge aber vor allem auch Misserfolge beim Abnehmen zurückführen. Die Darstellung und Klarstellung der multiplen und komplexen Zusammenhänge für die Entstehung und Aufrechterhaltung von Adipositas können auf die Betroffenen erleichternd wirken und neue Motivation und Hoffnung hervorrufen.

Auch für den **behandelnden Arzt/Ernährungsberater** ist eine gewisse Selbsteinsicht und Selbstreflexion des eigenen Verhaltens und der eigenen Reaktionen auf den Patienten von Nöten. Nach anfänglichen Erfolgen und positiven Veränderungen bei den Gewichtsreduktionsmaßnahmen folgt auch immer eine Zeit der Frustration durch das weitere verlangsamte Vorankommen bei der Gewichtsabnahme. Vielleicht entwickelt der eine oder andere Behandelnde auch Ärger gegenüber seinen Klienten, weil er trotz der durchgeführten Intervention keine Erfolge mehr sieht. Schnell kann es dann zu Vorwürfen oder Beschuldigungen des Patienten kommen, dass die Betroffenen die Maßnahmen nicht richtig umsetzen oder gar nicht ernsthaft versuchen, etwas zu verändern. Den Behandelnden muss dabei klar sein, dass die Patienten vermutlich in der Situation dieselbe Frustration empfinden. Genau dann ist die größte Unterstützung durch den behandelnden Arzt gefragt. Um den Patienten über die Durststrecke zu verhelfen, sollte er Verständnis für die gewichtsbezogenen Schwierigkeiten, sowie den daraus resultierenden emotionalen Reaktionen aufbringen.

Vorurteile gegenüber Fettleibigkeit sind in unserer Gesellschaft weit verbreitet und davor sind auch Ärzte, Therapeuten und Ernährungsberater nicht gefeit. Häufig berichten übergewichtige Personen (in erster Linie Frauen), dass sie außer von ihren Familienangehörigen vor allem von den genannten Personengruppen (Ärzte, etc.) am häufigsten durch unangemessene Kommentare über ihr Gewicht Stigmatisierung erfahren (Puhl & Brownell 2006). Dabei kann erlebte **Stigmatisierung** zu unangemessenem Bewältigungsverhalten führen wie z. B. einer erhöhten Nahrungsaufnahme oder gänzlicher Diätverweigerung aufgrund der **emotionalen Stresssituation**. Diese Tatsache sollte vor allem den Behandelnden bewusst sein. Viele übergewichtige Personen suchen eben aufgrund ihrer erfahrenen Diskriminierung und dem damit einhergehenden psychischen Leidensdruck professionelle Hilfe auf. Gerade die Behandelnden sollten daher durch gezielte Trainings auf Empathie und der Vermittlung sozialer Unterstützung als Ansprechpartner den Hilfesuchenden zur Verfügung stehen, um sie in der Durchführung angepasster Bewältigungsstrategien zu bestärken.

Das Konzept des „vernünftigen Gewichts" (nach Brownell & Wadden, 1991)

Adipöse Personen, die sich für eine Gewichtsreduktionsmaßnahme entscheiden, verfolgen bestimmte Gewichtsziele, die von ihrem Selbstbild bzw. einem ästhetischen Idealbild abhängen. Ebenso können Gewichtsziele angestrebt werden, die für eine bestimmte Körpergröße als Idealgewicht angesehen werden (in Anlehnung an den Body Mass Index). Während für leicht übergewichtige Personen dieses Idealgewicht ein vernünftiges Zielkriterium darstellt, weil es realistisch zu erreichen ist, gilt es bei stark übergewichtigen Personen, gemeinsam mit dem behandelnden Arzt von Anfang an ein für die betroffene Person vernünftiges Gewicht als Therapieerfolg festzulegen, welches für sie zunächst realistisch zu erreichen ist. Dieses Vorgehen verhindert, dass erste schnelle Erfolge in der Gewichtsabnahme von Frustrationen begleitet werden, weil das Wunschgewicht noch so fern erscheint.

Als starkes Argument bezogen auf die gesundheitlichen Konsequenzen des Abnehmens für die Betroffenen ist, bei dem angestrebten Gewicht zu berücksichtigen, dass bereits geringfügige Gewichtsabnahmen von durchschnittlich 3 kg klinisch relevante Ergebnisse erzielen. So zeigte sich in randomisierten Kontrollgruppenstudien langfristig ein Rückgang von Bluthochdruck sowie verminderte Notwendigkeit von blutdrucksenkenden Medikamenten. In anderen randomisierten Kontrollgruppenstudien verringerte sich die Entstehung von Typ II Diabetes um über 50 Prozent. Allgemein konnte in Langzeitstudien von bis zu 10 Jahren ein allgemeiner Rückgang der Mortalitätsrate bei behandelten Adipösen verzeichnet werden (Powell, Calvin III, Calvin Jr. 2007).

Lebensstil-Interventionen

Moderne Gewichtsreduktionskonzepte (außer medikamentöse und operative Therapien) basieren nicht nur auf einer einzigen Strategie. Vielmehr setzen sie sich aus verschiedenen Komponenten zusammen. So beinhalten die in der internationalen Literatur als „Lifestyle Interventionen" bezeichnete Programme neben einer reduzierten Kalorienzufuhr auch Aufklärung und Training in der Umstellungen der individuellen Essenspläne, körperliche Bewegung und vor allen Dingen Maßnahmen zur Verhaltesmodifikation. Verhaltensmodifikationen können mittels diverser Techniken vermittelt werden: Selbstbeobachtung, Üben von Modellverhalten, kognitive Umstrukturierung der Umweltwahrnehmung sowie individuelle oder gruppenbezogene soziale Unterstützung.

Diese Programme zeichnen sich sowohl durch eine hohe Akzeptanz bei den Patienten aus, als auch durch geringere Ausfallzahlen und intensivere Teilnahme. Der Vorteil dieser Lifestyle Interventionen liegt eindeutig in deren Kosteneffektivität und dem geringsten Risiko für die Patienten im Vergleich zu medikamentösen oder operativen Interventionen. So zeigen internationale Vergleichsstudien, dass

Lifestyle-Programme gleiche Ergebnisse erzielen, wie medikamentöse Interventionen und dafür ohne Nebenwirkungen für die Patienten auskommen (Powell et al. 2007).

Es gibt nicht die eine effektive Intervention

Für die Auswahl einer auf das Individuum abgestimmten Interventionsmaßnahme gibt es verschiedene Konzepte und Modelle. Eine möglichst treffende und umfassende Herangehensweise an die Auswahl einer effizienten Intervention haben Wissenschaftler aus drei verschiedenen Modellen zusammengestellt (➤ Abb. 1.2). Auf der obersten Ebene findet sich die Herangehensweise einer reinen **Klassifikation nach Gewichtskategorien.** Diese Herangehensweise priorisiert den Schweregrad der Adipositas. Je höher die Gewichtskategorie desto eher müssen intensivere und „radikalere" Maßnahmen ergriffen werden. Auf der mittleren Ebene kommt die Herangehensweise der **abgestuften Intervention** zum Tragen. Dieses Stufenkonzept priorisiert den Kosten-Nutzen Aspekt der Maßnahmen. Das Konzept geht davon aus, mit der Intervention der geringsten Intensität, den niedrigsten Kosten und dem geringsten Risiko für alle zu starten. Die nächste Interventionsstufe wird entsprechend nur dann eingeleitet, wenn die erste Maßnahme nicht gegriffen hat. Auf der untersten Ebene findet sich die Herangehensweise des **Abgleichs** zwischen **individuellen** und **interventionsbezogenen Faktoren.** So ist für manche Personen eine Gruppenintervention geeigneter als eine individuelle Beratungssituation. Allerdings erfordert diese Herangehensweise vorab eine Eingrenzung aller zur Verfügung stehenden Interventionsmaßnahmen. Daher hat sich daraus ein dreistufiges Entscheidungsmodell entwickelt (➤ Abb. 1.2). Nach der ersten Zuordnung einer Person in eine Gewichtskategorie kommt ein bestimmter Maßnahmenkatalog für diese Person in Frage. Diese engere Auswahl an Maßnahmen kann dann im letzten Schritt anhand der persönlichen und programmbezogenen Charakteristika auf den einzelnen leicht abgestimmt werden.

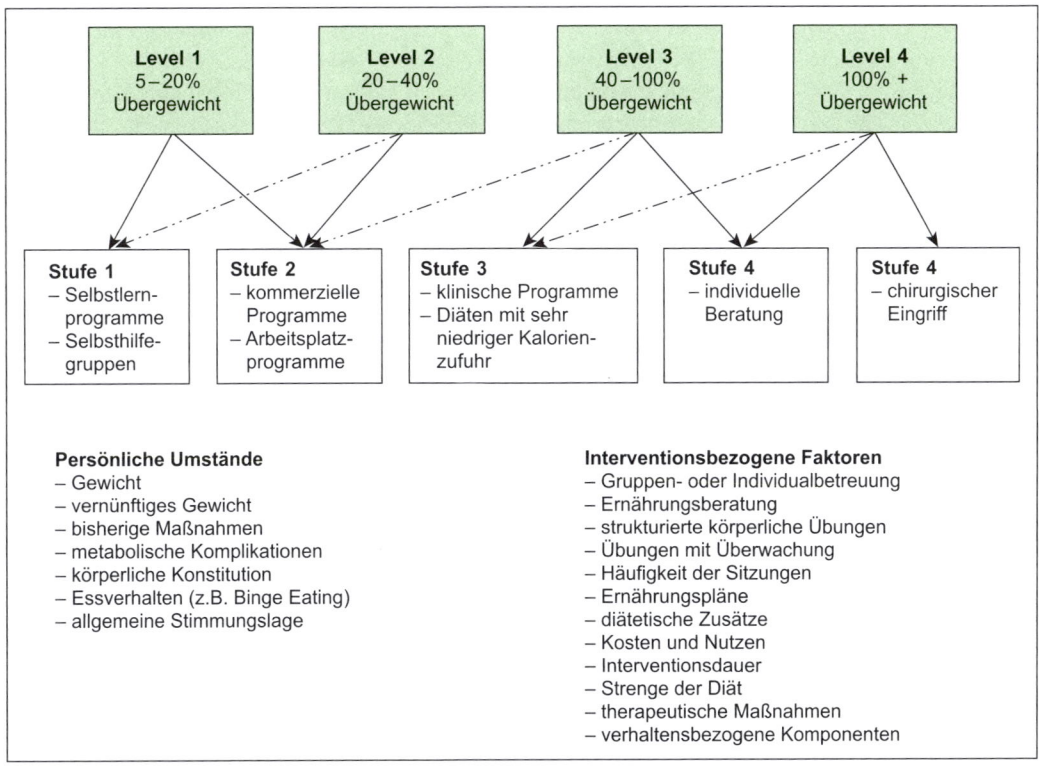

Abb. 1.2 Umfassendes Interventionskonzept nach Brownell & Wadden (1991). [L143]

1

1.2.5 Psychologische Unterstützung zur Vermeidung von Rückfällen

Es wird in der Praxis häufig beklagt, dass nach einer erfolgreichen Gewichtsreduktionsbehandlung die Aufrechterhaltung des neu erzielten Gewichts nicht lange anhält. Oft hat ein hoher Prozentsatz der Patienten nach einem Jahr ihr Ausgangsgewicht wiedererlangt. Nun ist die Interpretation dieser Langzeiterhebung mit Vorsicht zu genießen. Beispielsweise werden bei Nacherhebungen von Gruppeninterventionen die individuellen Verläufe der einzelnen Teilnehmer nicht berücksichtigt. Außerdem ist die Annahme problematisch, dass Patienten ohne Behandlung ihr Ursprungsgewicht beibehalten hätten, da vor allem adipöse Menschen tendenziell an Gewicht zunehmen. Allerdings gibt es durchaus Belege aus der Forschung die aufzeigen, welche Maßnahmen mit einer länger anhaltenden Gewichtsreduktion in Verbindung gebracht werden können. So konnte durch mehrjährige Forschung belegt werden, dass durch die **Erhöhung** der **Behandlungsdauer** über mehrere Monate auch das erzielte Gewicht langfristiger beibehalten werden konnte.

Einen wichtigen Anteil bei einer Gewichtsreduktionsmaßnahme ist auch die Einbindung **erhöhter körperlicher Aktivität.** Der Zusammenhang einer gesteigerten körperlichen Aktivität mit langfristiger Gewichtsreduktion hat dabei bestimmt nicht nur physiologische Ursachen (z. B. durch eine erhöhte Stoffwechselrate), sondern auch psychologische Ursachen. Die im Alltag erfahrenen Verhaltensänderungen (wegen Besorgungen in der Nähe nicht das Auto nehmen, sondern zu Fuß zu gehen) verdeutlichen den Patienten den Veränderungsprozess, den sie gerade durchlaufen, und können neben dem Verhalten auch die Einstellungen der Personen im Bezug auf ihre Lebensweise verändern. Mit erhöhter körperlicher Aktivität soll also nicht gemeint sein, dass aus Patienten Sportler werden. Vielmehr geht es darum, die Leute von einem Level an minimaler Bewegung zu einem mittleren Level an Bewegung zu ermutigen.

Aus psychologischer Sicht besonders wichtig ist generell im Rahmen von Gewichtsreduktions- und Gewichtserhaltungsmaßnahmen die Bereitstellung von **Bewältigungsstrategien** für die Betroffenen. Während einer Behandlung oder auch danach werden die Patienten immer wieder mit Situationen konfrontiert, in denen der Fortschritt der Intervention bedroht ist oder Verlockungen Rückfälle hervorrufen können. Daher ist es nötig, den Patienten für solche Situationen **Problemlösestrategien** an die Hand zu geben. Erfolg versprechend sind dabei Gruppeninterventionen, in denen der Arzt oder behandelnde Therapeut als Moderator der Gruppe fungiert und nicht als Lehrender die Problemlösungen vorgibt. Bei den Gruppentreffen berichten sich die Teilnehmer gegenseitig von erfahrenen Problemen im Umgang mit der Ernährung oder Einhaltung der sportlichen Aktivitäten. Wichtig ist, dass sich die Gruppe ein Problem aussucht und gemeinsam Ratschläge und Konzepte erarbeitet, wie sich der Betroffene in der entsprechenden Situation beim nächsten Mal besser verhalten sollte, um Rückfälle oder eigene Schwächen zu umgehen (Perri et al. 2001). Das Vorgehen dieser Problemlösetrainings könnte in Anlehnung an ein **fünf-Stufen Problemlösetraining** folgendermaßen aussehen (Perri, Nezu, Viegener 1992).

1. *Orientierung:* Entwicklung einer angemessenen Bewältigungsperspektive; „Probleme im Umgang mit Ihrem Gewichtsmanagement sind normal, aber Sie können damit effektiv umgehen lernen"
2. *Definition:* Präzisierung des Problems und des Zielverhaltens; „Was ist das genaue Problem, dem Sie begegnet sind, und was ist Ihr Ziel in dieser Situation?"
3. *Alternativengenerierung:* Brainstorming potenzieller Lösungsansätze; „Je weiter der Rahmen für potenzielle Lösungsansätze ist, den Sie berücksichtigen, umso größer ist Ihre Chance, eine effektive Lösung zu generieren"
4. *Entscheidungsfindung:* Antizipation der wahrscheinlichen Resultate der verschiedenen Verhaltensoptionen; „Was sind die wahrscheinlichsten kurz- und langfristigen Konsequenzen jeder zur Verfügung stehenden Option?"
5. *Implementierung und Evaluierung:* Einen Plan ausprobieren und seine Effektivität überprüfen: „Welchen Lösungsansatz werden Sie beim nächsten Vorkommen dieser Situation ausprobieren und wie können Sie wissen, dass er funktioniert hat?"

Durch das gemeinsame Erarbeiten solcher Problemlösestrategien in der Gruppe steigt die Akzep-

Tab. 1.2 Forschungs- und Praxiserfahrungen (in Anlehnung an Brownell & Wadden, 1992)

Forschungs- und Praxiserfahrungen	
1.	Anwendung des Konzeptes des „vernünftigen" Gewichts
2.	Anpassung der Intervention auf den einzelnen Patienten
3.	Behandlungszeitraum erweitern
4.	Vor Beginn der Behandlung die Bereitschaft zur Einhaltung der Diät erfassen
5.	Integration von Techniken zur Befolgung von sportlichen Übungen
6.	Lehren von Kriseninterventionen und Rückfallpräventionstechniken
7.	Entwicklung von Bewältigungsstrategien im Umgang mit Rückfallkrisen
8.	Einbindung der Behandlung von einem negativen Körperbild
9.	Erfassung und Intervention bei Vorliegen einer Binge Eating Störung

tanz der Lösungsvorschläge und erhöht die Wahrscheinlichkeit einer Anwendung. Eine erfolgreiche Anwendung dieser Problemlösestrategien fördert zudem die erlebte Selbstwirksamkeit der Betroffenen. Durch das Gefühl des erfolgreichen und effektiven Umgangs mit gewichtsbezogenen Problemen wird die Motivation zum Weitermachen gesteigert ebenso wie das allgemeine psychische Wohlbefinden.

Ein Fazit aus den wichtigsten Forschungserkenntnissen der Abschnitte 4 und 5 zeigt (➤ Tab. 1.2). Darin finden sich Handlungsanweisungen für die psychologisch basierte Unterstützung von Gewichtsmanagement.

1.2.6 Psychische Hinderungsgründe beim Abnehmen

Interessanterweise haben sowohl übergewichtige als auch normalgewichtige Personen eine explizite und implizite negative Einstellung gegenüber fettreichen Nahrungsmitteln. Paradoxerweise ist vor allem bei übergewichtigen Personen die automatisierte innere Einstellung gegenüber fettreichen Speisen besonders ausgeprägt im Vergleich zu Normalgewichti-

gen. Dies bedeutet, dass, obwohl Übergewichtige die Fetthaltigkeit von Nahrungsmitteln als besonders schlecht bewerten und diese Einstellung bei ihnen auch stark verinnerlicht zu sein scheint, sie dennoch nicht nach ihren Einstellungen handeln (Roefs & Jansen 2002).

Es wird angenommen, dass diese besonders bei Übergewichtigen ausgeprägte Negativbewertung fettreicher Nahrung aufgrund von wiederholten Abnehmkursen und der damit verbundenen vermehrten Beschäftigung mit Essen und Sorge über Gewichtszunahme entsteht. Fettreiche Nahrung wird dabei als „verbotenes Essen" deklariert. Dementsprechend werden bei Gewichtsreduktionsmaßnahmen häufig strikte Speisepläne mit einer starken Kontrolle der Art und Menge von Lebensmittel aufgestellt. Die Einhaltung dieser Diätpläne erfordert eine **erzwungene Zurückhaltung** im bisherigen Essverhalten. Genau diese erzwungene Zurückhaltung beim Essen geht mit einer Tendenz zu vermehrtem **enthemmtem Essverhalten** einher (Mela 2001). Besonders diejenigen Personen, die eine starke kognitive Kontrolle über ihre Nahrungsaufnahme ausüben, neigen zum (Über)Essen. Die Enthemmung des Essverhaltens tritt immer in bestimmten Situationen auf (z. B. bei emotionalen Stresssituationen, auf Feiern wenn andere Anwesende (über)essen, oder bei der bloßen Anwesenheit und damit Verlockung von beliebten Speisen. Man könnte also sagen, dass das ungezügelte Essverhalten immer in den Situationen auftritt, von denen Personen erwarten, dass sie ihre erzwungene Zurückhaltung vorübergehend aufheben werden, und dabei ihren zu Grunde liegenden Wunsch nach Essen nachgeben. Das Überessen erfolgt dabei nach dem Grundsatz: „Wenn ich schon meine Diät breche, dann will ich es auch genießen und richtig schlemmen."

Laut anderen Theorien über „gezügeltes" Essverhalten wird argumentiert, dass vor allem bei kontrollierten Essern immer dann das Essverhalten aus den Fugen gerät, wenn durch externe Reize die kognitiven Kontrollmechanismen gestört werden. Dadurch, dass gezügelte Esser gelernt haben, ihr Essverhalten vor allem durch die von Außen vorgegebene Kontrolle zu regulieren, fehlt es ihnen in solchen Situationen, die inneren Reize wie Sättigung wahrzunehmen und entsprechend zu reagieren. Das führt schließlich zum Überessen (Roberts et al. 2007).

Das Ausmaß des Überessens bei erzwungener Zurückhaltung hängt demnach auch stark damit zusammen, wie **rigide im** Rahmen einer Diät die Nahrungsaufnahme kontrolliert wird. Je strikter nämlich im Rahmen einer Diät die Kontrolle der aufgenommenen Kalorienmenge oder die Vermeidung bestimmter Speisen reguliert wird, desto eher kommt es zu enthemmtem Essen. Wird allerdings innerhalb einer Diätmaßnahme eine **flexiblere Kontrolle** der Nahrungsaufnahme über Verhaltensmodifikationen gestattet (z. B. durch vorausschauendes Planen der Nahrungsaufnahme, Aufnahme kleinerer Portionen, langsameres Essen) fällt es den Betroffenen leichter, in Ausnahmesituationen einen kleinen Ausrutscher zu akzeptieren, weil sie wissen, dies zu einem späteren Zeitpunkt auf eine andere Art kompensieren zu können (Mela 2001). Die negative Auswirkung von Rigidität auf enthemmtes Essverhalten und damit dem potenziellen Scheitern von Diäten entspricht auch dem vermehrt bei gescheiterten Abnehmern vorherrschenden Schwarz-Weiß-Denken (Byrne et al. 2003). Dieses „Alles-oder-Nichts-Prinzip" im Denken erlaubt keinen Ausrutscher und kein „Versagen" in der Diätabsicht, was zu geringer Frustrationstoleranz bei Ausrutschern und geringer Motivation für die Aufrechterhaltung der Abnehmbemühungen führt.

1.2.7 Wodurch wird Abnehmen beeinflusst? – Die Theorie des geplanten Verhaltens (Ajzen 1991)

Wenn man sich menschliches Verhalten erklären möchte, im konkreten Fall also das Essverhalten, oder das Abnehmverhalten, kann man eine in der Psychologie bis heute erfolgreiche Theorie des geplanten Verhaltens heranziehen (➤ Abb. 1.3). Die von Icek Ajzen Anfang der 1990er Jahre entwickelte Theorie ist deshalb so erfolgreich, weil sie in der Lage ist, eine Vielzahl menschlichen Verhaltens vorherzusagen (z. B. zur Wahl gehen, Schule schwänzen, lügen oder stehlen).

Die Theorie des geplanten Verhaltens basiert auf einem Erwartungs-x-Wert Modell. Die Grundannahme der Theorie liegt darin, dass das gezeigte Verhalten zum einen durch die dahinter stehende **Verhaltensabsicht** erklärt wird und zum anderen durch die **wahrgenommene Kontrolle** über das Verhalten. Während bei vielen Verhaltensweisen hauptsächlich die mitgeteilte Verhaltensintention eine Rolle spielt, nimmt die wahrgenommene Kontrolle vor allem bei Gewichtsreduktion eine gewichtige Rolle ein.

Die Verhaltensabsicht einer Person wird wiederum von drei unabhängigen Determinanten vorher-

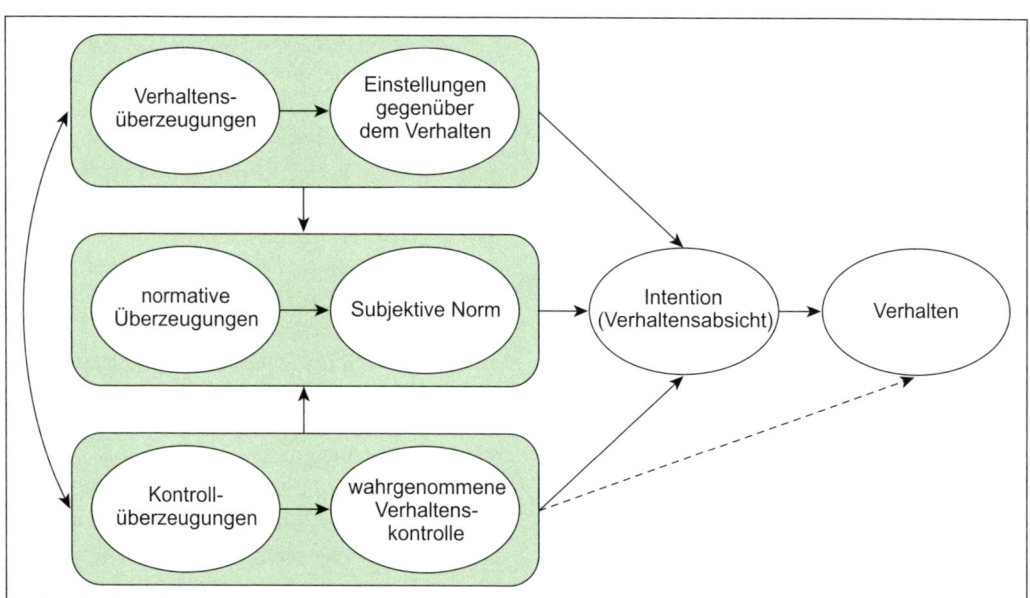

Abb. 1.3 Die Theorie des geplanten Verhaltens nach Ajzen (1991). [L143]

gesagt. (1) Die **Einstellung gegenüber dem Verhalten** bezieht sich auf das Maß an positiver und negativer Bewertungen des Verhaltens und dessen Konsequenzen. (2) Eine soziale Determinante, welche die Verhaltensabsicht beeinflusst, ist die **subjektive Norm.** Die subjektive Norm bezieht sich auf den wahrgenommenen sozialen Druck ein bestimmtes Verhalten auszuüben. (3) Schließlich hat auch die **wahrgenommene Verhaltenskontrolle** Einfluss auf die Verhaltensabsicht. Damit ist die wahrgenommene Leichtigkeit bzw. Schwierigkeit gemeint, ein bestimmtes Verhalten auszuüben. Die Verhaltenskontrolle beruht auf vergangenen Erfahrungen und schließt aber auch potenziell zukünftig auftretende Hindernisse mit ein.

Der Einfluss dieser verschiedenen Determinanten ist je nach Situation und Verhalten unterschiedlich. Jedoch zeigt die bisherige Forschung auch im Rahmen von gewichtsbezogenem Verhalten, dass die inneren Determinanten einen stabileren Einfluss auf die individuelle Verhaltensabsicht haben als der äußere soziale Druck.

Innerhalb jeder Determinante spielen unsere persönlichen Überzeugungen eine wesentliche Rolle. So wird die Einstellung gegenüber einer Verhaltensweise von **Verhaltensüberzeugungen** geprägt. Diese Verhaltensüberzeugungen verknüpfen jede Verhaltensweise mit einem bestimmten Ergebnis, das für uns von positivem oder negativem Wert ist. Betrachtet man konkret das Verhalten „Abnehmen", so können wir der Überzeugung sein, dass es unser Aussehen verändern wird, und eine mögliche positive Bewertung darin sehen, dass man durch das Abnehmen seine Figur verbessert. Genauso könnten wir der Überzeugung sein, dass Abnehmen Einfluss auf unsere Blutwerte nehmen wird und so das Herzinfarktrisiko senken kann, was auch positiv bewertet wird. Eine andere Überzeugung könnte sein, dass man durch das Abnehmen langfristig auf schmackhafte Speisen verzichten muss und sich damit der Genuss beim Essen reduziert, was negativ bewertet wird.

Bei der subjektiven Norm kommen **normative Überzeugungen** zum Tragen. Normative Überzeugungen beziehen sich auf die Wahrscheinlichkeit, mit der relevante uns nahestehende Personen die Ausführung eines bestimmten Verhaltens unterstützen oder missachten. So könnte es sein, dass wir der

Überzeugung sind, dass unsere Familie stark dafür ist, dass wir uns einer Diät unterziehen, während der Freundeskreis diese Maßnahme ablehnt. Die Stärke der normativen Überzeugung ist dabei gewichtet durch die eigene Motivation, sich konform gegenüber den Vorstellungen der entsprechenden Personen(gruppen) zu verhalten. So könnte man mehr Wert darauf legen, den geglaubten Vorstellungen des eigenen Lebenspartners nachzugehen als denen von Freunden.

In Bezug auf die wahrgenommene Verhaltenskontrolle spielen **Kontrollüberzeugungen** eine wichtige Rolle. Diese Kontrollüberzeugungen basieren auf dem Vorhandensein potenzieller Ressourcen und Möglichkeiten, um das entsprechende Verhalten auszuüben. Je größer die Überzeugung auf bestimmte Ressourcen und günstige Gelegenheiten zurückgreifen zu können und umso geringer die Antizipation möglicher Hürden, umso größer fällt die wahrgenommene Kontrolle über ein bestimmtes Verhalten aus. Dabei wird jede einzelne Kontrollüberzeugung mit ihrem wahrgenommenen Einfluss auf die erfolgreiche oder erfolglose Durchführung des Verhaltens gewichtet. Wenn ich also der Überzeugung bin, dass bevorstehende Familienfeste ein Hindernis für meinen Diätplan darstellen könnten und ich dieser Überzeugung auch eine starke Einflussnahme auf den Erfolg meiner Diät zuspreche („ein Ausrutscher kann alle bisherigen Bemühungen zunichte machen") sinkt automatisch meine erlebte Verhaltenskontrolle, weil ich glaube, die Situation nicht meistern zu können. Damit reduziert sich sowohl meine Absicht, an meinem Verhalten festzuhalten, als auch das tatsächliche Ausüben des Verhaltens.

Dieser letzte Punkt bezüglich der Determinante der Kontrollüberzeugung scheint vor allem bei Gewichtsreduktionsmaßnahmen einen wichtigen Einflussfaktor darzustellen und verdeutlicht noch einmal mögliche Hinderungsgründe für erfolgreiche Diäten (➤ Kap. 1.2.6). Es scheint also besonders wichtig zu sein, den Abnehmwilligen vor allen Dingen Ressourcen und Bewältigungsstrategien an die Hand zu geben (➤ Kap. 1.2.5), wie sie ihre wahrgenommene Selbsteffizienz steigern können und wie sie lernen können, mit eventuellen Rückschlägen besser umzugehen. Gleichzeitig sollten durch flexible Diätpläne und Aufzeigen alternativer Lebensstile und Essverhaltensweisen die Auswirkungen möglicher Störgrößen auf den Diäterfolg insgesamt reduziert werden.

Die Theorie des geplanten Verhaltens bietet also für Gewichtsreduktionsberater eine Übersicht über die relevanten Faktoren, welche Einfluss auf das menschliche Verhalten nehmen können. Die Theorie lässt sich speziell an das Abnehmverhalten der Patienten anpassen. Über die einzelnen Einflussfaktoren eröffnet die Theorie des geplanten Verhaltens damit auch potenzielle Anknüpfungspunkte für gezielte Interventionen. So könnte man sich vorstellen, dass bei der Anamnese des Patienten die einzelnen Modellvariablen vom Berater abgefragt werden um mögliche Störfaktoren zu identifizieren (z. B. gering wahrgenommene Verhaltenskontrolle), welche den Erfolg einer angestrebten Gewichtsreduktionsmaßnahme leicht gefährden könnten. Nach Identifizierung dieser potenziell negativen Einflussfaktoren können vom Berater gezielt Interventionsmöglichkeiten angesprochen bzw. eingeleitet werden (z. B. Training angepasster Bewältigungsstrategien zum Umgang mit Rückschlägen in Diäterfolgen). Damit bietet die Theorie eine gute Grundlage für ein effektives Gewichtsreduktionsmanagement.

LITERATUR

Agras WS, Hammer LD, McNicholas F, Kraemer HC (2004). Risk factors for childhood overweight. A prospective study from birth to 9.5 years. Journal of Pediatrics; 145: 20–25.

Ajzen I (1991). The Theory of Planned Behavior. Organizational Behavior and Human Decision Processes; 50: 179–211.

Atlantis E, Ball K (2008). Association between weight perception and psychological distress. International Journal of Obesity; 32: 715–721.

Braet C (2005). Psychological profile to become and to stay obese. International Journal of Obesity; 29: 19–23.

Brownell KD, Wadden TA (1991). The heterogeneity of obesity: Fitting treatments to individuals. Behavior Therapy; 22: 153–177.

Brownell KD, Wadden TA (1992). Etiology and treatment of obesity: Understanding a serious, prevalent, and refractory disorder. Journal of Consulting and Clinical Psychology; 60: 505–517.

Byrne S, Cooper Z, Fairburn C (2003). Weight maintenance and relapse in obesity: A qualitative study. International Journal of Obesity; 27: 955–962.

Colles SL, Dixon JB, O'Brien PE (2008). Loss of control is central to psychological disturbance associated with binge eating disorder. Obesity; 16: 608–614.

Davis CA, Levitan RD, Reid C, Carter JC, Kaplan AS, Patte KA et al. (2009). Dopamine for "wanting" and opioids for "liking": A comparison of obese adults with and without binge eating. Obesity; doi: 10.1038/oby.2009.52.

Epel E, Lapidus R, McEwen B, Brownell K (2001). Stress may add bite to appetite in women: A laboratory study of stress-induced cortisol and eating behaviour. Psychoneuroendocrinology; 26: 37–49.

Fitzgibbon ML, Stolley MR, Kirschbaum DS (1993). Obese people who seek treatment have different characteristics than those who do not seek treatment. Health Psychology; 12: 342–345.

Friedman KE, Reichmann SK, Costanzo PR, Musante GJ (2002). Body image partially mediates the relationship between obesity and psychological distress. Obesity Research; 10: 33–41.

Ganley RM (1992). Family patterns in obesity: With consideration of emotional eating and restraint. Family Systems Medicine; 10: 181–199.

Johnson B, Brownel KD, St. Jear ST, Brunner RL, Worby M (1997). Adult obesity and functioning in the family of origin. International Journal of Eating Disorders; 22: 213–218.

Lowe MR, Fischer EB Jr. (1983). Emotional reactivity, emotional eating, and obesity: A naturalistic study. Journal of Behavioral Medicine; 6: 135–149.

Mela DJ (2001). Determinants of food choice: Relationships with obesity and weight control. Obesity Research; 9: 249–255.

Müller MJ et al. (2005), in: Aktuelle Ernährungsmedizin; 30: 63–68.

O'Connor DB, Jones F, Conner M, McMillan B, Ferguson E (2008). Effects of daily hassles and eating style on eating behavior. Health Psychology; 27: 20–31.

Ogden J (2000). The correlates of long-term weight loss: A group comparison study of obesity. International Journal of Obesity; 24: 1.018–1.025.

Overgaard, D, Gamborg, M, Gyntelberg F, Heitmann BL (2004). Psychological workload is associated with weight gain between 1993 and 1999: Analyses based on the Danish nurse cohort study. International Journal of Obesity; 28: 1.072–1.081.

Overgaard D, Gamborg M, Gyntelberg F, Heitmann BL (2006). Psychological workload and weight gain among women with and without familial obesity. Obesity; 14: 458–463.

Pearce MJ, Boergers J, Prinstein MJ (2002). Adolescent obesity, overt and relational peer victimization, and romantic relationships. Obesity Research; 10: 386–393.

Pepino MY, Finkbeiner S, Mennella J. (2009). Similarities in food cravings and mood states between obese women and women who smoke tobacco. Obesity; doi:10.1038/oby.2009.46.

Perri MG, Nezu AM, Viegener BJ (1992). Improving the long-term management of obesity: Theory, research and clinical guidelines. New York: Wiley.

Perri MG, Nezu AM, McKelvey WF, Shermer RL, Renjilian DA, Viegener BJ. (2001). Relapse prevention training and problem-solving therapy in the long-term management of obesity. Journal of Consulting and Clinical Psychology; 69: 722–726.

Powell LH, Calvin III, JE, Calvin JE Jr. (2007). Effective obesity treatments. American Psychologist; 62: 234–246.

Puhl RL, Brownell KD (2006). Confronting and coping with weight stigma: An investigation of overweight and obese adults. Obesity; 14: 1.802–1.815.

Puhl R, Heurer CA (2009). The stigma of obesity: A review and update. Obesity; doi: 10.1038/oby.2008.636.

Rein AK, Mühlhans B, de Zwaan M (2007). Nächtliches Essen bei adipösen Patientinnen und Patienten vor chirurgischer Adipositastherapie. Psychotherapie, Psychosomatik, Medizinische Psychologie; 57: 442–447.

Roberts C, Troop N, Connan F, Treasure J, Campbell IC (2007). The effects of stress on body weight: Biological and psychological predictors of change in BMI. Obesity; 15: 3.045–3.055.

Roefs A, Jansen A (2002). Implicit and explicit attitudes toward high-fat foods in obesity. Journal of Abnormal Psychology; 111: 517–521.

Rutters F, Nieuwenhuizen AG, Lemmens SGT, Born JM, Westerterp-Plantenga MS (2008). Acute stress-related changes in eating in the absence of hunger. Obesity; 17: 72–77.

Sarwer DB, Thompson K, Cash TF (2005). Body image and obesity in adulthood. Psychiatric Clinics of North America; 28: 69–87.

Schachter S (1971). Some extraordinary facts about obese humans and rats. American Psychologist; 26: 129–44.

Stunkard AJ, Allison KC (2003). Two forms of disordered eating in obesity: Binge eating and night eating. International Journal of Obesity; 27: 1–12.

2 Kurzfristige Maßnahmen zur Gewichtsreduktion

2.1   Reduktionsdiäten von A–Z 21

2.2   Monodiäten, lebensmittelorientierte Diäten 72

2.3   Fasten und verwandte Methoden 82

2.1 Reduktionsdiäten von A–Z

Brigitte Hajeck-Lang, Julia Schneider

Diätmoden wechseln mit den Jahreszeiten und erleben wie die Atkins-Diät auch gelegentlich Jahrzehnte später eine Renaissance. Abnehmkuren, Gewichtsmanagementprogramme, Mittel aus der Apotheke, die schnelle Hilfe versprechen, oder aus dem Internet und Light-Lebensmittel gibt es wie Sand am Meer. Das Geschäft blüht. Im Wettstreit um die Wunderdiät, das beste Programm oder den einen Fatburner, mit denen frustrierten Abspeckwilligen auf Dauer geholfen werden soll, übertrumpfen sich die Erfinder mit markanten, verkaufsträchtigen Schlagwörtern: Schlank im Schlaf, Forever Young, Glyx- oder Zuckerknacker-Diät, Fatburner oder Fit for Fun, um nur einige zu nennen. Je größer das Problem Adipositas, umso einfallsreicher und verkaufsträchtiger die Namen der neuen Ideen und möglichst englisch sollten sie lauten: low carb, low fat, Fit for Life, Metabolic balance, Metabolic typing usw .

Ausgewogen zu essen, langfristig Ernährungs- und Bewegungsverhalten „umzustellen", klingt langweilig, motiviert selten, schreckt eher ab. „Ernährungsumstellung" gehört zu den größten Stressoren im Alltag von Übergewichtigen. Eine gesunde Ernährung hat keine Lobby und lässt sich nicht einfach an die Frau/den Mann bringen. Immer wieder wird moniert, dass kurzfristige Diäten, Schlankheitsmittel aus dem Internet oder Light-Produkte und Co. keinen Sinn haben, nur eine „langfristige Umstellung" bringe Erfolg. Doch wie lange sollen wir noch warten, bis Übergewichtige und Adipöse den berühmten „Kick" bekommen? Wie viele Studien und evidenzbasierte Medizin benötigen wir noch? Es fehlt an der Zeit und leider auch an einer berechtigten Hoffnung auf eine absehbare Lösung des Problems. Die Durchführung und Aussagekraft ernährungsmedizinischer Studien ist frustrierend. Es mangelt an Design, Vergleichbarkeit und Validität.

Die einen untersuchen die Wirkung einzelner Nährstoffe, die anderen arbeiten mit komplexen Lebensmitteln. Langfristige Studien sind bei der Generationsdauer eines Menschen von 30 Jahren besonders aufwendig, z. B. für evidenzbasierte Therapieempfehlungen bei Krebs. Reduktionsdiäten werden in der Regel kurzfristiger über ihre Energielieferanten Eiweiß, Fett und Kohlenhydrate definiert, verglichen und bewertet: **low carb** oder **low fat** sind feste Begriffe geworden. Zusätzlich spielt oft der **Glykämische Index (GI)** eine Rolle und wird bei vielen Diäten berücksichtigt (➤ Tab. 2.1).

Eine differenzierte Betrachtung der verwendeten Begriffe ist notwendig. **Low carb**, **low fat** und **high protein** sind sehr ungenaue Angaben hinsichtlich der konkreten Nährwertmengen der entsprechenden Diäten. Sie werden in der Regel an den Empfehlungen der Deutschen Gesellschaft für Ernährung (DGE) bzw. der DACH-Gesellschaften gemessen und bewertet, die in Deutschland als Standard für

Tab. 2.1 Übersicht zu bekannten Reduktionsdiäten (ohne Anspruch auf Vollständigkeit): Anordnung nach üblichen Kriterien wie Nährstoffgehalt, Trennkostprinzip, Berücksichtigung des glykämischen Index (GI) bzw. Mischkost (Darstellung: Hajeck-Lang).

Kohlenhydrate-		Fett-		Eiweiß-		Trennkost	GI berücksichtigt	Mischkost (gemäß DGE-Empfehlungen)
-arm	-reich	-arm	-reich	-arm	-reich			
• Atkins- • Dr. Felix- • Gaylord-H.- • Glyx- • Hollywood- • Humplik- • LOGI- • Mayo- • Max Planck- • Punkte- • Scarsdale- • Schlank im Schlaf- • South-Beach- • Zuckerknacker-**Diät** Siehe auch: eiweißreiche Diäten	• Viele Mono-Diäten: • Ananas- • Apfel- • Brot- • Kartoffel-(Ei-)- • Kohlsuppen- • Reis- • Gute Laune- • Wandmaker- • Pritkin- • Dr. Haas- • F-Plan-**Diät** • 7-Tage-Bio-Körner-Kur	• Fatburner- • Hollywood- • Low Fat 30- • Ideal- • Vollweib- • Gute Laune- • Susan Powter-**Diät** Siehe auch: eiweißreiche Diäten, kohlenhydratreiche Diäten	• Atkins- • Boss- • Dr. Felix- • Glyx- • LOGI- • Lutz- • Punkte- • South Beach-**Diät** Siehe auch: eiweißreiche Diäten, low carb-Diäten	• Pritkin-Diät	• Atkins- • 3D- • Dr. Felix- • Fit for fun- • Formula- • Hollywood- • Gaylord-H.- **Diät** • LOGI-Methode • Lutz- • Mayo- • Max Planck- • Montignac- • Punkte-South Beach- • Sears- • Scaresdale-**Diät** • Humplik-Kur Einige Mono-Diäten: • Eier- • Hähnchen- • Quark-**Diät**	• Fit for life-Diät • Haysche Trennkost • Hollywood-Diät • Schlank im Schlaf Siehe auch: Trennkost (➤ Kap. 5.2.13)	• Glyx- • Ideal- • Montignac- • Schlank im Schlaf- • South Beach- • Strunz- • Vollweib- • Zuckerknacker-**Diät** • LOGI-Methode	• 5-am-Tag- • Brigitte- • Fit for fun- • Gute Laune- • Ideal-**Diät** Siehe auch: Gewichtsreduktionsprogramme (➤ Kap. 3.1)

eine ausgewogene und gesundheitlich vorteilhafte Ernährung gelten. Die empfohlenen Werte sind:

50 bis 55 Energieprozent Kohlenhydrate
30 Energieprozent Fett
15 Energieprozent Eiweiß

Diese Angaben gelten prinzipiell für gesunde Erwachsene, werden aber auch bei fast allen krankheitsbezogenen Diäten zugrunde gelegt (➤ Kap. 7.4). Ob sie für eine Gewichtsreduktion sinnvoll sind, wird diskutiert. So bieten Diäten mit niedrigeren Kohlenhydrat- und höheren Eiweißmengen deutliche Vorteile gegenüber kohlenhydratreichen Diäten. Niedrige bzw. moderate Fettmengen bringen keine Vorteile gegenüber fettreichen Diäten. Der Ernährungsbericht 2008 zeigt, dass die Deutschen erstmals seit Jahren wieder weniger Fett essen und trotzdem ist keine Kehrtwende des Problems Übergewicht in Sicht. In den USA wurden von dem Federal Bureau of Nutrition (FBN) 2002 die Nährwertempfehlungen geändert:

40–45 Energieprozent Kohlenhydrate
30–35 Energieprozent Fett
20–30 Energieprozent Eiweiß

Dies geschah unter anderem unter folgenden Aspekten:
- Trotz Rückgang des Fettkonsums der Amerikaner stieg die Zahl der Übergewichtigen weiter. Diese Entwicklung wurde im Zusammenhang mit dem gestiegenen Konsum von Zucker, vor allem über gesüßte Getränke interpretiert.
- Der empfohlene Fettkonsum wurde moderater gefasst, die Kohlenhydratzufuhr sollte gesenkt werden.
- Angesichts des hohen Anteils übergewichtiger und adipöser Amerikaner wurden auch die Empfehlungen zur Proteinzufuhr erhöht.
- Die Nährwertempfehlungen sollten moderater gefasst werden und damit mehr Spielraum für individuelle Empfehlungen bieten.

Es ist sinnvoll, vor der Präsentation der Reduktionsdiäten die am häufigsten verwendeten Bezeichnungen genauer zu klären.

EDV-gestützte Nährstoffanalysen mit DGE – PC *

* DGE – PC: Ernährungssoftware der Deutschen Gesellschaft für Ernährung e.V.

Bei der Präsentation der **Reduktionsmaßnahmen** wurden, wenn möglich, **EDV-gestützte Analysen** erstellt, um Aussagen wie ausgewogen, eiweißreich o. ä. konkretisieren zu können.

Für die Analysen wurden, sofern nicht anderweitig angegeben, die Soll-Empfehlungen der DGE für eine stark übergewichtige Frau mit einem BMI von 29,4 kg/m^2 (165 cm, 80 kg), alternativ bei der Boss-Diät (➤ Kap. 2.1.3) für einen stark übergewichtigen Mann mit einem BMI von 29,3 kg/m^2 zugrunde gelegt. Es wurde grundsätzlich eine Mineralwassermenge von 1,5 Litern einberechnet, sofern keine genauen Angaben von den Begründern der einzelnen Diäten hinsichtlich der Wassermenge gemacht wurden. Ausnahmen sind das Metabolic-balance-Konzept (➤ Kap. 2.1.18) und Slimcoach (Internetdiäten, ➤ Kap. 3.2.4), da Ernährungspläne von Patienten aus der Praxis Hajeck-Lang (Aachen) verwandt wurden, die diese Programme durchgeführt haben. Hier wurden für die EDV-Analysen die entsprechenden Werte wie Größe und Gewicht von den Patienten übernommen und die individuell empfohlene Trinkmenge berücksichtigt (➤ Kap. 6.3).

Begriffsbestimmungen: Low carb & Co.

Fachleute argumentieren und diskutieren seit Jahren über die Streitfrage, ob **low carb** oder **low fat** die richtige Strategie ist abzuspecken (Rabast 2007, Hauner 2007). Während zu viel Zucker und Fett bekannterweise nicht gesund sind, liegen Befürworter von High protein-Diäten mit der Nase vorn: Zu wenig Eiweiß sollte in keiner Diät enthalten sein, da sind sich alle einig; einzige Ausnahme: Pritkin-Diät (➤ Kap. 2.1.20). Konkrete Zahlen und genaue Definitionen fehlen: Eine **Low fat-Diät** kann eiweißreich oder kohlenhydratreich sein, eine **Low carb-Diät** eiweißreich und/oder fettreich. **High protein** kann mit low fat oder auch high fat verbunden sein. **Low carb-Diäten** sind Diäten mit einer in der Regel stark reduzierten Kohlenhydratzufuhr von 40 Energieprozent oder weniger, je nach Konzept sind sogar der Obst- und/oder der Gemüsekonsum reduziert, z. B.

South Beach (➤ Kap. 2.1.23). Sie sind meist eiweißreich, oft auch fettreich dazu z. B. Atkins (➤ Kap. 2.1.1).

Die Begründer und Befürworter der Low carb-Diäten problematisieren den Zusammenhang zwischen hohen Kohlenhydratmengen und der damit verbundenen hohen Insulinantwort. Insulin hemmt die Lipolyse und wird als Gegenspieler einer erfolgreichen Gewichtsabnahme gesehen. Studien belegen, dass Low carb-Diäten am erfolgreichsten sind, zumindest in den ersten 6 Monaten (Samaha 2003, Foster 2003). Nach einem Jahr haben sich die Unterschiede zu anderen Diäten wieder ausgeglichen (Stern 2004). Allerdings werden das heterogene Design und die Vergleichbarkeit solcher Studien immer wieder kritisiert. Ein Problem von langfristigen Ernährungsstudien ist eine relativ hohe Drop-Out-Rate (bis zu 60 Prozent) bei einer eher geringen Compliance insbesondere bei einseitigen Diäten (z. B. Dansinger 2005). Auch die Auswirkungen auf Herz- und Gefäßrisiken sind Thema bei der Diskussion von Low carb-Diäten: Sie sind in der Regel automatisch protein- oder fettreich (extrem: Atkins-Diät, ➤ Kap. 2.1.1) und sollen aufgrund der hohen Zufuhr von gesättigten Fettsäuren und Cholesterin sowie der Nierenbelastung und Gichtgefahr durch die hohe Eiweißzufuhr gesundheitlich bedenklich sein. Erstaunlicherweise lassen sich diese Risiken nicht bestätigen, zum Teil werden sie sogar widerlegt: So werden die Triglyzeride gesenkt und die Insulinsensitivität erhöht (Gardner 2007).

Ein weiterer Kritikpunkt kohlenhydratarmer Diäten ist die (angeblich) zu geringe Ballaststoffzufuhr. Dies muss nicht zwangsläufig der Fall sein: So weist die LOGI-Methode (➤ Kap. 2.1.13) sogar einen besonders hohen Ballaststoffgehalt auf bei einer Kohlenhydratzufuhr von nur 20 Prozent. Je nach Auswahl der Kohlenhydrate, egal ob über die Berücksichtigung des Glykämischen Index oder den Ballaststoffgehalt der empfohlenen Lebensmittel, ist durchaus eine ballaststoffreiche und auch ausgewogene Mikronährstoffversorgung möglich. Angesichts der bisherigen Erkenntnisse wird vor allem in den USA mittlerweile auch Diabetikern eine Kost mit nur 40 Energieprozent Kohlenhydraten empfohlen, unter Berücksichtigung ballaststoffreicher Lebensmittel. Die Fettzufuhr wird moderater gefasst (30 bis 35 Prozent), die empfohlene Proteinmenge deutlich angehoben bis auf 20 bis 30 Prozent gegenüber den europäischen Empfehlungen von 15 Prozent. Weiterhin bedeutet **low carb** in der Regel auch „**slow carb**": Wenn schon Kohlenhydrate, dann auch die richtigen. Ballaststoffreich sollten sie sein, langsam ins Blut tröpfeln und damit den Insulinmechanismus möglichst kaum bemühen. In diesem Zusammenhang wird häufig der Glykämische Index erwähnt.

Der **Glykämische Index (GI)** gibt an, welche Blutzucker steigernde Wirkung ein Kohlenhydrat bzw. Lebensmittel hat. Er ist definiert als die Fläche unter der Blutzuckerkurve nach Verzehr eines Lebensmittels. Als Referenzwert von 100 gilt die Blutzuckerwirkung von 50 g Glukose. Bei der **Glykämischen Last (GL)** wird außer dem GI auch berücksichtigt, wie viele Kohlenhydrate tatsächlich in einem Lebensmittel enthalten sind. Am Beispiel von Möhren und Weißbrot lässt sich zeigen, dass bei einem gleichen GI von etwa 70 die GL von Möhren nur ca. 5 beträgt, die von Weißbrot dagegen über 30. Beide Werte hängen zum Beispiel vom Ballaststoff- und Fettgehalt der Nahrung ab. Der **Glykämische Index** wird von vielen Diät-Begründern als Basis für die Qualität der empfohlenen Kohlenhydrathauswahl genutzt: Bevorzugt werden Kohlenhydrate mit einem hohen Ballaststoffanteil, LOGI-Methode (➤ Kap. 2.1.13), Mayo-Diät (➤ Kap. 2.1.17) oder es werden Kohlenhydrate insgesamt gemieden, Atkins (➤ Kap. 2.1.1).

In der Praxis und von Fachleuten wird dem GI keine praktische Relevanz zugesprochen, da erstens selten 50 g Kohlenhydrate realistischen Lebensmittelmengen entsprechen (Beispiel Möhren) und die Zubereitungsart und Kombination mit anderen Lebensmitteln den GI maßgeblich beeinflussen. Sinnvoller erscheint die Berücksichtigung der Glykämischen Last (GL) eines Lebensmittels, die die Kohlenhydratgehalte in einer realistischen Portionsmenge des jeweiligen Lebensmittels definiert, Metabolic balance (➤ Kap. 2.1.18). Aber auch dieser Wert wird in der Praxis durch die Zusammenstellung der Mahlzeiten und die jeweiligen Zutaten verfälscht. Unabhängig von diesen Überlegungen ist das Meiden von Zucker und weiteren Süßigkeiten und die Bevorzugung ballaststoffreicher Lebensmittel wie Vollkornprodukte vorteilhaft. Die Berücksichtigung des GI bedeutet nicht automatisch eine Begrenzung der Kohlenhydratzufuhr, dies ist jedoch bei den meisten Diäten der Fall, zum Beispiel bei Schlank im Schlaf (> Kap. 2.1.22). Studien zur Bevorzugung von Lebensmitteln mit einem niedrigen GI (bzw. GL) erbrachten bislang keine Vorteile gegenüber solchen mit Lebensmitteln mit höheren GI-Werten (Sloth et al. 2004).

Wie genau lassen sich proteinreiche Diäten definieren?

Ein generelles Problem ist die Angewohnheit, hohe bzw. geringe Anteile an Nährstoffen über ihren prozentualen Energieanteil zu definieren. Genauere EDV-gestützte Nährstoffanalysen ergeben dagegen oft, dass die absoluten Eiweißmengen sogar relativ gering sein können: Bei einer 1 000 Kcal-Diät mit 30 Prozent Eiweiß beträgt die absolute Zufuhr 75 g täglich, eine Menge, die für die meisten Übergewichtigen oder Adipösen grenzwertig gering oder auch viel zu niedrig ist, insbesondere bei vegetarisch betonten Diäten mit Eiweißen geringer biologischer Wertigkeiten. Unbestritten ist, dass Eiweiß als relativ unökonomischer Energiespender den höchsten Energieaufwand zu seiner Umsetzung benötigt. Thermodynamische Berechnungen zur postprandialen Thermogenese ergaben zwischen 20 und 40 Energieprozent zur Verarbeitung von Eiweiß gegenüber 5 bis 8 Prozent zur Kohlenhydrat- und 2 bis 3 Prozent zur Fettverwertung. Auch die Sättigungskapazität einer eiweißreichen Kost und die damit verbundene Compliance der Betroffenen sind höher als bei anderen Kostformen. Neuere Studienergebnisse empfehlen eine Anhebung der Proteinzufuhr auch für gesunde normalgewichtige Erwachsene: Die Stickstoffbilanz sei optimal bei 1 bis 1,2 g pro kg Körpergewicht, nicht beim Faktor 0,8, wie bisher empfohlen (Wolfe 2008). Bis zu 2,0 g Eiweiß pro kg Körpergewicht seien laut DGE gesundheitlich vertretbar. Die Gewichtsreduktion profitiert eindeutig von proteinbetonten Kostformen, bis zu 30 Prozent bzw. maximal 125 g täglich wird empfohlen. Auch der Gewichtsverlust nach einer Reduktionsphase profitiert von relativ eiweißbetonter Ernährung (Sloth et al. 2004).

Zunehmend distanzieren sich Fachleute von den DGE-Empfehlungen auch für Gesunde in der derzeitigen Form: Worm, Pudel und Liebermeister wollen die Eiweißzufuhr auf 20 bis 30 Prozent erhöht sehen, die Kohlenhydratzufuhr auf 40 bis 45 Prozent senken. Damit solle eine ausgewogene Mischkost aus jeweils 30 bis 40 Prozent Fett und Kohlenhydraten bestehen sowie zu 25 bis 30 Prozent aus Eiweiß. Von diesem „Konsensuspapier 2008" distanziert sich die DGE ausdrücklich und sieht bislang keinen Änderungsbedarf.

Das folgende Rechenbeispiel zeigt, wie sich verschiedene Eiweißmengen bei einer 75 kg Person (A) und einer 100 kg Person (B) mit einer täglichen 2 000 kcal Gesamtenergiezufuhr darstellen (> Tab. 2.2).

Es ist sinnvoller, bei der Bewertung des Proteingehalts einer Kostform die absoluten Mengen mit dem konkreten Gewicht eines Übergewichtigen in Bezug zu setzen und diese Konstellation zu bewerten. Vergleichbare Überlegungen sollten hinsichtlich einer Bewertung der prozentualen Anteile von Kohlenhydraten und Fett angestellt werden. Ob zum Beispiel eine Diät aufgrund eines hohen prozentualen Fettanteils tatsächlich als fettreich bezeichnet werden kann, sollte im Einzelfall geprüft werden.

Tab. 2.2 Verschiedene Eiweißmengen in g Eiweiß/kg Körpergewicht am Tag für eine 75 kg-Person (A) und eine 100 kg-Person (B).

g Eiweiß/kg Körpergewicht Parameter	Faktor 0,8		Faktor 1		Faktor 1,2		Faktor 1,5		Faktor 2,0	
	A	B	A	B	A	B	A	B	A	B
Eiweißzufuhr (in g)	60	80	75	100	90	120	112,5	150	150	200
Kalorien ca. (in kcal)	240	320	300	400	360	480	450	600	600	800
Energieanteil (in Prozent)	12	15	15	20	18	24	22,5	30	30	40

Sind fettarme Diäten die erfolgreichsten Reduktionsdiäten?

Versucht man, die Ergebnisse bisheriger Studien „zur besten Diät" zu sammeln, zu ordnen und zu bewerten, scheitert man nicht zuletzt auch an genauen Definitionen von „fettarm" und „fettreich". Weiterhin werden Begriffe wie „fettmoderat" und „fettmodifiziert" verwandt, um die Bedeutung der Fettqualität aufzuzeigen. Die Aussage von Wolfram (2007) „Der richtige Weg liegt in der Mitte" hilft ebenfalls nicht wirklich weiter. Beurteilungen dagegen wie „Fett macht fett", „nicht weniger essen, sondern weniger Fett essen", sehen das böse Fett als **das** Problem der Adipositas. Schließlich liefert Fett mit seiner hohen Kalorienzahl den größten Anteil an der Energiedichte der Nahrung.

Als Klassiker der **Trennkost-Diäten** gilt die Haysche Kost (> 5.2.13), die Wert auf die getrennte Aufnahme kohlenhydratreicher und eiweißreicher Lebensmittel legt. Die Nachfolger ergänzten weitere Aspekte wie zum Beispiel den Biorhythmus der Stoffwechselvorgänge (Fit for Life > Kap. 2.1.6). Das Trennkostkonzept wird nicht durch wissenschaftlichen Erkenntnisse gestützt oder bestätigt: Alle Lebensmittel können gleichzeitig verdaut werden, ohne dass eine Gewichtsreduktion oder wichtige Stoffwechselvorgänge behindert werden (Wolfe 2008). Letztlich führen eine Kalorienreduktion und das Meiden von Süßigkeiten natürlicherweise zu großen Gewichtsabnahmen. Teilweise werden das Trennkost- und das Gl-Prinzip kombiniert in einer Diät, z. B. bei „Schlank im Schlaf" (> Kap. 2.1.22) berücksichtigt.

Als **Mischkost** werden solche Ernährungsformen bzw. Diäten bezeichnet, die nach heutigen Erkenntnissen bzw. den Empfehlungen der DGE eine ausgewogene Nährstoffversorgung liefern. Typische Vertreter sind Brigitte- (> Kap. 2.1.4), Fit for Fun-Diät (> Kap. 2.1.5) und Gute Laune-Diät (> Kap. 2.1.8). Alle bekannten Gewichtsreduktionsprogramme legen bei der Ernährung eine reduzierte Mischkost zugrunde.

Die so genannte **Mediterrane Kost** zeichnet sich aus durch viel frisches Obst und Gemüse, die Verwendung hochwertiger Fette und einen relativ hohen Fischkonsum. Sie gilt als ausgewogene und schmackhafte Mischkost, bei der auch Fleisch einen bedeutenden Stellenwert hat. Eine beispielhafte Nährstoffanalyse nach Rezepten für eine Woche ist bei der Strunz-Diät aufgeführt (> Kap. 2.1.24). Sie wird als präventive und therapeutische Kost bei Herz- und Gefäßerkrankungen empfohlen.

Die Kategorisierung in **Esstypen** ist eine Vorgehensweise, die zur Berücksichtigung besonderer individueller Gegebenheiten verhelfen soll. Es gibt verschiedene Sichtweisen, je nachdem, unter welchen Aspekten die Typisierung erfolgt.

Zwar werden hierbei mehr individuelle Eigenheiten und Hintergründe des Übergewichts berücksichtigt, doch gibt es derzeit weder ein akzeptables, untermauertes Konzept noch führt diese Vorgehensweise zu wirklicher Individualisierung. Besonderen Anklang finden „Stoffwechsel"-Diäten, meist werden englische Begriffe wie metabolic balance oder metabolic typing verwandt. Dies ist an sich nichts Neues. Bei den Themen „Gesunde Ernährung" und „Abnehmen" geht es um nichts anderes, als unserem Stoffwechsel ein Schnippchen zu schlagen und ihn zu zwingen, entgegen der evolutionär vorgesehenen Weise auf Sparflamme zu schalten und das, ohne durch äußere Selektionsmechanismen wie Nahrungsmangel, „Fressfeinde" usw. dazu gezwungen zu sein. Genauso wenig ist es neu, dass jeder anders auf die künstliche „Hungersnot" reagiert: Der eine braucht sehr lange, bis er sich an den Mangel angepasst hat und auf Sparflamme schaltet, der andere beginnt schon nach zwei Wochen mit der Anpassung und es geht nur langsam weiter bergab. Es werden auch Stoffwechsel-Typen unterschieden: Lowcarb-Typ (sollte sich vor allem von Eiweiß ernähren), Low-protein-Typ (verarbeitet Kohlenhydrate besser als Eiweiß), daran angelehnt der Nomade bzw. Ackerbauer, auch Mischtypen. Eine grundsätzliche Frage bei der Bewertung von Kostformen bzw. Reduktionsdiäten ist, inwieweit der Vergleich mit der von der DGE empfohlenen „ausgewogenen" Kost anhand der prozentualen Anteile der drei Energieträger gerechtfertigt bzw. sinnvoll ist.

Angesichts der seit Jahren andauernden Diskussionen zu sinnvollen Nährwertgehalten von Reduktionsdiäten und dem Vorsprung, den proteinbetonte und kohlenhydratgemäßigte Diäten aufweisen, ist es erstaunlich, dass bislang keine Änderung der DGE-Empfehlungen geplant ist. Stattdessen liegen die Experten im Wettstreit um die richtige Kostform und viele distanzieren sich von den DGE-Empfehlungen:

so seien letztere nicht unter ebM-Bedingungen entwickelt worden und basierten lediglich auf Schätz- oder Richtwerten. Seit Ende 2007 arbeitet die DGE an evidenzbasierten Leitlinien für den Kohlenhydratkonsum, denen solche für die übrigen Hauptnährstoffe folgen sollen (DGE 2008, Wolfram 2007). Für aussagekräftige und ernährungsphysiologisch relevante Beurteilungen müssen zumindest genaue Nährstoffanalysen durchgeführt werden. Ohne diese sind zahlreiche bisherige Aburteilungen oder Befürwortungen spezieller Diäten nicht fundiert genug.

LITERATUR

Bravata DM, Sanders L et al. (2003). Efficacy and Safety of Low-Carbohydrate Diets – A Systematic Review. The journal of the American Medical Association; 289: 1.837–1.850.

Dansinger ML et al. (2005). The journal of the American Medical Association; 293: 43.

DGE 2009. Gesundheitliche Bedeutung der Fettzufuhr, Ernährungsumschau; 04/09.

Foster GD (2003). The New England Journal of Medicine; 348: 2.082.

Gardner Ch et al. (2007). A to Z-Studie „Comparison of the Atkins, Zone, Ornish, and LEARN Diets for Change in Weight and Related Risk Factors among Overweight Premenopausal Women". The journal of the American Medical Association; 297: 969–977.

Hauner H (2007). Statement pro „low fat", Phoenix; 02/07.

Hauner H. (2006). Deutsche medizinische Wochenschrift; 131: 1.456–1.458.

Leitlinien der DGE zum Thema Kohlenhydratkonsum. In: Der Ernährungsmediziner; 08/2008.

Rabast K (2007). Statement pro „low carb". Phoenix 02/07.

Samaha FF (2003). The New England Journal of Medicine; 348: 2.074.

Sloth B et al (2004). „No difference in body weight decrease between a low-glycemic-index and a high-gylcemic-index diet but reduced LDL cholesterol after 10-wk ad libitum intake of the low-glycemic-index diet". The American Journal of Clinical Nutrition; 80: 337–347.

Stern L (2004). Annals of Internal Medicine; 140: 778.

Wolfe R (2008). Protein Summit. The American Journal of Clinical Nutrition; 87 (5):1543–1583.

Wolfram G (2007). Aktuelle Ernährungsmedizin 32; 67–71.

2.1.1 Atkins-Diät

Die Atkins-Diät ist als kohlenhydratarme, fett- und eiweißreiche Reduktionskost ohne Energierestriktion zur Gewichtsreduktion bekannt. Es werden Nahrungsergänzungsmittel empfohlen.

Lebensmittelauswahl, Nährstoffverhältnis, Kalorienzufuhr

Alle eiweiß- und fettreichen Lebensmittel wie Fisch, Fleisch, Fleischprodukte und Eier dürfen in unbegrenzter Menge gegessen werden. Außerdem sind bestimmte kohlenhydratarme Gemüsesorten wie Blattsalate, Radieschen und saure Gurken erlaubt. Verboten bzw. sehr stark eingeschränkt zu verzehren sind alle kohlenhydratreichen Lebensmittel wie Getreideprodukte, Obstsorten wie Bananen und Feigen und Milchprodukte mit Ausnahme von Käse. Der Autor empfiehlt die zusätzliche Einnahme von Vitaminpräparaten. Je nach Diätphase (insgesamt vier) beträgt die Kohlehydrataufnahme weniger als 20 g bis maximal 90 g täglich. Das Nährstoffverhältnis kann in der zweiten Phase folgendermaßen aussehen (**>** Abb. 2.1). Bei einer Energiezufuhr von ca. 1.750 kcal pro Tag werden 60 Prozent der Energiezufuhr durch Fett, knapp 30 Prozent durch Eiweiß und ca. 10 Prozent durch Kohlenhydrate bereitgestellt. Es werden maximal 15 Prozent Kohlenhydrate, bis zu 40 Prozent Eiweiß und 45 Prozent Fett (als geringster Fettanteil) erreicht.

Atkins gibt keine Angaben zur Trinkmenge, man soll nicht mehr und nicht weniger trinken, als man Durst hat. Dabei sind Wasser und alle kalorienfreien Getränke unbegrenzt erlaubt (auch Diät-Limonaden ohne Zucker). Kaffee sollte bei Hypoglykämien auf 6 Tassen pro Tag beschränkt bleiben (Atkins 1974).

Postuliertes Wirkprinzip

Eine stark reduzierte Kohlenhydratzufuhr bewirke einen Fettabbau und verhindere die Speicherung

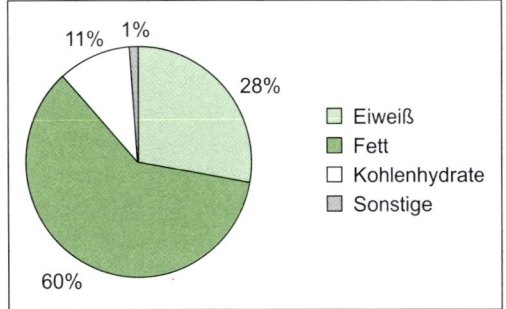

Abb. 2.1 Anteile der Nährstoffe an der Energiezufuhr von 1.750 kcal am Tag bei der Atkins-Diät (Phase 2). [L143]

von Fett aus Eiweiß- oder Fettkalorien. Fett mache schlank bzw. lasse sich mit Fett bekämpfen. Atkins geht davon aus, dass eine zu hohe Zufuhr von Kohlenhydraten zu Hyperinsulinismus und Hypoglykämien führt. Diese sind die Ursache nicht nur von Übergewicht, sondern auch von Erkrankungen und Störungen aller Art wie Magen-, Darmgeschwüren, Depressionen, Allergien, Impotenz und Drogensucht. Übergewichtige leiden nicht an einer Essstörung, sondern unter einem Stoffwechselproblem, welches durch übermäßigen Kohlenhydratverzehr verursacht wird. Nur wenn man die Kohlenhydrate bis zu einer bestimmten Verträglichkeitsgrenze reduziere, bekomme man das Übergewicht in den Griff. Zur Bereitstellung von Energie führt (bei niedrigem Insulinspiegel) die Lipolyse zur Bildung vieler Ketonkörper. Diese Ketose bewertet der Begründer als vorteilhaft, weil sie das Hungergefühl bekämpfe und damit die Gewichtsreduktion erleichtere. Eine hohe Eiweißzufuhr verhindere dazu den Abbau fettfreier Masse.

Begründer/Historisches

Dr. Robert Coleman Atkins (1930–2003) war Gründer und Direktor des Atkins Center for Complementary Medicine. Er war Autor zahlreicher Ernährungs- und Gesundheitsratgeber. Die nach ihm benannte Diät wurde 1972 formuliert und erfuhr 2003, kurz nach seinem Tod, eine Renaissance.

Varianten

Übersicht zu bekannten Reduktionsdiäten (➤ Tab. 2.1).

Durchführung im Einzelnen

Die Diät gliedert sich in 4 Phasen:
- Während der **1. Phase** (14 Tage) beträgt die Kohlenhydratzufuhr lediglich 20 g pro Tag. Es soll zu einer Gewichtsabnahme von 8 bis 15 Pfund kommen, bei geringerer Abnahme wird die Kohlenhydratzufuhr weiter reduziert.
- In der **2. Phase** kann die Kohlenhydratzufuhr um 5 bis 60 g täglich gesteigert werden, wenn die Gewichtsabnahme mindestens 900 g pro Woche beträgt.

- Die **3. Phase** ist die Vorphase zur lebenslangen Umstellung der Ernährungsgewohnheiten. Die Kohlenhydratmenge wird in wöchentlichen Abständen um 10 g pro Tag gesteigert, bis eine Gewichtsstabilisierung eintritt.
- Die **4. Phase** stellt die lebenslange Ernährungsphase dar. Nach Erreichen des Zielgewichts muss die kritische Kohlenhydratmenge (die je nach Verträglichkeit zwischen 60 und 80 g am Tag liegen soll), ein Leben lang eingehalten werden.

Zeit- und Kostenaufwand

Es sind vermehrte Kosten infolge des hohen Fleisch- und Fischverzehrs zu erwarten. Der Zeitaufwand ist vergleichbar mit der in Deutschland üblichen Mischkost.

Physiologische Vorgänge und gesundheitliche Aspekte

Die Atkins-Diät gilt als radikalste Form der Low carb-Diäten. Die Kohlenhydrat- und Ballaststoffzufuhr ist gemessen an den Zufuhrempfehlungen der DGE viel zu gering. Andererseits sind dadurch weder die Vitamin- noch die Mineralstoffversorgung beeinträchtigt. Die vom Autor selbst empfohlenen Nahrungsergänzungsmittel sind unter diesem Aspekt nicht unbedingt notwendig. Eine fett- und eiweißreiche Kost hat einen hohen **Sättigungseffekt**. Aufgrund der hohen Eiweiß- und Purinaufnahme kann es zur Belastung der Nieren und einer erhöhten Gichtgefährdung kommen. Die Zufuhr an gesättigten Fettsäuren und Cholesterin ist sehr hoch. Eine häufige, sehr unangenehme Nebenwirkung ist ein acetonartiger Mundgeruch infolge der starken Ketogenese.

Während die Fettzufuhr sehr hoch und die Fettqualität sehr ungünstig sind, muss die tägliche Eiweißzufuhr von 120 g nicht zwangsläufig zu gesundheitlichen Problemen führen. Schwer Adipöse können zumindest sicher sein, genügend Eiweiß zur Vermeidung eines Muskelabbaus zu erhalten. Bis zu etwa 125 g Eiweiß täglich können laut DGE akzeptiert werden. Die Empfehlung einer unbegrenzten Menge an Light-Getränken und bis zu 6 Tassen Kaffee am Tag kann nicht unterstützt werden. **Light-Getränke** erzeugen durch die starke Süßkraft zumindest von Saccharin und Glutamat eine hohe

Süßschwelle. Das Verlangen nach Zucker wird aufrechterhalten bzw. unter Umständen noch erhöht. Einer wünschenswerten Sensibilisierung für Zucker und einem langfristig moderaten Bedarf wird damit entgegengewirkt. Mehr als 3 bis 4 Tassen Kaffee täglich haben eine diuretische Wirkung, der Körper scheidet mehr Wasser aus, als er aufnimmt. Zwar wird das entsprechende Ergebnis auf der Waage meist gerne betrachtet, doch sollte das nicht darüber hinwegtäuschen, dass der Fettabbau wesentlich langsamer abläuft und der Wasserentzug den Stoffwechsel eher erschwert.

Studienlage/Evaluationen

Studien zeigen, dass Low Carb-Diäten im Vergleich zu Low Fat-Diäten innerhalb der ersten 6 Monate zwar größere Gewichtsabnahmen verzeichnen, nach 12 Monaten aber ähnlich ineffizient sind. (Ellrott, Pudel 2005). Eine relativ hohe Proteinzufuhr während der Gewichtsreduktion bietet viele Vorteile und wird zunehmend empfohlen. Es wird sogar diskutiert, ob auch für Normalgewichtige ein höherer Bedarf angenommen werden muss und damit eine höhere Zufuhr als 0,8 g Eiweiß pro kg Körpergewicht empfohlen werden sollte.

Eignung zur Gewichtsreduktion und langfristigen Verhaltensänderung

Die Diät ist wegen ihres unausgewogenen Makro-Nährstoffverhältnisses zur langfristigen Gewichtsabnahme und zum Einstieg in eine gesunde Ernährungsweise gemäß der derzeitigen Empfehlungen der DGE nicht geeignet. Jo-Jo-Effekte sind nicht zu erwarten, aber die starke Reduzierung der Kohlenhydrataufnahme kann zu Heißhunger auf kohlenhydratreiche Lebensmittel und zum Abbruch der Diät führen.

Eine moderate Senkung der Kohlenhydratzufuhr hat besonders bei stark Übergewichtigen Vorteile. Für eine kurzfristige Gewichtsabnahme ist die Atkins-Diät äußerst effektiv und dadurch für viele Übergewichtige stark motivierend. Sie sollte aber schwer Übergewichtigen (über 100 kg) vorbehalten sein. Zur langfristigen Verhaltensänderung im Sinne einer ausgewogenen Ernährung ist sie nicht geeignet.

LITERATUR

Atkins RC (1974). Dr. Atkins' Diät Revolution. Augsburg: Gouverts Krüger Stahlberg Verlag GmbH.

Atkins RC (1990). Dr. Atkins' Diet Revolution. New York: Bantam Books.

Atkins RC (2003). Dr. Atkins' Age Defying Diet. New York: St. Martin's Griffin.

Astrup A, Larsen TM, Harper A (2004). Atkins and other low-carbohydrate diets: Hoax or an effective tool for weight loss? Lancet; 364: 897–899.

Deutsche Gesellschaft für Ernährung (Hrsg.) (2008). Ernährungsbericht 2008. Bonn.

Ellrott Th, Pudel V (2005). Kohlenhydratarme Diäten (Low-Carb) zur Gewichtsreduktion. Ernährungs-Umschau; 52: 48–51.

Kling C (2006). Diätformen. In: Koula-Jenik H, Kraft M, Miko M, Schulz RJ (Hrsg.). Leitfaden Ernährungsmedizin. München: Elsevier GmbH, Urban & Fischer Verlag; 221–242.

Strube H (2004). Alternative Kostformen. In: Biesalski HK, Fürst P, Kasper H, Kluthe R, Pölert W, Puchstein C, Stählin HB (Hrsg.). Ernährungsmedizin. 3. Auflage. Stuttgart: Thieme; 622–632.

Zunft HJ (2006). Außenseiterdiäten. In: Schauder P, Ollenschläger G (Hrsg.). Ernährungsmedizin; Prävention und Therapie. 3. Auflage. München: Elsevier GmbH, Urban & Fischer Verlag; 231–245.

2.1.2 Blutgruppen-Diät

Die Blutgruppen-Diät ist eine Ernährungsweise, die durch blutgruppenspezifische Ernährungspläne zu Idealgewicht führen und auch Krankheiten verhüten bzw. heilen soll.

Lebensmittelauswahl, Nährstoffverhältnis

Die Lebensmittelauswahl richtet sich nach den Blutgruppen des AB0-Systems:

- Blutgruppe 0: Der 0-Typ (der Jäger) sei eher ein Fleischesser. Weniger gut für ihn seien Bohnen und Hülsenfrüchte, Milch- und Milchprodukte sowie Getreidearten und Teigwaren.
- Blutgruppe A: Der A-Typ (der Landwirt) sei Vegetarier, Fleisch soll er meiden und stattdessen Sojaproteine, Getreideprodukte und Gemüse vorziehen. Der A-Typ vertrage nur wenig Fett.
- Blutgruppe B: Der B-Typ (der Nomade) verdaue die meisten Lebensmittel gut und verzehre sogar Milchprodukte.

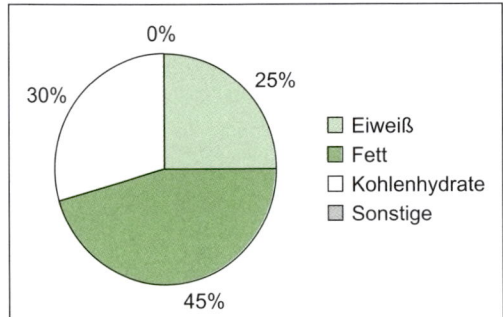

Abb. 2.2 Anteil der Nährstoffe an der Energiezufuhr beim 0-Typ nach der Blutgruppen-Diät. [L143]

- Blutgruppe AB: Der AB-Typ (der Rätselhafte) passe nicht in irgendeine der anderen Kategorien. Ihm bekämen wenig Fleisch, viele Milchprodukte, Getreide und Eier sowie Brot und Gebäck.

Es wird empfohlen, Produkte aus Bioproduktion zu verwenden.

Postuliertes Wirkprinzip

Die einzelnen Blutgruppen sollen sich zu unterschiedlichen Zeitpunkten der Menschheitsgeschichte entwickelt haben. Jede Blutgruppe enthalte die genetische Botschaft der Ernährungs- und Verhaltensweisen, die in der entsprechenden Zeit herrschten. Die Vertreter der Blutgruppen-Diäten gehen davon aus, dass Menschen mit unterschiedlichen Blutgruppen auf bestimmte Eiweiße, nämlich die Lektine, in der Nahrung verschieden reagieren, und stellen deshalb vier unterschiedliche Ernährungskonzepte auf. Nach D'Adamo führen die in der Nahrung enthaltenen Lektine, die mit dem Antigen der eigenen Blutgruppe unverträglich sind, zu Agglutination der Erythrozyten und Krankheiten (D'Adamo 2001). Die Nahrungsmittel werden in sehr bekömmlich („wirkt wie Medizin"), neutral („einfach was zu essen") oder zu vermeiden („wie Gift") eingeteilt. Ziele sind, das Krankheitsrisiko zu senken und sein Idealgewicht zu erreichen. Selbst Krebserkrankungen seien so zu verhüten und zu bekämpfen (D'Adamo 2001).

Die Blutgruppe der steinzeitlichen Cro-Magnon-Menschen, die auf die Jagd gingen, sei 0 gewesen. Ihre Nahrung habe hauptsächlich aus Fleisch, Obst und Gemüse bestanden, dies sei die natürliche Nahrung für Menschen mit Blutgruppe 0. In der Zeit von Ackerbau und Viehzucht habe sich die Blutgruppe A

entwickelt, folglich würden Getreide und Gemüse gut vertragen, aber Fleisch weniger gut. Die Blutgruppe B sei die Blutgruppe der Mongolen Eurasiens, die Viehzucht betrieben und von tierischen Produkten wie Fleisch, Milch und Käse lebten. Durch Vermischung der Mongolen mit den Ackerbauern sei dann die Blutgruppe AB entstanden, die sowohl Eigenschaften der Gruppe A als auch die von Gruppe B enthalte.

„Begleit-Package" (Weltanschauungen)

Je nach Blutgruppenzugehörigkeit werden unterschiedliche Arten von Entspannungstechniken und körperlicher Betätigung empfohlen.

Begründer/Historisches

Begründer der Blutgruppendiät ist Peter J. D'Adamo (naturopathic doctorate/Naturheilforscher *1956). Die Blutgruppen-Diät erzielte 1996 in den USA große Aufmerksamkeit. Im deutschsprachigen Raum kam das Buch mit dem Titel „4 Blutgruppen" ein Jahr später auf den Markt.

Varianten

Neben der Blutgruppen-Diät nach Peter J. D'Adamo gibt es noch einige Varianten zur Gewichtsreduktion:
- Anita Heßmann-Kosaris: Blutgruppen-Diät
- Trennkost nach der Blutgruppen-Diät
- Helga Lederer: Abnehmen nach den Blutgruppen
- Jörg Zittlau: Die Ideal-Diät für ihre Blutgruppe.

Durchführung im Einzelnen

J. D'Adamo hat für jede Blutgruppe Lebensmitteltabellen zusammengestellt. Außerdem gibt er für jede Blutgruppe Beispiele für Standard-Speisepläne mit Hauptmahlzeiten und einem Nachmittagsimbiss sowie Alternativvorschläge zur Gewichtsreduktion. Das Buch „4 Blutgruppen" (D'Adamo 2001) enthält zahlreiche Rezepte.

Zeit- und Kostenaufwand

Ein höherer Kostenaufwand im Vergleich zu der bei uns üblichen Ernährung ist zu erwarten, da Fleisch aus Bioproduktion und nicht so übliche Produkte wie Wild empfohlen werden. Der Zeitaufwand ist erhöht, da immer selbst und für einzelne Familienmitglieder mit unterschiedlicher Blutgruppe unterschiedlich gekocht werden soll, keine Fertigprodukte verwendet werden dürfen und Spezialprodukte (z. B. Essener Brot) besorgt werden müssen. Außerdem wird ein Sportpensum empfohlen, welches für die meisten Menschen bezüglich Dauer und Häufigkeit nicht ausführbar ist.

Physiologische Vorgänge und gesundheitliche Aspekte

Verklumpungen im Blutstrom durch Lektine aus Nahrungsmitteln sind in der wissenschaftlichen Literatur nicht beschrieben. Die meisten Lektine sind nicht blutgruppenspezifisch. Durch den Genuss roher Bohnen besteht tatsächlich ein Risiko für Irritationen im Verdauungstrakt. Aber für das Bohnenlektin, das an verzweigte N-Glykane blutgruppenunabhängig bindet, genügt Kochen zur Inaktivierung. Erfolge bei der Prophylaxe von Erkrankungen wie Krebs sind nicht wissenschaftlich belegt. Bei allen Blutgruppen ist sowohl der Fett- als auch der Eiweißanteil der Kost überhöht und der Anteil an Kohlenhydraten zu gering. Außer bei Blutgruppe A ist der Cholesteringehalt zu hoch.

Eignung als Dauerkost und zur Gewichtsreduktion

Als Dauerkost und zur Gewichtsreduktion ist die Blutgruppen-Diät wegen des unausgewogenen Nährstoffverhältnisses und der unnötigen und aufwendigen Lebensmitteleinschränkungen nicht geeignet. Nicht nur Gicht- und Nierenkranken ist wegen des hohen Purin- und Eiweißanteils davon abzuraten. Eine Gewichtsreduktion kann erreicht werden, da allein die Einschränkung der Energiezufuhr durch Verbote vieler Lebensmittel eine Gewichtsabnahme möglich macht. Dies ist nicht unbedingt auf die blutgruppenspezifische Lebensmittelauswahl zurückzuführen.

LITERATUR

Biesalski HK, Fürst P, Kasper H, Kluthe R, Pölert W, Puchstein Ch, Stähelin H (2004). Ernährungsmedizin. 3. Auflage. Stuttgart: Georg Thieme Verlag.

D'Adamo PJ, Whitney C (2001). 4 Blutgruppen. Vier Strategien für ein gesundes Leben. Mit Rezeptteil. 5. Auflage. München: Piper.

Deutsche Gesellschaft für Ernährung (2000). Stellungnahme der DGE: Die Blutgruppendiät von P. J. D'Adamo, 06/2000. http://www.dge.de/modules.php?name=News&file=article&sid=250 (aufgerufen 7.5.2010).

Deutsche Gesellschaft für Ernährung (Hrsg.) (2000). Referenzwerte für die Nährstoffzufuhr. 1. Auflage. Frankfurt am Main: Umschau/Braus.

Deutsche Gesellschaft für Ernährung (Hrsg.) (2008). Ernährungsbericht. Bonn.

Kasper H (2004). Ernährungsmedizin und Diätetik. 10. Auflage. München: Elsevier GmbH, Urban & Fischer Verlag.

Heßmann-Kosaris A (2009). Die Blutgruppendiät. München: Goldmann Verlag.

Lederer H (2000). Abnehmen nach Blutgruppen. München: Midena Verlag.

Leitzmann C, Keller M (2005). Alternative Ernährungsformen. 2. Auflage. Stuttgart: Hippokrates Verlag.

Stiftung Warentest. Schlank & fit. 80 Diäten im Vergleich (2003). 1. Auflage. Berlin: Econ Verlag.

Zittlau J (2001). Die Idealdiät für Ihre Blutgruppe. Berlin: Econ Verlag.

2.1.3 Boss-Diät

Die Boss-Diät ist eine energiereduzierte Diät speziell für Männer und wird als „Intervalldiät" an Wochenenden durchgeführt.

Lebensmittelauswahl, Nährstoffverhältnis, Kalorienzufuhr

Bei der Boss-Diät handelt es sich um eine abwechslungsreiche Mischkost mit hohem Obst- und Gemüseanteil sowie Eiern, Fleisch und Fisch, deren Portionsangaben an einigen Wochenenden mengenmäßig den Empfehlungen der Deutschen Gesellschaft für Ernährung für eine ganze Woche entsprechen. Der Fettanteil an der Energiemenge beträgt je nach Klasse und Wochenende bis zu 42 Prozent, der Kohlenhydratanteil bei knapp 40 Prozent (> Abb. 2.3). Letzterer kann je nach Rezept auch nur etwa 25 Prozent betragen.

Es wird zwischen drei verschiedenen Formen von Wochenendplänen unterschieden. Die Kalorienzufuhr liegt pro Wochenendtag zwischen 1 000 und 1 800 kcal. Teilweise wird nach bestimmten Themen gekocht wie fernöstliche Küche oder mit Schwerpunkt auf Desserts.

2

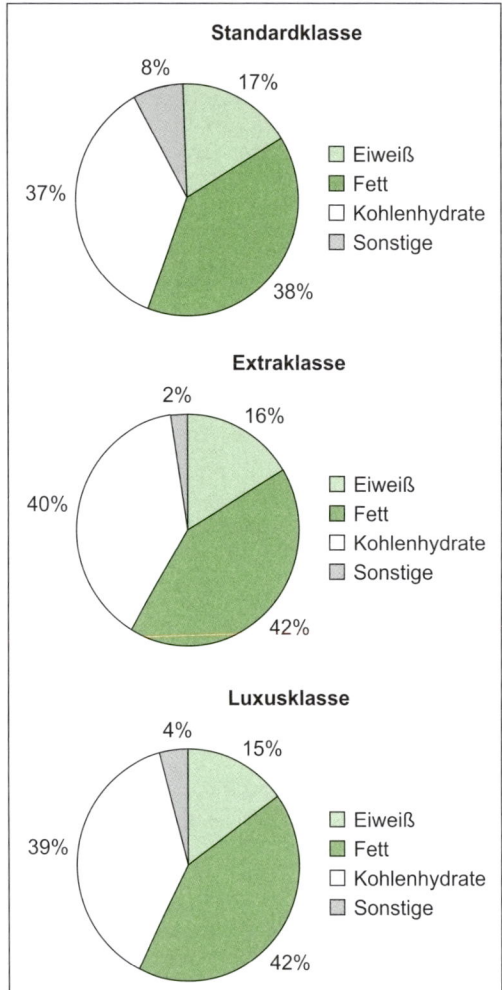

Abb. 2.3 Anteil der Nährstoffe an der Energiezufuhr von 1 700 bis 1 800 kcal (Standardklasse) bzw. etwa 1.100 kcal am Tag (Extra- und Luxusklasse) bei der Boss-Diät. [L143]

Postuliertes Wirkprinzip

Die Boss-Diät sei eine stressfreie Diät, bei der eine Gewichtsreduktion durch eine reduzierte Kalorienzufuhr Spaß machen solle. Es wird aber darauf verwiesen, dass ein Abbau von hohem Übergewicht im Wochenendverfahren nicht möglich sei.

Begründer/Historisches

Die Boss-Diät wurde 1988 von der Autorin der „Brigitte-Diät", Helga Köster, speziell für Männer entwickelt.

Varianten

Übersicht zu bekannten Reduktionsdiäten (➤ Tab. 2.1.)

Durchführung im Einzelnen

Die Boss-Diät beinhaltet 18 Wochenend-Diätpläne, die in drei unterschiedliche Formen à 6 Wochenenden (Samstag und Sonntag) eingeteilt werden. Die **Standardklasse** ist für Männer, die „ein geregeltes Leben führen und darauf auch möglichst am Wochenende nicht verzichten möchten" (Köster 1988), beispielsweise weil sie eine Familie mit kleinen Kindern haben. Bei dieser Kur gibt es 5 Mahlzeiten täglich. Bei der **Extraklasse** für Männer, die „am Wochenende drei Mahlzeiten und nachmittags gern bei einer Tasse Kaffee noch etwas Süßes essen wollen" (Köster 1988). An jedem Wochenende gibt es ein anderes Motto, nach dem gekocht wird (s. o.). Die **Luxusklasse** ist geeignet: „Für Langschläfer, Schlemmer, Singles, für Gourmets, Gourmands und viele Gäste" (Köster 1988). Die etwa 1 000 kcal pro Tag verteilen sich auf drei Mahlzeiten, wobei samstags bei einem Abendessen mit mehreren Gängen und sonntags bei einem großen Lunch ausgiebig gegessen werden darf. Dabei kann die Kalorienzufuhr auch wesentlich höher ausfallen (Beispielanalyse: Luxusklasse 2) (➤ Abb. 2.3).

Zeit- und Kostenaufwand

Teilweise handelt es sich um ausgefallene, exotische Zutaten, die den Kostenfaktor steigern. Die Zubereitung dürfte einen relativ hohen Zeitaufwand erfordern, der aber auf die Wochenenden beschränkt ist.

Physiologische Vorgänge und gesundheitliche Aspekte

Bei einer Zufuhr von etwa 1 000 kcal pro Tag sind bei den meisten Menschen Gewichtsabnahmen zu erwarten, die aber wegen der kurzen Dauer kaum von Bedeutung sein dürften. Die Nährstoffanalysen ergeben sehr unterschiedliche Kalorienmengen und eine teilweise sehr mangelhafte Nährstoffversorgung. Diese sind nicht korreliert miteinander, so dass bei der höchsten Energiemenge von etwa 1 800 kcal am

Tag die Nährstoffversorgung schlechter aussieht als an einem Wochenendtag mit knapp 1 600 kcal. Die Fettzufuhr liegt allgemein relativ hoch mit etwa 40 Energieprozent, die Eiweißzufuhr eher niedrig und schwankt dabei sehr.

Eignung zur Gewichtsreduktion und langfristigen Verhaltensänderung

Da es sich um eine „Intervall-Diät" handelt und kein Lebensmittel aus dieser Ernährung ausgeschlossen ist, fällt es relativ leicht sie durchzuhalten, andererseits sind keine relevanten Gewichtsabnahmen zu erwarten. Eine langfristige Verhaltensänderung hin zu einer gesunden Ernährung ist mit der Lebensmittelauswahl und der Einstellung, dass Gewichtsmanagement nur sporadisch und nicht kontinuierlich durchgeführt werden muss, nicht zu erreichen. Angesichts der ausgewogenen Mischkost der Brigitte-Diät (➤ Kap. 2.1.4) ist erstaunlich, dass dieselbe Autorin bei der Boss-Diät derart abweichende Empfehlungen formuliert hat.

LITERATUR
Köster H (1988). Boss-Diät – 18 Wochenend-Kuren für Männer. München: Mosaik-Verlag; 8–9.

2.1.4 Brigitte – (die neue) Diät

Die Brigitte-Diät ist eine fett- und energiereduzierte Mischkost mit Anregungen zur langfristigen Verhaltensänderung unter besonderer Berücksichtigung von sportlicher Betätigung.

Lebensmittelauswahl, Nährstoffverhältnis, Kalorienzufuhr

Bei der empfohlenen Ernährung handelt es sich um eine abwechslungsreiche Mischkost mit hohem Obst- und Gemüseanteil ergänzt durch magere Fleischsorten, Fisch, Hülsenfrüchte und fettarme Milchprodukte. Dabei gibt es keine Verbote hinsichtlich bestimmter Lebensmittel. Eine vegetarische Variante ist möglich („grünes Programm"). Die empfohlene Energiezufuhr beträgt 1 200 kcal, bei viel sportlicher Betätigung 1 400 kcal pro Tag. Es werden knapp 50 Prozent der Energiemenge durch

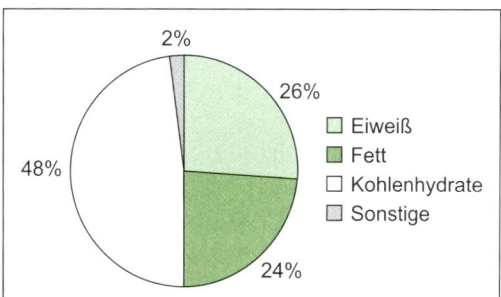

Abb. 2.4 Anteil der Nährstoffe an der Energiezufuhr von 1.750 kcal am Tag bei der Brigitte-Diät. [L143]

Kohlenhydrate, jeweils etwa 25 Prozent durch Fett und Eiweiß abgedeckt (➤ Abb. 2.4).

Postuliertes Wirkprinzip

Eine Gewichtsreduktion soll nicht nur durch eine reduzierte Kalorien- und Fettzufuhr, sondern auch durch die Änderung von Verhaltensweisen, die eine Gewichtszunahme fördern, erreicht werden.

Begründer/Historisches

Die Brigitte-Diät wurde 1969 von der Redaktion der Frauenzeitschrift „Brigitte" und Ärzten des Hamburger Universitätskrankenhauses Eppendorf entwickelt. Die Diät wird immer wieder überarbeitet. Es gibt inzwischen zahlreiche Rezeptbücher auch für unterschiedliche Zielgruppen wie Berufstätige, Männer und Vegetarier. Weitere Unterstützung findet man in der 14-tägig erscheinenden Zeitschrift und auf deren Homepage.

Varianten

Übersicht zu bekannten Reduktionsdiäten (➤ Tab. 2.1.)

Durchführung im Einzelnen

Zu Beginn wird das bisherige Essverhalten analysiert. Es werden Tipps zum Ablegen ungünstiger Verhaltensweisen gegeben. Es gibt eine reichhaltige Auswahl an Rezepten für die drei üblichen Hauptmahlzeiten und für Snacks zwischendurch oder im Anschluss an die Hauptmahlzeiten. Die meisten Rezepte sind für eine Person bestimmt, während spezielle Familienrezepte und Desserts für vier Personen ausgerichtet sind. Die Nährwertangaben sind unter jedem Rezept angegeben, so dass die Rezepte für die einzelnen Mahlzeiten wie ein Baukastensystem kombiniert werden können. Dazu gibt es fertige Einkaufszettel. Der Zeitpunkt für die einzelnen Mahlzeiten und die Mahlzeitenfrequenz sind frei wählbar. Zusätzlich gibt es Empfehlungen und Anleitungen für Ausdauertraining und Muskelaufbau.

Zeit- und Kostenaufwand

Höhere Kosten im Vergleich zu der in Deutschland üblichen Kost sind nicht zu erwarten, da sich die Lebensmittelauswahl an dieser Kost orientiert und das saisonale Angebot berücksichtigt wird. Ein höherer Zeitaufwand für die Planung, Zusammenstellung und den Einkauf sowie das Kochen nach den Rezepten ist zu erwarten, da alle Zutaten abgewogen werden müssen. Durch die Auswahl so genannter „Blitzgerichte" kann dieser Aufwand minimiert werden.

Physiologische Vorgänge und gesundheitliche Aspekte

Positiv ist der hohe Obst- und Gemüseanteil bei der Brigitte-Diät. Bei einer Zufuhr von mindestens 1 200 kcal am Tag ist das Verhältnis der Hauptnährstoffe mit Betonung des Eiweißanteils von 80 g täglich sinnvoll und ausgewogen und eine ausreichende Versorgung mit allen Mineralstoffen und Vitaminen gewährleistet. Körperliche Bewegung wirkt sich positiv auf die Gewichtsreduktion aus, indem sie den Leistungsumsatz direkt und den Grundumsatz durch Zuwachs der Muskelmasse erhöht.

Eignung zur Gewichtsreduktion und langfristigen Verhaltensänderung

Die Brigitte-Diät ist zur langfristigen Gewichtsreduktion geeignet, wenn nach dem Erreichen des Wunschgewichts die Energiezufuhr wieder langsam erhöht wird. Ein Einstieg in eine gesunde Ernährungsweise und eine langfristige Veränderung des Essverhaltens sind möglich, da keine restriktiven Vorschriften existieren.

LITERATUR
Brigitte Diät im Internet unter: http://www.brigitte.de/figur-gesundheit/brigitte-diaet/ (aufgerufen 7.5.2010).
Gerlach S, Ort-Gottwald A, Petersen A (2007). Brigitte Diät. Das Programm, das in mein Leben passt. 2. Auflage. Diana Verlag: München.
Kling C (2006). Diätformen. In: Koula-Jenik H, Kraft M, Miko M, Schulz RJ (Hrsg.). Leitfaden Ernährungsmedizin. 1. Auflage. München: Elsevier GmbH, Urban & Fischer Verlag; 221–242.
Verein für Konsumenteninformation-VKI. Stiftung Warentest (Hrsg.) (2005). 90 Diäten im Test für Sie bewertet. Test spezial.

2.1.5 Fit for Fun-Diät

Bei Fit for Fun handelt es sich um die Kombination einer kalorienreduzierten Mischkost mit einem Sport- und Entspannungsprogramm.

Lebensmittelauswahl, Nährstoffverhältnis, Kalorienzufuhr

Es gibt Diätpläne, für eine abwechslungsreiche Mischkost mit hohem Obst- und Gemüseanteil, ergänzt durch magere Fleischsorten, Fisch, Hülsenfrüchte und fettarme Milchprodukte vorschreiben. Die Energiezufuhr liegt zwischen 1 400 bis 1 800 kcal pro Tag.

Postuliertes Wirkprinzip

Das Fit for Fun-Konzept basiert auf den beiden Säulen Ernährungsumstellung und Ankurbelung der körperlichen Aktivität. Wer abnehmen will, solle vor allem auf die Fettzufuhr achten. Körperliche Aktivität helfe, Fett zu verbrennen und langfristig das Gewicht zu halten. Das Gewichtsmanagement wird als lebenslange Aufgabe betrachtet.

Begründer/Historisches

Die Fit for Fun Basic-Diät entstand durch die Zusammenarbeit der Ernährungsjournalistin Dörte Helberg und dem Ernährungswissenschaftler Michael Hamm. Das dazugehörige Buch erschien 2001.

Varianten

Übersicht zu bekannten Reduktionsdiäten (➤ Tab. 2.1)

Durchführung im Einzelnen

Der Ernährungsplan enthält Rezeptvorschläge für die Hauptmahlzeiten und für Zwischenmahlzeiten. Er ist als Baukasten konzipiert, damit das Ernährungsverhalten flexibel gehandhabt werden kann: Man bestimmt zuerst seinen täglichen Gesamtbedarf und wählt dann danach verschiedene Mahlzeiten über den Tag aus, deren Gesamtkalorienmenge unterhalb des täglichen Bedarfs liegt. Die Rezepte können je nach saisonalem Angebot variiert werden. Bewegung und Entspannung werden nicht nur als notwendiger Faktor zur Gewichtsreduktion, sondern als wichtiger Teil des Lebens betrachtet. Es werden sowohl Outdoor-Ausdauersportarten als auch Indoor-Aktivitäten empfohlen und beschrieben.

Zeit- und Kostenaufwand

Täglich muss man ca. 1,5 Stunden vorbereiten und kochen. Eine Einkaufsliste erleichtert den Einkauf. Da ein gewisses Sportpensum empfohlen wird, ist der Zeitaufwand zusätzlich erhöht. Höhere Kosten als bei der in Deutschland üblichen Ernährung sind nicht zu erwarten.

Physiologische Vorgänge und gesundheitliche Aspekte

Positiv ist der moderate Umgang mit Fett und der hohe Gemüse-, Obst- und Vollkornanteil bei den Rezepten. Die Nährstoffzufuhr ist nach derzeitigen Empfehlungen ausgewogen. Die körperliche Aktivität erhöht den Energieumsatz direkt durch einen erhöhten Leistungsumsatz und indirekt durch Erhöhung des Grundumsatzes infolge größerer Muskelmasse.

Eignung zur Gewichtsreduktion und langfristigen Verhaltensänderung

Das Konzept ist dazu geeignet, das Bewegungs- und Ernährungsverhalten positiv zu verändern und lang-

fristig Gewicht zu reduzieren. Es ist als Dauerernährung geeignet, wenn nach Erreichen des Wunschgewichts die Energiezufuhr adäquat und behutsam erhöht wird.

LITERATUR
Helberg D, Hamm M (2001). Die Fit for Fun Basis-Diät. München: Südwest Verlag.
Helberg D (2005). Die neue Fit for Fun-Diät. München: Südwest Verlag.
Verein für Konsumenteninformation-VKI, Stiftung Warentest (Hrsg.) (2005). 90 Diäten im Test für Sie bewertet. Test spezial.

2.1.6 Fit for Life

Das Fit for Life-Konzept beruht auf dem Prinzip der Trennung eiweißreicher und kohlenhydratreicher Lebensmittel sowie der Berücksichtigung von Körperzyklen.

Lebensmittelauswahl, Nährstoffverhältnis, Kalorienzufuhr

Die Ernährung bei dem Konzept Fit for Life/Fit fürs Leben ist vorwiegend vegetabil mit hohem Rohkostanteil. Es sollen hauptsächlich Lebensmittel mit 70 Prozent Wasseranteil wie Obst, nach dem Konzept das wichtigste Nahrungsmittel, und Gemüse verzehrt werden. 30 Prozent der Nahrung darf aus konzentrierten Nahrungsmitteln wie Getreide, Fleisch und Hülsenfrüchten bestehen, während Essig, geräucherte und gepökelte Fleisch- und Fischwaren und weißer Zucker nicht erlaubt sind. Außerdem wird zu einem eingeschränkten Milchkonsum geraten. Die Lebensmittel werden in Säure- und Basenbildner unterteilt: Säure bildend ist zum Beispiel Fleisch, Basen bildend ist Gemüse. Als Getränk werden destilliertes oder mineralarmes Wasser und frisch gepresste Obstsäfte empfohlen. Zu vermeiden sind Kaffee und schwarzer Tee.

Postuliertes Wirkprinzip

Wie Hay und Walb gehen Marilyn und Harvey Diamond davon aus, dass die gemeinsame Aufnahme von Kohlenhydraten und Eiweiß in einer Mahlzeit zu Verdauungsstörungen führe und der Grund für viele Magen- und Darmleiden sei. Ferner gebe es einen Körperzyklus mit den drei Abschnitten Ausscheidung, Nahrungsaufnahme und Ausnutzung, auf die man die Nahrungsaufnahme abstimmen solle. Der Zyklus funktioniere nur, wenn man den Körper mit einem großen Anteil wasserreicher Nahrung versorge, da Wasser das Transportmittel für Nährstoffe und Ausscheidungsmittel für „Schlacken" sei (Überreste der Nahrung, die der Körper nicht aufnehmen könne). Diese „Schlacken" würden durch eine Störung des Stoffwechsels entstehen, sich ansammeln oder nur unter hohem Energieaufwand ausgeschieden werden können. Dies sei eine der Ursachen für Übergewicht. Außerdem solle man nur wenig Milch zu sich nehmen, da diese zu Verklebungen der Darmwände führe. Mineralwasser sei aufgrund von anorganischen Mineralien und Salzen gegenüber destilliertem Wasser im Nachteil, da der Körper diese Inhaltstoffe weder verwenden noch ausscheiden könne. Sie verbinden sich mit Cholesterin und bilden Ablagerungen an den Arterienwänden.

Begründer/Historisches

Das Fit for Life-Konzept wird vor allem durch den Schriftsteller Harvey Diamond und die Ernährungswissenschaftlerin Marilyn Diamond verbreitet. Das Ernährungsprogramm basiert auf den Lehren der Natural Hygiene, deren Geschichte in den USA in den 1830er Jahren begann. Wichtigste Vertreter sind Herbert Shelton, John Tilden und Norman Walker.

Varianten

Zu den Trennkostformen gehören die Trennkost nach Way und Walb, die Trennkost nach Ursula Summ, die Ideen von Stefanie Werger: „Wer spricht hier von Diät?" und die Hollywood Star-Diät von Judy Mazel (➤ Kap. 2.1.10). Auf einem etwas anderen Konzept beruht die Insulin-Trennkost nach Detlef Pape, Schlank im Schlaf (➤ Kap. 2.1.22).

Durchführung im Einzelnen

Eiweißreiche (z. B. Eier, Fleisch, Milch, saures Obst) und kohlenhydratreiche Lebensmittel (z. B. Brot, Nudeln, Zucker) werden nicht in einer Mahlzeit kombiniert. Zur entsprechenden Zuordnung gibt es eine Tabelle. Berücksichtigung der Körperzyklen:

- In der so genannten Ausscheidungsphase zwischen 4:00 Uhr und 12:00 Uhr sollen ausschließlich Obst und Obstsaft verzehrt werden.
- Von 12:00 Uhr bis 20:00 Uhr soll die eigentliche Nahrungsaufnahme stattfinden: Empfohlen werden frische Gemüsesäfte, Salate und gedämpfte Gemüse und später am Tag auch Körner, Brot, Kartoffeln und Hülsenfrüchte.
- Während der Phase der Ausnutzung und Assimilation von 20:00 Uhr bis 4:00 Uhr soll es keine Nahrungsaufnahme geben.

Zeit- und Kostenaufwand

Es ist ein höherer Zeitaufwand im Vergleich zur in Deutschland üblichen Kost zu erwarten, da regelmäßig frisch gekocht und auf Fertigprodukte verzichtet werden soll. Höhere Kosten als bei der in Deutschland üblichen Kost sind nicht zu erwarten.

Physiologische Vorgänge und gesundheitliche Aspekte

Eine wissenschaftliche Begründung für die Trennung von kohlenhydratreichen und proteinreichen Nahrungsmitteln gibt es nicht. Schon die für die menschliche Ernährung geschaffene Muttermilch enthält sowohl Proteine als auch Kohlenhydrate. Die Einteilung in protein- und kohlenhydratreiche Lebensmittel ist oft falsch: Milch enthält ca. 5 Prozent Kohlenhydrate, während der Eiweißgehalt bei maximal 3,5 Prozent liegt. Die entsprechende Einordnung müsste folglich anders sein. Um die biologische Wertigkeit von Proteinen pflanzlicher Herkunft zu erhöhen, ist es gerade sinnvoll, Lebensmittel wie Hühnereier und Kartoffeln oder Milch und Getreide zu kombinieren (➤ Tab. 7.16).

Auch andere Aussagen sind nach dem heutigen wissenschaftlichen Stand unhaltbar. So gibt es kein Verkleben der Darmschleimhaut durch Milchprodukte. Stoffwechselprodukte werden kontinuierlich ausgeschieden und führen nicht zu einer „Schlackenbildung" im Körper. Das Trinken von Mineralwasser führt nicht zu Ablagerungen in den Arterien. Die geringe Aufnahme von Getreide, Milchprodukten und Hülsenfrüchten und das Trinken von destilliertem Wasser können zu Nährstoffdefiziten führen wie beispielsweise einer Mangelversorgung mit dem Vitamin B-Komplex, Jod, Eisen und Kalzium.

Eignung zur Gewichtsreduktion und langfristigen Verhaltensänderung

Fit for Life ist zum Einstieg in eine gesunde Ernährung und zur langfristigen Gewichtsreduktion nicht geeignet, da Nährstoffdefizite wahrscheinlich sind. Eventuelle Gewichtsabnahmen resultieren nicht aus der Trennung der Lebensmittel, sie sind vielmehr auf die Art der Ernährung bzw. die Auswahl der Lebensmittel, nämlich einer lakto-vegetabilen Mischkost mit hohem Rohkostanteil und relativ niedriger Energiezufuhr, zurückzuführen. Jo-Jo-Effekte sind nicht zu befürchten, aber das Durchhalten der Ernährungsweise ist schwierig, da die Trennung der Hauptnährstoffe nicht den gesellschaftlichen Gegebenheiten (Einladungen und Geschäftsessen) entspricht.

LITERATUR

AID (Allgemeiner Informationsdienst der deutschen Landwirtschaft) (1992). Verbraucherdienst informiert. Alternative Wege bewusster Ernährung, Bonn.
Deutsche Gesellschaft für Ernährung (Hrsg.) (2000). Referenzwerte für die Nährstoffzufuhr. 1. Auflage. Frankfurt am Main: Umschau/Braus.
Deutsche Gesellschaft für Ernährung (Hrsg.) (2008). Ernährungsbericht 2008. Bonn.
Diamond H, Diamond M. (1992). Fit fürs Leben. Fit for Life. Augsburg: Goldmann.
Kling C (2006). Diätformen. In: Koula-Jenik H, Kraft, M, Miko, M, Schulz, RJ (Hrsg.) (2006) Leitfaden Ernährungsmedizin. München: Elsevier GmbH, Urban & Fischer Verlag, 221–242.
Strube H (2004). Alternative Kostformen. In: Biesalski HK, Fürst P, Kasper H, Kluthe R, Pölert W, Puchstein C, Stähelin HB (Hrsg.) (2004). Ernährungsmedizin. 3. Auflage. Stuttgart: Thieme; 622–632.
Verein für Konsumenteninformation-VKI, Stiftung Warentest (Hrsg.) (2005). 90 Diäten im Test für Sie bewertet. Test spezial.

2.1.7 Glyx-Diät, Glücks-Kur

Kohlenhydratarme Ernährung unter Berücksichtigung des glykämischen Index (GI), kombiniert mit als so genannte Fatburner wirkenden Lebensmitteln und einem Bewegungsprogramm.

Lebensmittelauswahl, Nährstoffverhältnis, Kalorienzufuhr

Die Kost enthält einen hohen Anteil an frischen Zutaten, den größten Teil davon machen Obst, Gemüse und Salat aus. Kohlenhydratträger mit niedrigem glykämischen Index werden bevorzugt. Ein hoher Anteil an essentiellen Fettsäuren wird empfohlen. Fertigprodukte bzw. industriell hergestellte Ware sollen nicht verzehrt werden, ansonsten gibt es keine Verbote. Die Proteinzufuhr soll wenigstens 1,5 g Eiweiß pro kg Körpergewicht betragen. Die PC-gestützte Nährstoffanalyse zeigt bei etwa 1.150 kcal täglich eine durchschnittliche Fettaufnahme von ca. 51 Prozent der Energiemenge und einen Proteingehalt von ca. 20 Prozent. Der Kohlenhydratanteil liegt bei 26 Prozent der Energiemenge (➤ Abb. 2.5).

In Analogie zur Lebensmittel-Pyramide des AID gibt es die so genannte LOGI-Pyramide, auf der die Gewichtung der Lebensmittel entsprechend ihren empfohlenen Mengen aufgestellt ist. Im Wesentlichen unterscheiden sie sich in der Betonung von Fleisch, Fisch und Öl (➤ Kap. 2.1.13) gegenüber Getreideprodukten (AID).

Postuliertes Wirkprinzip

Nahrungsmittel mit einem niedrigen glykämischen Index sollen bevorzugt werden, da solche mit einem hohen glykämischen Index einen hohen Insulinspiegel bewirken würden und damit schnell wieder zu Hunger und erneuter Nahrungsaufnahme führen sollen. Wenn nur drei Mahlzeiten täglich gegessen werden, sei der Insulinspiegel zwischen den Mahlzeiten länger auf niedrigem Niveau als bei fünf täglichen

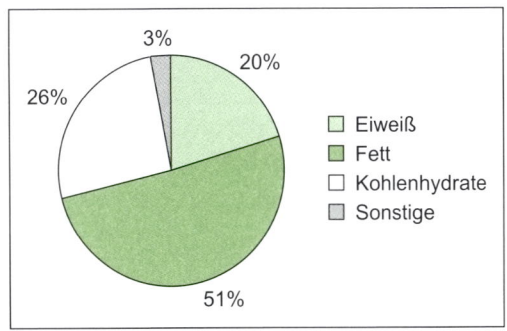

Abb. 2.5 Anteil der Nährstoffe an der Energiezufuhr von etwa 1 150 kcal am Tag bei der Glyx-Diät. [L143]

Mahlzeiten, so dass Fett auch tagsüber abgebaut werden könne. Darüber hinaus empfiehlt Grillparzer (2009) so genannte Fatburner, die die Thermogenese erhöhen. Zu ihnen gehören Eiweiß, essentielle Fettsäuren und Lebensmittel wie Kohl.

Begründer/Historisches

Marion Grillparzer, Diplom-Ökotrophologin und Journalistin, verfasste Bücher wie „Fatburner – So einfach schmilzt das Fett weg" und „Die magische Kohlsuppe". Aus diesen Ernährungskonzepten und nach 20 Jahren Berufserfahrung entwickelte sie die „Glyx-Diät – Abnehmen mit Glücksgefühl".

Varianten

Übersicht zu bekannten Reduktionsdiäten (➤ Tab. 2.1).

Durchführung im Einzelnen

Es gibt in der Regel drei Mahlzeiten täglich, lediglich der „Kohlenhydrattyp", der große Mengen Kohlenhydrate essen kann, ohne wieder hungrig zu werden, darf und sollte auch Zwischenmahlzeiten zu sich nehmen (fünf Mahlzeiten am Tag). Ob man ein Kohlenhydrat- oder ein Eiweißtyp ist, wird durch einen Frage- und Antworttest zu Beginn bestimmt. Generell werden möglichst frische natürliche Lebensmittel ohne industriell hergestellte Waren und ein hoher Konsum an hochwertigen Ölen bevorzugt.

Die Diät wird **auf drei Stufen** durchgeführt. Am Anfang stehen einige so genannte „Fatburner-Suppentage", an denen man so viel Suppe essen darf wie man will (Turbo-Power-Woche). Dann folgt die Fatburner-Glyxwoche, in der nach einem Wochenplan mit Berücksichtigung des Glykämischen Index (GI) der Lebensmittel gegessen wird. In der dritten Stufe, nachdem man ein Gefühl für die Glyx-Küche bekommen habe, kann man selbstständig Lebensmittel mit niedrigem glykämischen Index wählen. Zusätzlich beinhaltet Grillparzers Glyx-Diät ein Bewegungsprogramm von ca. 20 Minuten täglich mit Übungen auf dem Trampolin und mit einem Flexband.

Zeit- und Kostenaufwand

Die Bevorzugung frischer Lebensmittel erfordert regelmäßige Einkäufe und ist für diejenigen, die unflexibel, unmobil oder Singles sind, relativ aufwendig. Andererseits können viele Gerichte im Voraus zubereitet und für die Familie mitgekocht werden. Je nach Lebensmittelauswahl können die Kosten etwas erhöht sein.

Physiologische Vorgänge und gesundheitliche Aspekte

Die Betonung von Lebensmitteln mit niedrigem GI bzw. hohem Ballaststoffgehalt ist zwar prinzipiell von Vorteil. Doch führt dies allein genommen nicht zu schnelleren Gewichtsverlusten (Wenzel 2007, Sloth 2004). Auch spielt der GI in der Praxis kaum eine Rolle, da Lebensmittel selten isoliert gegessen werden. Gerade Obst, das häufig als Zwischenmahlzeit verzehrt wird, wäre mit seinem GI-Wert eher kontraproduktiv. Die erwartete hohe Eiweißzufuhr beträgt bei 1 150 kcal nur etwa 55 g täglich. Die Forderung nach täglich 1,5 g Eiweiß pro kg Körpergewicht (s. o.) ist damit schon bei einer 80,0 kg schweren Person nicht erfüllt. Vor allem bei Übergewicht und Adipositas ist kein erhöhter Energieverbrauch durch die postprandiale Thermogenese zu erwarten. Im Gegenteil muss ein Adipöser mit über 100 kg Gewicht befürchten, dass die für ihn deutlich zu geringe Proteinzufuhr einen allmählichen Muskelabbau nicht verhindern kann.

Der Fettanteil ist, gemessen an den Empfehlungen der Deutschen Gesellschaft für Ernährung, deutlich zu hoch, der Kohlenhydratanteil viel zu gering. Insoweit ähnelt diese Kostform der Atkins-Diät (➤ Kap. 2.1.1), wobei wesentlich mehr Wert auf die Qualität der Fette gelegt wird. Absolut gesehen, ist die Fettmenge mit 65 g täglich moderat und im unteren empfohlenen Bereich. Die absoluten Zufuhrmengen von Fett und Eiweiß sind somit vertretbar bzw. grenzwertig niedrig. Gesundheitliche Nachteile durch „zu viel Fett und Eiweiß" sind nicht zu erwarten. Positiv ist die Betonung frischer Lebensmittel einschließlich Obst, Gemüse und Salat.

Studienlage/Evaluationen

Studien zu ernährungsbedingten Erkrankungen und Übergewicht liefern keine ausreichende Evidenz dafür, dass eine Kost mit niedrigem glykämischen Index vor diesen Erkrankungen schützt bzw. zu schnellen Gewichtsverlusten führt (Deutsche Gesellschaft für Ernährung 2004). Hinzu kommt, dass GI-Tabellen mit durchaus sehr unterschiedlichen Werten zu finden sind und diese letztlich kaum Aussagekraft haben. Nur die Glykämische Last (GL) eines Lebensmittels könnte relevante Aussagen zur möglichen Insulinantwort liefern. Doch auch sie ist in der Praxis nicht relevant.

Eignung zur Gewichtsreduktion und langfristigen Verhaltensänderung

Die Glyx-Diät liefert eine gemäß der DGE unausgewogene Nährstoffzufuhr und kann von daher nicht zur längerfristigen Gewichtsreduktion empfohlen werden. Die Betonung von Lebensmitteln mit einem niedrigen GI ist dabei ohne Bedeutung bzw. widersprüchlich: Obst mit relativ hohen GI-Werten soll gegessen werden. Positiv ist die Betonung frischer Lebensmittel und hochwertiger Fette. Eine Gewichtsreduktion bei 1 200 kcal ist zu erwarten, doch dürfte die Proteinzufuhr bei deutlichen höheren Gewichten als 80 kg Körpergewicht kaum für eine muskelsparende Gewichtsreduktion ausreichen.

LITERATUR

Daniel H, Wenzel U (2007). Ernährung. In: Löffler G, Petrides PE, Heinrich PC (Hrsg.) (2007). Biochemie & Pathobiochemie. 8. Auflage. Heidelberg: Springer Medizin Verlag; 631–654.

Deutsche Gesellschaft für Ernährung (2004). Glykämischer Index und glykämische Last – ein für die Ernährungspraxis des Gesunden relevantes Konzept? Teil 1 und 2. Ernährungsumschau; 51: 84–91: 128–132.

Grillparzer M (2009). Die neue Glyxdiät. Abnehmen mit Glücksgefühl. 1. Auflage. München: Gräfe und Unzer.

Sloth B et al. (2004). „No difference in body weight decrease between a low-glycemic-index and a high-gylcemic-index diet but reduced LDL cholesterol after 10-wk ad libitum intake of the low-glycemic-index diet". American Journal of Clinical Nutrition; 80: 337–347.

Verein für Konsumenteninformation-VKI, Stiftung Warentest (Hrsg.) (2005). 90 Diäten im Test für Sie bewertet. Test spezial.

2.1.8 Gute Laune-Diät

Die Gute Laune-Diät ist eine kohlenhydratbetonte Diät und basiert auf den Empfehlungen für die Nährstoffzufuhr der DGE.

Lebensmittelauswahl, Nährstoffverhältnis, Kalorienzufuhr

Der vierwöchige Diätplan sieht eine abwechslungsreiche Mischkost mit viel Obst, Gemüse und Vollkorngetreide-Produkten vor. Verbote gibt es nicht, auch süße Snacks sind eingeplant. Die Energiezufuhr liegt bei den 4-Wochen-Plänen im Mittel bei etwa 1.250 kcal täglich (➤ Abb. 2.6). Der Kohlenhydratanteil an der Energiezufuhr beträgt 50 bis 60 Prozent, der Fettanteil liegt bei 23 Prozent und der Anteil von Eiweiß bei knapp 20 Prozent. Bis auf Vitamin D und Kalzium ist eine ausreichende Versorgung mit Mineralstoffen und Vitaminen gegeben.

Postuliertes Wirkprinzip

Wer erfolgreich abnehmen bzw. sein Gewicht halten will, solle vor allem Fett sparen, da dieses mehr Energie liefert als Kohlenhydrate und Eiweiß. Kohlenhydratreiche Lebensmittel wie Obst, Gemüse und Getreideprodukte sättigen pro Kalorie besser als Lebensmittel mit hohem Fettgehalt. Starre Diätvorschriften könne man nicht ständig durchhalten, deshalb sind Zwischenmahlzeiten in Form von (möglichst fettarmen) Kuchen oder Süßigkeiten erlaubt. Regelmäßige sportliche Betätigung und Alltagsaktivitäten bewirken nicht nur direkt einen höheren

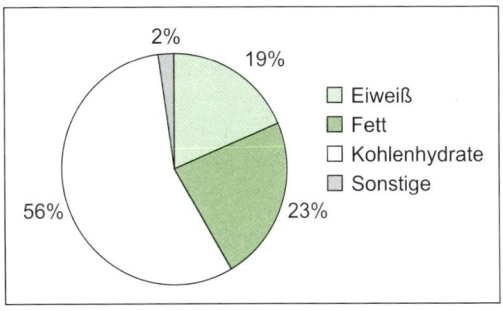

Abb. 2.6 Anteil der Nährstoffe an der Energiezufuhr von 1 250 kcal am Tag bei der Gute Laune-Diät. [L143]

2

Energieverbrauch, sie erhöhen auch die Muskelmasse und damit den Grundumsatz.

Begründer/Historisches

Die Gute Laune-Diät wurde unter Leitung des Ernährungspsychologen Volker Pudel an der ernährungspsychologischen Forschungsstelle der Universität Göttingen entwickelt und von Dr. Thomas Ellrott und Dipl. oec. troph. Anke Borchardt und Kira Wolf fachlich betreut.

Varianten

Übersicht zu bekannten Reduktionsdiäten (➤ Kap. 2.1). Varianten einer kohlenhydratbetonten Mischkost mit niedrigem Fettanteil findet man auch in Programmen wie der „Pfundskur" (➤ Kap. 3.1.8), „Ich nehme ab" (➤ Kap. 3.1.5) der DGE, „Gewicht im Griff" (➤ Kap. 3.1.4) der Verbraucherzentrale Nordrhein Westfalen und dem Konzept „Low Fett".

Durchführung im Einzelnen

In den ersten vier Wochen hält man sich an einen festen Ernährungsplan, um Gewicht zu reduzieren. Es gibt drei Hauptmahlzeiten und zwei Zwischenmahlzeiten. Nach dem Diätplan folgen vier Wochen Training des Gewichthaltens ohne Diätplan. Während dieser Stabilisierungsphase gibt es Tipps für den Einkauf und die Verwendung von fettarmen und kohlenhydratreichen Lebensmitteln, für Alltagsbewegung und Sport sowie für Vorsätze im Rahmen einer flexiblen Kontrolle.

Zeit- und Kostenaufwand

Der Kostenaufwand ist nicht höher als bei der in Deutschland üblichen Kost, da auf teure Zutaten verzichtet wird. Obwohl viel frisch gekocht und zubereitet werden soll, ist der Zeitaufwand nicht hoch, da die Gerichte einfach zu kochen sind.

Physiologische Vorgänge und gesundheitliche Aspekte

Eine Energiezufuhr von ca. 1 250 kcal täglich über mehrere Wochen ermöglicht den meisten Menschen eine deutliche Gewichtsreduktion. Die Zufuhr von Vitamin D ist zu niedrig, kann aber vom Menschen bei ausreichender Sonnenbestrahlung selbst synthetisiert werden. Die Kalziumzufuhr kann durch Einnahme eines kalziumreichen Mineralwassers aufgestockt werden. Sportliche Betätigung und regelmäßige Alltagsbewegung unterstützen die Gewichtsabnahme durch direkte Steigerung des Energieverbrauchs und Erhöhung des Grundumsatzes durch eine Zunahme der Muskelmasse.

Studienlage/Evaluationen

Das Konzept wurde im Rahmen einer Studie an 161 Freiwilligen in Göttingen untersucht: Die Studienteilnehmer nahmen in den ersten 4 Wochen im Durchschnitt 4,4 kg ab und in den darauf folgenden Wochen noch einmal 0,8 kg. Es zeigte sich ferner, dass die Ernährung aufgrund der Diät bewusster gesteuert wurde und die Kontrolle über so genannte „Sünden" dabei flexibel war.

Eignung zur Gewichtsreduktion und langfristigen Verhaltensänderung

Die ausgewogene Diät mit einer Energiezufuhr von weniger als 1 300 kcal sollte eine Gewichtsreduktion ohne folgende Jo-Jo-Effekte ermöglichen. Das Konzept ist für Menschen geeignet, die auch ohne Unterstützung durch eine Gruppe oder einen Berater abnehmen möchten und können. Eine langfristige Verhaltensänderung im Rahmen der flexiblen Kontrolle und der Einstieg in eine gesunde Ernährungsweise, die darüber hinaus auch alltagstauglich ist, sind möglich.

LITERATUR

Ellrott T (2004). Die Gute Laune Diät. Das 4-Wochen-Schlank-Programm. Neustadt an der Weinstraße: Umschau Buchverlag.

Ellrott T, Ellrott B (2005). Die Gute Laune Diät. 4 neue Wochenpläne.: Neustadt an der Weinstraße: Umschau Buchverlag.

Internetseite der CMA (Centrale Marketing-Gesellschaft der deutschen Agrarwirtschaft mbH) unter: http://www.gute-laune-diaet.de/framesets/frameset_studie.htm (aufgerufen 7.5.2010).

2.1.9 Dr. Haas-Erfolgsdiät (auch Dr. Haas-Top-Diät)

Es handelt sich um eine kohlenhydrat- und ballaststoffreiche Kost mit geringem Fettanteil, die sowohl die geistige Leistungsfähigkeit als auch die Körpergewichtsreduktion fördern soll.

Lebensmittelauswahl, Nährstoffverhältnis, Kalorienzufuhr

Die Kost enthält reichlich Vollkorngetreideprodukte, Gemüse, Kartoffeln, Obst, magere Milchprodukte und wenig Fleisch, Fisch und Eier sowie Fette und Öle. Zusätzlich werden Nahrungsergänzungen wie L-Carnitin oder Chrom, Kalium, Magnesium und Phosphat zur Unterstützung des Fettabbaus empfohlen. 70 bis 80 Prozent der Energiezufuhr stammen aus Kohlenhydraten, 10 bis 30 Prozent aus Fett und Eiweiß – jeweils zu etwa gleichen Teilen. Die verschiedenen Stufen bzw. Programme liefern (je nach Quelle) zwischen 800 bis 2 000 kcal pro Tag.

Postuliertes Wirkprinzip

Haas unterscheidet hinsichtlich einer Gewichtsreduktion „thermogene smarte", „anabole smarte" Lebensmittel und Nahrungsergänzungsmittel. „Lebensmittel sollen den Fettabbau fördern, während „anabole smarte" Lebensmittel die Erhaltung bzw. den Aufbau der Muskulatur bewirken. Nahrungsergänzungsmittel mit verzweigten Aminosäuren, Ornithin, Alpha-Ketoglutamat, Carnitin, Kreatin und Glutamin sollen den Muskelaufbau fördern.

Begründer/Historisches

Die Diät ist nach seinem Begründer Dr. Robert Haas benannt. Er entwickelte seine extrem kohlenhydratreiche Diät in den USA ursprünglich für Sportler. Sie wurde unter dem Motto „Eat to win" propagiert.

Varianten

Übersicht zu bekannten Reduktionsdiäten (➤ Tab. 2.1)

Durchführung im Einzelnen

Die Diät wird in **drei Stufen** durchgeführt:
- **Stufe 1** wird bei erhöhten Cholesterinwerten empfohlen und enthält Kartoffeln und Getreideprodukte ergänzt durch Hülsenfrüchte, Geflügel, fettarmen Käse, Fisch und Rohkost.
- In **Stufe 2** sind zusätzlich (wenig) Rind-, Schweine- und Kalbfleisch sowie fettarme Milch, Joghurt, Margarine, Pflanzenöl, Mayonnaise und geringe Mengen Alkohol erlaubt.
- **Stufe 3** ist als Dauerernährung gedacht: Es gibt das Gleiche wie in Stufe 2, aber in größeren Mengen.

Das Frühstück soll proteinreich sein. Kohlenhydrathaltige Lebensmittel dienen als Snacks oder Nebengerichte. Nur wenn das Gehirn ruhig gestellt werden soll, beispielsweise am Abend, soll es eine kohlenhydratreiche Hauptmahlzeit geben.

Zeit- und Kostenaufwand

Hinsichtlich der Lebensmittelauswahl und der Zubereitung gibt es keine Auffälligkeiten. Es sind höhere Kosten durch den Kauf von Nahrungsergänzungsmitteln zu erwarten.

Physiologische Vorgänge und gesundheitliche Aspekte

Positiv ist der hohe Anteil an Vollkorngetreideprodukten. Wenn die verwendeten Fette nicht sorgfältig ausgewählt werden, kann es zu einer Unterversorgung mit essentiellen Fettsäuren und fettlöslichen Vitaminen kommen. Die geringe Zufuhr von Milch, Fleisch und Fisch kann zur Unterversorgung mit Eiweiß, Eisen, einigen B-Vitaminen, Zink, Jod und Kalzium führen. Dass ein kohlenhydratreiches Abendessen das Gehirn ruhig stellen soll und diese Diät die Leistungsfähigkeit steigern soll, kann nicht nachvollzogen werden. Der insgesamt hohe Kohlenhydratanteil der Diät mag für Sportler sinnvoll sein. Der Einfluss von Nahrungsergänzungsmitteln und von anderen „smarten" Lebensmitteln auf die Gewichtsreduktion ist wissenschaftlich nicht erwiesen.

2

Eignung zur Gewichtsreduktion und langfristigen Verhaltensänderung

Ein Einstieg in eine gesunde Ernährung ist in Hinblick auf die Verwendung vollwertiger Getreideprodukte, Obst und Gemüse möglich. Bei einer Kalorienzufuhr von weniger als 1 200 kcal sind, unabhängig davon ob „smarte" Lebensmittel verzehrt werden, rasche Gewichtsabnahmen aber auch Jo-Jo-Effekte zu erwarten. Insbesondere, wenn die Eiweißzufuhr zu gering ist und deswegen Muskeln abgebaut werden, ist die Wahrscheinlichkeit für Jo-Jo-Effekte hoch.

LITERATUR

Diätenportal „Diäten – abnehmen" unter: http://www.diaeten-abnehmen.de/dr-haas-diaet.html (aufgerufen 7.5.2010).

Gesundheitsportal „gesund leben-Apotheken" unter: http://www.apotheke.com/portal/de/homepage/article/display.jsp?id=documents/0000/00/00/04/1093.xml (aufgerufen 7.5.2010).

Haas R (1995). Die Dr. Haas-Erfolgsdiät für Körper, Geist und Seele. Düsseldorf: Econ Verlag.

Strube H (2004). Alternative Kostformen. In: Biesalski HK, Fürst P, Kasper H, Kluthe R, Pölert W, Puchstein C, Stählin HB (Hrsg.) (2004) Ernährungsmedizin. 3. Auflage. Stuttgart: Thieme Verlag; 622–632.

Zunft HJ (2006). Außenseiterdiäten. In: Schauder P, Ollenschläger G (Hrsg.) (2006). Ernährungsmedizin; Prävention und Therapie. 3. Auflage. München: Elsevier GmbH, Urban & Fischer; 231–245.

2.1.10 Hollywood (Star)-Diät

Bei der Hollywood Star-Diät handelt es sich um eine zweiwöchige, eiweißreiche Trennkostform, kombiniert mit exotischen Früchten.

Lebensmittelauswahl, Nährstoffverhältnis, Kalorienzufuhr

Tropische Früchte, bestimmte Gemüsesorten, Nüsse und Trockenfrüchte, mageres Fleisch, Fisch und Meeresfrüchte sowie Eier dienen als Lebensmittel. Zu meiden sind Diätprodukte, Milch und Milchprodukte, Salz und Zucker. Die Energiezufuhr beträgt 600 bis 800 kcal täglich. 50 bis 60 Prozent der Energie werden durch die eiweißreichen Lebensmittel geliefert. Kohlenhydratreiche Lebensmittel wie Kartoffeln, Getrei-

deprodukte und Zucker sind verboten. Damit ist diese Diät auch besonders kohlenhydratarm.

Postuliertes Wirkprinzip

Die getrennte Aufnahme von kohlenhydrat- und proteinreichen Lebensmitteln soll eine Gewichtsabnahme begünstigen. Die in exotischen Früchten wie Ananas und Papaya enthaltenen Enzyme sollen die Verdauung fördern und eine Gewichtsabnahme begünstigen. Brot und Kartoffeln machen dick.

Begründer/Historisches

Die Diät wurde in den 1920er Jahren in den USA insbesondere für Filmschauspieler in Hollywood entwickelt. Der Begründer ist nicht bekannt. Bei der Kost sollte Wert auf feine, hochwertige Lebensmittel gelegt werden. Einfache, gewöhnliche Hausmannskost wurde abgelehnt.

Varianten

Übersicht zu bekannten Reduktionsdiäten (➤ Tab. 2.1).

Durchführung im Einzelnen

Die Diät ist für zwei Wochen vorgesehen. Kohlenhydrat- und proteinreiche Lebensmittel werden nicht zusammen während einer Mahlzeit verzehrt. Obst wird immer allein im Abstand von zwei Stunden zur vorherigen und zur nachfolgenden Mahlzeit gegessen.

Zeit- und Kostenaufwand

Der Kostenaufwand ist durch den Verzehr von reichlich tropischen Früchten, Fleisch und Fisch sowie Meeresfrüchten relativ hoch.

Physiologische Vorgänge und gesundheitliche Aspekte

Bei der stark reduzierten Aufnahme von Fett und Kohlenhydraten kommt es automatisch zu einer Unterversorgung mit fast allen Mikronährstoffen. Unter anderem werden durch den reduzierten Anteil an Kohlenhydraten (Getreideprodukten) zu wenig B-Vitamine, durch den Verzicht auf Milchprodukte zu wenig Kalzium und durch relativ wenig Fett zu wenige hochwertige Fettsäuren und fettlösliche Vitamine aufgenommen. Die aus den tropischen Früchten stammenden Enzyme sind Proteine und werden im Magen verdaut, so dass sie ihre angebliche Wirkung nicht entfalten können. Könnten sie den Magen unbeschadet passieren, würde das lediglich zu einer verbesserten Ausnutzung der Nahrung führen. Fachleute befürchten, die zu hohe Eiweißzufuhr könne zu Gicht und Nierensteinen führen (Erbersdobler 1993). Tatsächlich handelt es sich bei dieser Diät bei einer mittleren Energiezufuhr von 700 kcal am Tag um etwa 100 g Eiweiß täglich. Für (extrem) Adipöse (über 100 kg) ist dies eine vertretbare Eiweißmenge, die dazu nur über 14 Tage konsumiert werden soll.

Eignung zur Gewichtsreduktion und langfristigen Verhaltensänderung

Die Hollywood Star-Diät ist wegen ihres mangelhaften unausgewogenen Nährstoffverhältnisses nicht zur langfristigen Gewichtsreduktion geeignet. Bei einer Energiezufuhr von unter 800 kcal ist eine rasche Gewichtsabnahme unabhängig von der Trennung von Kohlenhydraten und Proteinen zu erwarten. Die relativ hohe Eiweiß- und die niedrige Kohlenhydratzufuhr beschleunigen zusätzlich die Gewichtsreduktion mit Erhalt der Muskelmasse. Das Sparflammen-Prinzip jedoch macht einen nachfolgenden Jo-Jo-Effekt sehr wahrscheinlich, da u. a. auch Empfehlungen zu einer langfristig vielseitigen und ausgewogenen Ernährung fehlen. Auch in Bezug auf das Bewegungsverhalten werden keine Empfehlungen ausgesprochen.

LITERATUR
Erbersdobler H, Wolfram G (1993). Echte und vermeintliche Risiken der Ernährung. Stuttgart: Wissenschaftliche Verlagsgesellschaft mbH.
Mazel J (1998). Die Hollywood Star-Diät. Off Road-Verlag.
Verein für Konsumenteninformation-VKI. Stiftung Warentest (Hrsg.) (2005). 90 Diäten im Test für Sie bewertet. Test spezial.
Zunft HJ (2006). Außenseiterdiäten. In: Schauder P, Ollenschläger G (Hrsg.) (2006). Ernährungsmedizin; Prävention und Therapie. 3. Auflage. München: Elsevier GmbH, Urban & Fischer Verlag; 231–245.

2.1.11 Humplik-Kur

Die Humplik-Kur ist eine hochkalorische, eiweißreiche und kohlenhydratarme Kost, die auf so genannten „kalorienzehrenden Nahrungsmitteln" basiert und lebenslang beibehalten werden soll.

Lebensmittelauswahl, Nährstoffverhältnis, Kalorienzufuhr

Täglich können bis zu 10 Mahlzeiten mit etwa insgesamt 6 000 kcal verzehrt werden. Erlaubt sind mageres Fleisch, Fisch, rohes Gemüse, Obst und Kürbiskernöl. Vermieden werden alle kohlenhydratreichen Nahrungsmittel wie Brot, Nudeln und Kartoffeln, außerdem Zucker, Alkohol und Milchprodukte. Die Humplik-Kur ist sehr proteinreich und kohlenhydratarm.

Postuliertes Wirkprinzip

Die Nahrungsmittel werden in „rationelle" Lebensmittel und „unrationelle" Lebensmittel eingeteilt. Als „unrationelle" Lebensmittel werden solche bezeichnet, die mehr Energie bei ihrer Verdauung verbrauchen sollen als sie selbst liefern, zum Beispiel ein hart gekochtes Ei. Humplik empfiehlt diese „unrationellen" Lebensmittel zur Gewichtsreduktion, denn je mehr man von diesen esse, umso schlanker werde man. Eine Energierestriktion ist nicht vorgesehen, im Gegenteil.

Begründer/Historisches

Erfinder der Humplik-Kur ist der Wiener Arzt Dr. Heinz Humplik.

Varianten

Übersicht zu bekannten Reduktionsdiäten (➤ Tab. 2.1).

Durchführung im Einzelnen

Mindestens alle zwei Stunden sollen „unrationelle" Lebensmittel gegessen werden, denn je mehr man von diesen zu sich nehme, desto besser nehme man ab. Wenn das Idealgewicht erreicht ist, gibt es fast keine Verbote mehr, auf Zucker und Alkohol soll allerdings weiter verzichtet werden. Täglich sollen 500 g Obst und weiterhin eine „unrationelle" Hauptmahlzeit auf dem Speiseplan stehen.

Zeit- und Kostenaufwand

Der Kosten- und Zeitaufwand ist aufgrund der großen Nahrungsmengen deutlich überdurchschnittlich hoch.

Physiologische Vorgänge und gesundheitliche Aspekte

Positiv bei dieser Diät ist lediglich der hohe Gemüse- und Obstanteil. Kalorienverzehrende Lebensmittel gibt es nicht. Zwar ist die Thermogenese bei der Proteinverstoffwechselung deutlich höher als die von Fett (2 bis 4 Prozent) und Kohlenhydraten (4 bis 7 Prozent), jedoch reichen selbst die 18 bis 24 Energieprozent nicht aus, die aufgenommene Kalorienmenge zu kompensieren bzw. zu „verzehren". Bei 6 000 kcal täglich wird der Körper mit unphysiologisch hohen Mengen an Nährstoffen versorgt, die zu ernsthaften gesundheitlichen Problemen führen können. Dies ist umso relevanter, je länger man diese als „lebenslang geeignete Kost" einhält.

Eignung zur Gewichtsreduktion und langfristigen Verhaltensänderung

Die Diät ist zur Gewichtsreduktion nicht geeignet. Die Behauptung, man könne von den so genannten „unrationellen" Lebensmitteln grenzenlos essen, ist falsch. Durch ständiges Essen wird kein Ernährungsverhalten erlernt, das sich positiv auf die Reduzierung und Stabilisierung des Körpergewichts auswirkt.

LITERATUR

Daniel H, Wenzel U (2007). Ernährung. In: Löffler G, Petrides PE, Heinrich PC (Hrsg.) (2007) Biochemie & Pathobiochemie. 8. Auflage. Heidelberg: Springer Medizin Verlag; 631–654.

Kasper H. (2000). Ernährungsmedizin und Diätetik. 9. Auflage. München: Elsevier GmbH, Urban & Fischer Verlag.

Verein für Konsumenteninformation-VKI, Stiftung Warentest (Hrsg.) (2005). 90 Diäten im Test für Sie bewertet. Test spezial.

Zunft HJ (2006). Außenseiterdiäten. In: Schauder P, Ollenschläger G (Hrsg.) (2006) Ernährungsmedizin; Prävention und Therapie. 3. Auflage. München Jena: Urban & Fischer; 231–245.

2.1.12 Idealdiät

Die Idealdiät vereinigt die beiden Prinzipien fettarme Kost und niedriger glykämischer Index.

Lebensmittelauswahl, Nährstoffverhältnis, Kalorienzufuhr

Bei der empfohlenen Kost handelt es sich um eine abwechslungsreiche Mischkost mit hohem Gemüse-, Obst- und Vollkorngetreideanteil, ergänzt durch magere Fleischsorten, Fisch, Hülsenfrüchte und fettarme Milchprodukte. Als Brot wird das so genannte „Glyx-Ideal-Diät-Brot" empfohlen, das bei bestimmten Bäckern erworben oder selbst nach einer Backmischung hergestellt werden kann. Es wird ein Kohlenhydratanteil von 50 Prozent der Energiezufuhr empfohlen. Wenn man sich an die Rezeptvorschläge und Tagespläne hält, sieht die Nährstoffrelation in der grünen Phase folgendermaßen aus: 24 Prozent der Nahrungsenergie wird durch Eiweiß abgedeckt, knapp 50 Prozent durch Kohlenhydrate und 25 Prozent des Energiebedarfs durch Fett (➤ Abb. 2.7).

Die Kalorienzufuhr soll 1 200 kcal pro Tag betragen und wird im Mittel auch erreicht. Eine ausreichende Versorgung mit Mineralstoffen und Vitaminen ist gegeben, lediglich die Zufuhr von Vitamin D, das aber vom Menschen bei ausreichender Sonnen-

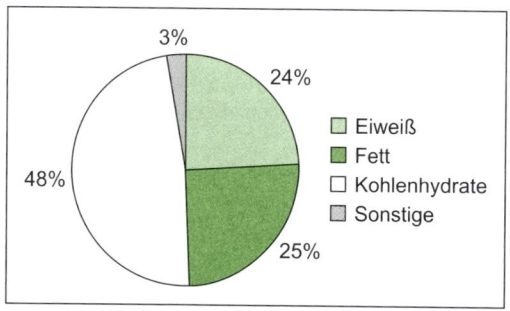

Abb. 2.7 Anteil der Nährstoffe an der Energiezufuhr von 1 200 kcal am Tag bei der Idealdiät (grüner Ernährungsplan). [L143]

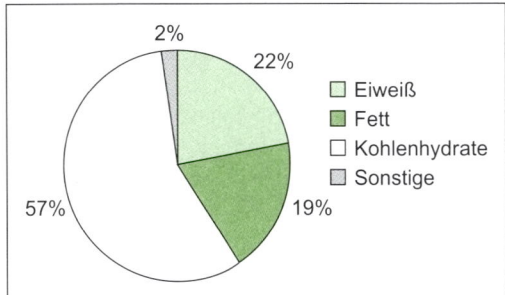

2%

22%

☐ Eiweiß
☐ Fett
☐ Kohlenhydrate
☐ Sonstige

57%

19%

Abb. 2.8 Anteil der Nährstoffe an der Energiezufuhr von 1 300 kcal am Tag bei der Idealdiät (gelber Ernährungsplan). [L143]

bestrahlung selbst synthetisiert werden kann, und die von Jod ist zu gering.

Ernährt man sich nach dem gelben Ernährungsplan, beträgt der Kohlenhydratanteil ca. 57 Prozent der Nahrungsenergiemenge von ca. 1 300 kcal pro Tag (➤ Abb. 2.8)

Postuliertes Wirkprinzip

Wer abnehmen will, solle fettreduziert essen und Kohlenhydrate mit niedrigem glykämischen Index bevorzugen. Bei einer fettreichen Ernährung werde das Energiesoll schnell erreicht. Ballaststoffreiche Lebensmittel mit niedrigem glykämischem Index erhöhen das Sättigungsgefühl und lassen nicht so schnell wieder Hunger aufkommen (➤ Kap. 2.1.7).

Begründer/Historisches

Erfinder der Idealdiät sind die Ernährungswissenschaftler Michael Hamm und Friedrich Bohlmann.

Varianten

Übersicht zu bekannten Reduktionsdiäten (➤ Tab. 2.1).

Durchführung im Einzelnen

Es gibt drei Hauptmahlzeiten und zwei Zwischenmahlzeiten. Die Lebensmittel sind nach einem Punktesystem, dem Ampelsystem, geordnet. Der **grüne** Punkt signalisiert, dass man sich an diesem Lebensmittel satt essen kann, da es einen niedrigen glykämischen Index und einen niedrigen Fettgehalt

hat. „**Gelbe** Lebensmittel" sind empfehlenswert, aber es soll auf die Portionsgrößen geachtet werden. Von Lebensmitteln mit **rotem** Punkt soll nur selten und kleine Portionen gegessen werden.

Auch die aufgeführten Rezepte sind mit einer der drei Ampelfarben gekennzeichnet: Die **„grünen"** Rezepte sollen in der Einstiegsphase (die ersten vier Wochen) ausschließlich verwendet werden, da die Gerichte wenig Fett und kaum Kohlenhydrate mit hohem glykämischem Index beinhalten.

Zu Beginn wird der individuelle Übergewichtstyp bestimmt. Ist man zum Beispiel der „kohlenhydratsensible Typ", soll man sich dauerhaft an die **grünen** Rezepte halten. (Hamm, Bohlmann 2004). Bei den **„gelben"** Rezepten wird ebenfalls an Fett gespart, aber weniger auf Kohlenhydrate geachtet. Sie sind für Menschen, die leicht abnehmen, Sport treiben oder sich Zeit lassen wollen. Die **roten** Rezepte sind für Ausnahmesituationen oder Menschen gedacht, die viel Sport treiben. Es sollen mindestens 1,5 Liter Wasser am Tag getrunken werden, wobei ein kalziumreiches Wasser (mindestens 150 mg/l) empfohlen wird. Die Kalziumzufuhr über die feste Nahrung könnte unzureichend sein durch den Verzicht auf fettreiche Käsesorten und bei der Verwendung von mineralarmem Wasser. Das Programm wird durch einen Bewegungsteil mit Anleitungen zu Ausdauer- und Kräftigungsübungen ergänzt.

Zeit- und Kostenaufwand

Die Rezepte sind für die ganze Familie geeignet. Ein besonderer Aufwand oder besondere Kosten sind nicht zu erwarten.

Physiologische Vorgänge und gesundheitliche Aspekte

Der Einfluss des glykämischen Index auf die Entwicklung des Körpergewichts ist wissenschaftlich nicht belegt, wird bei dieser Diät allerdings auch nicht überbewertet. Die Nährstoffversorgung ist nicht ganz ausgewogen, insbesondere die Vitamin D- und Jodversorgung sind mangelhaft. Die Zahlen in der grünen Phase sehen deutlich besser aus. Die Eiweißzufuhr ist bei 1 200 bis 1 300 kcal mit 70 g am Tag für Normalgewichtige ausreichend, für Adipöse kann sie viel zu gering sein und eventuell zu Muskelabbau führen. Das Bewegungsprogramm kann das Abnehmen sinnvoll unterstützen, da sowohl zusätzlich Energie verbraucht wird als auch der Grundumsatz durch die größere Muskelmasse steigt.

Eignung zur Gewichtsreduktion und langfristigen Verhaltensänderung

Bei einer Energiezufuhr von 1 200 bis 1 300 kcal pro Tag ist bei den meisten Menschen eine deutliche Gewichtsabnahme zu erwarten. Für stark Übergewichtige und Adipöse ist sie eventuell nicht geeignet, ohne Muskelverluste in Kauf zu nehmen. Die Idealdiät ist zur langfristigen Gewichtsabnahme geeignet, wenn man nicht die Unterstützung durch eine Gruppe oder Berater braucht und möchte. Eine Umstellung zu einer langfristig gesunden Ernährungsweise ist möglich.

LITERATUR
Deutsche Gesellschaft für Ernährung (2004). Glykämischer Index und glykämische Last – ein für die Ernährungspraxis des Gesunden relevantes Konzept? Teil 1 und 2. Ernährungsumschau; 51: 84–91, 128–132.
Hamm M, Bohlmann F (2004). Die Idealdiät. Einfach abnehmen. München: Gräfe und Unzer Verlag; 63.
Sloth B. et al (2004). „No difference in body weight decrease between a low-glycemic-index and a high-gylcemic-index diet but reduced LDL cholesterol after 10-wk ad libitum intake of the low-glycemic-index diet". American Journal of Clinical Nutrition; 80: 337–347.

2.1.13 LOGI-Methode

LOGI bedeutet: Low Glycemic Index. Sie steht für eine Ernährungsform, die durch eine drastische Begrenzung von Kohlenhydraten und Konzentration auf Lebensmittel mit niedrigem glykämischen Index charakterisiert ist. Sie gehört nicht zu den üblichen „alternativen Ernährungsformen", ist aber von dem Begründer Nicolai Worm als dauerhafte Ernährungsform beschrieben und soll der ursprünglichen Steinzeitdiät entsprechen.

Lebensmittelauswahl, Nährstoffverhältnis, Kalorienzufuhr

Die Ernährung enthält einen großen Anteil Obst und Gemüse, die wenigen sonstigen Kohlenhydratträger bestehen aus Vollkornprodukten. So wird eine hohe

Dichte für Mikronährstoffe bei niedriger Energiedichte erzielt. Es wird ein hoher Anteil eiweißreicher Produkte insbesondere in Form von Fleisch, Fisch und Milchprodukten empfohlen. Daraus ergeben sich hohe Fett- (etwa 50 Prozent) und Eiweißanteile (etwa 30 Prozent), bei einem niedrigen Anteil an Kohlenhydraten (knapp 20 Prozent) (➤ Abb. 2.9).

Die Versorgung mit Mikronährstoffen ist nach heutigen Erkenntnissen ausgezeichnet. Trotz niedriger Kohlenhydratzufuhr ist der Ballaststoffgehalt annähernd doppelt so hoch wie bei der typischen deutschen Kost.

Postuliertes Wirkprinzip

Die empfohlene Zusammensetzung der Kost sei für den Menschen artgerecht, denn sie entspreche der Ernährung der Jäger und Sammler in der Frühsteinzeit. Da seitdem keine nennenswerte genetische Veränderung stattgefunden habe, sei der Mensch an diese Kostform optimal angepasst („Steinzeit-Diät"). Bewegung wird im Sinne einer gesunden Lebensweise als wichtig angesehen. Neben Alltagsbewegung wird walken, joggen, schwimmen, radeln und Ähnliches empfohlen. Charakteristisch ist die Reduktion der gesamten Kohlenhydratzufuhr mit Konzentration auf Nahrungsmittel mit niedrigem glykämischen Index. Dadurch sollen der Blutzuckerspiegel relativ konstant bleiben und starke Schwankungen vermieden werden. Gleichzeitig soll der Insulinspiegel niedrig gehalten werden. Vorteile sieht Worm in der Senkung der Blutfettwerte, der Vorbeugung von Fettdepots und der hohen Sättigung durch eine Kost mit großem Volumen und hohem Ballaststoffanteil (Worm 2003).

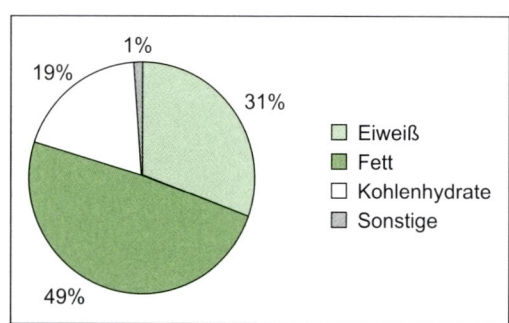

Abb. 2.9 Anteil der Nährstoffe an der Energiezufuhr von 1 900 kcal am Tag bei der LOGI-Methode. [L143]

Begründer/Historisches

Dr. Nicolai Worm, Diplom-Oecotrophologe, stellte die Ernährungsform 2001 mit seinem Buch „Täglich Fleisch" vor. Prof. David Ludwig (Harvard Universitätsklinik, Boston, USA) entwickelte 2000 bis 2002 an der Harvard Universität ein Ernährungskonzept mit niedriger Blutzuckerwirkung, von diesem übernahm Nicolai Worm mit dessen Genehmigung die LOGI-Pyramide und modifizierte sie.

Varianten

Übersicht zu bekannten Reduktionsdiäten (➤ Tab. 2.1).

Durchführung im Einzelnen

Worm empfiehlt 3 Hauptmahlzeiten und 2 Zwischenmahlzeiten. **Morgens** sei der beste Zeitpunkt für Müsli oder Brot, da dann die Insulinsensitivität bei den meisten Menschen am höchsten sei. Blutzucker- und Insulinreaktionen seien deshalb moderater. Zwischenmahlzeiten können aus hart gekochten Eiern, Obst und Gemüse mit Dipp bestehen. **Mittags** gibt es für Deutschland übliche Gerichte mit Fleisch oder Fisch, aber mit Verzicht auf die stärkehaltigen Beilagen. Für die **Abendmahlzeit** wird Käse, kaltes Fleisch, Fisch aus der Dose ohne das übliche Brot, sondern kombiniert mit rohem Gemüse vorgeschlagen. Die Rezepte als Anregung sind abwechslungsreich und enthalten überwiegend frische unverarbeitete Lebensmittel.

Zeit- und Kostenaufwand

Es werden zwar gängige Lebensmittel verwendet und Convenience-Produkte gemieden, doch ist der hohe Fleischkonsum wahrscheinlich mit höheren Lebensmittelkosten verbunden als üblich. Die Bevorzugung frischer Produkte und regelmäßiges Kochen dürfte aufwendiger sein als in Deutschland üblich.

Physiologische Vorgänge und gesundheitliche Aspekte

Die Eiweiß- und Fettgehalte der LOGI-Kost sind sehr hoch und entsprechen nicht den derzeitigen Zufuhrempfehlungen. Die Ernährungsweise sollte wegen des hohen Anteils an harnsäurereichen Lebensmitteln Fleisch und Hülsenfrüchten und des insgesamt sehr hohen Eiweißanteils von Nieren- und Gichtkranken gemieden werden (ca. 2 g Eiweiß am Tag pro kg Körpergewicht).

Zu begrüßen ist der hohe Gemüse- und Obstteil (zum großen Teil) als Rohkost sowie die Bevorzugung von Vollkornprodukten. Dadurch ist eine ausreichende Versorgung mit Mineralien und Vitaminen gewährleistet. Niedrige Energiedichte (z. B. 83 kcal/100g Lebensmittel) und großes Volumen der Nahrung (im Durchschnitt 3 000 g Lebensmittel am Tag) durch hohen Gemüseanteil bewirken eine gute Sättigung. Blutzuckerspitzen können durch Verzicht auf Lebensmittel mit hohem glykämischem Index (Hauhaltszucker, süße Getränke, sehr süße Früchte etc.) vermieden werden. Es konnte gezeigt werden, dass sich die Glukosetoleranz bei der Steinzeit-Diät deutlich verbesserte, während dies mit der mediterranen Ernährung nicht der Fall war. Hinsichtlich einer Gewichtsreduktion unterschieden sich die Erfolge der beiden Kostformen nicht.

Je nach Kombination mit anderen Lebensmitteln und von Mensch zu Mensch sowie der Literaturquelle fallen Messungen des glykämischen Index jedoch unterschiedlich aus. Körperliche Bewegung erhöht nicht nur direkt den Leistungsumsatz, sondern auch indirekt den Grundumsatz durch Muskelaufbau und kann so die Gewichtsreduktion sinnvoll unterstützen.

Studienlage/Evaluationen

Speziell zur LOGI-Methode liegen keine Studien vor. Es ist fraglich, ob die Ernährung der Steinzeit für uns artgerecht bzw. optimal ist oder ob sie lediglich unter den damaligen Bedingungen geeignet war, das Überleben des Menschen zu sichern. Die Behauptung, der Mensch habe sich seit 40 000 Jahren kaum verändert, aufgrund des Vergleiches alter Knochenfunde mit denen heutiger Naturvölker ist für den Großteil der Menschheit nicht relevant: Dieser lebt heute unter ganz anderen Bedingungen als seine Vorfahren und die so genannten „Naturvölker". Unterschiedliche Lebensstile führen zu gänzlich verschiedenen Voraussetzungen, was den Bedarf an Nährstoffen und die damit verbundenen Ernährungsempfehlungen und -umsetzung angeht.

Studien zu ernährungsbedingten Erkrankungen und Übergewicht liefern keine ausreichende Evidenz dafür, dass eine Kost mit niedrigem glykämischen Index vor diesen Erkrankungen schützt (DGE 2004 a) und zu schnellerem Gewichtsverlust führt (Sloth 2004).

Eignung zur Gewichtsreduktion und langfristigen Verhaltensänderung

Die relativ hohe Energiezufuhr dürfte eine deutliche Gewichtsreduktion unwahrscheinlich machen: Mit 2 000 kcal täglich werden nur Menschen mit zusätzlich mindestens 500 kcal oder 1 000 kcal am Tag eine relevante Gewichtsabnahme verzeichnen. Der hohe Eiweiß- und Fettgehalt erlauben derzeit keine Empfehlung dieser Methode für eine langfristige Gewichts- und Verhaltensänderung.

LITERATUR

Deutsche Gesellschaft für Ernährung. Brönstrup A (2004 a). Glykämischer Index und glykämische Last – ein für die Ernährungspraxis des Gesunden relevantes Konzept? Teil 1 und 2. Ernährungsumschau; 51: 84–91: 128–132.

Deutsche Gesellschaft für Ernährung (Hrsg.) (2000). Referenzwerte für die Nährstoffzufuhr: 1. Auflage. Frankfurt am Main: Umschau/Braus.

Deutsche Gesellschaft für Ernährung (Hrsg.) (2008): Ernährungsbericht 2008. Bonn.

Heilmeyer P, Kohlenberg S, Dorn A, Faulhammer S, Kliebhahn R (2006). Ernährungstherapie bei Diabetes mellitus Typ 2 mit kohlenhydratreduzierter Kost. Internistische Praxis; 46: 181–191.

Sloth B et al. (2004). „No difference in body weight decrease between a low-glycemic-index and a high-gylcemic-index diet but reduced LDL cholesterol after 10-wk ad libitum intake of the low-glycemic-index diet". American Journal of Clinical Nutrition; 80: 337–347. Ströhle A, Hahn A (2007). Evolutionäre Ernährungswissenschaft und 'steinzeitliche' Ernährungsempfehlungen – Stein der alimentären Weisheit oder Stein des Anstoßes? Teil 1. Ernährungsumschau: 10–16.

Ströhle A, Hahn A (2007). Evolutionäre Ernährungswissenschaft und 'steinzeitliche' Ernährungsempfehlungen – Stein der alimentären Weisheit oder Stein des Anstoßes? Teil 2. Ernährungsumschau: 52–58.

Wepner U (2007). „Kohlenhydratreduzierte Kost für Typ-2-Diabetiker – Das spart Diabetesmedikamente". Münchner Medizinische Wochenschrift, Nr.5/2007.

Worm N (2001). Täglich Fleisch. München: Gräfe und Unzer.

Worm N (2002). Syndrom X oder Ein Mammut auf dem Teller. 2. überarbeitete Auflage. Lünen: Systemed Verlag.

Worm N (2003). Glücklich und schlank. 2. Auflage. Lünen: Systemed Verlag.

Worm N (2007). Ernährungsempfehlungen beim metabolischen Syndrom, ARS Medici, Dossier VIII.

2.1.14 Low Fett 30

Bei Low Fett 30 handelt es sich um eine fettarme Mischkost.

Lebensmittelauswahl, Nährstoffverhältnis, Kalorienzufuhr

Empfohlen wird eine abwechslungsreiche Mischkost mit hohem Gemüseanteil. Neben Ratgebern für eine so genannte „Hausmannskost" mit Fleisch gibt es auch vegetarische Rezepte. Laut den Rezepten werden weniger als 30 Prozent der Energiezufuhr durch Fett geliefert. Im Durchschnitt werden die Empfehlungen der DGE für die Zufuhr der Hauptnährstoffe erreicht. Für die Energiezufuhr gibt es keine Vorgaben.

Postuliertes Wirkprinzip

Hier wird das Prinzip, dass maximal 30 Prozent der Energiezufuhr aus Fett stammen sollen, auf jede Speise bezogen, die man zu sich nimmt. Wenn nur noch bei Hunger und bis zum Sattwerden gegessen und das Naschen eingeschränkt werde, reduziere sich die Kalorienzufuhr automatisch und man nehme ab.

Begründer/Historisches

Die Begründer von Low Fett 30 sind Gabi Schierz und Gabi Vallenthin. Sie haben zahlreiche Ratgeber und Kochbücher für unterschiedliche Zielgruppen wie Berufstätige, Vegetarier, Kinder und Männer geschrieben. Neben den Ratgebern werden auch Gruppen- und Einzelberatungen, Online-Abnehmkurse und persönliche Coachings angeboten. Lebensmittelhersteller können die Erlaubnis erwerben, ihre Produkte mit dem Low Fett 30-Emblem zu kennzeichnen.

Varianten

Übersicht zu bekannten Reduktionsdiäten (➤ Tab. 2.1).

Durchführung im Einzelnen

Beim Essverhalten gibt es die folgenden drei einfachen Regeln: Nur zu essen, wenn man Hunger hat, mit dem Essen aufzuhören, wenn man satt ist, und nur Speisen zu essen, die maximal 30 Prozent der Gesamtenergiezufuhr durch Fett liefern. Da es keinen festen Plan gibt, fehlen auch genaue Vorgaben für die Energiezufuhr. Nahrungsmittel werden nach dem Ampelsystem ausgewählt: Der Grüne Punkt signalisiert, dass ein Lebensmittel relativ wenige Kalorien aus Fett enthält (0 bis 30 Prozent), Lebensmittel mit einem gelben Punkt liefern 31 bis 60 Prozent der Kalorien aus Fett und die mit einem roten Punkt 61 bis 100 Prozent. Außer zwei Portionen Pflanzenöl täglich sollen Lebensmittel mit rotem Punkt vermieden werden. Es wird zu vermehrter Bewegung geraten, wobei drei Schritte hin zum empfohlenen Kardio-Training formuliert werden.

Zeit- und Kostenaufwand

Der Zeitaufwand für das Kochen und Planen der Mahlzeiten mit Ausrechnen des Fettanteils an der Energiezufuhr einzelner Gerichte ist erhöht. Höhere Kosten als bei der in Deutschland üblichen Ernährung sind nicht zu erwarten.

Angebotene Kurse zur Ernährungsprävention, welche 89 € kosten, werden von den Krankenkassen im Rahmen des §20 SGB V in unterschiedlichem Maße bezuschusst.

Physiologische Vorgänge und gesundheitliche Aspekte

Die Empfehlung, lediglich 30 Prozent der Energiezufuhr durch Fett abzudecken, entspricht den Zufuhrempfehlungen der DGE. Bei der richtigen Lebensmittelauswahl kann eine Versorgung mit allen Mikro- und Makronährstoffen erreicht werden. Die Möglichkeit jedoch, mit fettlöslichen Vitaminen und wertvollen Fettsäuren nicht ausreichend versorgt zu werden, ist nicht gering.

Eignung zur Gewichtsreduktion und langfristigen Verhaltensänderung

Eine Gewichtsreduktion und der Einstieg in eine gesunde Ernährung mit Hilfe des Ampelsystems sind mit dem Konzept möglich, der Erfolg hängt aber stark vom Verhalten jedes Einzelnen ab. Viele Menschen benötigen zur Durchführung mehr Anleitung und eine langfristigere Unterstützung als die Ratgeber allein geben können. Die Wahrscheinlichkeit für Jo-Jo-Effekte ist gering.

LITERATUR

Food-Xperts GmbH & Co. KG. http://www.lowfett.de/Default.aspx?tabid=611&gclid=CPn4_6rKxaECFUgz3wodRS0m_w (aufgerufen 7.5.2010).

Schierz G, Vallenthin G (2004). Low Fett 30; Fleischlos genießen. München: Knaur Ratgeber Verlage.

Schierz G, Vallenthin G (2004). Low Fett 30; Hausmannskost. München: Knaur Ratgeber Verlage.

Verbraucherzentrale Nordrhein-Westfalen e.V. (Hrsg.) (2004). ABC der Schlankmacher, 1. Auflage.

2.1.15 Markert-Diät, Neue Markert-Diät

Die Markert-Diät ist eine Fastenvariante mit dem Eiweißpräparat Almased bzw. der Produktreihe Multan (bei der neuen Markert-Diät).

Lebensmittelauswahl, Nährstoffverhältnis, Kalorienzufuhr

Die ursprüngliche Diät ist eine reine Fastenkur mit ca. 400 kcal und enthält als zentrale Komponente das Eiweißprodukt Almased, ein Soja-/Milcheiweißgemisch, mit Honigenzymen aufbereitet. „Die neue Markert-Diät" ist eine etwa 1 000 kcal-Kost aus Obst und Gemüse, Öl und der Produktreihe Multan. Diese umfasst ein Eiweißprodukt mit L-Carnitin, Ballaststofftabletten, Kautabletten mit Antioxidantien, eine Gemüsebrühe und eine Teemischung. Sämtliche Produkte sind nur in Apotheken erhältlich. Die Eiweißprodukte sind nicht gemäß §14a Diätverordnung bilanziert.

Postuliertes Wirkprinzip

Die Markert-Diät soll einer verminderten Schilddrüsenfunktion während der Gewichtsreduktion und einem anschließenden Jo-Jo-Effekt entgegenwirken, die Hormonproduktion sogar steigern. Ein Muskelabbau werde durch das Eiweißpräparat (Almased) verhindert, einmal verlorenes Fett nie wieder angesetzt, der Jo-Jo-Effekt ausgeschaltet. Pro Woche können bis zu 5 kg Fett abgebaut werden. Ursprünglich meinte Markert, nach der Kur seien bei weiterer Einnahme von Almased keine diätetischen Einschränkungen notwendig, da der Stoffwechsel dauerhaft auf hohem Niveau arbeite. Diese Behauptung änderte er später dahingehend um, dass man kaloriensparend und fettarm essen solle.

Begründer/Historisches

Die ursprüngliche Markert-Diät erschien 1996 als Buch auf dem Markt. Sie wurde von dem Anästhesisten Dieter Markert entwickelt, der sie an sich selbst und seinen Patienten ausprobiert hatte. Es handelt sich um eine reine Trinkkur mit dem Produkt Almased. Die „Neue Markert-Diät" umfasst neben dem Almased-Drink auch feste Mahlzeiten.

Varianten

Zwar gibt es viele so genannte Eiweißprodukte, die jedoch nicht in eine Kur eingebettet werden oder in vergleichbarer Form als Diät und Buch verkauft werden.

Durchführung im Einzelnen

Die ursprüngliche Markert-Diät ist für zwei Wochen vorgesehen und beinhaltet ein gymnastisches- und Ausdauer-Übungsprogramm sowie Informationen zur Bedeutung von Sport. Bei der neuen Markert-Diät ist Sport nicht mehr Bestandteil der Diät. Der Leser kann sich im ersten Teil des Buches über die theoretischen Hintergründe der Diät informieren, ansonsten direkt damit anfangen. Im zweiten Teil des Buches erhält er dazu genaue Anleitungen zur Vorbereitung des Fastens, zu den Fastentagen, zum Eiweißdrink und zur individuellen Berechnung des Eiweißbedarfs, zur Gemüsebrühe und zum Fastenbrechen.

Eine Fragen-/Antwortsammlung zum Schluss hilft, die häufigsten Probleme lösen zu können, die während der Fastenkur und danach auftreten können. Auch nach der zweiwöchigen Kur soll das Eiweißpulver eingenommen werden, um die hohe Stoffwechselleistung bzw. hohe Schilddrüsenfunktion weiter zu gewährleisten. Nach der Kur wird eine

Pause von zwei bis drei Monaten empfohlen, danach kann sie wiederholt werden, um das restliche Übergewicht abzubauen. Schwer Übergewichtigen wird empfohlen, regelmäßig alle drei Monate die 2-Wochen-Kur durchzuführen.

Zeit- und Kostenaufwand

Die 2-Wochen-Kur ist relativ einfach durchzuführen mit drei Eiweißdrinks und der idealerweise frisch hergestellten Gemüsebrühe. Letztere kann auch als Instant-Fertigprodukt eingenommen werden. Das sportliche Programm sollte mindestens dreimal pro Woche durchgeführt werden, zum gezielten Fettabbau an speziellen Problemzonen sollten tägliche Übungen durchgeführt werden.

Die „Neue Markert-Diät" ist durch die Zubereitung der festen Lebensmittel aufwändiger, erfordert aber keine besondere Mühe verglichen mit einer herkömmlichen Kost. Das Almased- bzw. Multan-Produkt kostet bei Anwendung laut Markert etwa 5 € am Tag.

Physiologische Vorgänge und gesundheitliche Aspekte

Die von Markert postulierte Ankurbelung der Schilddrüse durch seine Produkte ist nicht nachzuweisen. Dass die Trijodthyronin-Konzentration während des Fastens nicht abnimmt, ist unwahr. Die individuell zu berechnende Eiweißmenge ist zwar sinnvoll. Doch berechnet Markert diese auf der Basis des Normalgewichts, nicht des aktuellen Gewichts eines Patienten. Für einen Adipösen kann die berechnete Eiweißzufuhr viel zu gering sein, insbesondere auch wegen der vorwiegend pflanzlichen Herkunft des Eiweißes. Legt man einen meist höheren Bedarf an Eiweiß zugrunde, erhöhen sich natürlich entsprechend die Tageskosten. Die Hochrechnungen von Markert zu den Gewichtsverlusten und dem Fettabbau gehen von einem in der Regel unrealistisch hohen Kalorienbedarf aus. Gewichts- und Fettabbau gehen meistens langsamer vonstatten.

Eine Kalorienreduktion auf 400 bzw. 1 000 kcal am Tag führt selbstverständlich zur Gewichtsreduktion und sollte bei adäquater Eiweißzufuhr hauptsächlich als Fett abgenommen werden. Dass das Eiweiß aus Almased infolge der speziellen Enzym-Beigabe besonders gut resorbiert werde, ist nicht nachweisbar. Das intensive Sportprogramm ist zwar prinzipiell zu begrüßen. Wird es aber nach der Diät nicht im gleichen Maße beibehalten, klafft die Schere zwischen (wieder) höherer Kalorienzufuhr und (dann) geringerem Umsatz zu sehr auseinander, so dass Jo-Jo-Effekte eintreten werden. Der versprochene gleich bleibend hohe Stoffwechselumsatz auch nach der Kur ist nicht gegeben. Die Eiweißprodukte entsprechen nicht der Diätverordnung §14a entsprechend einer vollbilanzierten Nährstoffzufuhr.

Studienlage/Evaluationen

Markert führt eigene Studienergebnisse bei Patienten an, die die Ankurbelung des Stoffwechsels durch seine Diät belegen sollen. Seine Ergebnisse sind widersprüchlich: Der Verlauf der T3- und T4-Produktion während seiner Fastenkur konterkarieren seine eigene Behauptung, die Schilddrüsenaktivität würde durch seine Kur angeregt. Tatsächlich sinken die T3-Spiegel, wie es auch zu erwarten ist. Seine Energieberechnungen sind anhand lange bekannter Daten unrealistisch und falsch: Der Brennwert von Fett liegt nicht bei 6 000 kcal pro kg, sondern bei 9 000 (reines Fett) bzw. 7 000 kcal (Fettgewebe incl. Wasser und Protein). Die angeblich zu erwartenden Fettverluste sind somit zu hoch berechnet. Eine Stoffwechselankurbelung durch das Eiweißgemisch in Höhe von 30 bis 40 Prozent ist nicht zu belegen.

Eignung zur Gewichtsreduktion und langfristigen Verhaltensänderung

Es ist mit einer starken Gewichtsabnahme während der 2-Wochen-Kur zu rechnen. Dass man nach der Diät normal weiter essen könne, seinen Stoffwechsel nur gelegentlich mit Almased anheizen müsse, ist eine unseriöse Empfehlung. Die später formulierte Einschränkung hin zu Kalorienzählen und fettarmer Kost ist viel zu vage und hilft dem Abnehmwilligen nicht bei der Ernährungsumstellung. Ein Eiweißdrink ist keine Dauerlösung und regt auch nicht die Schilddrüsenaktivität an. Die Markert-Diät kann nicht zur langfristigen Gewichtsreduktion empfohlen werden.

2.1.16 Max Planck-Diät

Die Max Planck-Diät ist eine zweiwöchige Reduktionsdiät mit einem verhältnismäßig hohen Eiweißanteil. Sie ist nicht von einem Max-Planck-Institut entwickelt worden.

Lebensmittelauswahl, Nährstoffverhältnis, Kalorienzufuhr

Aufgrund von genauen Mengenangaben ist eine Berechnung der Kalorien- und Nährstoffzufuhr nur beispielhaft möglich. Dabei werden der angegebene Diätplan, relativ hohe Portionsmengen an Fleisch (je 300 g), Schinken (je 200 g), Gemüse und Salat (täglich 500 g), 7 Eier sowie alle zwei Tage je drei Teile Obst und ein Brötchen zugrunde gelegt (➤ Abb. 2.10).

Jeweils etwa 35 Prozent der täglichen Energiemenge werden in Form von Eiweiß und Kohlenhydraten verzehrt, knapp 30 Prozent durch Fett abgedeckt (unter 30 g täglich). Die absolute Kohlenhydratmenge beträgt 70 g am Tag. Kaffee und Tee sind als Getränke im Plan integriert. Für die Analyse wurde zusätzlich die in unserem Buch gewählte Standardwassermenge von 1,5 Litern pro Tag ergänzt.

Postuliertes Wirkprinzip

Durch die Diät soll man ca. 9 kg in zwei Wochen abnehmen. Der Stoffwechsel werde in dieser Zeit so angekurbelt, dass die Stoffwechselleistung dauerhaft gesteigert sei.

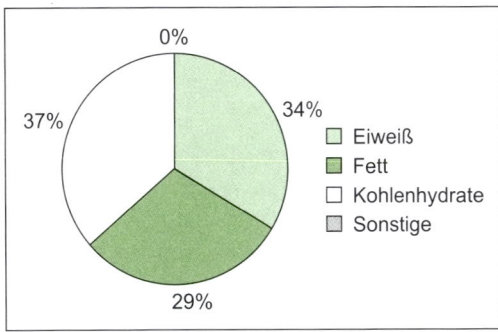

Abb. 2.10 Anteil der Nährstoffe an der Energiezufuhr von etwa 800 kcal am Tag bei der Max Planck-Diät. [L143]

2

Begründer/Historisches

Der Erfinder dieser Diät, die seit Mitte der 80er Jahre immer wieder in Zeitschriften und Internetforen kursiert, ist unbekannt. Die Max-Planck-Gesellschaft distanziert sich ausdrücklich von dem Diätplan, zuletzt 2001 (Max-Planck-Gesellschaft 2001).

Varianten

Übersicht zu bekannten Reduktionsdiäten (> Tab. 2.1).

Durchführung im Einzelnen

Der Plan enthält jeweils drei Mahlzeiten für sieben Tage. Er soll nach der ersten Woche für eine weitere Woche wiederholt werden. Tierische Lebensmittel wie Fleisch, Fisch und Eier stehen als Energieträger im Vordergrund. Die Gemüse- und Salatauswahl ist sehr eingeschränkt: Es sind lediglich 2 Gemüsesorten und ausschließlich grüner Salat und Tomate vorgesehen. Weitere Kohlenhydratträger sind Weißbrötchen und Obst (jeden 2. Tag). Kaffee und Tee sind im Plan integriert und dem Frühstück zugeordnet. Nach der Diät darf man „normal weiter essen" (Diätplan aus der Praxis Hajeck-Lang).

Zeit- und Kostenaufwand

Auffällige Kosten sind nicht zu erwarten, selbst beim Zugrundelegen großer hochwertiger Fleischsorten. Ausgaben für Alkohol entfallen. Die Zubereitung der Mahlzeiten ist einfach und kann auch von Ungeübten problemlos und schnell ausgeführt werden.

Physiologische Vorgänge und gesundheitliche Aspekte

Eine ausreichende Versorgung mit essentiellen Fettsäuren, fast allen Mineralstoffen wie Eisen, Magnesium und Kalzium sowie den Vitaminen D, E, B_2 und B_6 ist nicht gegeben. Da andererseits die Diät nur für zwei Wochen vorgesehen ist, sind langfristige gesundheitliche Beeinträchtigungen nicht zu erwarten. Die Eiweißzufuhr ist mit 70 g am Tag angemessen für leicht übergewichtige Personen. Für Adipöse kann sie zu gering sein und je nach Ausgangsgewicht eventuell zu einem Muskelabbau führen.

Eignung zur Gewichtsreduktion und langfristigen Verhaltensänderung

Kurzfristig kann man mit der Max Planck-Diät abnehmen, 9 kg in zwei Wochen sind allerdings unwahrscheinlich. Für die langfristige Reduktion des Körpergewichts ist die Diät nicht geeignet, da weder der Einstieg in eine ausgewogene Ernährung noch eine Veränderung des Bewegungsverhaltens beabsichtigt sind. Zudem macht die Tatsache, dass nach der Diät weiter gegessen werden soll wie vor Beginn der Diät, Jo-Jo-Effekte wahrscheinlich. Würde man die Diät über einen längeren Zeitraum als die vorgesehenen zwei Wochen einhalten, sind aufgrund der ausgeprägten mangelhaften Fettsäure-, Mineral- und Vitaminversorgung Mangelerscheinungen zu erwarten.

LITERATUR
Debinet. Deutsches Ernährungsberatungs- und Informationsnetz. http://www.ernaehrung.de/tipps/diaeten/diaeten13.php (aufgerufen 7.5.2010).
Diätplan (Beispiel) von 1994 aus der Praxis Hajeck-Lang, Aachen.
Max-Planck-Gesellschaft (2001). „Diät-Plan vom Max-Planck-Institut für Ernährung". Stellungnahme unter: http://www.mpg.de/pdf/stellungnahmen/diaetplan.pdf (aufgerufen 7.5.2010).
Verbraucherzentrale NRW (Hrsg.) (2004) ABC der Schlankmacher. Verbraucherlexikon zur aktuellen Angebotspalette.
Wirth A (Hrsg.) (2008). Adipositas, Ätiologie Folgekrankheiten Diagnostik Therapie. 3. Auflage. Heidelberg: Springer Medizin Verlag; 263–369.

2.1.17 Mayo-Diät

Die Mayo-Kur steht in keinem Bezug zu der berühmten Mayo-Klinik in den USA. Sie ist als eiweißreiche, kohlenhydrat- und fettarme Diät mit bis zu 28 Eiern pro Woche bekannt geworden.

Lebensmittelauswahl, Nährstoffverhältnis, Kalorienzufuhr

Hauptlebensmittel sind Eier, von denen je nach Legende zwischen drei und sechs am Tag gegessen werden sollen, bevorzugt hart gekocht. Daneben stehen mageres Fleisch, magerer Fisch, Gemüse, Obst und Nüsse, Milchprodukte und Vollkornerzeugnisse im Vordergrund. Sichtbare Fette wie Koch- und Streichfette werden abgelehnt. Um eine Nährstoffanalyse zu erstellen (➤ Abb. 2.11), wurden neben Eiern folgende Lebensmittelmengen, angelehnt an die DGE-Empfehlungen, für den täglichen Verzehr angesetzt:

4 Eier
100 g mageres Fleisch/Fisch
300 g Gemüse/Rohkost
300 g Obst
250 g Milchprodukte (Milch, Käse, Joghurt)
100 g Vollkornbrot (zwei Scheiben)
50 g Nüsse

Bei etwa 1 700 kcal verteilen sich die Hauptnährstoffe gemäß es obigen Beispiels wie folgt: reichlich Fett (40 Prozent), gut 30 Prozent Kohlenhydrate und 26 Prozent Eiweiß. Letzteres bedeutet etwa 100 g Eiweiß am Tag. Die Vitamin, Mineralstoff- und Ballaststoffversorgung sind bestens, die Zuckerzufuhr gering. Die Zufuhr an gesättigten Fetten und Cholesterin ist erwartungsgemäß stark erhöht, das Fettsäureprofil allerdings positiv. Man findet keine Hinweise zur Getränkeauswahl, gelegentlich wird von allen Getränken bis auf Kaffee und schwarzem Tee abgeraten.

Postuliertes Wirkprinzip

Übergewichtige und Adipöse haben einen Eiweißmangel (der allerdings nirgendwo erklärt wird).

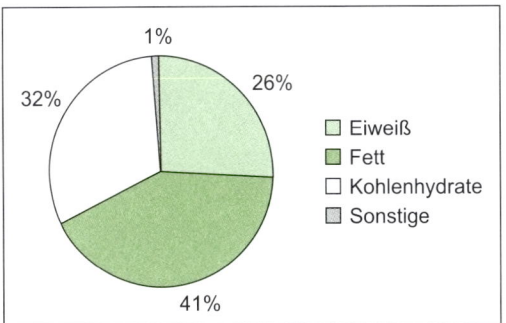

Abb. 2.11 Anteil der Nährstoffe an der Energiezufuhr von 1 700 kcal am Tag bei der Mayo-Kur. [L143]

Zum Ausgleich sollen sie viel Eiweiß zu sich nehmen und an Kohlenhydraten sparen, wodurch die Glykogendepots geleert, Wasser ausgeschieden und Fett verbrannt werden sollen.

Begründer/Historisches

Angeblich handelt es sich bei dieser Diät um ein von Ärzten der berühmten Mayo-Klinik (USA) entwickeltes (pseudowissenschaftliches) Konzept zur Gewichtsreduktion von Übergewichtigen und Adipösen. Von der Mayo-Klinik wird vehement jegliche Urheberschaft dieser weltbekannt gewordenen Diät geleugnet. Ein Begründer ist nie identifiziert bzw. genannt worden.

Varianten

Übersicht zu bekannten Reduktionsdiäten (➤ Tab. 2.1). Außerdem ist die Monodiät mit Eiern eine Variante der Mayo-Diät (➤ Kap. 2.1.17).

Durchführung im Einzelnen

Es gibt keine einheitlichen Angaben zur genauen Durchführung dieser Diät. Man findet zwar Empfehlungen zur Lebensmittelauswahl, jedoch nichts zu ihren Mengen und ihrer Verteilung über den Tag. Ausnahme bilden Eier, zu deren Empfehlungen Zahlen zwischen 3 und 6 am Tag zu finden sind.

Zeit- und Kostenaufwand

Es handelt sich durchweg um Grundnahrungsmittel, für deren Zubereitung keine speziellen Kochkünste vorausgesetzt werden.

Physiologische Vorgänge und gesundheitliche Aspekte

Diese „als extrem eiweißreich" bezeichnete Diät liefert keineswegs außergewöhnliche Eiweißmengen, zumindest nicht für Adipöse. Bei Patienten mit Cholesterinstoffwechselstörungen kann sie zu pathologisch hohen Blutwerten führen, andererseits sind mehr Omega-3- als Omega-6-Fettsäuren bei einer moderaten Gesamtfettmenge enthalten. Obwohl die Kohlenhydratzufuhr gering ist, können der Ballaststoffgehalt und die Vitamin- und Mineralstoffversorgung ausreichen. Die Kost kann relativ ausgewogen sein, aber das Ca:P-Verhältnis ist sehr ungünstig.

Eignung zur Gewichtsreduktion und langfristigen Verhaltensänderung

Diese Diät ist besonders angesichts ihrer extremen Bevorzugung von Eiern und der dadurch außergewöhnlich hohen Cholesterinzufuhr nicht als langfristige Reduktionsdiät zu verantworten. Von einer Durchführung über mehr als zwei Wochen ist dringend abzuraten.

LITERATUR

Mayo-Diät im Internet im Diäten-Portal unter: http://www.diaet.com/wbb2/sponsorportal.php?id=120&;sid= (aufgerufen 7.5.2010).

„Die Mayo-Kur" im Internet im Aiqum-Portal unter: http://www.aiqum.de/index.php?board=;action=CMS_INFODETAIL;wohin=815#825 (aufgerufen 7.5.2010).

„Mayo-Diät" im Internet unter: http://www.novafeel.de/diaet/mayo-diaet.htm (aufgerufen 7.5.2010.)

„50 Diäten im Test-Mayo-Diät" von Focus im Internet unter: http://www.focus.de/gesundheit/ernaehrung/abnehmen/diaetencheck/abnehmen-mit-eiern_aid_7281.html (aufgerufen 7.5.2010).

2.1.18 Metabolic balance

Metabolic balance ist nach Angaben der metabolic balance GmbH ein ganzheitliches Stoffwechselprogramm unter Berücksichtigung der glykämischen Last mit dem Ziel der Stoffwechselregulierung und -optimierung und, falls gewünscht, zur Gewichtsreduktion.

Lebensmittelauswahl, Nährstoffverhältnis, Kalorienzufuhr

Ein individueller Ernährungsplan wird durch ein Computerprogramm anhand einer Blutanalyse und unter Berücksichtigung von zahlreichen persönlichen Angaben des Patienten erstellt. Auf dem Speiseplan stehen verschiedene Gemüsesorten und als Eiweißquelle hauptsächlich magere Fleischsorten, Fisch, Hülsenfrüchte, Sojaprodukte und fettarme Milchprodukte. Täglich soll ein Apfel gegessen werden,

zusätzlich sind ein bis zwei weitere Obstportionen und eine bestimmte Menge an Roggenknäcke- oder Roggenvollkornbrot erlaubt. Sämtliche Nahrung darf in den ersten zwei Wochen nur ohne Fett zubereitet werden, danach kommen Öle zum Speiseplan hinzu.

Nach Angaben der Anbieter orientiert sich das Nährstoffverhältnis mit 30–35 Prozent Fett, 20–30 Prozent Eiweiß und 40–45 Prozent Kohlenhydraten an den Regeln der DGE erweitert durch Ergebnisse der Professoren Willett und Ludwig von der Harvard-Universitätsklinik in Boston, USA. Die Nährstoffverhältnisse für eine normalgewichtige Frau zur Stoffwechseloptimierung (➤ Abb. 2.12) bzw. für eine Adipöse zur Gewichtsreduktion (➤ Abb. 2.13) sehen aus wie folgt:

Beide Frauen nehmen in der strengen Umstellungsphase knapp die Menge an Kalorien zu sich, die sie zur Erhaltung ihres Grundumsatzes benöti-

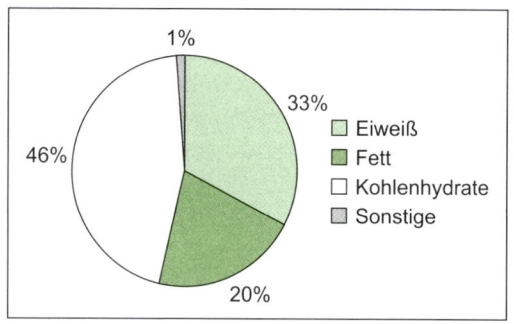

Abb. 2.12 Anteil der Nährstoffe an der Gesamtenergiezufuhr von etwa 1 100 kcal am Tag in der strengen Umstellungsphase von Metabolic balance (Plan zur Stoffwechseloptimierung) (Frau, 168 cm, 62 kg). [L143]

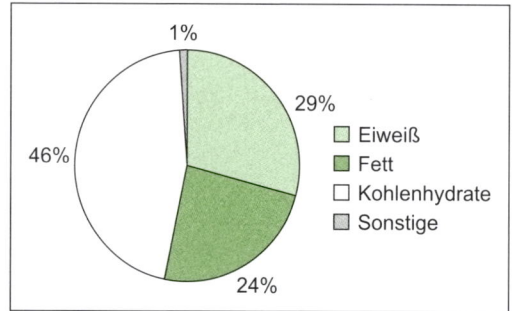

Abb. 2.13 Anteil der Nährstoffe an der Gesamtenergiezufuhr von etwa 1 350 kcal am Tag in der strengen Umstellungsphase von Metabolic balance (Plan zur Stoffwechseloptimierung mit Gewichtsreduktion) (Frau, 156 cm, 87 kg). [L143]

gen. Die Eiweißzufuhr beträgt etwa 1,1 g pro kg Körpergewicht.

Postuliertes Wirkprinzip

Mithilfe des individuellen Ernährungsplans sollen dem Körper nur die Stoffe zugeführt werden, die er wirklich benötigt. Damit sollen eine Stoffwechsel- und eine Gewichtsregulierung erreicht werden. Sind zum Beispiel die Werte für Eisen oder Calcium zu niedrig, sucht das Computerprogramm Nahrungsmittel mit einem hohen Gehalt dieser Stoffe aus, bei zu hoher Harnsäure werden Nahrungsmittel mit hohem Puringehalt gemieden. Die Auswahl der Lebensmittel erfolgt unter anderem nach dem Kriterium einer niedrigen glykämischen Last. Jede Mahlzeit soll mit einem Bissen von dem eiweißreichen Lebensmittel begonnen werden, um den Blutzuckerspiegel und damit den Insulinspiegel niedrig zu halten. Dies und die fünfstündige Pause zwischen den Mahlzeiten verhindere eine ständige Hyperinsulinämie, die den Fettabbau hemmt. Die Anbieter versprechen darüber hinaus Energiezuwachs, höhere Leistungs- und Konzentrationsfähigkeit und tieferen Schlaf. Es soll lediglich Körperfett abgebaut werden, während Muskel- und Bindegewebe geschont werden, so dass die Haut straff und glatt bleibt.

Begründer/Historisches

Das Ernährungsprogramm wurde von dem Internisten und Ernährungsmediziner Dr. med. Wolf Funfack und der Ernährungsexpertin Dipl.-Ing. Silvia Bürkle für Deutschland im Jahre 2001 entwickelt. Die Empfehlungen basieren zum Teil auf einem Ernährungskonzept mit niedriger Blutzuckerwirkung, welches Prof. David Ludwig von der Harvard-Universitätsklinik in Boston, USA, entwickelte.

Varianten

Übersicht zu bekannten Reduktionsdiäten (➤ Tab. 2.1).

Durchführung im Einzelnen

Das Ernährungsprogramm gliedert sich in vier Phasen:

- **Phase 1** ist eine 2-tägige Vorbereitungsphase für die Nahrungsumstellung. Es werden beispielsweise Obst-, Gemüse-, Reis- oder Kartoffeltage eingelegt. Zur Darmreinigung werden unter anderem Magnesiumsulfat, eine Colon-Hydro-Therapie oder Einläufe empfohlen.
- In der **2. Phase**, der strengen Umstellungsphase, gibt es drei Mahlzeiten im Abstand von (mindestens) fünf Stunden am Tag. Die im Ernährungsplan angegebenen Mengenangaben sollen genau eingehalten werden. Zusätzlich darf aus einer Zusatzliste ausgewählt werden. Diese Phase soll bis zum Erreichen des Wunschgewichts, mindestens aber zwei Wochen dauern.
- **Phase 3** nennt sich gelockerte Umstellungsphase: Es dürfen Nahrungsmittel aus einer Ergänzungsliste (z. B. mehr Sorten Obst und Käse bis 45 Prozent Fett in Trockenmasse) ausgewählt werden. Pro Woche ist eine Ausnahmemahlzeit möglich, wenn zu den anderen Mahlzeiten des betreffenden Tages kein Obst oder zusätzliche Stärkeprodukte verzehrt werden. Der Kohlenhydratanteil und die Eiweißportionen werden langsam gesteigert.
- **Phase 4,** die Erhaltungsphase, soll der lebenslangen Ernährung dienen. Es werden weiterhin die Ratschläge befolgt, wie das Einhalten von nur 3 Mahlzeiten in Abständen von mindestens 5 Stunden, Bevorzugung der individuell ausgewählten Lebensmittel, Berücksichtigung von Nahrungsmitteln mit niedriger glykämischer Last, nur eine Eiweißsorte pro Mahlzeit sowie jede Eiweißsorte nur einmal am Tag zu sich zu nehmen.

Zeit- und Kostenaufwand

Der Zeitaufwand ist während der zweiten Phase als hoch zu bewerten, da das Einhalten des strengen Speiseplans regelmäßiges Einkaufen und genaues Abwiegen notwendig macht. Die zeitliche Abstimmung der Mahlzeiten mit der Familie kann schwierig sein. Kosten für besondere Lebensmittel fallen nicht an. Der Preis für die Erstellung des Ernährungsplans, die Blutanalyse und begleitende Beratungen beträgt etwa 300 Euro, kann aber je nach Betreuer auch um ein Vielfaches höher sein.

Physiologische Vorgänge und gesundheitliche Aspekte

Es ist fraglich, ob Ernährungspläne auf Basis einer Blutanalyse erstellt werden können, da diese Analysen oft nur Momentaufnahmen sind. Es gibt zurzeit keine wissenschaftlichen Belege, dass die Berücksichtigung von Lebensmitteln mit niedrigem glykämischem Index einen Einfluss auf die Gewichtsreduktion hat. Einige Thesen sind nur schwer nachzuvollziehen wie zum Beispiel, dass die Kombination verschiedener Eiweiße die biologische Wertigkeit verringert. Eine gezielte Kombination verschiedener Eiweißträger kann die biologische Wertigkeit sogar erhöhen. Auch die Empfehlung, jede Eiweißart nur einmal täglich zu verzehren, entbehrt einer wissenschaftlichen Begründung (> Tab. 2.2). Die Kalziumzufuhr ist mit 600 mg statt 1 g am Tag nicht gewährleistet, kann aber mit kalziumreichen Mineralwasser erhöht werden.

Studienlage/Evaluationen

Es liegen keine wissenschaftlichen Studien speziell zu Metabolic balance vor. Es existieren aber Studien, welche zeigen, dass ein Gewichtsverlust grundsätzlich mit dem Ausmaß der Kalorienreduktion und der Diätdauer korreliert und nicht mit dem reduzierten Anteil an Kohlenhydraten (Bratava et al. 2003). Studien zu ernährungsbedingten Erkrankungen und Übergewicht liefern keine ausreichende Evidenz, dass eine Kost mit niedrigem glykämischen Index vor diesen Erkrankungen schützt (DGE 2004). Im August 2007 startete laut Auskunft der Gesellschaft eine Studie in Zusammenarbeit mit dem Universitätsklinikum Freiburg mit knapp 1 000 Teilnehmern, die im Januar 2009 beendet wurde. Die Ergebnisse sollen veröffentlicht werden.

Eignung zur Gewichtsreduktion und langfristiger Verhaltensänderung

Bei einer Energiezufuhr von 1 200 kcal ist eine Gewichtsabnahme unabhängig von der Zusammensetzung der Nahrung (glykämischer Index, niedrige Kohlenhydratzufuhr) zu erwarten. Jo-Jo-Effekte sind aufgrund des Erhalts der Muskelmasse nicht zu erwarten. Nachteil sind die strengen Vorschriften in der

2. Phase bis zum Erreichen des Wunschgewichtes. Rigide Verhaltensstrategien und Verbote führen besonders schnell zu Misserfolgserleben und lösen dadurch oft eine Gegenregulation aus (Pudel 2003 und 2006). Andererseits gibt es zunehmend Menschen, die Hilfe bei der Speiseplanung benötigen und solche Pläne begrüßen. Begrüßenswert ist die Einbindung des Plans in ein Beratungsprogramm, das je nach Umfang sowie Erfahrung und Kompetenz der Berater eine wertvolle Unterstützung des Patienten während der (meist) mehrmonatigen Abnehmphase sein kann.

LITERATUR

Bravata DM, Sanders L, Huang J, Krumholz HM, Olkin I, Gardner CD (2003). Efficacy and Safety of Low-Carbohydrate Diets – A Systematic Review. The Journal of the American Medical Association; 289: 1.837–1.850.

Deutsche Gesellschaft für Ernährung (2004). Glykämischer Index und glykämische Last – ein für die Ernährungspraxis des Gesunden relevantes Konzept? Teil 1 und 2. Ernährungsumschau; 51: 84–91, 128–132.

Eisenlohr H (2005). „Metabolisches Syndrom, Diagnose und Ernährungstherapie". Der Internist; Volume 46, 01/05: 57 ff., Berlin: Springer.

Metabolic balance GmbH. http://www.metabolic balance. de/desktopdefault.aspx/tabid-1/8_read-478/ (aufgerufen 7.5.2010).

Pudel V (2003). Adipositas. Göttingen, Bern, Toronto, Seattle: Hogrefe.

Pudel V (2006) Ernährungspsychologie. In: Schauder P, Ollenschläger G (Hrsg.) (2006) Ernährungsmedizin; Prävention und Therapie. 3. Auflage. München: Elsevier GmbH, Urban & Fischer; 535–543.

Stern L (2004). „Effects of Low-Carbohydrate versus Conventional Weight Loss Diets". Annals of Internal Medicine 05/04; 140 (10):778–85.

Weiss R. et al. (2006). "Obesity and the Metabolic Syndrome in Children and Adolescents". The New England Journal of Medicine; 350 (23):2.362–74.

2.1.19 Montignac-Methode

Die Montignac-Methode ist eine eiweißbetonte Anti-Diät unter Berücksichtigung des glykämischen Index (GI).

Lebensmittelauswahl, Nährstoffverhältnis, Kalorienzufuhr

Bevorzugt werden „gute", „langsame" Kohlenhydrate (Vollkornprodukte, Obst und Gemüse). Des Weiteren ist diese Kostform eiweißbetont: Als eiweißreiche Lebensmittel gelten fettarmes Fleisch und magere Milchprodukte. Gemieden werden „schnelle" Kohlenhydrate: Zucker, Honig, Süßigkeiten und mit Zucker gesüßte Getränke, Bier, Weißbrot und andere Weißmehlprodukte, Kartoffeln in allen Zubereitungsformen, Cornflakes, Popcorn, weißer Reis, Mais, gekochte Karotten, Rosinen, Bananen und Saubohnen (Dicke Bohnen).

Laut Analyse beträgt die tägliche Kalorienzufuhr in Phase 1 (Phase der Gewichtsabnahme) nur knapp 900 kcal, davon 36 Prozent durch (gutes) Fett, 25 Prozent durch Kohlenhydrate und etwa 20 Prozent Eiweiß. Die Zufuhr an den Vitaminen E, B$_1$ und Folsäure, Eisen und Jod ist gering (➤ Abb. 2.14).

Postuliertes Wirkprinzip

Die Montignac-Methode sei eine Ernährungsumstellung auf gesunde Weise unter Berücksichtigung des glykämischen Index (GI). Es soll zu folgenden Wirkungen kommen:

- Einer verringerten Kalorienzufuhr
- Einem besseren Sättigungsgefühl
- Einer Gewichts- und Taillenumfangsreduzierung
- Einer Senkung des Insulinspiegels in nüchternem Zustand und bei provozierter Hyperglykämie
- Einer Senkung des Gesamtcholesterinspiegels
- Einer Verbesserung des Verhältnisses Gesamtcholesterin/HDL-Cholesterin
- Einer Triglyzeridsenkung um 35 Prozent.

Dabei würden der Organismus entgiftet und bestimmte Stoffwechselfunktionen positiv beeinflusst.

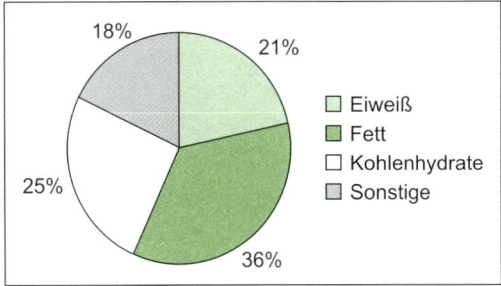

Abb. 2.14 Anteil der Nährstoffe an der Energiezufuhr von knapp 900 kcal am Tag bei der Montignac-Methode (incl. Alkohol unter „Sonstige"). [L143]

Begründer/Historisches

Ende der 1970er Jahre beschloss Michel Montignac, studierter Politikwissenschaftler, Ernährungsforschung zu betreiben, um sein eigenes Gewichtsproblem zu lösen. Dabei richtete er sein Augenmerk besonders auf einzelne Lebensmittel und die biochemischen Reaktionen, die diese im menschlichen Körper hervorrufen. Er verwendete als Erster das Konzept des glykämischen Index, das damals noch nicht im Zusammenhang mit Gewichtsreduktion verwendet wurde. Er probierte zunächst seine neuen Prinzipien an sich selbst aus und verlor in nur drei Monaten dauerhaft gut 15 kg Gewicht.

Varianten

Übersicht zu bekannten Reduktionsdiäten (➤ Tab. 2.1).

Durchführung im Einzelnen

Es gibt ausschließlich 3 Mahlzeiten am Tag. Montignac formuliert drei Kohlenhydratgruppen, die in verschiedenster Weise kombiniert werden dürfen: Als „schlechte" Kohlenhydrate gelten solche mit einem GI von über 50 wie z. B. Cornflakes, Ananas und Kartoffelbrei. „Gute" Kohlenhydrate mit einem GI von 35 bis 50 wie beispielsweise Spaghetti oder Äpfel sollen in **Phase 1** (der Abnehmphase) nicht mit Fetten kombiniert werden und in **Phase 2** nur mit wenigen „guten" Fetten. „Sehr gute" Kohlenhydrate wie grüne Linsen und Milch mit einem GI unter 35 können beliebig mit Eiweißen und Fetten kombiniert werden. Die Kost besteht aus **2 Phasen:**

- In **Phase I**, der Phase der Gewichtsabnahme, sollen die alten „schlechten" Ernährungsgewohnheiten aufgegeben und die „guten" angenommen werden. In der Regel nimmt man täglich eine Eiweiß-Fett-Mahlzeit zu sich oder zwei- bis dreimal eine Kohlenhydrat-Mahlzeit. Es soll vermieden werden, die „guten" Kohlenhydrate (GI 35–50) mit Fett zu kombinieren. Eine Kombination der „sehr guten" Kohlenhydrate (GI < 35) mit „guten" Fetten ist jedoch erlaubt. In Phase l ist nur Käse als Dessert zugelassen. Erst am Ende der ersten Phase darf man im äußersten Ausnahmefall eine kleine Portion Quark oder Joghurt mit roten Beeren oder eine kleine Portion Schokoladen-Mousse zu sich nehmen. Die Dauer dieser Phase ist individuell verschieden. Sie beträgt durchschnittlich 2 Monate.

- **Phase II** ist die Phase der endgültigen Gewichtsstabilisierung. Die in der Phase I vorgenommene Aufteilung ist gelockert. Die „guten" Kohlenhydrate dürfen nun auch mit „guten" Fetten kombiniert werden. Zudem sind Desserts in Form von fettarmen Milchprodukten und roten Beeren erlaubt. Trotzdem bleibt die Regel der 3 Mahlzeiten am Tag weiter bestehen. Phase II soll solange wie möglich beibehalten werden. Frühstück und Mittagessen/Lunch sind wählbar nach Kohlenhydrat- oder Eiweiß-Fett-Mahlzeiten und sind in beiden Phasen gleich bleibend.

Wein ist bei dieser Diät erlaubt. In **Phase l** ist dieser auf ein Glas pro Tag beschränkt. In **Phase ll** dürfen es zwei bis drei Gläser (à 100 ml) sein. Diese sollen sich sogar positiv auf die Gesundheit auswirken. Von anderen Alkoholsorten wie Sherry, Portwein und Schnäpsen wird wegen des hohen Zuckergehalts, von Bier aufgrund des hohen GI von Maltose abgeraten. Montignac empfiehlt Süßstoffe als Süßigkeiten-Ersatz. Nach ca. 6 Monaten soll so der Heißhunger auf Süßes nachlassen. Ebenso empfiehlt er auf Light-Produkte (➤ Kap. 4.3.8) zurückzugreifen, sofern kein Zucker enthalten ist. Entsprechendes gilt für fettreduzierte Produkte. Diese sind nicht immer wirklich „fettarm". Das ist aber wiederum nur von Bedeutung, wenn man eine Kombination mit Kohlenhydraten meiden möchte.

Zeit- und Kostenaufwand

Der Zeitaufwand ist unauffällig. Die Kosten können aufgrund einiger exquisiter Lebensmittel erhöht sein.

Physiologische Vorgänge und gesundheitliche Aspekte

Aus ernährungsphysiologischer Sicht machen einzelne Aspekte dieser Kur Sinn: Drei Mahlzeiten am Tag und die bewusste Auswahl der Lebensmittel (Vollkornprodukte, fettarme Milchprodukte sowie fettarme Zubereitung von fettarmem Fleisch und Fisch, Verzicht auf Zucker und zuckerhaltige Getränke und Lebensmittel etc.), beeinflussen die Insulinkurve und den Blutzuckerspiegel positiv: Er steigt langsam an, bleibt länger konstant, ein rascher Abfall wird vermieden.

Dies ermöglicht konstantere Leistungen und beugt Hungerlöchern bzw. Heißhunger vor. Die Nährstoffzufuhr in Phase I, der eigentlichen Reduktionsphase, ist unzureichend: Alle drei Hauptnährstoffe sind angesichts einer auf durchschnittlich zwei Monate (oder oft auch mehr) ausgerichteten Dauer mangelhaft vertreten – auch die angeblich hohe Eiweißzufuhr ist für Übergewichtige und Adipöse absolut unzureichend. Bei unter 1 000 kcal am Tag sind vor allem zahlreiche Vitamine, Ballaststoffe und einige Mineralstoffe zu wenig vertreten. Ernährungsphysiologisch bedenklich ist die Empfehlung eines regelmäßigen Alkoholkonsums (ca. 20 g pro Tag), insbesondere Wein, auch wenn seine positive Wirkung auf den menschlichen Organismus wissenschaftlich hinsichtlich einiger Aspekte nachgewiesen ist.

Die Empfehlung von Süßstoffen als Ersatz für Süßigkeiten kann nicht gebilligt werden: Die Süßkraft von Saccharin und Cyclamat ist 300- bis 500-fach höher als von Saccharose. Warum der Heißhunger auf Süßes nach etwa sechs Monaten nachlassen soll, ist weder plausibel noch von Montignac belegt – das Gegenteil ist in der Praxis der Fall (➤ Kap. 6.3.1). Auch zuckerfreie und fettreduzierte Light-Produkte werden bei dieser „Anti-Diät" empfohlen. Dies ist widersinnig und ernährungswissenschaftlich abzulehnen. Alle Zahlen sprechen für die Kontraproduktivität derartiger Produkte.

Studienlage/Evaluationen

Es wurde eine Studie durchgeführt, deren Ergebnisse in einem von Montignacs Büchern veröffentlich wurden. Diese Studie ist allerdings nicht repräsentativ aufgrund der zu geringen Teilnehmerzahl von 12 Personen, was in dem Buch nicht erwähnt wird. Studien zu ernährungsbedingten Erkrankungen und Übergewicht liefern keine ausreichende Evidenz dafür, dass eine Kost mit niedrigem glykämischen Index vor diesen Erkrankungen schützt bzw. zu schnellen Gewichtsverlusten führt (DGE 2004, Sloth 2004).

Eignung zur Gewichtsreduktion und langfristigen Verhaltensänderung

Trotz einiger sinnvoller Aspekte kann diese Anti-Diät nicht zur längerfristigen Gewichtsreduktion, geschweige denn als gesunde Ernährungsumstellung, empfohlen werden. Zwar wird ein gewisses Bewusstsein bei der Lebensmittelauswahl geschaffen. Auch wird Phase 1 zu einer deutlichen Gewichtsreduktion führen, doch dürfte das auf Kosten eines deutlichen Muskelabbaus und bei einer kritischen Nährstoffversorgung geschehen.

LITERATUR

Deutsche Gesellschaft für Ernährung (2004). Glykämischer Index und glykämische Last – ein für die Ernährungspraxis des Gesunden relevantes Konzept? Teil 1 und 2. Ernährungsumschau; 51: 84–91, 128–132.

Lehner G (2002). Satt & Schlank – Die deutsche Küche nach der Montignac-Methode. Offenburg: Artulen-Verlag.

Montignac M (2002). Die Montignac-Methode. Offenburg: Artulen-Verlag.

Montignac M (2004). Die neue Trendkost. Offenburg: Artulen-Verlag.

Montignac-Methode unter: www.montignac.de (aufgerufen 7.5.2010).

Sloth B et al (2004). „No difference in body weight decrease between a low-glycemic-index and a high-gylcemic-index diet but reduced LDL cholesterol after 10-wk ad libitum intake of the low-glycemic-index diet." American Journal of Clinical Nutrition; 80: 337–347.

2.1.20 Pritkin-Diät

Bei der Pritkin-Methode handelt es sich um eine extrem kohlenhydratreiche Diät mit niedrigen Anteilen an Eiweiß und Fett bei der Energieversorgung und Empfehlungen zu Bewegung.

Lebensmittelauswahl, Nährstoffverhältnis, Kalorienzufuhr

Hauptbestandteile des Speiseplans sind Vollkornbrot, Kartoffeln, Reis und Nudeln. Ferner gibt es Gemüse, Obst, Salat und fettarme Milchprodukte. Stark eingeschränkt ist der Verzehr von Fleisch, Fisch und Käse: Fetthaltige Lebensmittel sollen möglichst gemieden werden. Der Kohlenhydratanteil kann bis zu 80 Prozent der Energieversorgung betragen. Auch Salz und Zucker werden verboten.

Postuliertes Wirkprinzip

Fette seien gefährlich, nur kohlenhydratreiche Lebensmittel seien wertvoll. Es wird eine wöchentliche Gewichtsreduktion von 6 kg versprochen. Sie sei als Blitzdiät für Leute, die schnell viel abnehmen wollen, geeignet.

Begründer/Historisches

Die Pritkin-Methode wurde in den 1950er Jahren von Nathan Pritkin entwickelt. Ursprünglich war das Programm nicht zur Gewichtsreduktion vorgesehen, sondern zur Prävention und Behandlung von Herz-Kreislauf-Erkrankungen. Später wurde das Programm von seinem Sohn Robert Pritkin weiterentwickelt.

Varianten

Es gibt keine ähnlichen Diäten oder Kostformen, die eine derartige Bevorzugung von Kohlenhydraten empfehlen.

Durchführung im Einzelnen

Es gibt drei Rezeptkategorien, die für Feinschmecker, Singles bzw. Familien vorgeschlagen werden. Sie bieten entsprechende (relativ einseitige) Mahlzeiten bei insgesamt ca. 650 kcal am Tag an. Neben den Ernährungsempfehlungen gibt es ein moderates Bewegungsprogramm.

Zeit- und Kostenaufwand

Bei den empfohlenen Lebensmitteln handelt es sich durchweg um Grundnahrungsmittel, deren Zubereitung unkompliziert sein dürfte. Aufgrund des weitgehenden Wegfalls von Fleisch, Fisch und Käse ist diese Kostform extrem kostengünstig.

Physiologische Vorgänge und gesundheitliche Aspekte

Bei einer ungenügenden Eiweißzufuhr besteht die Gefahr, dass Muskeleiweiß abgebaut wird. Es liegt insgesamt eine absolut ungenügende Versorgung mit Vitaminen und Mineralstoffen vor. Zum Beispiel führt eine ungünstige Auswahl der wenigen Nahrungsfette zu einer unzureichenden Zufuhr von essentiellen Fettsäuren und fettlöslichen Vitaminen.

Eignung zur Gewichtsreduktion und langfristigen Verhaltensänderung

Angesichts der extremen Nährstoffversorgung kann diese Methode nicht empfohlen werden.

LITERATUR
Erbersdobler H, Wolfram G (1993). Echte und vermeintliche Risiken der Ernährung. Stuttgart: Wissenschaftliche Verlagsgesellschaft mbH.
Klör HU (Hrsg) (2001). Lexikon Adipositas. Stuttgart: Aesopus-Verlag.
Wirth A (2008). Therapie. In: Wirth A (Hrsg.) (2008) Adipositas, Ätiologie, Folgekrankheiten, Diagnostik, Therapie. 3. Auflage. Heidelberg: Springer Medizin Verlag; 263–372.
„Pritkin-Diät" im Internet im Diät-Lexikon unter: http://www.das-diaet-lexikon.de/Pritkin.html (aufgerufen 7.5.2010).
Zunft HJ (2006). Außenseiterdiäten. In: Schauder P, Ollenschläger G (Hrsg.) Ernährungsmedizin, Prävention und Therapie. 3. Auflage. München: Elsevier GmbH, Urban & Fischer Verlag; 231–245.

2.1.21 Scarsdale-Diät

Bei der Scarsdale-Diät handelt es sich um eine eiweißreiche, sehr fettarme und kohlenhydratreduzierte Diät.

Lebensmittelauswahl, Nährstoffverhältnis, Kalorienzufuhr

Fisch, Fleisch, Shrimps, Käse, Nüsse, Sojaprodukte, Obst und Gemüse und in kleinen Mengen auch Vollkornprodukte dienen als Nahrungsmittel. Die Verwendung eines proteinreichen Brotes, zum Beispiel Sojaschrotbrot, wird empfohlen. Stärkehaltige Lebensmittel wie Spaghetti, Kartoffeln oder Ähnliches sind nicht erlaubt, ebenso keine Desserts und Süßigkeiten mit Ausnahme von frischem Obst. Als Getränke werden schwarzer Kaffee, Tee, Mineralwasser und Diätlimonade empfohlen. Die Kalorienzufuhr beträgt etwa 1 000 kcal pro Tag und stammt zu mehr als 40 Prozent aus Eiweiß, zu 20 bis 25 Prozent aus Fett und zu 35 Prozent aus Kohlenhydraten (Tarnover 1993).

Postuliertes Wirkprinzip

Bei genauer Befolgung des Speiseplans wird ein Gewichtsverlust von ½ kg pro Tag und sogar 10 kg in zwei Wochen angekündigt. Die bei der Diät auftretende Ketonkörperbildung ist von dem Begründer zur Dämpfung des Hungergefühls erwünscht.

Begründer/Historisches

Begründer der Scarsdale-Diät ist Dr. Hermann Tarnower, ein amerikanischer Arzt. 1979 veröffentlichte er das Buch zu seiner Diät, deren Prinzipien er schon zuvor seinen Patienten zur Gewichtsreduktion empfahl.

Varianten

Übersicht zu bekannten Reduktionsdiäten (> Tab. 2.1).

Durchführung im Einzelnen

Es gibt einen 14-tägigen Diätplan ohne exakte Mengenangaben, an den man sich halten soll. Nichts darf ersetzt, aber es darf etwas ausgelassen werden. Der Magen soll nicht überfüllt werden. Zwischen den Mahlzeiten sind rohe Möhren und Sellerie in unbegrenzter Menge erlaubt. Alle Gerichte wie Salate, Gemüsegerichte und belegte Brote werden ohne Fettzusatz bereitet. Sichtbares Fett und Haut wird von den Fleischprodukten entfernt. Die Diät ist nur für zwei Wochen vorgesehen. Nach zwei Wochen wird zur Trimm-Dich-Diät (Diät mit Fitnessprogramm) gewechselt, die mehr Nahrungsmittel zulässt, dabei ebenfalls sehr proteinreich ist.

Zeit- und Kostenaufwand

Höhere Kosten oder ein höherer Zeitaufwand als bei der in Deutschland üblichen Ernährung sind nicht zu erwarten. Es gibt die Scarsdale-Diät auch als Sparversion.

Physiologische Vorgänge und gesundheitliche Aspekte

Die versprochene Gewichtsabnahme von 10 Kilo in zwei Wochen kann mit keiner Diät erreicht werden und ist unseriös. Die Ketonämie hat einen Einfluss auf das Hungergefühl, führt aber zu einer Belastung des Säure-Basen-Haushalts. Bei der geringen Kohlenhydratzufuhr ist von einer Unterversorgung mit zahlreichen Nährstoffen und Ballaststoffen auszugehen. Eine Bedarfsdeckung mit essentiellen Fettsäuren und fettlöslichen Vitaminen ist bei einem Fettanteil von maximal 25 Prozent am Tag (weniger als 30 g pro Tag) an der Energiemenge von ca. 1 000 kcal nicht zu erreichen.

Der Empfehlung zu unbegrenzten Mengen an Diätlimonaden und Zuckeraustauschstoffen muss widersprochen werden. Erstere verhindern eine Sensibilisierung für Zucker, welcher außer in Obst verboten ist. Derartige Verbote halten nicht langfristig und werden „Rückfälle" provozieren. Zuckeraustauschstoffe werden seit langem, auch Diabetikern, nicht mehr empfohlen: Sie haben eine geringere Süßkraft als Zucker, enthalten Kalorien und bringen keinerlei Vorteile für die Gewichtsreduktion.

Eignung zur Gewichtsreduktion und langfristigen Verhaltensänderung

Die Diät ist nach derzeitigem Kenntnisstand zur langfristigen Gewichtsreduktion nicht geeignet, ein Einstieg in eine gesunde Ernährung sowie eine günstige Veränderung des Essverhaltens sind nicht gegeben.

LITERATUR
Tarnover H, Baker SS (1993). Die Scarsdale Diät. Die klinisch erprobte Schlankheitskur, mit der man in 14 Tagen 20 Pfund abnimmt. Heyne Verlag: München.
Verein für Konsumenteninformation-VKI, Stiftung Warentest (Hrsg.) (2005). 90 Diäten im Test für Sie bewertet. Test spezial.
Wirth A (2008). Therapie. In: Wirth A (Hrsg.) (2008). Adipositas, Ätiologie, Folgekrankheiten, Diagnostik, Therapie. 3. Auflage. Heidelberg: Springer Medizin Verlag; 263–372.

2.1.22 Schlank im Schlaf

Schlank im Schlaf ist eine so genannte Insulin-Trennkost, die sowohl die Prinzipien der Trennkost als auch die des glykämischen Index vereint.

Lebensmittelauswahl, Nährstoffverhältnis, Kalorienzufuhr

Die Lebensmittelauswahl entspricht einer Mischkost mit hohem Gemüseanteil. Auf dem Speiseplan stehen Getreideprodukte wie Brot, Brötchen, Reis und Nudeln, verschiedene Fleischsorten, Milchprodukte, Obst und Gemüse. Der Kohlenhydratanteil soll je nach Geschlecht, BMI und Typ (Ackerbauer oder Nomade) zwischen 115 g und 250 g beim Frühstück und Mittagessen liegen. Dabei werden ballaststoffreiche Lebensmittel bevorzugt (➤ Abb. 2.15).

Bei der Standard-Insulin-Trennkost liegt der Kohlenhydratanteil bei etwa 50 Prozent, der Eiweißanteil beträgt 20 Prozent und der Fettanteil liegt bei knapp 30 Prozent der täglichen Energiezufuhr von ca. 2 000 kcal. Die Energiemenge entspricht den Empfehlungen der DGE für Normalgewichtige. Bei Beachtung aller Rezeptideen beträgt die Energiezufuhr zum Teil mehr als 2 000 kcal am Tag.

Postuliertes Wirkprinzip

Nach dem Verzehr von Kohlenhydraten wird Insulin ausgeschüttet, das die Fettverbrennung blockiert. Eine mindestens fünfstündige Pause zwischen den Mahlzeiten und ein Verzicht auf Kohlenhydrate am Abend solle die Fettverbrennung fördern. Die Eiweißmahlzeit mit den Aminosäuren Arginin und Lysin am Abend soll darüber hinaus die Bildung des Wachstumshormons STH fördern. Dieses könne im Schlaf die Fettverbrennung unterstützen.

Pape unterscheidet zwei Stoffwechseltypen: Den „Nomaden" und den „Ackerbauer". Der Nomade verstoffwechselt Kohlenhydrate weniger gut und re-

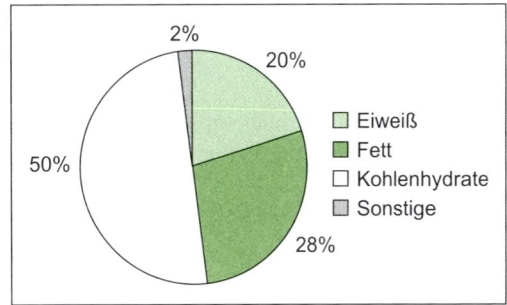

Abb. 2.15 Anteil der Nährstoffe an der Energiezufuhr von ca. 2 000 kcal am Tag bei „Schlank im Schlaf". [L143]

agiert mit überschießenden Insulin-Reaktionen, die zur Insulinresistenz führen. Der Ackerbauer kann Kohlenhydrate leichter verstoffwechseln, habe aber Probleme, wenn diese mit tierischem Eiweiß ergänzt werden und produziert deshalb hohe Insulinmengen.

Begründer/Historisches

Begründer der Insulin-Trennkost ist Dr. Detlef Pape, Facharzt für innere Medizin. Die erste Auflage seines Buches „Schlank im Schlaf: Die revolutionäre Formel: So nutzen Sie Ihre Bio-Uhr zum Abnehmen" erschien 2006.

Varianten

Übersicht zu bekannten Reduktionsdiäten (> Tab. 2.1).

Durchführung im Einzelnen

Zwischen den Mahlzeiten wird eine 5-stündige Pause eingehalten. Morgens gibt es ein kohlenhydratreiches Frühstück bestehend aus Brot, Brötchen mit Konfitüre und Honig oder ein Müsli. Eiweißreiche Lebensmittel werden nicht verzehrt. Mittags darf im Rahmen einer Mischkost neben den Kohlenhydraten auch Eiweiß gegessen werden. Abends wird fast komplett auf Kohlenhydrate (z. B. in Form von Brot oder „Beilagen") verzichtet. Neben Fleisch und Milchprodukten stehen Gemüse und Salat auf dem Speiseplan. Die genaue Menge der Kohlenhydrate, die zum Frühstück und Mittagessen verzehrt wird, muss anhand des BMIs, des Geschlechts und des Typs bestimmt werden. Nomaden erhöhen den Eiweißanteil mittags. Ackerbauern verzichten auch mittags auf tierisches Eiweiß.

Zeit- und Kostenaufwand

Der Zeitaufwand ist erhöht, da Kohlenhydrat- und Eiweißanteile der Mahlzeiten geplant und berechnet werden müssen.

Physiologische Vorgänge und gesundheitliche Aspekte

Die Aminosäuren Arginin und Lysin sind in der in Deutschland üblichen Mischkost ausreichend vorhanden, ein höheres Angebot führt nicht zu einer vermehrten Produktion des Wachstumshormons. Insulin bewirkt tatsächlich den Einbau von Fett in die Zellen, für die Gewichtsabnahme sind jedoch eher die zugeführte Gesamtenergiemenge sowie der Kohlenhydratanteil von Bedeutung. Die vorgeschlagenen Rezepte sind ausgewogen, die Fettmenge im unteren empfohlenen Bereich, die Eiweißzufuhr für stark Übergewichtige bzw. Adipöse angemessen mit knapp 100 g am Tag. Das Kalzium:Phosphat-Verhältnis ist mit weniger als 1:2 nach derzeitigen Erkenntnissen sehr ungünstig für den Knochenstoffwechsel.

Die Betonung ballaststoffreicher Lebensmittel und das Meiden kurzkettiger Kohlenhydrate sind positiv. Die Differenzierung zwischen „Ackerbauer" und „Nomade" kann nicht nachvollzogen werden. Zwar sprechen jüngere Erkenntnisse für eine zunehmende Individualisierung der Patienten bei der Ernährungstherapie, doch derartigen Typisierungen kann nicht entsprochen werden. Die fünfstündigen Pausen zwischen den Mahlzeiten sollten zu einer insgesamt eingeschränkten Kalorienzufuhr beitragen, was allerdings bei dieser Kost nicht unbedingt der Fall ist (um 2 000 kcal).

Studienlage/Evaluationen

Studien zu ernährungsbedingten Erkrankungen und Übergewicht sowie das Meiden kohlenhydrathaltiger Lebensmittel abends liefern keine ausreichende Evidenz dafür, dass eine Kost mit niedrigem glykämischem Index vor diesen Erkrankungen schützt (Brönstrup 2004 a) bzw. dass der Fettabbau dadurch beschleunigt wird (Sloth 2004).

Eignung zur Gewichtsreduktion und langfristigen Verhaltensänderung

„Schlank im Schlaf" ist als Reduktionsdiät für Personen geeignet, deren Energiezufuhr zuvor deutlich über 2 000 kcal lag. Jo-Jo-Effekte sind bei dieser relativ hohen Energiezufuhr nicht zu erwarten. Welche Bedeutung dem abendlichen Weglassen der Kohlenhydrate zukommt, ist nicht belegt. Es dürfte hauptsächlich zur Einschränkung der Kalorienzufuhr beitragen. Der Einstieg in eine gesunde Ernährung ist möglich.

LITERATUR

Deutsche Gesellschaft für Ernährung, Brönstrup A (2004 a). Glykämischer Index und glykämische Last – ein für die Ernährungspraxis des Gesunden relevantes Konzept? Teil 1 und 2 Ernährungsumschau 51; 84–91 und 128–132.

Deutsche Gesellschaft für Ernährung (2004 b). Fatburner – Essen Sie sich schlank in 14 Tagen. http://www.dge.de/modules.php?name=News&file=article&sid=410 (aufgerufen 7.5.2010).

Deutsche Gesellschaft für Ernährung (2008) Ernährungsbericht 2008. Bonn.

Pape D, Schwarz R, Trunz-Carlsi E, Gilessen H (2006). Schlank im Schlaf. München: Gräfe und Unzer Verlag.

Sloth B. et al. (2004). „No difference in body weight decrease between a low-glycemic-index and a high-gylcemic-index diet but reduced LDL cholesterol after 10-wk ad libitum intake of the low-glycemic-index diet", American Journal of Clinical Nutrition; 80: 337–347.

2.1.23 South Beach-Diät

Bei der fett- und eiweißreichen South Beach-Diät wird auch der glykämische Index der Lebensmittel berücksichtigt.

Lebensmittelauswahl, Nährstoffverhältnis, Kalorienzufuhr

Es gibt drei Phasen mit einer täglichen Energiezufuhr von durchschnittlich 1 300 kcal: In der zweiwöchigen **ersten Phase** der Diät (➤ Abb. 2.16) besteht der Speiseplan aus mageren Fleischsorten, Schinken, Meerestieren, Eiern, Käse, Nüssen, Tofu und Gemüse. Nicht erlaubt sind jegliches Obst oder -säfte, einige Gemüsesorten und alle kohlenhydratreichen Lebensmittel wie Getreideerzeugnisse und Kartoffeln. Die Zufuhr an Kohlenhydraten beträgt lediglich 14 Prozent, die Fettaufnahme und der Eiweißanteil jeweils etwa 40 bzw. 45 Prozent der täglichen Gesamtenergiezufuhr. In der **zweiten Phase** (➤ Abb. 2.17) dürfen dann auch wieder bestimmte kohlenhydratreiche Lebensmittel wie Vollkornreis, Schrotbrot, Vollkornteigwaren und Obst in den Speiseplan aufgenommen werden. Kartoffeln sollen überhaupt nicht verzehrt werden. Es werden pflanzliche Fette wie Raps- und Olivenöl bevorzugt. Die Eiweißzufuhr sinkt im Verlauf der Diät von ursprünglich 130 g auf 80 g täglich in der **dritten Phase** (➤ Abb. 2.18). Der Fettgehalt liegt zwischen 35 und 45 Energieprozent

(etwa 60 g täglich), die Kohlenhydratmenge wird von anfänglich 14 auf etwa 35 Prozent gesteigert und soll in dieser Höhe lebenslang beibehalten werden.

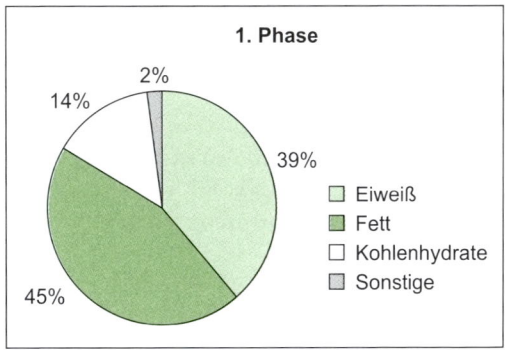

Abb. 2.16 Anteil der Nährstoffe an der Energiezufuhr von 1 300 kcal am Tag bei der **ersten Phase** der South Beach-Diät. [L143]

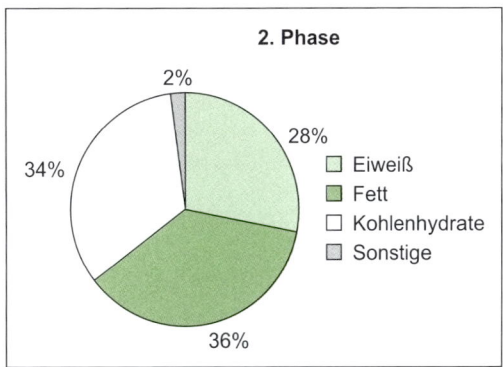

Abb. 2.17 Anteil der Nährstoffe an der Energiezufuhr von 1 200 kcal am Tag bei der **zweiten Phase** der South-Beach-Diät. [L143]

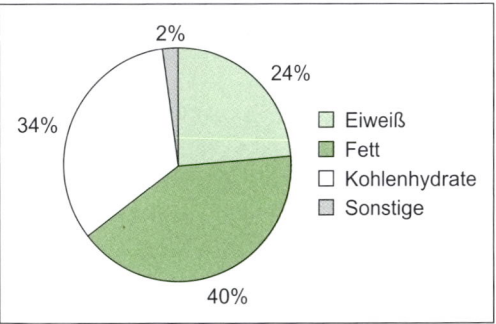

Abb. 2.18 Anteil der Nährstoffe an der Energiezufuhr von 1.420 kcal am Tag bei der **dritten Phase** der South Beach-Diät (EDV-Analyse bei einer Frau, 165 cm, 65 kg). [L143]

Postuliertes Wirkprinzip

Je nach Höhe des glykämischen Index werden die Lebensmittel in günstige und ungünstige Lebensmittel eingestuft. In der ersten Phase soll die durch viele Weißmehlprodukte zuvor entstandene Insulinresistenz gesenkt werden, indem keine Kohlenhydratträger in Form von Getreide, Kartoffel und Obst gegessen werden. Bewegung könne die Diät effektiver machen und ist Bestandteil jedes Plans zur Behandlung oder Prävention von Herzkrankheiten, aber das Funktionieren der Diät hänge nicht von der körperlichen Aktivität ab.

Begründer/Historisches

Begründer der South Beach-Diät ist der Kardiologe Arther Agatston, der 1947 in New York geboren wurde und seit 1997 in Florida arbeitet. Mit der South Beach-Diät modifizierte Agatston die Atkins-Diät (➤ Kap. 2.1.1).

Varianten

Übersicht zu bekannten Reduktionsdiäten (➤ Tab. 2.1).

Durchführung im Einzelnen

In den ersten beiden Phasen gibt es drei Hauptmahlzeiten und zwei Zwischenmahlzeiten täglich. In der dritten Phase, die lebenslang durchgeführt wird, soll auf die Zwischenmahlzeiten verzichtet werden. Während in der ersten Phase Fleisch, Eier und Fisch nur mit Salaten und Gemüse kombiniert werden (Kohlenhydratanteil 14 Prozent), beinhaltet der Speiseplan in Phase 2 und 3 auch Kohlenhydratträger wie Vollkornbrot, Naturreis und Nudeln (Kohlenhydratzufuhr bis 35 Prozent), die anschließend weiterhin gegessen werden dürfen. An Bewegung wird täglich ein zwanzigminütiger Spaziergang empfohlen. Ergänzt werden sollen Dehnübungen und ein Krafttraining mit Gewichten.

Zeit- und Kostenaufwand

Der Zeitaufwand ist höher als üblich, da alle Speisen frisch zubereitet werden müssen und die Rezepte zum Teil kompliziert sind. Der Kostenaufwand ist durch relativ viel Fleisch und Fisch erhöht.

Physiologische Vorgänge und gesundheitliche Aspekte

Positiv ist der hohe Anteil an frischem Gemüse und Obst. Das große Volumen der Nahrung durch den hohen Gemüseanteil bewirkt eine gute Sättigung. Blutzuckerspitzen können durch Verzicht auf Lebensmittel mit hohem glykämischem Index (Weißmehlprodukte, süße Getränke, sehr süße Früchte etc.) vermieden werden.

Je nach Kombination mit anderen Lebensmitteln und von Mensch zu Mensch verschieden, fallen jedoch die Blutzuckerwerte nach dem Genuss gleicher Lebensmittel unterschiedlich aus. Der Fettanteil der Nahrung ist sehr hoch, die Kohlenhydratmenge gering. Die hohe Cholesterinaufnahme kann sich langfristig ungünstig auf das Herz-Kreislaufsystem auswirken. Die Phosphorzufuhr ist in allen drei Phasen durch den reichlichen Verzehr tierischer Lebensmittel auffällig hoch. Bei gleichzeitig niedriger Kalziumzufuhr werden somit eine Knochen- und Nierensteinbildung begünstigt. Weiterhin kann der hohe Fleischkonsum zu Hyperurikämie und Gicht führen. Körperliche Bewegung erhöht nicht nur direkt den Leistungsumsatz, sondern auch indirekt den Grundumsatz durch Muskelaufbau und kann so die Gewichtsreduktion sinnvoll unterstützen.

Studienlage/Evaluationen

Studien zur Wirksamkeit der South Beach-Diät wurden nicht durchgeführt. Studien zu ernährungsbedingten Erkrankungen und Übergewicht liefern keine ausreichende Evidenz dafür, dass eine Kost mit niedrigem glykämischem Index vor diesen Erkrankungen schützt (Bröstrup 2004a, Sloth 2004).

Eignung zur Gewichtsreduktion und langfristigen Verhaltensänderung

Die extrem niedrige Kohlenhydratzufuhr in der ersten Phase der Diät begünstigt Heißhungerattacken. Bei einer Energiezufuhr von 1 300 kcal ist bei den meisten Menschen eine Gewichtsreduktion auch unabhängig vom glykämischen Index wahrscheinlich. Die Lebensmittelauswahl und -zubereitung erfolgt mit hochwertigen frischen Produkten. Eine dauerhafte Ernährung mit der South Beach-Diät kann derzeit nicht empfohlen werden.

LITERATUR

Agatston A (2007). Die South Beach-Diät. Die Sensationsdiät aus Amerika. München: Knaur.

Deutsche Gesellschaft für Ernährung, Brönstrup A (2004 a). Glykämischer Index und glykämische Last – ein für die Ernährungspraxis des Gesunden relevantes Konzept? Teil 1 und 2, Ernährungsumschau 51; 84–91, 128–132.

Sloth B et al. (2004) „No difference in body weight decrease between a low-glycemic-index and a high-gylcemic-index diet but reduced LDL cholesterol after 10-wk ad libitum intake of the low-glycemic-index diet", American Journal of Clinical Nutrition; 80: 337–347.

2.1.24 Strunz-Diät (Forever Young – Das Erfolgsprogramm)

Die Strunz-Diät ist eine sport- und eiweißbetonte „Diät" mit umfangreichem Einsatz von Nahrungsergänzungsmitteln.

Lebensmittelauswahl, Nährstoffverhältnis, Kalorienzufuhr

Frische Zutaten wie Obst und Gemüse sowie hochwertige Proteinträger wie Hülsenfrüchte, mageres Fleisch und Milchprodukte machen einen großen Teil dieser Kost aus. Komplexe Kohlenhydrate werden in vollwertiger Form empfohlen, aber auch nur in Maßen. Ein 7-Tage-Programm beinhaltet „Forever Young"-Rezepte aus der mediterranen Küche. Verzichtet werden sollte auf Fertigprodukte und alle industriell hergestellten Lebensmittel. Zu einer zusätzlichen Einnahme von Nahrungsergänzungsmitteln wird geraten (➤ Abb. 2.19).

23 Prozent der täglichen Gesamtenergiezufuhr werden durch Eiweiß, gut 30 Prozent durch Fett und etwa 40 Prozent durch Kohlenhydrate geliefert.

Postuliertes Wirkprinzip

Diese Ernährungsform sei wie eine Verjüngungskur: man lebe gesünder, sei wacher und fitter. Das Geheimnis heiße Bewegung – Ernährung – Denken. Alle gültigen Empfehlungen, die für die Zufuhr von

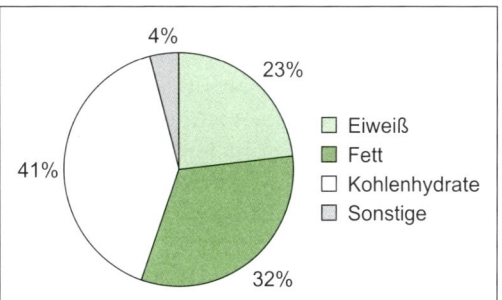

Abb. 2.19 Anteil der Nährstoffe an der Energiezufuhr von 1 600 kcal am Tag während einer mediterranen Woche bei der Strunz-Diät. [L143]

Nährstoffen, Vitaminen, Spurenelementen angegeben werden, sollen – laut Strunz – auf den Durchschnittswerten einer Bevölkerung beruhen, die krank ist. Außerdem sei Übergewicht eine Folge aus Vitamin- und Mineralstoffmangel. Deshalb seien viele zusätzliche Vitamine, Fatburner-Präparate und sonstige Vitalstoffe für ein gesundes und fittes Altwerden notwendig.

Begründer/Historisches

Der Begründer der Diät ist der Internist und Orthomolekularmediziner Dr. med. Ulrich Strunz, geboren 1943 in Görlitz. Mit 45 Jahren begann er mit Laufen als Sport und gewann in der Folge mehrere Wettbewerbe. 1999 erschien die Erstauflage seines Buches, „Forever Young – Das Erfolgsprogramm".

Varianten

Übersicht zu bekannten Reduktionsdiäten (➤ Tab. 2.1).

Durchführung im Einzelnen

Ein Großteil des Programms erläutert die Bedeutung von Sport und enthält umfangreiche Anregungen dazu. Informationen zu einer gesunden Ernährung beinhalten vorwiegend eine Aufklärung zur Wirkung von Eiweiß als Fatburner sowie von Vitaminen, Hormonen und Antioxidantien für das Wohlbefinden, für gute Laune und Fitness sowie zum „Jung bleiben".

Bis auf Anleitungen zu einer mediterranen 7 Tage-Kost gibt es keine konkreten Mengenangaben zur

Nahrungszusammenstellung. Außerdem gibt es die Anregung zu einer 10-tägigen Eiweiß-Trinkkur: Statt fester Mahlzeiten gibt es Drinks aus Eiweißpulver (aus der Apotheke) in Wasser oder Milch. Strunz sieht seine „Diät" als Ernährungsform, die das ganze Leben beibehalten werden sollte. Dabei spielt die Bewegung die zentrale Rolle. Man solle versuchen, sich jeden Tag 30 Minuten intensiv zu bewegen, zum Beispiel durch Joggen. Er gibt Anleitungen zum Einstieg und zur Durchführung. Bei Hunger sollen Zwischenmahlzeiten möglichst aus purem und hochwertigem Eiweiß bestehen. Er bietet auch ein eigenes Eiweißpulver an. Weitere Nahrungsergänzungsmittel sollen die Steigerung des Stoffwechsels sowie den Fettabbau günstig beeinflussen.

Zeit- und Kostenaufwand

Der Zeitaufwand ist aufgrund der empfohlenen sportlichen Aktivitäten relativ hoch. Zusätzliche Kosten für Lebensmittel fallen nicht an. Strunz vertreibt verschiedene Nahrungsergänzungsmittel, u. a. Eiweißpulver und Multivitaminpräparate, Carnitin, Magnesium etc. Diese Produkte steigern den Kostenfaktor erheblich.

Physiologische Vorgänge und gesundheitliche Aspekte

Bei einer 1 600 kcal-Diät mit moderater Kohlenhydrat- und Fettzufuhr sowie etwa 90 g Eiweiß am Tag sind Gewichtsverluste wahrscheinlich. Insofern kann die Kur in dieser Form nicht als Dauererernährung für gesunde Normalgewichtige empfohlen werden. Allerdings müssen lediglich gezielt sinnvolle Lebensmittel, zum Beispiel zwei Eier pro Woche, mehr Gemüse und einige Milchprodukte ergänzt werden, um eine ausgewogene Kalorienmenge zum Gewichthalten zu erreichen. Die Empfehlungen für die Energieträger weichen von denen der DGE deutlich ab. Allerdings liegt eine ausgeglichene Zufuhr an Vitaminen und Mineralstoffen vor, die Einnahme zusätzlicher Präparate ist nicht notwendig oder empfehlenswert.

Auch das Fettsäureprofil ist gut und ausgewogen (Omega-3- zu Omega-6-Verhältnis ist 1:4, Empfehlungen bis 1:5) Allerdings muss betont werden, dass die vorliegende Analyse lediglich für das 7-Tage-Programm mit einer mediterranen Kostform erstellt wurde. Wie eine Ernährung genau aussieht, die der Leser anhand der übrigen Empfehlungen ohne genaue Mengenangaben frei zusammenstellen kann, ist nicht zu beurteilen, auch wenn die Vergleichsdaten nach Dr. Strunz auf der einer kranken Bevölkerung beruhen. Das „Erfolgsprogramm" ist weniger eine Ernährungsform oder Diät. Informationen zum Körper und Anleitungen zu Sport, Fitness und geistiger Gesundheit sind eher „reißerisch" formuliert.

Positiv sind die Beiträge zu der Bedeutung von Sport nicht nur zur Gewichtsreduktion, sondern auch für das allgemeine Wohlbefinden und für gesundheitlich relevante Vorgänge im Körper. Depressive, kraftlose und träge Personen können entweder positiv angesprochen und hoch motiviert oder auch total abgeschreckt werden („Das kann ich ja gar nicht schaffen …").

Studienlage/Evaluationen

Es gibt keine Studien zu diesem Programm. Studien zu ernährungsbedingten Erkrankungen und Übergewicht liefern keine ausreichende Evidenz dafür, dass eine Kost mit niedrigem glykämischem Index vor Erkrankungen schützt bzw. zu schnellen Gewichtsverlusten führt (DGE 2004).

Eignung zur Gewichtsreduktion und langfristigen Verhaltensänderung

Das „Erfolgsprogramm" basiert auf der Motivation zu einer gesunden Lebensführung mit einem täglichen Sportprogramm und einer eiweißbetonten Kost. Ohne konkrete Anleitungen zur täglichen Ernährung dürften viele Menschen überfordert sein. Andere werden sich von der Sprache und der Ich-Betonung des Autors abgestoßen fühlen. Sofern die mediterrane 7-Tage-Anleitung langfristig verwendet wird, ist eine moderate und gesunde Gewichtsabnahme möglich und mit entsprechenden Ergänzungen auch als Dauererernährung zu empfehlen. Ansonsten sind die Ausführungen im Buch zu wenig konkret, um Abnehmwilligen eine relevante, ausgewogene Reduktionskost zu garantieren. Zudem ist Joggen keine Sportart der ersten Wahl für Übergewichtige oder gar Adipöse. Stattdessen sollte Wassergymnastik oder Spazierengehen (sofern gelenk-technisch möglich) empfohlen werden.

LITERATUR

Sloth B et al. (2004). „No difference in body weight decrease between a low-glycemic-index and a high-gylcemic-index diet but reduced LDL cholesterol after 10-wk ad libitum intake of the low-glycemic-index diet". American Journal of Clinical Nutrition; 80: 337–347.

Strunz U (2003). „Forever Young – Das Erfolgsprogramm". München: Gräfe und Unzer Verlag.

Strunz U (2003). Die Diät. Praxisbuch. Heyne Ratgeber Band 5.401, München: Wilhelm Heyne Verlag.

Strunz, U. (2004). Die Diät. München: Wilhelm Heyne Verlag.

Koula-Jenik H et al. (2005). Leitfaden Ernährungsmedizin. München: Elsevier GmbH, Urban & Fischer Verlag.

Deutsche Gesellschaft für Ernährung (2004) Glykämischer Index und glykämische Last – ein für die Ernährungspraxis des Gesunden relevantes Konzept? Teil 1 und 2. Ernährungsumschau; 51: 84–91, 128–132.

2.1.25 Die Vollweib-Diät

Die Vollweib-Diät ist eine von der deutschen Schauspielerin Christine Neubauer beschriebene Methode zur Gewichtsreduktion und dauerhaften, ausgewogenen Ernährung. Dabei ist das Hauptziel die Akzeptanz und das Wohlfühlen mit dem eigenen Körper, weibliche Rundungen werden dabei als attraktiv und nicht als Nachteil gesehen.

Lebensmittelauswahl, Nährstoffverhältnis, Kalorienzufuhr

Fisch soll regelmäßig gegessen und besonders fettem Fleisch wie Schwein vorgezogen werden. Mageres Fleisch und Geflügel hingegen sind in Ordnung. Auf einen geringen Zucker- und Weißmehlkonsum ist zu achten. Als Alternative wird geraten, viel Obst bzw. Vollkornprodukte zu sich zu nehmen. Insgesamt sollen Produkte mit einem niedrigen glykämischen Index bevorzugt werden. Auch der Fettkonsum soll in Maßen gehalten werden, etwa 30 bis 50 g Fett pro Tag möglichst in Form von ungesättigten Fettsäuren (Oliven- oder Rapsöl statt Butter) sind anzustreben.

Insgesamt rät Frau Neubauer zur Verwendung von Bioprodukten. Es existieren keine Verbote, Ausnahmen sind in Ordnung und sogar eingeplant. 1,5 Liter Wasser sollen pro Tag getrunken werden, entweder pur oder (teilweise) in Form von Fruchtsaftschorlen und grünem Tee. Von zuckerhaltigen Getränken, Kaffee und Alkohol wird abgeraten. Höchstens ein Glas trockener Wein am Tag ist erlaubt. Mehrere alkoholfreie Tage hintereinander seien aber erstrebenswert.

Der Einsatz von Mineralstoff- oder Vitaminpräparaten wird bei entsprechendem Mangel nicht ausgeschlossen. Ziel ist aber, diese Defizite durch die Nahrung auszugleichen. Aussagen über das Nährstoffverhältnis und die Kalorienzufuhr sind insofern schwer zu machen, da keine Mengenangaben oder strikte Verbote existieren. Eindeutig ist der empfohlene Fettanteil relativ gering verglichen mit der DGE-Empfehlung von 60 bis 80 g am Tag.

Postuliertes Wirkprinzip

Das Ziel der Vollweib-Diät sei das individuelle Wohlfühlgewicht, das gerne auch weibliche Rundungen beinhalte. Voraussetzung für das Abnehmen sei die Akzeptanz des eigenen Körpers, denn Abnehmen beginne im Kopf. Ein zentraler Satz von Neubauers Buch heißt: „Wer abnehmen will, muss essen." (Neubauer 2001), denn eine ausgewogene Ernährung sei für den Fettabbau hilfreicher als jede Magerkur. Dabei sollen die Lebensmittel möglichst einfach und natürlich sein. Neubauer hält viel von der Grundidee der Ernährung nach Blutgruppen, dass unterschiedliche körperliche Voraussetzungen zu unterschiedlichen Bedürfnissen und Reaktionen auf Lebensmittel führen. Dabei betont sie aber, dass diese Annahme für sie vor allem individuell und nicht strikt nach den vier Blutgruppen gelte. Man solle auf seinen eigenen Körper hören.

Begründer/Historisches

Das Buch „Die Vollweib-Diät. Mein Weg zur Wohlfühlfigur" wurde von Christine Neubauer und Nadja Haas verfasst und erschien 2001. Grundlage des Buches und der enthaltenen Empfehlungen sind Christine Neubauers (deutsche Schauspielerin, *24. Juni 1962) eigene Erfahrungen mit Übergewicht und Diäten.

Varianten

Übersicht zu bekannten Reduktionsdiäten (**>** Tab. 2.1).

Durchführung im Einzelnen

Neubauer hat fünf Regeln aufgestellt, an die man sich halten soll:
- Man soll mit Lust essen.
- Es wird nur dann gegessen, wenn man Hunger hat und bis man satt ist.
- Ablenkungen wie Lesen oder Fernsehen während des Essens sind nicht erlaubt.
- „Sünden" sind eingeplant und in Maßen zulässig.
- Diese soll man langsam und in Ruhe genießen.

Der Fettkonsum ist gering zu halten, außerdem kommt es auf die „richtigen" Fette an. Auch Zucker soll gemieden, maximal einmal in der Woche verzehrt werden. Besonders in Verbindung mit Fett soll er eine große Ausnahme sein. Obst ist eine mögliche Alternative. Statt weißem Mehl sind Vollkornprodukte zu verwenden, u. a. Vollkornbrot und -nudeln. Regelmäßige Bewegung sei zwar nicht notwendig, aber sehr hilfreich für das Abnehmen. Neubauer empfiehlt neben üblichen Alltagsbewegungen Ausdauersportarten wie Joggen, Walken oder Fahrrad fahren.

Morgens soll nichts Süßes gegessen werden. Vor dem Essen wird zum Trinken von Wasser geraten, da der Magen erst mit 20 Minuten Verspätung merke, dass man etwas zu sich nehme. Beginne man erst danach mit dem Essen, merke man schneller, wann man satt sei. Als erster Schritt hin zu einer ausgewogenen Ernährung wird das Bewusstmachen der eigenen Ernährungsgewohnheiten in Form eines Essprotokolls für ein bis zwei Wochen empfohlen. Dadurch könnten Schwächen und Kompensationsverhalten erkannt und verändert werden.

Um die neue Ernährung mit Disziplin durchzuhalten, seien Maßnahmen wie ein ausgiebiger Blick in den Spiegel am Morgen, eine „Maß-Hose" (Neubauer 2001), die auf jeden Fall passen solle und das Entfernen jeglicher Süßigkeiten aus dem Haus hilfreich. Für die Auswahl günstiger kohlenhydratreicher Lebensmittel existiert eine Liste mit dem glykämischen Index verschiedener Produkte in Neubauers Buch.

Wichtig ist das Setzen von realistischen Zielen, so genannten „Etappenzielen" (Neubauer 2001), die tatsächlich eingehalten werden können. Ist ein vorläufiges Ziel erreicht, soll man sich belohnen (zum Beispiel durch Einkaufen von neuen Kleidungsstücken). Wichtig sei die Unterstützung aus der Familie und von Freunden, sei es bei der Ernährung oder beim Sport. Von Appetitzüglern und Diätpillen wird ausdrücklich abgeraten.

Zeit- und Kostenaufwand

Neubauer empfiehlt Bioprodukte zu verwenden, weswegen die Nahrungsmittelkosten deutlich erhöht sein dürften gegenüber Convenience-Produkten. Das Kochen frischer Mahlzeiten nimmt mehr Zeit in Anspruch als das Zubereiten der in Deutschland üblichen Kost.

Physiologische Vorgänge und gesundheitliche Aspekte

Die Getränkezufuhr mit 1,5 Litern am Tag ist grenzwertig niedrig. Insbesondere bei gewünschter reichlicher Bewegung dürfte es zu wenig sein und zu Kopfschmerzen, Kreislauf- oder Konzentrationsstörungen führen. Das regelmäßige Trinken vor dem Essen kann bei Schnell- und Vielessern sinnvoll sein. Ob eine derart geringe Fettzufuhr gesundheitlich empfehlenswert ist, lässt sich nicht begründen und muss angesichts der vielen Aufgaben von Fett im Körper bezweifelt werden. Je nach Fettauswahl kann die Versorgung mit fettlöslichen Vitaminen gefährdet sein. Regelmäßige Bewegung wird zwar empfohlen und ist wichtig für einen guten Stoffwechsel und eine gewisse Muskelmasse. Jedoch ist Joggen bei Übergewicht, besonders bei Adipositas nicht empfehlenswert, auch Walken kann kontraproduktiv sein. Besser zur Entlastung der Gelenke ist in der Regel Wassergymnastik.

Studienlage/Evaluationen

Es liegen keine wissenschaftlich gesicherten Daten zu der „Vollweib-Diät" vor. Weder zur Auswahl von Lebensmitteln mit einem niedrigen glykämischen Index (DGE 2004, Sloth 2004) noch zur Empfehlung der „Blutgruppen-Ernährung" ($\succ$ Kap. 2.1.2) gibt es begründete Erkenntnisse.

Eignung zur Gewichtsreduktion und langfristigen Verhaltensänderung

Das Bewusstsein für eine gesunde Lebensmittelauswahl und regelmäßige Bewegung wird geschärft. Motivierend wirken Neubauers praktischen Empfehlungen, die Erfahrungen ihrer eigenen Gewichtsentwicklung und die positive Bewertung eines Anti-Twiggy-Typs. Psychologisch wertvoll sind „eingeplante Ausnahmen" und der Wegfall jeglicher Verbote. Die Vollweib-Diät kann für viele Frauen eine sinnvolle Möglichkeit zur Gewichtsabnahme und langfristigen Verhaltensänderung darstellen. Sie kann weiterhin einen positiven Umgang mit dem eigenen Körper bewirken und das Selbstwertgefühl stärken.

LITERATUR

Christine Neubauer (2001). „Die Vollweib-Diät".1. Ausgabe. München: midena Verlag; 42, 54–56.

Deutsche Gesellschaft für Ernährung (2004) Glykämischer Index und glykämische Last – ein für die Ernährungspraxis des Gesunden relevantes Konzept? Teil 1 und 2. Ernährungsumschau; 51: 84–91, 128–132.

Sloth B et al. (2004). „No difference in body weight decrease between a low-glycemic-index and a high-gylcemic-index diet but reduced LDL cholesterol after 10-wk ad libitum intake of the low-glycemic-index diet", American Journal of Clinical Nutrition; 80: 337–347.

2.1.26 Volumetrics-Diät

Zur Gewichtsreduktion werden Lebensmittel mit einem hohen Wasseranteil und großen Volumen wie Obst und Gemüse bevorzugt, um eine relativ geringe Energiezufuhr bei großer Nahrungsmenge (geringe Energiedichte) zu erreichen.

Lebensmittelauswahl, Nährstoffverhältnis, Kalorienzufuhr

Auf der so genannten Volumetrics-Pyramide befinden sich nur empfohlene Lebensmittel, die anhand von Volumetrics-Werten geordnet werden. Volumetrics-Werte sind ein Maß für die Energiedichte und geben an, wie viele Kalorien ein Gramm eines Lebensmittels enthält. Empfohlen werden wasser- und ballaststoffreiche Lebensmittel wie frisches, Tiefkühl- und Dosengemüse, Hülsenfrüchte, Obst und Vollkornprodukte. Außerdem gehören fettarme Milchprodukte, mageres Fleisch, Fisch und hochwertige Fette zu den empfohlenen Lebensmitteln. Als Süßigkeiten werden Fruchtsaft, dunkle Schokolade und Fruchteis zum gelegentlichen Verzehr empfohlen. Auf Fastfood und Fertiggerichte sowie Snacks wie Chips, Salzstangen und Bonbons soll komplett verzichtet werden.

Postuliertes Wirkprinzip

Lebensmittel mit einem hohen Wassergehalt und großem Volumen sollen bei gleicher Energiezufuhr besser und anhaltender sättigen als Lebensmittel mit einer hohen Energiedichte und kleineren Volumina. Es werden weder die bösen Fette noch die bösen Kohlenhydrate verteufelt. Abwechslungsreiche, mit Genuss verzehrte wasser- bzw. volumenreiche Kost sei „ein Fahrplan zu einer gesunden, leckeren Ernährungsweise".

Begründer/Historisches

Die Volumetrics-Diät stammt aus den USA und wurde an der Pennsylvania State University von der amerikanischen Ernährungswissenschaftlerin Prof. Barbara Rolls entwickelt. Das Buch „The Volumetrics Weight-Control Plan" erschien erstmals 2000. Martin Kunz, Leiter des Ressorts Forschung und Technik bei Focus, veröffentlichte das erste Volumetrics-Buch „Satt und schlank mit der Volumetrics-Diät" 2005 in deutscher Sprache.

Varianten

Übersicht zu bekannten Reduktionsdiäten ($\succ$ Tab. 2.1). Eine Variante ist die F-Plan-Diät der 80er Jahre („F" steht für Fiber = Kleie), die auf einer fettarmen und ballaststoffreichen Kost basiert.

Durchführung im Einzelnen

Kunz hat 10 Volumetrics-Regeln aufgestellt. Dazu gehört nur zu essen, wenn man Hunger hat, sich dann jedoch satt zu essen, ausreichend zu trinken (mindestens 1,5 Liter Wasser am Tag), sich Zeit für das Essen zu nehmen, auf Qualität beim Einkauf zu achten und den Zuckerverbrauch und den Konsum von gesättigten Fetten und Alkohol einzuschränken. Es gibt zwar Rezepte zur Zubereitung einzelner Gerichte und Snacks. Es gibt Ideen zum Frühstück, bei dem „geschlemmt" werden darf, Rezepte zum mittäglichen Hauptgericht, das am umfang- und kalorienreichsten sein soll, sowie für leichte Gerichte am Abend. Konkrete Tagespläne für eine Nährstoffanalyse liegen jedoch nicht vor. Zur Unterstützung der Gewichtsabnahme werden Ausdauersportarten sowie Gymnastik oder Krafttraining empfohlen.

Zeit- und Kostenaufwand

Besondere Kosten oder ein hoher Zeitaufwand für die Zubereitung des Essens sind nicht zu erwarten.

Physiologische Vorgänge und gesundheitliche Aspekte

Positiv ist der hohe Anteil an Gemüse und Obst sowie Vollkorngetreide. Die Sättigung einer Mahlzeit wird überwiegend durch das Volumen der Nahrung und damit die Dehnung der Magenwand bestimmt und weniger durch den Energiegehalt. Dies ist jedoch nur ein Faktor, der für die Regulation von Hunger und Sättigung ausschlaggebend ist. Die Häufigkeit und Menge der aufgenommenen Nahrung unterliegt einer komplexen Regelung nervaler und chemischer Reize sowie vielen psychologischen und Verhaltensaspekten. Die ausschließliche Berücksichtigung „voluminöser" Lebensmittel wird für die gewünschte Gewichtsreduktion nicht ausreichen. Allerdings ist die damit automatisch verbundene hohe Flüssigkeitszufuhr gesundheitlich sehr positiv zu bewerten. Unlogisch unter diesem Aspekt ist die Empfehlung von Vollkornprodukten und Ölen, die beide eine relativ bzw. sehr hohe Energiedichte haben.

Studienlage/Evaluationen

Entsprechende Belege beruhen lediglich auf Einzelfallbeobachtungen.

Eignung zur Gewichtsreduktion und langfristigen Verhaltensänderung

Die Volumetrics-Kost ist als Dauerernährung und zum Einstieg in eine gesunde Ernährung geeignet, aber davon abhängig, welche Lebensmittelauswahl der Einzelne konkret trifft. Dass allein durch das Auswahlkriterium „niedrige Energiedichte" ohne Mengenbegrenzung eine Gewichtsreduktion erreicht wird, ist nicht automatisch zu erwarten. Andererseits weist die Durchschnittsernährung der westlichen Industrieländer verglichen mit der von Naturvölkern ohne Übergewicht eine Energiedichte von weit mehr als deren Wert von unter 125 kcal pro 100 g Nahrung auf. In Deutschland, England oder den USA findet man mittlere Werte von 143 bis 180 kcal pro 100 g Lebensmittelzufuhr. Die Wahrscheinlichkeit für Jo-Jo-Effekte ist gering, vorausgesetzt, dass ausreichende Mengen an eiweißhaltigen Lebensmitteln berücksichtigt werden und die gesamte Nahrungsmenge nicht zu viele Kalorien beinhaltet.

LITERATUR

Interview Focus/Wirth A (2008). „Esst Schinken!". Focus 24/2008; 91–94.

Kunz M (2008). Satt und schlank mit der Volumetrics-Diät. 4. Auflage. München: Gräfe und Unzer.

Worm N (2005). „Je dichter desto dicker – Die Bedeutung der Energiedichte bei Übergewicht". Phoenix Ernährung aktuell.

2.1.27 Zucker-Knacker

Bei der Zucker-Knacker-Diät handelt es sich um eine Diät, die vorwiegend das Prinzip des glykämischen Index (GI) ohne jegliche Mengenbegrenzungen berücksichtigt.

Lebensmittelauswahl, Nährstoffverhältnis, Kalorienzufuhr

Es gibt keine genauen Mengenangaben, damit ist die Kalorienzufuhr nicht eindeutig definiert. Lebensmittel mit niedrigem glykämischem Index sollen bevorzugt werden. Empfohlen werden alle mageren Fleischsorten, Früchte, die meisten Gemüsesorten und Vollkorngetreide. Nicht empfohlen werden weißer Reis, Mais und Maisprodukte, Karotten und Rüben, weißes Brot und Zucker auch in Form von Maltose, Honig, braunem Zucker und Maissirup.

Postuliertes Wirkprinzip

Nahrungsmittel mit hohem glykämischem Index sollen den Blutzuckerspiegel und Insulinspiegel ansteigen lassen. Insulin bewirke, dass Nährstoffe in den Zellen gespeichert werden, und verhindere den Abbau des gespeicherten Glykogens und Fetts, so dass eine Gewichtsabnahme erschwert wird.

Begründer/Historisches

Die Diät stammt aus den USA, ihre Begründer sind der Naturwissenschaftler Leighton Steward, der Chirurg Morrison C. Bethea, der Endokrinologe Sam S. Andrews und der Gastroenterologe und Hepatologe Luis A. Balart.

Varianten

Übersicht zu bekannten Reduktionsdiäten (> Tab. 2.1).

Durchführung im Einzelnen

Es soll mindestens 3 Mahlzeiten pro Tag geben und, wenn gewünscht, zwei bis drei Zwischenmahlzeiten. Morgens gibt es Obst oder Müsli bzw. Toast (Vollkorn) oder auch Spiegeleier. Mittags kann es Sandwiches aus Vollkornbrot geben. Abends steht mageres Fleisch kombiniert mit Hülsenfrüchten, Salat, Pasta oder Gemüse auf dem Speiseplan. Es gibt einige Rezeptvorschläge, aber keinen genauen Wochenplan.

Zeit- und Kostenaufwand

Die vorgeschlagenen Gourmetrezepte können durch teures Fleisch und Meeresfrüchte höhere Kosten als bei der bei uns üblichen Ernährung verursachen.

Physiologische Vorgänge und gesundheitliche Aspekte

Positiv ist neben dem hohen Gemüse-, Obst- und Vollkorngetreideanteil der Verzicht auf raffinierten Zucker. Widersprüchlich ist wie bei fast allen Diäten mit Berücksichtigung des GI die Empfehlung von Obst. Es hat relativ hohe glykämische Indices. Unbegrenzte Mengen an Obst können den Blutzuckerspiegel langfristig erhöhen. Insulin regelt zwar den Einbau von Fett in die Zellen, für die Gewichtsabnahme ist jedoch auch die zugeführte Energiemenge von Bedeutung. Je nach Kombination mit anderen Lebensmitteln und von Mensch zu Mensch unterschiedlich fallen die Messergebnisse des glykämischen Index aus.

Eignung zur Gewichtsreduktion und langfristigen Verhaltensänderung

Ohne Mengenbegrenzung und mit der alleinigen Berücksichtigung von Lebensmitteln mit einem niedrigen glykämischen Index ist eine Gewichtsreduktion unwahrscheinlich. In Einzelfällen jedoch, je nach dem vorherigen Essverhalten, kann die empfohlene Lebensmittelauswahl zu einer besseren Nährstoffversorgung und einer allmählichen Gewichtsabnahme führen. Das Ausgrenzen von Möhren ist nicht nachvollziehbar bzw. offensichtlich falsch begründet: Der relativ hohe GI ist für die Praxis nicht von Bedeutung, da Möhren einen insgesamt geringen Gehalt an Kohlenhydraten aufweisen (GL etwa 5). Weiterhin ist anzunehmen, dass das Meiden zuckerhaltiger Lebensmittel zu wiederkehrenden Heißhungerattacken führt. Bei zu hohen Eiweißmengen kann der Eiweißanteil sehr hoch werden und ist insbesondere für Nierenkranke ungeeignet.

2.1.28 Resümee

Von den bekannten Reduktionsdiäten wurden, soweit möglich, umfangreiche **Nährstoffanalysen** (➕) mit dem Programm DGE – PC (Ernährungssoftware der Dt. Gesellschaft für Ernährung e.V.) durchgeführt. Dabei erwiesen sich einige Diäten als wesentlich ausgewogener als bislang bewertet:
- **Atkins-Diät** (> Kap. 2.1.1): Die wahrscheinlich bekannteste und als äußerst radikal verschriene Diät erweist sich als erstaunlich ausgewogen: Die Vitamin- und Mineralstoffversorgung ist gemäß den Empfehlungen der DGE ausgezeichnet – und das bei bis zu 60 Prozent Fett und nur 10 Prozent

Kohlenhydraten. Der Autor selbst hatte seinerzeit angesichts der extremen Zusammenstellung von Fett, Kohlenhydraten und Eiweiß die Einnahme von Nahrungsergänzungsmitteln empfohlen. Dies scheint angesichts der Mikronährstoffversorgung nicht notwendig zu sein.

- **Glyx-Diät** (➤ Kap. 2.1.7): Sie wird oft als gesundheitlich bedenklich aufgrund ihres angeblich hohen Fett- und Eiweißanteils bewertet. Die Fakten belegen das Gegenteil: Die Zahlen liegen bei je etwa 65 g täglich und damit im empfohlenen Bereich, im Falle von Eiweiß sogar eher niedrig – zumindest für Übergewichtige und Adipöse.
- **LOGI-Methode** (➤ Kap. 2.1.13): Hier wird oft die gefährdete Versorgung mit Mikronährstoffen beklagt. Tatsächlich ergeben sich bei genauer Analyse ausgezeichnete Zufuhrdaten. Selbst die Ballaststoffzufuhr, die aufgrund des geringen Kohlenhydratanteils dieser Diät zu gering sein soll, ist hoch – und zwar doppelt so hoch wie in der derzeit in Deutschland üblichen Kost.
- Die **Mayo-Diät** (➤ Kap. 2.1.17) wird immer wieder als extrem eiweiß- und fettreich sowie vollkommen unausgewogen bewertet. Tatsächlich sind die Vitamin-, Mineralstoff- und Ballaststoffversorgung sowie das Fettsäuremuster der ungesättigten Fettsäuren (bei einem hohen Anteil gesättigter Fettsäuren) ausgezeichnet. Der Eiweißgehalt beträgt etwa 100 g, die Fettzufuhr knapp 60 g.
- **Montignac-Methode** (➤ Kap. 2.1.19): Auch sie ist als eiweißreiche Kost bekannt, liefert aber bei knapp 1 000 kcal am Tag nicht einmal 50 g Eiweiß.
- **Strunz-Diät** (➤ Kap. 2.1.24): Sie gilt als kohlenhydratarme bzw. eiweißbetonte Kost und liefert dabei – in ihrer mediterranen Form – eine ausgezeichnete Mikronährstoffversorgung. Die tägliche Eiweißzufuhr von 90 g sollte für die meisten Adipösen eine vertretbare Menge sein, bei Adipösen per magna (deutlich über 100 kg) eher zu gering.
- Auch die **7-Tage-Körner-Kur** (➤ Kap. 2.2.1) liefert andere Ergebnisse als gedacht: Schnell wird eine Diät mit reichlich Vollkornprodukten, Obst und Gemüse als ballaststoffreich bezeichnet. Tatsächlich liefert diese Kur etwa 20 g Ballaststoffe, eine Menge, die kaum die durchschnittliche Zufuhr der Deutschen überragt. Andererseits ergeben die genauen Nährstoffanalysen so genann-

ter Mischkostformen bzw. als ausgewogen bekannter Reduktionsdiäten eine durchaus unzureichende Nährstoffversorgung.

- Die **Boss-Diät** (➤ Kap. 2.1.3), Pendant der **Brigitte-Diät** (➤ Kap. 2.1.4) für Männer, gilt wie die Frauenvariante als ausgewogene Mischkost. Mehrere Analysen ergeben eine größtenteils mangelhafte Versorgung mit wichtigen Vitaminen und Mineralstoffen und dies bei einer Kalorienzufuhr von 1 600 bis 1 800 kcal täglich.

Zusammenfassend muss empfohlen werden, bei der Bewertung auch neuer Diäten zuvor eine Nährstoffanalyse vorzunehmen. Weiterhin ist zweifelhaft, ob die Angaben prozentualer Gehalte von Kohlenhydraten, Fett und Eiweiß sinnvoll sind. Selbst bei – verglichen mit den DGE-Empfehlungen – extremen Zahlen kann die Versorgung mit Vitaminen, Ballaststoffen und Mineralstoffen vollkommen ausreichend sein. Für Reduktionsdiäten gilt insbesondere auf eine ausreichende Eiweißzufuhr zu achten. Diese kann für Adipöse sinnvoller Weise durchaus über 100 g am Tag liegen. Konsequenter als bislang üblich sollte die Nährstoffversorgung bei einer Reduktionsdiät an die konkreten Bedürfnisse und Gegebenheiten des Einzelnen angepasst werden.

LITERATUR

Deutsche Gesellschaft für Ernährung, Brönstrup A (2004 a). Glykämischer Index und glykämische Last – ein für die Ernährungspraxis des Gesunden relevantes Konzept? Teil 1 und 2, Ernährungsumschau; 51: 84–91, 128–132.

Leighton Steward H, Bethea MC, Andrews SS, Balart LA (2004). Adelmann H, Weinberger R (Hrsg.) Der neue Zucker-Knacker. München: Wilhelm Goldmann-Verlag.

Sloth B. et al. (2004). „No difference in body weight decrease between a low-glycemic-index and a high-gylcemic-index diet but reduced LDL cholesterol after 10-wk ad libitum intake of the low-glycemic-index diet". American Journal of Clinical Nutrition; 80: 337–347.

2.2 Monodiäten, lebensmittelorientierte Diäten

Brigitte Hajeck-Lang, Julia Schneider

Diese oft auch als **Crash-Diäten** bezeichneten drei- bis siebentägigen Reduktions-Diäten zeichnen sich aus durch die bevorzugte Zufuhr nur eines Lebensmittels bzw. nur einer Lebensmittelgruppe, gelegentlich begleitet von wenigen anderen Lebensmitteln. Die meisten Mono-Diäten sind kohlenhydratbetont, einige eiweißbetont. Der Fettanteil ist bei allen Formen relativ gering. Die Kalorienzahl liegt nur selten über 1 000 am Tag. Die schnell eintretenden Gewichts- bzw. Wasserverluste sollen der Entschlackung und Entgiftung dienen. Bei einer eiweißbetonten Quark- oder Hähnchen-Diät soll die hohe Thermogenese bei der Eiweißverdauung die Fettverbrennung besonders anregen. Man findet Obst-, Gemüse-, Getreide-, Kartoffel-, Brot-, Quark-, Fleisch- und Eier-Diäten, auch Saftkuren mit Zitronen- oder Holunderbeersaft. Im Rahmen dieses Buches werden exemplarisch einige Mono-Diäten vorgestellt, bei denen anhand genauer Mengenangaben eine Nährstoffanalyse und eine genaue Bewertung möglich sind (➤ Tab. 2.3).

Dabei sind zum Beispiel die 7-Tage-Körner-Kur oder die Hähnchen-Diät keine Mono-Diäten im eigentlichen Sinn: Sie beziehen neben dem der jeweiligen Diät den Namen gebenden Lebensmittel auch andere, in der Regel kalorienarme Lebensmittel in den Speisezettel mit ein. Beliebt ist diese Form der „Abspeckkur" wegen der versprochenen schnellen Gewichtsreduktion, der leichten Verständlichkeit, einfachen Handhabung und in der Regel geringen Kosten. Zudem ist der Aufwand beim Einkauf und der Zubereitung von Mahlzeiten minimal. Allerdings findet man sehr unterschiedliche **Anleitungen** zu einigen Diäten mit zum Teil sehr ungenauen Angaben zu den empfohlenen Lebensmittel-Mengen.

Namen von seriösen Begründern oder Angaben zur historischen Entwicklung dieser Diäten sind nicht nachweisbar: Sie werden zunehmend über das Internet verbreitet, wissenschaftliche Studien und Quellenangaben fehlen. In der Regel werden über 3 bis 7 Tage täglich zwischen 1 und 2 Kilogramm eines bestimmten Lebensmittels oder einer Lebensmittel-Gruppe wie Obst oder Gemüse im Rahmen von 3 bis 5 Mahlzeiten über den Tag verteilt gegessen. Für die Nährstoffanalysen in diesem Buch wurden 1 Kilogramm Obst/Gemüse bzw. entsprechend realistische Mengen für andere Lebensmittel-Gruppen gewählt. Gewürzt wird möglichst zurückhaltend, Salz und Zucker werden gemieden, frische Kräuter bevorzugt. Gemeinsam ist allen „Mono"-Diäten zwangsläufig ihre **Eintönigkeit** und **Unausgewogenheit.** Für eine längerfristige Durchführung von mehr als 5 oder 7 Tagen sind sie nicht geeignet, zumindest nicht ohne entsprechende Mangelerscheinungen in Kauf zu nehmen.

Der relativ schnelle Gewichtsverlust am Anfang ist auf den entwässernden und oft auch abführenden Effekt der jeweiligen Lebensmittel sowie das im Reduktions-Stoffwechsel anfallende Wasser zurückzuführen. Aufgrund der sehr unterschiedlichen Lebensmittel- und damit auch Nährstoffbetonung der Mono-Diäten sind die **ernährungsphysiologischen Beurteilungen** durchaus unterschiedlich: Die Zufuhr von ausschließlich Mono- und Disacchariden z. B bei der Ananas-Diät (➤ Kap. 2.2.2) bewirkt andere Sparmaßnahmen im Stoffwechsel als die Bevorzugung eiweißreicher Lebensmittel z. B. bei der Eier-Diät (➤ Kap. 2.2.4). Auch die Vitamin- und Mineralstoffversorgung ist entsprechend unterschiedlich. Die **Gefahr gesundheitlicher Schäden** ist zwar nicht sehr groß, da diese Diäten in der Regel nicht länger als eine Woche durchgeführt werden (können): Die einseitige Lebensmittel-Auswahl führt

Tab. 2.3 Bekannte Mono-Diäten und einige Mischformen. (Die mit * gekennzeichneten Varianten werden ausführlich beschrieben und bewertet.)

Lebensmittel-Gruppe	Varianten
Obst	• Ananas-Diät* • Apfel-Tage* • Apfelessig-Diät • Früchtefasten, Zitronensaft-Kur • Obst-Diät • Holundersaft-Diät
Gemüse, Kartoffeln	• Gemüsesuppen-Diät, auch Kohlsuppen/Suppen-Diät* • Magic-Soup-Diät • Kartoffel-Diät*
	• Reis-Diät* • Brot-Diät • 7-Tage-Körner-Kur*
Fleisch, Eier	• Hähnchen-Diät* • Eier-Kur
Milchprodukte	• Quark-Kur
Wasser	• Null-Diät/Nullfasten*
Mischformen	• Reis-Obst-Gemüse-Diät • Karotten-Kartoffel-Diät • Kartoffel-Ei-Diät

schnell zur Abneigung gegen das jeweilige Lebensmittel. Ein **Gichtpatient** kann allerdings auch bei einer kurzzeitigen Fleischdiät durchaus einen Gichtanfall bekommen.

Der **Lerneffekt** hinsichtlich einer langfristigen gesunden ausgewogenen Ernährung ist gleich null – im Gegenteil: Die schnelle Gewichtsreduktion dient Vielen als Erfolgsbeweis für die jeweiligen Diäten und wird sie zu einer späteren Wiederholung motivieren. Dass dabei, zumindest bei kohlenhydratbetonten Diäten, immer mehr Muskeln abgebaut werden, das Fettgewebe immer mehr zunimmt und das Gewicht langfristig steigt, ist den Meisten nicht bewusst beziehungsweise hindert sie nicht an weiteren Versuchen. Für einzelne, bis zu drei **Entlastungstage** sind Mono-Diäten mit Obst, Gemüse oder Reis durchaus empfehlenswert, da der Stoffwechsel und der Magen-Darm-Trakt geschont werden. Zur Gewichtsreduktion im Sinne eines langfristigen Fettabbaus ohne Jo-Jo-Effekte ist keine Mono-Diät geeignet.

LITERATUR
Hauber-Schwenk G, Schwenk M (2000). Dtv-Atlas Ernährung. München: Deutscher Taschenbuchverlag.
Koula-Jenik H, Kraft M, Miko M, Schulz RJ (Hrsg) (2006). Leitfaden Ernährungsmedizin. München: Elsevier GmbH, Urban & Fischer Verlag.
Stiftung Warentest (2003). Schlank & fit – 80 Diäten im Vergleich. München: Econ Verlag.
Klör HU, Knoll Lexikon „Adipositas" (2001). Stuttgart: Aesopus Verlag.
Schauder P, Ollenschläger G (2003). Ernährungsmedizin – Prävention und Therapie. 2. Auflage, München: Elsevier GmbH, Urban & Fischer Verlag.
Suter PM (2002). Checkliste Ernährung. Stuttgart: Georg Thieme Verlag.

INTERNET
www.netzwissen.com/ernaehrung/diaetformen-und-diaeten/monodiaeten-religioese-esoterische-diaeten.php – 34k (aufgerufen 7.5.2010).
www.ernaehrung.de/lexikon/ernaehrung/k/ (aufgerufen 7.5.2010).
www.dr-gumpert.de/html – 24k (aufgerufen 7.5.2010).
www.schlank.net/diaet.htm – 3k (aufgerufen 7.5.2010).
www.brockhaus.de/wissen/k (aufgerufen 7.5.2010).

2.2.1 7-Tage-Bio-Körner-Kur

Die 7-Tage-Bio-Körner-Kur ist eine Getreide-Diät, ergänzt durch Obst, Gemüse und Milchprodukte.

Einen Überblick zu üblichen Mono-Diäten, den gesundheitlichen Aspekten und zur Bewertung ihrer Einsatzmöglichkeiten liefert der Text „Mono-Diäten, lebensmittelorientierte Diäten".

Lebensmittelauswahl, Nährstoffverhältnis, Kalorienzufuhr

Verschiedene Getreidesorten bilden die zentrale Lebensmittelgruppe, dazu kommen Obst, Gemüse und Milchprodukte. Die Kost ist mit etwa 1 000 kcal täglich, wovon 70 Prozent von Kohlenhydraten und jeweils etwa 15 Prozent von Eiweiß und Fett stammen, kalorien-, fett- und eiweißreduziert. Man nimmt täglich eine Menge von etwa 35 g Eiweiß zu sich.

Postuliertes Wirkprinzip

Durch die relativ hohe Aufnahme von Ballaststoffen soll Hunger vermieden werden. Der schnelle Gewichtsverlust soll von einem ausgesprochenen Wohlbefinden begleitet sein.

Varianten

Eine Variante der 7-Tage-Bio-Körner-Kur ist z. B. die Reis-Diät. Weitere Varianten finden sich in der Tabelle „Übersicht zu bekannten Reduktionsdiäten" (➤ Tab. 2.1).

Durchführung im Einzelnen

Die 7-Tage-Körner-Kur ist fertig verpackt in jedem gut sortierten Reformhaus und Bio-Geschäft zu finden. Jeder der sieben Beutel à 170 g enthält eine an-

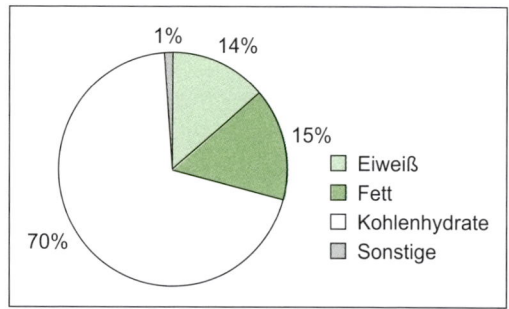

Abb. 2.20 Anteil der Nährstoffe an der Energiezufuhr von etwa 1 000 kcal am Tag bei der 7-Tage-Bio-Körner-Kur. [L143]

dere Getreidesorte bzw. -mischung. Dazu erhält man ein Rezeptheft und eine Einkaufsliste. Jeden Tag wird einer der Beutel zubereitet und in drei Portionen (morgens, mittags, abends) aufgeteilt. Die Portionen werden mit Milchprodukten, Obst oder Gemüse nach Anleitung zubereitet. Eine Einkaufsliste für 7 Tage ist ebenfalls in dem Heftchen enthalten.

Zeit- und Kostenaufwand

Die Zubereitung des Getreides und die anschließende Weiterverarbeitung benötigen zwar etwas Zeit, sind aber aufgrund der beigefügten Rezepte unproblematisch. Alle weiteren Zutaten sind als Grundnahrungsmittel in jedem Supermarkt erhältlich. Der Kostenaufwand ist wesentlich geringer als bei fleisch- und fischhaltiger Kost.

Physiologische Vorgänge und gesundheitliche Aspekte

Die geringe Kalorien-, Fett- und Salzzufuhr bewirkt einen zügigen Gewichtsverlust, wobei in den ersten Tagen überwiegend Wasser ausgeschieden wird. Die Ballaststoffzufuhr ist angesichts der geringen Kalorienzufuhr zwar relativ hoch, absolut gesehen aber geringer als zu vermuten wäre und liegt mit 20 Gramm täglich im Bereich der üblichen deutschen Verzehrmenge. Der hohe Vollkornanteil bewirkt ein (zwangsläufig) langsames Kauen und somit ein geringeres Esstempo. Dies begünstigt eine schnelle Sättigung bzw. minimiert Hungergefühle. Die Mundflora und die Darmtätigkeit werden positiv beeinflusst, wobei das kräftige Kauen Karies entgegen wirken kann.

Die verstärkte Darmtätigkeit kann Verstopfung minimieren – aber nur unter Berücksichtigung einer adäquat hohen Flüssigkeitszufuhr (mindestens drei Liter täglich). Bei Personen, die selten Vollkornprodukte essen, kann es zu Blähungen und Bauchkrämpfen kommen. In solchen Fällen ist eine vorherige langsame Steigerung des Vollkornanteils zu empfehlen.

Die Proteinzufuhr liegt mit 35 Gramm täglich unter der von Fachleuten bei Reduktionsdiäten empfohlenen Mindestmenge von 50 Gramm. Nach der anfänglichen Wasserausscheidung ist zu befürchten, dass ein Abbau von Muskulatur und proteinsparen-

de Stoffwechselprozesse folgen („Sparflamme"). Allerdings kann die biologische Wertigkeit der Proteine deutlich erhöht werden durch gewisse Kombinationen von Getreide mit Milchprodukten erfolgt. Dies zeigt die Tabelle Kombischema/Eiweißkreuz.

Die Versorgung mit fettlöslichen Vitaminen ist aufgrund der insgesamt sehr niedrigen Fettzufuhr mangelhaft. Das Omega-3- zu Omega-6-Fettsäuren-Verhältnis ist mit 1:9 so schlecht wie die derzeitigen deutschen Verzehrverhältnisse (Soll 1:5). Eine günstige Beeinflussung des Fettstoffwechsels durch Ballaststoffe und den geringen Anteil gesättigter Fettsäuren ist zwar anzunehmen, aber nur bei längerfristiger Durchführung. Diese wiederum ist aufgrund der zahlreichen Nährstoffdefizite nicht zu empfehlen

Die Kur kann als **Einstieg** in eine **gesunde Ernährung** genutzt werden. Sie beinhaltet alle wichtigen Lebensmittel-Gruppen, die von der DGE für eine ausgewogene Ernährung empfohlen werden: **Getreide, Gemüse, Obst** und **Milchprodukte**. Die beigefügten Zubereitungsvorschläge und die Einkaufsliste können das Bewusstsein für die Auswahl von und den Umgang mit natürlichen Lebensmitteln stärken. Die Verwendung verschiedener Getreidesorten kann ein Anreiz zur Entdeckung anderer als der in Deutschland üblichen Sorten wie Reis, Hafer und Weizen (auch als Flocken) sein.

Zusammenfassend ist zu sagen, dass es durch die geringe Proteinzufuhr (unter 50 g täglich) durchaus möglich sein kann, dass der Körper während der Kur seine Muskeln als Eiweißreserve angreift und somit nicht nur das unerwünschte Köperfett schmilzt. Ein Jo-Jo-Effekt nach der Kur wäre die mögliche Folge. Ebenso ist dieser wahrscheinlich, wenn die Kur nicht als Anstoß zur Ernährungsumstellung dient und danach das gleiche Kalorienpensum und eine ähnliche („ungesunde") Lebensmittelauswahl wie vor der Kur beibehalten werden.

LITERATUR

Dr. Ritter 7-Tage Bio-Körner-Kur im Internet unter: http://www.dr-ritter.de/produkte/koerner-kur.html (aufgerufen 7.5.2010).

Weihofen Dr J. „7-Tage Bio-Körner-Kur". 7. Auflage. Troisdorf: Sanoform-Verlag (z. Z. nicht lieferbar, Nachdruck folgt).

2.2.2 Ananas-Diät

Die Ananas-Diät ist eine Obst-Mono-Diät.

Einen Überblick zu üblichen Mono-Diäten, den gesundheitlichen Aspekten und zur Bewertung ihrer Einsatzmöglichkeiten liefert der Text „Mono-Diäten, lebensmittelorientierte Diäten".

Lebensmittelauswahl, Nährstoffverhältnis, Kalorienzufuhr

Es wird ausschließlich Ananas, somit fast nur (kurzkettige) Kohlenhydrate verzehrt. Die Kalorienzufuhr beträgt bei 2 kg am Tag ca. 1 150 kcal täglich. Eiweiß, komplexe Kohlenhydrate und Fett fehlen weitestgehend.

Postuliertes Wirkprinzip

Die Ananas sei ein Fatburner aufgrund des in ihr enthaltenen eiweißspaltenden Enzyms Bromelain. Dieses soll in großen Mengen gegessen werden und das Fett schmelzen lassen.

Varianten

Varianten der Ananas-Diät sind andere Obst-Mono-Diäten, z. B. die Apfel- oder Erdbeer-Diät.

Durchführung im Einzelnen

Über den Tag verteilt werden ca. 2 kg Ananas oder entsprechende Frischsäfte verzehrt. Zusätzlich wird eine Flüssigkeitszufuhr von 3 Litern täglich empfoh-

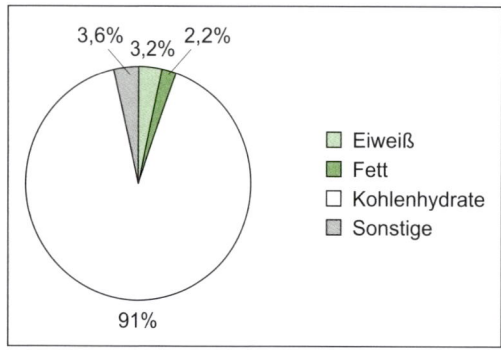

Abb. 2.21 Anteil der Nährstoffe an der Energiezufuhr von 1 150 kcal am Tag bei der Ananas-Diät. [L143]

len, die aus Wasser und ungesüßten Tees bestehen sollte.

Physiologische Vorgänge und gesundheitliche Aspekte

Die Energiezufuhr erfolgt zu 90 Prozent über Kohlenhydrate, knapp 60 Prozent davon bestehen aus Saccharose (ca. 160 g täglich). Fett und Eiweiß werden erwartungsgemäß in nur geringem Umfang geliefert. Die Nährstoffanalyse ergibt erhebliche Defizite im Mineralstoff- und insbesondere im Vitaminhaushalt. Die Verwendung von reichhaltigen Mineral- oder Heilwässern käme der Mineralstoff- und Spurenelementversorgung zugute. Die hohe Flüssigkeitszufuhr kann bei Kreislaufproblemen hilfreich sein. Die hohen Ananasmengen können zu Problemen mit zu viel Magensäure führen und sind für Patienten mit Reizmagen sicher nicht geeignet. Bromelain ist bekannt für seine entzündungshemmende Potenz z. B. bei Infekten oder rheumatischen Prozessen. Eine Fett schmelzende Wirkung ist nicht bekannt. Die minimale Eiweißzufuhr wird zu einem massiven Muskelabbau führen.

LITERATUR
Siehe Monodiäten.

2.2.3 Apfel-Diät

Die Apfel-Diät ist eine Obst-Mono-Diät.

Einen Überblick zu üblichen Mono-Diäten, den gesundheitlichen Aspekten und zur Bewertung ihrer Einsatzmöglichkeiten liefert der Text „Mono-Diäten, lebensmittelorientierte Diäten".

Lebensmittelauswahl, Nährstoffverhältnis, Kalorienzufuhr

Ausschließlich Äpfel, 5 bis 6 Stück pro Tag, sollen verzehrt werden, fett- und eiweißreiche Nahrungsmittel sind nicht vorgesehen. Somit werden von etwa 500 kcal am Tag 90 Prozent über Kohlenhydrate, etwa 7 Prozent über Fett und 3 Prozent über Eiweiß geliefert. Die Eiweißmenge beträgt etwa 3,4 g pro Tag (➤ Abb. 2.22).

Postuliertes Wirkprinzip

Der alleinige Verzehr von Äpfeln soll den Körper entgiften, entwässern, hinsichtlich aller Nährstoffe gut versorgen und den Stoffwechsel ankurbeln. Der im Apfel enthaltene Ballaststoff Pektin sorge für ein Sättigungsgefühl und verhindere so Hungergefühle und Heißhungerattacken. Innerhalb kürzester Zeit solle man so relativ viel an Gewicht verlieren.

Varianten

Varianten der Apfel-Diät sind andere Obst-Mono-Diäten wie die Ananas-Diät (➤ Kap. 2.2.2).

Durchführung im Einzelnen

Über den Tag verteilt sollen 5 bis 6 Äpfel gegessen werden. Andere Lebensmittel sind strikt zu meiden.

Physiologische Vorgänge und gesundheitliche Aspekte

Etwa 90 Prozent der aufgenommenen Energie sind erwartungsgemäß Kohlenhydrate, davon etwa 26 g Saccharose täglich. Die Nährstoffversorgung ist in jeder Beziehung mangelhaft. Bei vielen Menschen führt das Essen von Äpfeln zu Hunger (eventuell wegen der Säure). Somit ist von einer Apfel-Diät schon aus diesem Grund abzuraten, auch als einzelnen Entschlackungstag sollte man den ausschließlichen Apfelkonsum sicherheitshalber nicht vorsehen.

LITERATUR
Siehe Monodiäten.

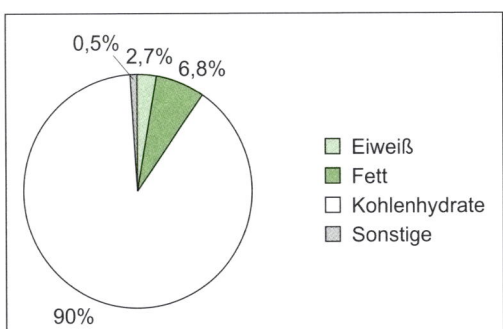

Abb. 2.22 Anteil der Nährstoffe an der Energiezufuhr von 518 kcal (1 kg Äpfel) am Tag bei der Apfel-Diät. [L143]

2.2.4 Eier-Diät

Die Eier-Diät ist eine Mono-Diät mit geringen Mengen an Salat oder Äpfeln.

Einen Überblick zu üblichen Mono-Diäten, den gesundheitlichen Aspekten und zur Bewertung ihrer Einsatzmöglichkeiten liefert der Text „Mono-Diäten, lebensmittelorientierte Diäten".

Lebensmittelauswahl, Nährstoffverhältnis, Kalorienzufuhr

Über den Tag verteilt werden Eier und Salat oder Eier und Äpfel verzehrt (➤ Abb. 2.23) (➤ Abb. 2.24). Salat und Obst liefern nur minimale Kohlenhydratmengen, maximal 10 Prozent sind es bei der Variante mit Apfel. Der Hauptnährstoff ist Fett mit etwa 60 Prozent der Kalorienzufuhr, der Eiweißanteil liegt bei 30 bis 35 Prozent. Erwartungsgemäß ist die tägliche Cholesterinzufuhr extrem hoch (1,5 bis 1,8 g) und damit etwa fünffach höher als empfohlen. Die

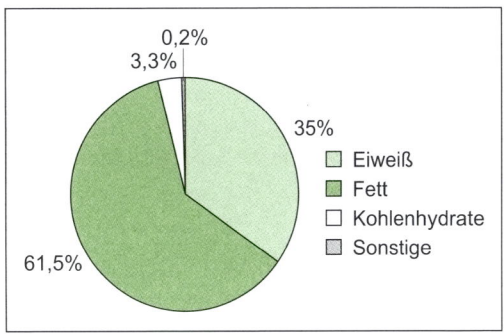

Abb. 2.23 Anteil der Nährstoffe an der Energiezufuhr von etwa 700 kcal am Tag bei der Eierdiät (Eier und Salat). [L143]

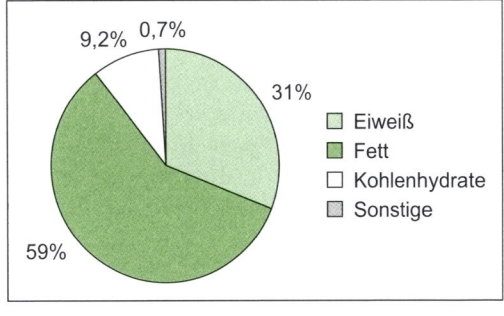

Abb. 2.24 Anteil der Nährstoffe an der Energiezufuhr von etwa 700 kcal am Tag bei der Eierdiät (Eier und Äpfel). [L143]

Vitamin- und Mineralstoffversorgung ist bei der Salatvariante deutlich besser als bei der Apfelvariante.

Postuliertes Wirkprinzip

Der ausschließliche Verzehr von Eiern und Salat bzw. Äpfeln soll durch die hohe Mobilisierung von Fettsäuren und deren Umbau zu Ketonkörpern die Fettverbrennung ankurbeln und Hungergefühle unterdrücken. Die hohe Thermogenese bei der Eiweiß-Verstoffwechselung soll den Fettabbau drastisch beschleunigen.

Varianten

Varianten der Eier-Diät sind andere eiweißreiche Mono-Diäten wie die Hähnchendiät und die Quarkdiät und andere Eier betonte Diäten wie die Mayo-Diät (➤ 2.1.17).

Durchführung im Einzelnen

Täglich sollen dreimal 2 bis 3 Eier verzehrt werden, dazu ein gemischter Salat ohne Dressing, alternativ sieben Mal ein Ei und ein Apfel pro Tag. Für die Nährstoffanalysen wurden je 2 Liter Wasser, 6 bis 8 Eier und 300 g Salat bzw. ein Apfel am Tag zugrunde gelegt.

Belegte physiologische Vorgänge und gesundheitliche Aspekte

Die Eier-Diät ist eine ketogene Diät, d. h. aufgrund der geringen Kohlenhydrataufnahme fängt der Körper an Ketone zu produzieren, um die Versorgung lebenswichtiger Organe zu sichern, die besonders auf Glukose angewiesen sind. Während der Ketose werden körpereigene Fettdepots angegriffen. Eine schnelle Gewichtsreduktion ist wahrscheinlich. Neben der Mangelversorgung mit diversen Mikronährstoffen ist hervorzuheben, dass die Eiweißzufuhr trotz der hohen biologischen Wertigkeit des tierischen Eiweißes nicht ausreicht, einen Muskelabbau zu verhindern.

Reduktionsdiäten mit einem Energiegehalt von 700 bis 1 000 kcal müssen 50 g bzw. mindestens 25 Prozent, höchstens jedoch 50 Prozent Eiweiß enthalten (Wechsler 1997, gem. Diätverordnung § 14a). 50 bis 60 g reines tierisches Eiweiß in der Eier-Diät entspricht damit zwar der bei einer Gewichtsreduktion geforderten Mindestmenge an Eiweiß, dürfte aber bei den meisten Übergewichtigen und Adipösen zu wenig sein: Bei einem Gewicht von über 70 kg werden gerade 0,8 g Eiweiß pro kg Körpergewicht erreicht. Der Fettabbau läuft allerdings umso schneller, je höher die Eiweißzufuhr und je niedriger die Kohlenhydratzufuhr ist.

LITERATUR
Wechsler J (1997). Diätetische Therapie der Adipositas. Deutsches Ärzteblatt; 94 (36): A-2.250/B-1.918/C-1.801. Weitere Literatur siehe Einleitung Monodiäten.

2.2.5 Kartoffel-Diät

Die Kartoffel-Diät ist eine (Mono)-Diät, bei der in der Regel außer reichlich Kartoffeln auch Eier oder Quark gegessen werden.

Einen Überblick zu üblichen Mono-Diäten, den gesundheitlichen Aspekten und zur Bewertung ihrer Einsatzmöglichkeiten liefert der Text „Mono-Diäten, lebensmittelorientierte Diäten".

Lebensmittelauswahl, Nährstoffverhältnis, Kalorienzufuhr

Die Kartoffel-Diät findet man selten in der reinen Mono-Form (➤ Abb. 2.25). Meist werden zusätzlich Eier oder Quark gegessen: Kartoffel-Ei- (➤ Abb. 2.26) bzw. Kartoffel-Quark-Diät (➤ Abb. 2.27). Alle Varianten sind extrem fettarm. Den Hauptnährstoff

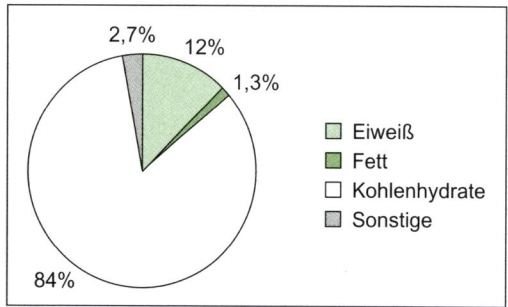

Abb. 2.25 Anteil der Nährstoffe an der Energiezufuhr von etwa 700 kcal (1 kg Kartoffeln) am Tag bei der reinen Kartoffel-Diät. [L143]

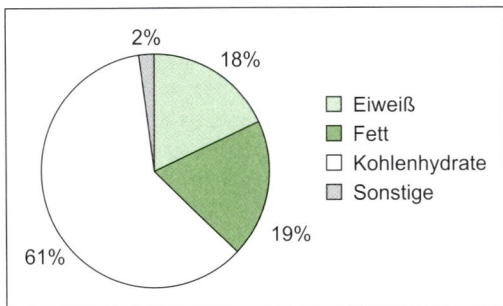

Abb. 2.26 Anteil der Nährstoffe an der Energiezufuhr von etwa 1 000 kcal (1 kg Kartoffeln, 3 Eier) am Tag bei der reinen Kartoffel-Ei-Diät. [L143]

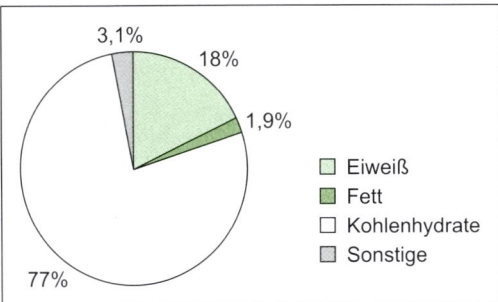

Abb. 2.27 Anteil der Nährstoffe an der Energiezufuhr von etwa 800 kcal (1 kg Kartoffeln, 100 g Magerquark, 200 g Blattsalate) am Tag bei der Kartoffel-Quark-Diät. [L143]

bilden Kohlenhydrate. Eiweiße machen 10 bis maximal 20 Prozent der Kalorienzufuhr aus.

Postuliertes Wirkprinzip

Die Kombination von Kartoffeln und Ei liefert die höchste biologische Wertigkeit an Eiweißen, auch die Kombination mit Quark stellt biologisch sehr hochwertiges Eiweiß zur Verfügung: Eiweißkreuz (➤ Tab. 2.2). Die hohe Wertigkeit der zugeführten Eiweiße sorgt für eine schnelle und lang anhaltende Sättigung und begrenzt dabei automatisch die Kalorienzufuhr – bei insgesamt sehr geringen Fettmengen.

Varianten

Varianten der reinen Kartoffel-Diät sind andere Monodiäten wie die Reis-Diät.

Durchführung im Einzelnen

Über den Tag verteilt werden 1 kg Kartoffeln, 3 Eier oder 100 g Quark und 200 Salat, oft empfohlen in fünf Mahlzeiten, zu sich genommen.

Belegte physiologische Vorgänge und gesundheitliche Aspekte

Kartoffel-Diäten sollen angeblich auch längerfristig durchgeführt werden können. Dies ist angesichts der ermittelten Nährstoffzufuhr eindeutig zu widerlegen. Die Kartoffel-Ei-Variante bietet dabei noch das ausgewogenste Bild. Prinzipiell sind Vitamin-, Mineralstoff- und die Fettzufuhr zu mangelhaft, um diese Diäten auch nur für kurze Zeit empfehlen zu können. Die ernährungsphysiologischen bzw. biochemisch wertvollen Effekte einer gleichzeitigen Zufuhr pflanzlicher und tierischer Eiweiße widersprechen übrigens dem postulierten Wirkprinzip der Hayschen Trennkost (➤ Kap. 2.1.6).

Eignung zur Gewichtsreduktion und langfristigen Verhaltensänderung

Förderlich ist die gute Sättigung bei Kartoffeln-Diäten. Bei sinnvoller Ergänzung der Diät mit Salat, Gemüse, etwas Obst, insbesondere bei Kombinationen mit Quark und Eiern (➤ Tab. 2.2) ist eine langfristige ovo-lakto-vegetarische Ernährung mit einer guten Nährstoffversorgung und reduzierten Energiezufuhr möglich. Dazu sollte eine fachliche Beratung erfolgen, um möglichst effektive Kombinationen der Lebensmittel zu bilden.

LITERATUR
Siehe Monodiäten.

2.2.6 Kohlsuppen-Diät

Die Kohlsuppen-Diät ist eine Gemüse-Monodiät.
Einen Überblick zu üblichen Monodiäten, den gesundheitlichen Aspekten und zur Bewertung ihrer Einsatzmöglichkeiten liefert der Text „Monodiäten, lebensmittelorientierte Diäten".

Lebensmittelauswahl, Nährstoffverhältnis, Kalorienzufuhr

Die Suppe besteht überwiegend aus Kohl sowie einigen anderen Gemüsesorten, die je nach Geschmack frei gewählt werden können (➤ Abb. 2.28). Unterschieden werden **zwei Varianten** der Durchführung: Im Gegensatz zur sehr einseitigen und kalorienarmen ersten Variante sind bei der zweiten Form auch andere Grundnahrungsmittel erlaubt. Dementsprechend unterschiedlich sind die Kalorienzufuhr (150 kcal bzw. 600 kcal täglich) und die Nährstoffversorgung.

Postuliertes Wirkprinzip

Der Körper verbrenne bei der Verdauung der Suppe mehr Kalorien als diese enthalte. Die Pfunde sollen purzeln, wobei die Inhaltsstoffe der Suppe das Fett zum Schmelzen bringen sollen.

Begründer/Historisches

Die Kohlsuppen-Diät kommt aus den USA, etwa seit den 70er Jahren ist sie in Deutschland bekannt. Der Erfinder der Diät ist nicht zu ermitteln.

Varianten

Amerikanische Variante ist die Magic-Soup. Beide zählen zu den Gemüse-Monodiäten.

Durchführung im Einzelnen

Es gibt zwei Formen der Durchführung:

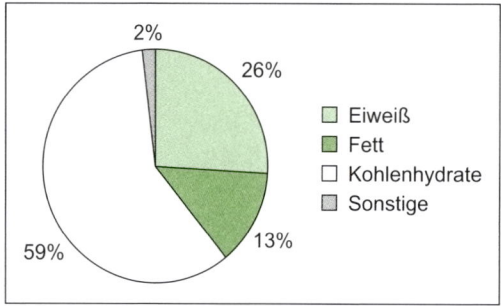

Abb. 2.28 Anteil der Nährstoffe an der Energiezufuhr von 620 kcal (zweite Variante) am Tag bei der Kohlsuppen-Diät. [L143]

Bei der **ersten Variante** soll sieben Tage lang ausschließlich Suppe verzehrt werden. Mengenangaben fehlen hier, die Portionsgrößen sind frei wählbar. Die **zweite Variante** ist keine Monodiät im engeren Sinne: Suppe darf, wie bei der ersten Variante, unbegrenzt gegessen werden, zusätzlich werden Obst, andere Gemüsesorten, Milchprodukte, Getreide, Fleisch und Fisch konsumiert:

1. Tag: Suppe, Obst (keine Bananen).
2. Tag: Suppe, Gemüse, gekochte Kartoffeln.
3. Tag: Suppe, Rohgemüse, Obst.
4. Tag: Suppe, 3 Bananen, unbegrenzt Magermilch.
5. Tag: Suppe, 300 g Rindfleisch, Hähnchen oder Fisch, frische Tomaten.
6. Tag: Suppe, Rindfleisch mit Gemüse.
7. Tag: Suppe, Naturreis, Gemüse.

Zeit- und Kostenaufwand

Die Suppe kann in großen Mengen im Voraus zubereitet und portioniert werden. Das erspart viel Zeit. Die Verwendung von Tiefkühl-Ware vereinfacht das Ganze noch mehr. Es handelt sich durchweg um Grundnahrungsmittel, die in jedem Supermarkt günstig zu erhalten sind – insbesondere unter Berücksichtigung saisonaler Angebote.

Physiologische Vorgänge und gesundheitliche Aspekte

- **Erste Variante:** Eine Diät mit täglich 150 kcal liefert zwangsläufig weder die Makronährstoffe noch alle Vitamine und Mineralstoffe in genügender Menge. Positiv fallen eine hohe Kalzium-, Magnesium- und β-Karotin-Zufuhr auf. Die hohe Vitamin K-Konzentration könnte zu Problemen für Marcumar-Patienten führen. Patienten mit Verstopfung können von dieser Kur profitieren.
- **Zweite Variante:** Mit etwa 600 kcal täglich wird die empfohlene Mindestzufuhr an Kalorien bei einer Reduktionsdiät knapp gewährleistet. Die Vitamin- und Mineralstoffversorgung ist bis auf Jod relativ hochwertig, insbesondere die Fett-, aber auch die Eiweißzufuhr ist erwartungsgemäß relativ niedrig. Letztere liegt mit ca. 40 g täglich

unter der empfohlenen Mindestmenge von 50 g täglich bei Reduktionsdiäten. Somit ist ein Abbau der Muskelmasse nicht auszuschließen, insbesondere nicht bei stark Übergewichtigen und bei einer deutlich längeren Zeitspanne als von vier Tagen.

Diese Variante kann zum Einstieg in eine langfristige, ausgewogene Ernährung genutzt werden. Allerdings sollte von der tageweisen Betonung einzelner Lebensmittelgruppen abgewichen und gelernt werden, verschiedene Lebensmittel wie Obst, Getreide und Milchprodukte regelmäßig und täglich einzubauen.

LITERATUR
Siehe Monodiäten.

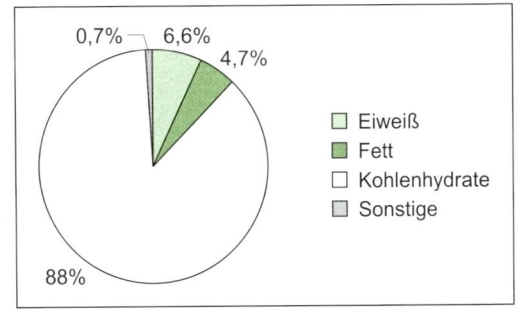

Abb. 2.29 Anteil der Nährstoffe an der Energiezufuhr von ca. 850 kcal am Tag bei der Reis-Diät. [L143]

2.2.7 Reis-Diät

Die Reis-Diät ist eine Getreide-Monodiät.

Einen Überblick zu üblichen Monodiäten, den gesundheitlichen Aspekten und zur Bewertung ihrer Einsatzmöglichkeiten liefert der Text „Monodiäten, lebensmittelorientierte Diäten".

Lebensmittelauswahl, Nährstoffverhältnis, Kalorienzufuhr

Bei strenger Reis-Monodiät werden ausschließlich Reis und Apfelmus oder geraspelter Apfel verzehrt. Etwas Salat und Gemüse können ergänzt werden. Die tägliche Kalorienzufuhr liegt bei etwa 850 kcal. Für die EDV-gestützte Nährstoff-Analyse wurden tägliche Mengen von 300 g Apfelmus und 180 g ungeschältem, trockenem Reis angesetzt. Knapp 90 Prozent der Energiemenge wird aus Kohlenhydraten gewonnen, der Rest aus Eiweiß und Fett zu etwa gleichen Teilen (➤ Abb. 2.29). Somit stehen ca. 10 g Eiweiß am Tag zur Verfügung.

Postuliertes Wirkprinzip

Aufgrund der geringen Kalorien- und minimalen Fettzufuhr sollen die Fettpolster schmelzen, der Körper entschlackt und entgiftet, der Verdauungstrakt entlastet werden und das Gewicht besonders schnell sinken. Apfelmus und Reis sollen alle wichtigen Vitamine und anderen Nährstoffe liefern, die der Körper benötigt. Zudem sollen die hohe Wasserbindungskapazität von Reis und das im Reis enthaltene Kalium überschüssiges Wasser aus dem Körper schwemmen, was durch das Meiden von Kochsalz noch verstärkt werde.

Varianten

Varianten der Reis-Diät sind andere Getreide-Diäten, wie z. B. die 7-Tage-Bio-Körner-Kur.

Durchführung im Einzelnen

Täglich sollen drei Portionen Reis à 60 g Trockengewicht mit Apfelmus verzehrt werden. Nach 4 Wochen kann man die Mahlzeiten mit Fisch und Gemüse ergänzen. Genaue Mengenangaben zu dieser erweiterten Kostform fehlen.

Physiologische Vorgänge und gesundheitliche Aspekte

Mit etwa 850 kcal aus beinahe ausschließlichen Kohlenhydratquellen liefert diese Monodiät nicht, wie behauptet, alle lebensnotwendigen Nährstoffe, insbesondere nicht genügend Vitamine – im Gegenteil. Der relativ geringe Eiweißgehalt im Reis reicht nicht dazu aus, den Abbau von Muskeln zu verhindern bzw. eiweißabhängige Stoffwechselprozesse zu garantieren. Der Behauptung, die Reis-Diät könne über lange Zeit ohne gesundheitliche Schäden durchgeführt werden, muss vehement widersprochen werden.

Die zu erwartende starke Wasserausschwemmung könnte Hypertonikern oder Patienten mit Ödemen zu Gute kommen, aber negative Effekte bei Hypotonikern hervorrufen. Der Gewichtsverlust auf der Waage in den ersten Tagen ist ausschließlich auf Wasserverluste zurückzuführen. Bei zu geringer Flüssigkeitszufuhr kann eventuell Verstopfung entstehen. Kindern, alten und kranken Menschen ist dringend abzuraten diese Kostenform auch nur für eine Woche einzuhalten.

LITERATUR
Diätportal, „Reis-Diät" unter: www.diaet.com (aufgerufen 7.5.2010).

2.3 Fasten und verwandte Methoden

André-Michael Beer, Beate Weidner, Tanja Pötschke, Brigitte Hajeck-Lang

Das Fasten war neben natürlicher Ernährung, körperlichen Übungen, Abhärtung sowie geistiger Schulung zur seelischen Gelassenheit bereits Element ganzheitlicher hippokratischer Diätetik. Im Verlauf der Geschichte kam es durch die Einheit des Amtes von Arzt und Priester zu einem fließenden Übergang zwischen dem medizinischen und dem religiös motivierten Fasten. Als Form der seelischen Reinigung und geistigen Übung wurde das Fasten von den Kirchen gepflegt, als Behandlungsmethode verlor es an Beachtung. Ende des 19. Jahrhunderts fanden sich Ärzte wie Henri Tanner und Edward Hooker Dewey aus Amerika, die das Fasten im medizinischen Bereich neu belebten, indem sie selbst lange fasteten bzw. mit ihren Patienten Fastenkuren durchführten und die therapeutischen Wirkungen dokumentierten. Diese beeinflussten auch Gustav Riedlin und Siegfried Möller aus Deutschland, die schon mit den damaligen Pionieren der „Lebensreform" wie *M. Bircher-Benner, K. Schroth* und *S. Kneipp* in Kontakt gekommen waren. *O. Buchinger, F.X. Mayr, W. Zabel, W. Zimmerman* und vorher schon *K. Schroth* eröffneten Sanatorien, nahmen stationäre Patienten auf und flankierten das Fasten bzw. ihre intensivdiätetischen Konzepte durch Hilfs-

methoden wie z. B. Darmreinigung, Bewegung und andere Naturheilverfahren.

Diese ganzheitlichen Verfahren wurden von der etablierten Medizin nur am Rande beachtet oder sogar bekämpft. Mitte der 1960er Jahre im Gefolge der durch die „Fresswelle" ausgelösten Übergewichtigkeit gewann die Nulldiät abgetrennt vom ganzheitlichen Anspruch mit der speziellen Indikation „Adipositas" an Bedeutung. Erstmals veröffentlichte Benedict, (USA 1955), eine Studie zur totalen Nahrungskarenz. Weitere physiologische Daten trug Bloom (USA) zusammen. 1959 publizierte er seine Versuche, extrem adipöse Patienten einem solchen Regime zu unterziehen. Man erkannte, dass der menschliche Organismus selbst sehr lange Zeiten der Nahrungskarenz – es wurden Fastenzeiten von mehr als 200 Tagen beschrieben – trotz des Verlustes von Körperprotein „gut toleriert" (Kasper 2004).

Auch an deutschen Universitätskliniken – insbesondere an der Universität Ulm – wurde damals die Nulldiät über Wochen zunächst stationär und dann auch ambulant durchgeführt und die Physiologie des Nahrungsverzichts insbesondere von J. G. Wechsler und H. Ditschuneit nach wissenschaftlichen Kriterien untersucht. H. Ditschuneit stellte fest: „Von der guten Wirksamkeit und Ungefährlichkeit des totalen Fastens haben wir uns selbst überzeugen können. Ungünstige nachhaltige Wirkungen auf irgendwelche Organfunktionen haben wir niemals beobachtet, auch keine nachteiligen Stoffwechselwirkungen" (Schmiedel et al. 2001). Aufgrund der hohen Kosten des stationären Verfahrens, der hohen Rezidivrate sowie der Stickstoffverluste – interpretiert als Verlust von Muskelmasse – wurde die Nulldiät durch das ambulante proteinmodifizierte Fasten ersetzt. Im Rahmen des „Optifast-Programms" wurde ein initiales 3-monatiges proteinmodifiziertes Fasten mit einer „Very Low Calorie Diet", (VLCD < 1 000 kcal/d) in ein multidisziplinäres Verfahren eingebunden.

Umfangreiche Untersuchungen ergaben, dass mit einer VLCD ein besseres Langzeitergebnis zu erreichen ist als mit einer ausschließlichen „Low Calorie Diet" (LCD ca. 1 000–1 200 kcal) (Wechsler 2003), da der initial schnell eintretende Gewichtsverlust und der Abstand von alten Verzehrmustern die Compliance verstärkt (Pudel, Petermann 2003). Daher können auch die naturheilkundlichen Verfahren wie das

Heilfasten, die Mayr-Kur, die Schroth-Kur oder die Molketrinkkur Auftakt für eine erfolgreiche Gewichtsreduktion und Lebensstiländerung unter der Voraussetzung einer langfristigen Weiterbetreuung durch den Hausarzt sein.

Ein methodisch richtig durchgeführtes Fasten ist nicht mit Hungergefühlen verbunden, da der Verdauungstrakt peristaltikmäßig ruhig gestellt wird. Die Leistungsfähigkeit bleibt voll erhalten. Die **Sensibilisierung der Geschmacksnerven** sowie ein früher einsetzendes Sättigungssignal fördern einen bedächtigeren Umgang mit der sich später wieder anschließenden Nahrungsaufnahme. Die Bemühungen der Vertreter der klassischen Naturheilkunde gesichertes Wissen in ihre Prophylaxe- und Therapiekonzepte zu integrieren, werden zunehmend durch die etablierte Medizin anerkannt. Ihre Vertreter beurteilen z. B. das Heilfasten nach Buchinger als eine geeignete Therapie zur Behandlung insbesondere von Funktionsstörungen, Übergewicht, aber auch chronischen Erkrankungen wie beispielsweise dem Rheumatismus (Kasper 2004).

Man unterscheidet heute **verschiedene intensivdiätetische Methoden bzw. Fastenkonzepte** nach ambulanter oder stationärer Durchführung, präventivem oder therapeutischen Einsatz oder auch wie folgt nach der Verpflegung und damit der Nährstoffzufuhr:
1. Keine Kalorienzufuhr
- Nulldiät oder totales Fasten
2. Kalorienzufuhr in verschiedener Form:
- Kohlenhydratergänzt:
   a. Heilfasten
   b. Klassische Schroth-Kur
- Eiweißergänzt:
   a. Klassische Molketrinkkur, Molkefasten
   b. Mayr-Kur
   c. Modifiziertes Fasten mit Formula-Diäten.

Nach naturheilkundlicher Definition (ÄGHE 2002) trifft der Begriff „Fasten" nur auf das Heilfasten und die Molketrinkkur zu, da hier „ein Verzicht auf feste Nahrung" gegeben ist und die Energiezufuhr unter 500 kcal liegt. Die Mayr-Kur sowie die Schroth-Kur gelten als „verwandte Methoden". Zu den Gewichtsreduktionsmethoden, die teilweise schlecht vom Fasten abgegrenzt werden, zählen das modifizierte Fasten mit Formula-Diäten sowie die heute nicht mehr praktizierte Nulldiät.

Das Fasten wird in der Öffentlichkeit kontrovers und oft emotional diskutiert. Die oben aufgeführten Konzepte werden häufig nicht differenziert betrachtet. So wird das in ein multidisziplinäres Behandlungskonzept eingebundene Heilfasten oder auch das proteinmodifizierte Fasten gleichgesetzt mit der Nulldiät, die heute als obsolet gilt. Sie war gekennzeichnet durch eine radikale Unterbrechung der Nahrungszufuhr mit null Kalorien ohne Begleitprogramme, Schulungsmaßnahmen und langfristige Betreuung.

Fastengegner bringen ihre Bedenken mit Hinweisen auf Herz-Kreislaufprobleme bis hin zu Todesfällen vor. Gemäß der Ärztegesellschaft Heilfasten und Ernährung sind lediglich die Todesfälle durch Herzstillstand bekannt, die nach mehrmonatiger ärztlich nicht begleiteter Einnahme eines minderwertigen Protein-Getränkes (liquid protein diet) 1978 in Amerika aufgetreten sind (van Itallie, Yang 1984).

Fastenbefürworter bewerten das methodisch richtig durchgeführte ärztlich begleitete Fasten als risikoarm und argumentieren mit den zahlreichen therapeutischen Möglichkeiten insbesondere im Hinblick auf das zunehmende Ausmaß chronischer Zivilisationserkrankungen. Sie weisen auf positive Wirkungen bei metabolischen, chronisch-entzündlichen, kardiovaskulären, atopischen Erkrankungen, chronischen Schmerzsyndromen und psychosomatischen Störungen hin.

Aufgrund der sehr geringen Energiezufuhr kann es bei allen im Anschluss aufgeführten Verfahren zu Nebenwirkungen wie vermindertem Konzentrationsvermögen, vermehrter Kälteempfindlichkeit, Blutdrucksenkung, leichtem Haarausfall, Unregelmäßigkeiten der Periode, Hungergefühlen und in sehr seltenen Fällen zu Komplikationen wie Ketoazidose, Hyperurikämie, zerebralen Minderdurchblutungen bei präexistenten Karotisstenosen, Myokardiolysen und Herzrhytmusstörungen kommen, die bei adäquater ärztlicher Führung und Begleitung vermeidbar sind (Wechsler 2003).

LITERATUR
ÄGHE (2002). Leitlinien zur Fastentherapie. Forschende Komplementärmedizin und Klassische Naturheilkunde; Heft 9.
Benedict FG (1915). A study of prolonged fasting, 416 pp. Carnegie Institute of Washington, Washington; publ. no. 203.

Bloom WL (1959). Fasting as an introduction to the treatment of obesity. Metabolism 8, 214.

Buchinger A (1996). Heilfasten ist nicht Hungern. TRIAS; 36, 37.

Ditschuneit H (1971). Der Stoffwechsel bei Fettsucht und bei komplettem Fasten. Medizin. u. Ernährung, 8.

Kasper H (2004). Ernährungsmedizin und Diätetik, München: Elsevier GmbH, Urban & Fischer Verlag; 262, 516, 529.

Pudel V, Petermann F (2003). Übergewicht und Adipositas. Hogrefe Verlag; 199.

Reineke C (2002). Der Stoffwechsel beim Fasten. Erfahrungsheilkunde; 8.

Schmiedel V, Leitzmann C, Lützner H, Heine H (2001). Ernährungsmedizin in der Naturheilkunde. München: Elsevier GmbH, Urban & Fischer Verlag; 202.

Van Itallie B, Yang MU (1984): Cardiac dysfunction in obese dieters: potentially lethal complication of rapid, massive weight loss. American Journal of Clinical Nutrition; 39: 695–702.

Wechsler JG (2003). Adipositas. Blackwell Verlag; 247, 249

Wenzel H, Wechsler JG, Hutt V, Ditschuneit H (1984). In: Ditschuneit H, Wechsler JG (Hrsg.) Ergebnisse der Adipositasforschung. Erlangen: Perimed Verlag.

Wilhelmi de Toledo F (1998). Physiologie des Fastens. In: Bühring M, Kemper FH, Matthiessen PF (Hrsg.). Naturheilverfahren und unkonventionelle medizinische Richtungen. Berlin: Springer Verlag, Loseblatt-System.

2.3.1 Heilfasten

Multidisziplinäres stationäres Konzept zur Therapie chronischer Zivilisationserkrankungen mit einer Fastendauer von 5 bis max. 35 Tagen.

Lebensmittelauswahl, Nährstoffverhältnis, Kalorienzufuhr

In der Fastenphase werden täglich zugeführt: Gemüsebrühe (¼ l), Obst- oder Gemüsesäfte (¼ l), Honig (max. 30 g im Tee über den Tag verteilt), Zitronenschnitze sowie reichlich Tees und Wasser; Gesamttrinkmenge mind. 2,5 l; Kalorienaufnahme ca. 200 kcal, praktisch fett- und eiweißfrei. Die 50 g zugeführten Kohlenhydrate reduzieren die Ketonkörperbildung und erleichtern somit die Harnsäureausscheidung. Weiterhin wird der Proteinabbau reduziert. Individuelle Zugaben von z. B. Buttermilch oder Diät-Kurmolke (30 g Protein pro Liter) erfolgen zur Leberentlastung bzw. zur Minimierung des Proteinabbaus z. B. bei asthenischen Menschen oder

längeren Fastenzeiten. Aber auch das Wasserfasten oder das Teefasten werden bei Aversionen gegen Suppe und Säfte unter dem Heilfasten durchgeführt. Bei Verdacht auf eine marginale Versorgung mit essentiellen Fettsäuren oder Mikronährstoffen erfolgt eine Supplementierung. Magenempfindliche erhalten Hafer-, Reis oder Leinsamenschleime. Auf eine hohe Qualität der verwendeten Produkte wird Wert gelegt. Genussmittel sind nicht erlaubt.

Postuliertes Wirkprinzip

Das Fasten aktiviert die Selbstheilungskräfte. Es kommt aufgrund der katabolen Stoffwechsellage zur Ausscheidung eingelagerter Substanzen (Entschlackung) und damit zur Verbesserung der Mikrozirkulation. Weiterhin erfolgt eine vegetative Gesamtumschaltung in den parasympathikotonen Bereich, die sich u. a. in einer gehobenen Stimmung und einer inneren Harmonisierung ausdrückt. Die naturheilkundliche Vorstellung geht davon aus, dass regelmäßige Fastenzeiten z. B. im Frühjahr und im Herbst einer dem Menschen gemäßen Lebensordnung entsprechen und körperlichen und seelischen Erkrankungen vorbeugen. Der mit dem Fasten verbundene zeitweilige Rückzug aus der Hektik des Alltags, der weitgehende Verzicht auf Ablenkungen wie Fernsehen o. Ä. führt zu einer persönlichen Bestandsaufnahme und ggf. zu einer Lebensstiländerung.

Begründer/Historisches

Der Arzt Dr. Otto Buchinger (1878–1966) heilte seine resistente Infekt-Polyarthritis, wegen der er dienstuntauglich vom Militär entlassen worden war, durch langes mehrmaliges Fasten völlig aus. Diese persönliche Fastenerfahrung veranlasste ihn, seine Tätigkeit als Fastenarzt aufzunehmen. Er prägte den Begriff **„Heilfasten"** und entwickelte ein multidisziplinäres Konzept für eine stationäre Fastentherapie, in der Physio-, Bewegungs- und Ernährungstherapie mit einem gesundheitspädagogischen Programm verbunden sind. Die Integration der Psychotherapie erfolgte später und auch die spirituelle bzw. religiöse Dimension fand Berücksichtigung. Buchinger betonte die Bedeutung der „Diätetik der Seele" im Fasten wie das Lesen, die Musik, die Bildkunstbetrachtung, die Natur, den Humor und die Meditation. Die methodische Ausformung und Dokumentation der Fastenwirkungen erfolgte durch seine Schüler *H. Fahrner, H. Lützner* und seinen Sohn *O. Buchinger.* Heute ist unter dem Begriff „Heilfasten" immer eine stationäre multidisziplinäre Therapie zur Behandlung von Patienten mit chronischen Zivilisationskrankheiten durch entsprechend ausgebildete Ärzte zu verstehen. Zur methodisch korrekten Durchführung wurden 2002 Leitlinien der Ärztegesellschaft Heilfasten und Ernährung (ÄGHE) erstellt. Das Fasten wird definiert als „freiwilliger Verzicht auf feste Nahrung und Genussmittel für einen begrenzten Zeitraum". Die Gesellschaft bietet eine Ausbildung zum Fastenarzt/Fastenärztin an. Im Gegensatz dazu bezeichnet der Begriff „Fasten für Gesunde" ein eigenverantwortliches präventives Kurzfasten über 7 Tage nach Definition von *H. Lützner,* das ambulant durch geschulte Fastenleiter/Fastenleiterinnen und fastenerfahrene Ärzte/Ärztinnen betreut werden sollte. Ziele des „Fastens für Gesunde" können z. B. die Minderung von Risikofaktoren wie mäßigem Übergewicht (BMI < 30) oder leicht erhöhten Cholesterinwerten sein.

Varianten

Schleimfasten, Molkefasten.

Durchführung im Einzelnen

Der **Entlastungstag** dient der körperlich-seelischen Einstimmung mit leichter Kost und Verzicht auf Genussmittel. Die initiale Darmreinigung mit 20 bis 40 g Glaubersalz bewirkt eine Ruhigstellung der Peristaltik und damit eine Vermeidung von Hungergefühlen. In den **Fastentagen** sind folgende Maßnahmen feste Bestandteile der Fastentherapie:

- Hohe Einläufe i. d. R. alle 2 Tage zur Vermeidung einer Rückresorption von über die Galle in den Darm sezernierter Abbauprodukte
- Mittägliche Leberwickel (feuchtheiße Auflage auf den Oberbauch) zur Unterstützung der Leberfunktion
- Ausdauersport und gymnastische Übungen möglichst an der frischen Luft zur Verminderung des Muskelproteinabbaus, zur Förderung der Aus-

scheidung durch Schwitzen und verstärkte Atmung mit sich anschließenden Ruhephasen
- Morgendliche Trockenbürstungen, Kneippsche Anwendungen
- Entspannungsübungen und ordnungstherapeutische Gespräche sowie intensive Ernährungsberatung und Zubereitungstraining zum Zweck der Hinführung zu einem gesünderen Lebensstil.

Die sich anschließenden **Aufbautage** ($\frac{1}{3}$ der Fastenzeit) dienen der Wiederaufnahme von Stoffwechsel- und Verdauungsfunktionen. Die Nahrungsaufnahme wird stufenweise gesteigert. Es erfolgt die Einübung des langsamen und bewussten Essens unter Berücksichtigung des Sättigungsreflexes. Die stationäre Durchführung wird begleitet von speziell ausgebildeten Ärzten. Die Indikation zum Fasten wird sorgfältig getroffen. Es erfolgen regelmäßige Laborkontrollen bzgl. verschiedener Parameter insbesondere auch hinsichtlich der Harnsäure, deren Elimination aufgrund anfallender Ketonsäuren aus dem Fettabbau erschwert wird. Medikamente müssen dem im Fasten veränderten Bedarf angepasst werden. Das oben aufgeführte verkürzte Standard-Konzept wird individuell modifiziert.

Zeit- und Kostenaufwand

Beim „Fasten für Gesunde" muss der Zeitaufwand für das umfangreiche Fastenprogramm wie Leberwickel, Trockenbürstungen, Massagen, Bewegung an der frischen Luft, Ruhezeiten, Meditation und Yoga hoch angesetzt werden. Daher sollte das ambulante Fasten in einer Urlaubswoche stattfinden. Die Kosten für die Fastenverpflegung liegen unter denen einer Normalkost. Zusätzlich sind die Aufwendungen für Einlaufgerät, Körperbürste usw. zu berücksichtigen. Beim stationären Heilfasten fallen je nach Aufenthaltsdauer und den therapeutischen Anwendungen entsprechende Kosten an.

Ernährungsphysiologische Vorgänge und gesundheitliche Aspekte

Unter dem Begriff „Verschlackung" wird auch die Behinderung von Stoffwechselabläufen aufgrund von Eiweißabscheidung in die Kapillar-Basalmembranen sowie in die Grundsubstanz durch kombinierte Energie- und Proteinüberernährung verstanden.

Vertreter der Fastentherapie gehen davon aus, dass im Fasten auch dieses „Speichereiweiß" abgebaut wird und nicht ausschließlich Funktions- bzw. Muskeleiweiß. Es konnte elektronenmikroskopisch gezeigt werden, dass durch Fasten an Endothel, Basalmembran und in der Grundsubstanz eine deutliche Normalisierung im Sinne einer Entschlackung geschieht (Buchinger 1996). Zudem verfügen adipöse Menschen über beträchtlich höhere Proteinbestände (Muskelhypertrophie), da ein Kilo Gewichtszunahme durchschnittlich eine Zunahme der Fettmasse um 750 g und eine Zunahme der Muskelmasse um 250 g bewirkt (Pudel, Petermann 2003). Ein gewisser Abbau von Muskeleiweiß kann daher während des Fastens als physiologisch betrachtet werden.

Studienlage/Evaluationen

Das stationäre Heilfasten für eine Periode von 2 bis 4 Wochen unter ärztlicher Leitung mit einem multidisziplinären Konzept weist in einigen wenigen Studien positive Ergebnisse sowohl bei massiver als auch bei mäßiger Adipositas auf (Schmiedel et al. 2001). Weiterhin zeigt das Fasten Wirkungen bei metabolischen, chronisch entzündlichen, kardiovaskulären, atopischen Erkrankungen, chronischen Schmerzsyndromen und psychosomatischen Störungen (ÄGHE 2002), die durch Studien verschiedener Evidenzgrade gesichert sind.

Zu den belegten physiologischen Vorgängen zählen die vermehrte Produktion und Freisetzung von Serotonin im Gehirn (Huether 1999), die Verringerung der Entzündungsaktivität (Kasper 2004), die Vermehrung der Insulinrezeptoren (Kasper ebd. 279), die Senkung erhöhter Glukose-, Triglycerid-, Cholesterinspiegel sowie die verbesserten Fließeigenschaften des Blutes.

Eignung zur Gewichtsreduktion und langfristige Verhaltensänderung

Als so genanntes. „Fasten für Gesunde" ambulant unter Anleitung einer ausgebildeten Fastenleiterin und möglichst unter Begleitung eines fastenerfahrenen Arztes eignet sich das Fasten als präventive Maßnahme zur kurzfristigen Gewichtsentlastung. Als stationäres Heilfasten bietet es die Möglichkeit zur Gewichtsreduktion als kausale Maßnahme zur

Behandlung des metabolischen Syndroms. Das Heilfasten ist nicht als langfristige Reduktionsdiät zu verstehen. Allerdings kann die Unterbrechung von Verhaltensmustern, die schnell eintretende Besserung von Krankheitssymptomen sowie die psychische Aufhellung durch Serotoninsteigerung im Gehirn ein starker Impuls zur Verhaltensänderung sein. Dadurch wird die Wahrscheinlichkeit für Jo-Jo-Effekte minimiert. Es ist davon auszugehen, dass der Grundumsatz – wie auch unter dem modifizierten Fasten (> Kap. 2.3.6.) – täglich um ca. 1 Prozent sinkt (Wechsler 2003). Eine relativ kurze Fastenzeit von 7 Tagen hat daher keine wesentliche Senkung des Grundumsatzes zur Folge. Durch einen schrittweisen Kostaufbau ist davon auszugehen, dass der Grundumsatz nach wenigen Wochen ein dem neuen Körpergewicht entsprechendes Niveau erreicht. Studien haben gezeigt, dass selbst durch mehrmaliges Fasten der „Jo-Jo-Effekt" nicht eintritt. Der Grundumsatz wird durch Schwankungen des Körpergewichts nicht dauerhaft gestört (Pudel, Westenhöfer 2003).

LITERATUR

ÄGHE (2002). Leitlinien zur Fastentherapie. Forschung Komplementärmedizin in der Klassischen Naturheilkunde; Heft 9.

Buchinger M (1996). Heilfasten ist nicht Hungern. Stuttgart: TRIAS-Thieme Hippokrates Enke; 36.

Huether G (1999). Neurobiologische Effekte und psychische Auswirkungen des Fastens. UGB-Tagung „Fasten aktuell"; 6. –8.5.1999.

Kasper H (2004). Ernährungsmedizin und Diätetik. München: Urban & Fischer Verlag; 386, 279.

Pudel V, Petermann F (2003). Übergewicht und Adipositas. Hogrefe Verlag; 199.

Pudel V, Westenhöfer J (2003). Ernährungspsychologie. Hogrefe Verlag.

Schmiedel, Leitzmann, Lützner, Heine (2001). Ernährungsmedizin in der Naturheilkunde. München: Urban & Fischer Verlag; 220.

Wechsler JG (2003). „Adipositas". Blackwell Verlag; 249.

2.3.2 Mayr-Kur

Kurmaßnahme zur Darmsanierung bestehend aus einer 3-stufigen Diätetik mit „Teefasten", „Milch-Semmel-Kur" und „Milder Ableitungsdiät".

Lebensmittelauswahl, Nährstoffverhältnis, Kalorienzufuhr

Teefasten
Basische Kräutertees evtl. mit Honig oder Zitronensaft, klare Gemüsebrühe, zusätzlich reichlich kohlensäurearme (stille) Wasser; Energieaufnahme max. 100 kcal/Tag in Form von Kohlenhydraten; Dauer meist 7–14 Tage.

Milch-Semmel-Kur
Zwei 3 bis 4 Tage alte luftgetrocknete, elastische Weißmehlbrötchen aus Weizen oder Dinkel; 1 Liter Kuhmilch (alternativ Butter-, Soja- oder Mandelmilch), abends nur Tee; Energiezufuhr ca. 900 kcal mit ca. 30 g Eiweiß, 35 g Fett, 100 g Kohlenhydraten am Tag; unterschiedliche Rezepturen – nach Rauch (Rauch 1994) z. B. keine Mengenbegrenzung.

Milde Ableitungsdiät
Leicht bekömmliche, basenreiche Kost; tägliche Flüssigkeitszufuhr 2 bis 4 Liter; Verordnung spezieller Tees nach Bedarf wie z. B. Lindenblüten-, Fenchel-, Schafgarbe-, Zitronenmelisse-, Zinnkraut- und Johanniskrauttee.

Postuliertes Wirkprinzip

Aufgrund von Entschlackungs- und Entsäuerungsprozessen wird eine positive Wirkung insbesondere auf das von *F.X. Mayr* beschriebene Enteropathiesyndrom mit intestinaler Intoxikation des Gesamtorganismus angegeben. Weitere Indikationen sind Erkrankungen des gesamten Verdauungstraktes, Haut-, Herz-Kreislauf- und rheumatische Erkrankungen sowie Adipositas. Vertreter der Mayr-Kur sehen auch einen Zusammenhang zwischen gestörter Darmfunktion und Wirbelsäulenbeschwerden mit Fehlhaltungen, Verspannungen, Zervikal- und Lumbalsyndromen sowie Bandscheibenprolaps.

Begründer/Historisches

Der österreichische Arzt Dr. Franz Xaver Mayr (1875–1965) entwickelte eine Diagnostik der Verdauungskrankheiten und insbesondere deren Auswirkungen auf Statik und Haltung des Körpers. Als Mitglied einer Bergbauernfamilie in der Steiermark hatte er gelernt, die Gesundheit von Tieren an Abdomen und Haltung zu beurteilen (Schmiedel et al. 2002). Schon als Medizinstudent behandelte Mayr Darmkranke in einer Kuranstalt. Die Klärung der Frage, an welchen Merkmalen die Gesundheit des Menschen im Allgemeinen und seines Verdauungsapparates im Besonderen zu erkennen ist, wurde ihm zur Lebensaufgabe (Rauch 1994). Mit der Entwicklung seiner „5-Sinne-Diagnostik" schaffte er sichtbare, tastbare, messbare und überprüfbare Kriterien als „Zeichen der Gesundheit". Später als niedergelassener Arzt in Wien wollte er seinen ambulanten Patienten das strenge Fasten nicht mehr zumuten; so wurde die „Milch-Semmel-Kur" Hauptteil seiner 3-stufigen-Diätetik.

Durchführung im Einzelnen

Eine Mayr-Kur sollte nur in entsprechenden Kliniken mit ärztlicher Betreuung durchgeführt werden. Es werden mindestens zwei, besser drei oder vier Wochen empfohlen. Zu Therapiebeginn erfolgt die spezielle Diagnostik nach F.X. Mayr durch entsprechend ausgebildete Ärzte, bei der Haut, Zunge, Körperhaltung, Bauchform sowie zahlreiche andere Gesundheitskriterien untersucht und gemessen werden. Anschließend kommen die drei therapeutischen Prinzipien, die „3 S", nämlich „Schonung", „Säuberung" und „Schulung" zur Anwendung.

Schonung
Die Kur soll durch die nachfolgend beschriebenen diätetischen Stufen, die individuell modifiziert werden, den Verdauungstrakt entlasten und regenerieren. An das **„Teefasten"** mit der Gabe von Basenpulver schließt sich die **„Milch-Semmel-Diät"** an: Morgens und mittags wird zur „Kursemmel" als „Kau- und Einspeichelungstrainer" die Milch löffelweise aufgesogen und gründlich und konzentriert gekaut. Abends gibt es ausschließlich Tee, der ebenfalls löffelweise aufgenommen wird. Diese Phase kann zwei bis vier Wochen dauern und als so genannte erweiterte Milchdiät durch die Einnahme von Quark, Hüttenkäse, Frischkäse, Brotaufstrichen, Hafer- oder Reisschleim mit Gemüsebrühe und bei Unverträglichkeiten durch Ziegen- oder Schafsjoghurt, Soja- oder Mandelmilch variiert werden.

Im Anschluss erfolgt eine Umstellung auf die **„Milde Ableitungsdiät"**, eine Schonkostform mit viel Gemüse, reifem Obst, frischen Kräutern, wenig Rohkost, wenig Fett und Salz und selten Fleisch. Vollkornprodukte werden abgelehnt. Besonderer Wert wird dem Basenreichtum der Nahrung beigemessen, da beim Kranken eine Verschiebung des Säure-Basen-Haushaltes in Richtung Gewebsazidose angenommen wird. Abends steht auch in dieser Phase eine Kursemmel bei Bedarf mit Brotaufstrich auf dem Kurplan. Es erfolgen keine Zwischenmahlzeiten. Nach 16:00 Uhr soll keine Rohkost und kein Obst aufgenommen werden und nach 18:00 Uhr keine feste Nahrung mehr.

Säuberung

Bei der „Säuberung" geht es um die Ausscheidung von „Darmschlacken". Sie erfolgt durch Einnahme von 1 Teelöffel Karlsbader- oder Bittersalz auf ¼ Liter Wasser nach dem Aufstehen.

Schulung

Die Schulung hat die „Wiederertüchtigung" der Verdauungsorgane zum Ziel. Von Bedeutung ist die Einübung des gründlichen Kauens zur Aktivierung des Speichelflusses. Die manuelle ärztlich durchgeführte Bauchbehandlung dient u. a. der Steigerung der spezifischen Darmtätigkeit, der Verbesserung der Zirkulation im Bauchraum, der Erholung der Verdauungsdrüsen, der Reinigung des Blutes durch gesteigerte Ausscheidung von Stoffwechselschlacken in den Darm und auch einer verbesserten Atemtätigkeit.

Neben der diätetischen Kur werden Massagen, Hydrotherapie und je nach Bedarf weitere medizinisch notwendige Naturheilverfahren angewandt. Je nach individuellem körperlichem Zustand sollen dosierte sportliche Betätigungen ausgeübt werden, zum Beispiel Wassergymnastik, kleine Wanderungen, Golfen und Tretbootfahren. Auch Entspannungsverfahren werden oftmals angeboten.

Zeit- und Kostenaufwand

Je nach Kurdauer (2 bis 4 Wochen) und den therapeutischen Anwendungen fallen entsprechende Kosten für den Klinikaufenthalt an. Es ist somit eine relativ zeit- und kostenintensive Maßnahme.

Ernährungsphysiologische Vorgänge und gesundheitliche Aspekte

Eine Normalisierung erhöhter Laborparameter hinsichtlich Leberwerten, Blutzucker, Cholesterin, Triglyceriden und Harnsäure wurde beobachtet. Eine Studie (Hausen et al. 2005) ergab, dass unter der Milch-Semmel-Kur im Vergleich zur Kontrollgruppe weniger krankmachende Keime und deutlich niedrigere Neopterinwerte gemessen wurden, was als Verbesserung des Immunstatus interpretiert wird. Als angenehm wird das fehlende Hungergefühl empfunden.

Studienlage/Evaluationen

Die Bewertung nach wissenschaftlichen Maßstäben ist schwierig, da kontrollierte Studien fehlen. Dagegen werden im Rahmen der Erfahrungsheilkunde bzw. aufgrund von Kasuistiken immer wieder therapeutische Erfolge vorgestellt (Hausen et al. 2005).

Eignung zur Gewichtsreduktion und langfristiger Verhaltensänderung

Aus ernährungsmedizinischer Sicht bestehen gegen ärztlich geleitete kurzfristige, also zeitlich begrenzte extrem kalorienreduzierte Maßnahmen wie „Teefasten" und „Milch-Semmel-Diät" keine Bedenken (Kasper 2004). Der initial signifikante Gewichtsverlust kann den Langzeiterfolg deutlich verbessern. Allerdings ist selbst die 3. diätetische Stufe, nämlich die „Milde Ableitungsdiät", nicht als Dauerernährung für eine langfristige Gewichtsreduktion konzipiert. Aufgrund des weitgehenden oder völligen Verzichts auf z. B. Vollkornprodukte, Hülsenfrüchte und Rohkost entspricht sie nicht den DGE-Empfehlungen für eine vollwertige Ernährung. Als krankheitsorientierte Diät ist das Regime der Mayr-Kur geeignet, Darmproblemen wie z. B. chronischer Obstipation, Meteorismus und Flatulenz entgegenzuwirken und Verhältnisse zu schaffen, die es erlauben, eine leichte vollwertige Ernährung zu vertragen und wieder nutzen zu können (Anemueller 1998). Auch von einer positiven Beeinflussung der Risikofaktoren des metabolischen Syndroms ist auszugehen.

Der gefürchtete „Jo-Jo-Effekt" ist aufgrund des verhältnismäßig hohen Protein- und Energiegehalts der Milch-Semmel-Diät und des damit verbundenen weitgehenden Erhalts der Magermasse sowie der stufenweisen Steigerung der Energiezufuhr nicht zu erwarten. Da die Mayr-Kur auf eine langfristige Lebensstilmodifikation abzielt, kann sie als Einstieg in eine gesunde Ernährung geeignet sein.

LITERATUR

Anemueller H (1998). Naturheilverfahren Ernährungstherapie. Hippokrates Verlag, 78.

Hausen A et al. (2005). Experimentelle Studien an Darminhaltsstoffen bei standardisierter Ernährung nach F.X. Mayr. Erfahrungsheilkunde; 54 (8): 497–507.

Kasper H (2004). Ernährungsmedizin und Diätetik. München: Urban & Fischer Verlag; 530.

Rauch E (1994). Die Darmreinigung nach Dr. F. X. Mayr. Haug-Verlag; 57, 19.

Schmiedel, Leitzmann, Lützner, Heine (2001). Ernährungsmedizin in der Naturheilkunde. München: Elsevier GmbH, Urban & Fischer Verlag; 210.

2.3.3 Klassische Molketrinkkur, Molkefasten

Fastenbehandlung mit Diät-Kurmolke und Frischpflanzensäften zur Therapie chronischer Zivilisationskrankheiten.

Lebensmittelauswahl, Nährstoffverhältnis, Kalorienzufuhr

Die klassische Molketrinkkur wurde mit Original-Frischmolke durchgeführt, die einen Proteinanteil von 8 g pro 1 000 ml aufwies. Für die heute therapeutisch eingesetzten abgewandelten Formen der Molketrinkkur wird Diät-Kurmolke eingesetzt. Die Fastenverpflegung besteht somit aus täglich 1–1,5 Liter Diät-Kurmolke, eine mit Molkeeiweiß angereicherte Spezialmolke. Molke entsteht bei der Quark- oder Käsezubereitung, wobei Kasein vom Serum der Milch getrennt wird. 1 Liter Diät-Kurmolke enthält 30 g hochwertiges Albumin-Globulin-Molkeprotein, reichlich Calcium (ca. 1 200 mg), sehr wenig Natrium (ca. 400 mg), ca. 50 g Milchzucker sowie 10 g Milchsäure aus 90 Prozent rechtsdrehender L(+)-Milchsäure, die auch bei größeren Trinkmengen eine stoffwechselbelastende Übersäuerung ausschließt. Sie ist praktisch fett-, cholesterin- und purinfrei. Die Energieaufnahme beläuft sich auf 300 bis 500 Kalorien am Tag.

Postuliertes Wirkprinzip

Die Molke soll den Gallefluss, den Stuhlgang, die Entwässerung sowie die Blutreinigung fördern. Diese Vorgänge werden durch die Inhaltsstoffe der unterstützend eingesetzten Frischpflanzensäfte noch verstärkt. Bei Übergewicht, Stoffwechselstörungen, Bluthochdruck, Herzkreislauferkrankungen, Fettleber, rheumatischen Erkrankungen, Fehlbesiedlung der Darmbakterienflora und chronischer Verstopfung wird der Molke eine helfende und heilende Wirkung nachgesagt. Besonders geschätzt wird Molke im Rahmen von so genannten Frühjahrskuren zur „Entschlackung" des Körpers. Aufgrund der hohen biologischen Wertigkeit des Molkeeiweißes sollen sich nur geringfügige Verluste an körpereigenem Eiweiß ergeben.

Begründer/Historisches

Schon Hippokrates, Galen, Avicenna, Dioskurides und andere Ärzte der altgriechischen und altrömischen Medizin verabreichten kurmäßig mit Heilkräutern angereicherte Ziegen-, Schaf- oder Kuhmolke bei Übergewicht, Erkrankungen der Verdauungsorgane, Arthritis und Hautausschlägen. Eine der berühmtesten Heilstätten (zwischen Neapel und Salerno) wurde von der Universität Salerno betreut. Vom 17. bis ins 19. Jahrhundert wurden in ca. 200 Molkekurorten Deutschlands, Österreichs und der Schweiz Übergewichtige, Gicht-, Darm- und Leberkranke mit Molke-Trinkkuren behandelt. Anfang des 20. Jahrhunderts sank die Bedeutung der Molketrinkkur wahrscheinlich mitbedingt durch den hohen Aufwand, ständig frische – da nur in diesem Zustand schmackhafte – Molke vorzuhalten. Molkereitechnisch kann heute die Alterung der Molke verhindert werden. Um 1980 integrierte Dr. med. H. Anemuller die Molketrinkkur als intensivdiätetische Maßnahme in sein Grunddiät-System.

Durchführung im Einzelnen

Vor der Diät sollten eine Milchzuckerunverträglichkeit und eine Milcheiweißallergie ausgeschlossen werden. Die Diät-Kurmolke wird in kleinen Portionen gut gekühlt über den Tag verteilt aufgenommen. Aufgrund der mild laxierenden Wirkung sind regelmäßige Einläufe wie beim Heilfasten (> Kap. 2.3.1) nicht notwendig. Die Verabreichung von täglich 80 ml Frischpflanzensäften erfolgt im Rhythmus: 1. + 2. Tag Brennnesselsaft, 3. + 4. Tag Löwenzahnsaft, 5. + 6. Tag Artischockensaft usw. und zwar esslöffelweise und evtl. mit Wasser verdünnt. Die Menge der Flüssigkeitsaufnahme in Form der Molke ergänzt durch Mineralwasser oder ungezuckerte Tees beträgt mindestens 3 Liter. Der ernährungstherapeutische Effekt soll durch Heilpflanzen mit ihren zahlreichen sekundären Pflanzenstoffen bzw. Wirkstoffen verstärkt werden. Daher kommen o. g. Frischpflanzensäfte zur Anwendung.

Zeit- und Kostenaufwand

Bei ambulanter Durchführung sollte die Molketrinkkur in einer Urlaubswoche unter Berücksichtigung des Konzepts „Fasten für Gesunde" (Kapitel 2.3.1) durchgeführt werden. Damit ist die Molke-Trinkkur relativ zeitaufwändig. Die Kosten für Diät-Kurmolke und Frischpflanzensäfte liegen unter denen einer Normalkost.

Ernährungsphysiologische Vorgänge und gesundheitliche Aspekte

1981 wurde die klassische Molketrinkkur integriert in eine Kneippsche Kurbehandlung durch Anemueller mit 37 Kurpatienten über 4 Wochen reproduziert (Hönck, Anemueller 1981). Weiterhin kam es zur Durchführung klinisch kontrollierter Untersuchungen der Universitätsklinik Ulm hinsichtlich der Adipositastherapie mit eiweißangereicherter Diät-Kurmolke (Wechsler et al. 1986). Die Ergebnisse aus o. g. Studien zeigen die Wirksamkeit bei Hypertonie, Hypercholesterinämie, Hypertriglyzerämie und Adipositas. Nach 4 Wochen betrug der Verlust an körpereigenem Protein unter dem Fasten mit Diät-Kurmolke nur 276 g; unter dem totalen Fasten über 1 000 g (Anemueller 1998). Somit wurde ein wesentliches Ziel der Adipositastherapie, nämlich körpereigene Eiweißreserven zu erhalten und Fettgewebe abzubauen, erreicht. Auch die Leberwerte blieben im Normbereich (Anemueller 1998). Als Folge der

spezifischen Molkewirkung ist die Senkung der Serumharnsäure zu interpretieren.

Eignung zur Gewichtsreduktion und langfristige Verhaltensänderung

Die Molketrinkkur ist insbesondere alternativ zu Formula-Diäten als kurzfristige intensivdiätetische Maßnahme zur Gewichtsentlastung auch selbständig zuhause unter ärztlicher Begleitung möglich. Als stationäre Therapie ist sie geeignet zur Gewichtsreduktion als kausale Maßnahme zur Behandlung des metabolischen Syndroms im Rahmen eines multidisziplinären Behandlungskonzepts mit ärztlicher Betreuung über den stationären Aufenthalt hinaus. Durch o. a. positive Beeinflussung entsprechender Risikofaktoren kommt es zu einer Senkung des Arteriosklerose-Risikos. Besonders günstig wirkt Molke bezüglich der chronischen Obstipation (Schmiedel et al. 2001). Durch begleitende Ernährungsberatung wird eine langfristige Verhaltensmodifikation gebahnt. Aufgrund der Proteinzufuhr bleibt die den Grundumsatz maßgeblich bestimmende Magermasse weitgehend erhalten. Bei einem stufenweisen Kostaufbau ist ein „Jo-Jo-Effekt" nicht zu erwarten.

LITERATUR
Anemueller H (1998). Naturheilverfahren Ernährungstherapie. Hippokrates Verlag; 73, 74.
Hönck, Anemueller (1981). Bericht über therapeutische Ergebnisse klassischer Molketrinkkuren als Heilverfahren im Kneipp-Kurort. Ärztezeitschrift für Naturheilverfahren; 10: 533.
Schmiedel, Leitzmann, Lützner, Heine (2001). Ernährungsmedizin in der Naturheilkunde. München: Elsevier GmbH, Urban & Fischer Verlag, 204.
Wechsler, Wenzel, Eppelt, Splitz, Swobodnik, Ditschuneit (1986). Ergebnisse der Adipositasbehandlung mit eiweißangereicherter Molke. Aktuelle Ernährung, 11: 71–79.

2.3.4 Schroth-Kur

Kurmaßnahme mit Wechsel von Trink- und Trockentagen, spezieller Kur-Diät sowie Kur-Packungen.

Neben der „Originalen Schroth-Kur" gibt es mittlerweile auch eine Variante, die aktuellen ernährungswissenschaftlichen Erkenntnissen angenähert wurde. Während der **Deutsche Schrothverband** die klassische Form vertritt, steht der **Internationale Schrothbund** für die reformierte Variante.

Lebensmittelauswahl, Nährstoffverhältnis, Kalorienzufuhr

Die **„Originale Schroth-Kur"** ist eine vegetarische, relativ kohlenhydratreiche, salz-, fett- und eiweißarme Kost (Wenzel et al. 1984). Die Kur besteht aus Reis-, Grieß- und Haferbrei, ergänzt durch gekochtes Gemüse, gekochtes Obst sowie trockene Brötchen, die heute oft durch „Kurgebäck" ersetzt werden. Drei Trockentage, zwei kleine und zwei große Trinktage wechseln einander ab. An Trockentagen ist lediglich 1 Glas Tee und später 1 Glas Obstsaft mit einem Wacholderschnaps erlaubt, an kleinen Trinktagen ½ Liter Flüssigkeit und an großen Trinktagen 1 Liter Flüssigkeit in Form von Wasser, Tee und Säften. Die tägliche Flüssigkeitszufuhr kann individuell bei entsprechenden Indikationen wie Hyperurikämie, Nephropathien und KHK erhöht werden (Schmiedel et al. 2001). Nach der Originalvorschrift wird ein Teil der Flüssigkeit in Form eines weißen Landweins, allerdings nur nach ärztlicher Verordnung, aufgenommen. Dabei kann es sich um 1 bis 1,5 Liter Wein pro Woche bzw. an 4 Tagen um jeweils einen 1/4 Liter Wein handeln (Schmiedel et al. 2001). Dieser wird heute häufig gegen Frucht- und Gemüsesäfte ausgetauscht. Die Kalorienzufuhr beträgt 400–800 kcal täglich (Kasper 2004). Die Nährstoffzufuhr wird mit 9,9 bis 12 g Eiweiß, 1,5 bis 2,3 g Fett und 75 bis 92 g Kohlenhydraten angegeben.

Die **„Neue Schroth-Kurkost"** nach Professor Heinrich Kasper ist eine abwechslungsreiche Mischkost, gegliedert in die **„Induktionsphase"** mit ca. 500–700 kcal (65 Prozent Kohlenhydrate, 23 Prozent Eiweiß, 12 Prozent Fett und 26 g Ballaststoffe); die **„Überleitungsphase"** mit ca. 1 000 kcal (54 Prozent Kohlenhydrate, 21 Prozent Eiweiß, 25 Prozent Fett und ca. 30 g Ballaststoffe) und die **„Balancephase"** mit ca. 1 500–1 800 kcal (58 Prozent Kohlenhydrate, 17 Prozent Eiweiß, 25 Prozent Fett und 40–60 g Ballaststoffe). Für die tägliche Flüssigkeitsaufnahme werden 1–1,5 Liter stilles Wasser, Tees und Säfte bevorzugt. Moderate Mengen speziellen Weines werden individuell verordnet. Im Gegensatz zur Originalkur wird Wacholderschnaps, dem ein positiver Einfluss auf den Entwässerungsprozess zugeschrieben wurde, im Rahmen der „Neuen Schroth-Kur" nicht mehr verabreicht.

Postuliertes Wirkprinzip

Die spezielle Ernährung in Verbindung mit Schwitz-Prozeduren soll „Entschlackungsvorgänge" in Gang setzen und einen Reiz zur Aktivierung der Selbstheilungskräfte darstellen. Nach Schroth werden an Trockentagen Wasser und Schlackenstoffe aus dem Gewebe ins Blut gezogen, die dann an Trinktagen durch Wasserüberschuss über die Nieren und Haut ausgeschieden werden (intensive Gewebsdrainage). Durch diesen rhythmischen Wechsel der Flüssigkeitszufuhr soll ein milder Entschlackungs- und Entgiftungsprozess ermöglicht werden. Wein bewirke nach Schroth durch seine entwässernde Eigenschaft im Verein mit den übrigen Komponenten der Kur – insbesondere den periodischen Dursttagen – „Krankheitsstoffe aus ihrem Schlafe zu wecken und dann aus dem Körper zu entfernen". Wirkungen werden bei einer Vielzahl von Erkrankungen angeführt wie z. B. bei Fettstoffwechselstörungen, Gicht, Diabetes mellitus, Bluthochdruck und Ödemen, Psoriasis, Neurodermitis, Akne, Allergien, rheumatischen Erkrankungen, verschiedenen Erkrankungen der Verdauungsorgane, Migräne und Stress. Die neue Variante der Schroth-Kur beschränkt sich hauptsächlich auf die Indikationen Adipositas und das dadurch induzierte metabolische Syndrom.

Begründer/Historisches

Durch den Hufschlag eines Pferdes erlitt der Fuhrmann Johann Schroth (1798 bis 1856) eine schwere Kniegelenksverletzung. Durch kalte Umschläge erfuhr er Heilung. Das Erlebnis der feuchten Wärme als heilendes Naturprinzip und die Beobachtung kranker Tiere, die das Futter mieden und nur tranken, führten ihn zu seinem Behandlungskonzept, das neben der Hydrotherapie auch die Diätetik in den Vordergrund stellte. 1829 gründete er eine Heilanstalt in Niederlindewiese. Die Schroth-Kur wurde in Schlesien über viele Jahrzehnte bis zum 2. Weltkrieg fortgeführt. 1949 wurde die Schroth-Kur in Oberstaufen im Allgäu wiederbegründet.

Durchführung im Einzelnen

Die Phasenlänge der **„Neuen Schroth-Kurkost"** wird ärztlich individuell angepasst. Die **„Schwitzpackung"** ist eine feuchtkalte, wärmestauende Ganzkörper-Packung am frühen Morgen über 2–3 Stunden. Dabei wird der von der Nachtruhe gut durchwärmte Körper in kalte, feuchte Laken eingewickelt und mit trockenen, warmen Packbetten unter Beigabe von Wärmflaschen zugedeckt. Durch die Temperaturerhöhung soll ein erhöhter Kalorienverbrauch erreicht und eine den Entschlackungs- u. Entgiftungsprozess fördernde Stoffwechselbeschleunigung erzielt werden. **Bewegungstherapeutische Maßnahmen** sind frequenzgesteuertes Herz-Kreislauftraining wie z. B. Walking oder auch Schwimmen und Übungen zum Aufbau der rumpfstabilisierenden Muskulatur. Nicht nur nach Schwitzpackungen sind Ruhephasen eingeplant, sondern auch im weiterführenden Behandlungsprogramm von Bedeutung.

Zeit- und Kostenaufwand

Der Zeit- und Kostenaufwand ergibt sich aus der Länge des Kuraufenthaltes.

Ernährungsphysiologische Vorgänge und Gesundheitliche Aspekte

Wissenschaftliche Untersuchungen durch Wenzel an der Universität Ulm zeigten einen signifikanten Abfall des Körpergewichts, des Cholesterins, der Triglyzeride, des Blutdrucks sowie eine verbesserte Glukosetoleranz (Schmiedel et al. 2001). Die unzureichende Flüssigkeitszufuhr bei gleichzeitiger Zufuhr von Alkohol unter der „Originalen Schroth-Kur" muss als sehr kritisch eingestuft werden. Die Empfehlung für Reduktionsdiäten beträgt mindestens 2 Liter Wasser/Tag (Biesalski et al. 2004). Unter diesem Aspekt kann diese Kur-Variante aus ernährungswissenschaftlicher Sicht nicht empfohlen werden.

Studienlage/Evaluationen

Exakte Daten über Therapieerfolge hinsichtlich der großen Zahl an Indikationen sind aber nicht exis-

tent. Ebenso gibt es keine wissenschaftliche Basis für den postulierten Wirkeffekt der wechselnden Flüssigkeitszufuhr bzw. des verabreichten Weins.

Eignung zur Gewichtsreduktion und langfristige Verhaltensänderung

Der initial signifikante Gewichtsverlust kann bei ärztlicher Nachbetreuung mit Gewichtsmonitoring und Lebensstilberatung die Langzeiterfolge deutlich verbessern. Die Balancephase der „Neuen Schroth-Kurkost" mit ca. 1 500 Kalorien und ausgewogener Nährstoffzufuhr kann, bei ausreichender Flüssigkeitszufuhr, langfristig zur Gewichtsstabilisation bzw. zur langsamen Gewichtsabnahme fortgeführt werden.

Unter ärztlicher Kontrolle stellt die „Neue Schroth-Kur" eine Bereicherung im Spektrum der Therapie der Adipositas und des metabolischen Syndroms dar. Die Wahrscheinlichkeit für das Auftreten von Jo-Jo-Effekten ist aufgrund der stufenweisen Steigerung der Energiezufuhr als eher gering einzuschätzen. Da die „Neue Schroth-Kur" auf eine langfristige Lebensstilmodifikation abzielt, bietet sie einen guten Einstieg in eine gesunde Ernährung und Verhaltensänderung.

LITERATUR
Biesalski HJ et al (2004). „Ernährungsmedizin". Stuttgart: Thieme Verlag, 625.
Kasper H (2004). „Ernährungsmedizin und Diätetik". München: Elsevier GmbH, Urban & Fischer Verlag, 530.
Schmiedel, Lützner, Leitzmann, Heine (2001). „Ernährungsmedizin in der Naturheilkunde". München: Elsevier GmbH, Urban & Fischer Verlag; 213, 214.
Wenzel H (Dissertation), Wechsler JG, Hutt V, Ditschuneit H, Ulm (1984). „Einfluß einer relativ kohlenhydratreichen, hypokalorischen Reduktionsdiät auf Gewichtsverhalten und Stoffwechsel insbesondere Lipoproteinstoffwechsel". In: „Ergebnisse der Adipositasforschung". Ditschuneit H und Wechsler JG (Hrsg.). Erlangen: Perimed Verlag, 205–215.

2.3.5 Nulldiät (Totales Fasten)

Obsoletes, meist stationäres Verfahren zum Zweck der Adipositastherapie mit vollständiger Unterbrechung der Energiezufuhr; Vorstellung in diesem Kontext zwecks klarer Abrenzung vom „Heilfasten" und vom „modifizierten Fasten" als multidisziplinären Konzepten.

Getränkeauswahl, Nährstoffzufuhr

Die Flüssigkeitszufuhr von mindestens 3 Litern pro Tag erfolgte in Form energiefreier Getränke wie Wasser, Kräuter- und Früchtetees. Meist wurden Mikronährstoffe substituiert.

Postuliertes Wirkprinzip

Ziel war die maximale Gewichtsreduktion bei Adipositas per magna.

Begründer/Historisches

Die gestiegene Prävalenz der Adipositas aufgrund des gesteigerten Nahrungsangebots in den 1950er und 1960er Jahren führte zum Einsatz der Nulldiät mit der speziellen Indikation „Adipositas" an deutschen Kliniken (➤ Kap. 2.3).

Varianten

Das „Wasserfasten" kommt in Einzelfällen unter dem Heilfasten und das „Teefasten" unter der F.X. Mayr-Kur für 7–14 Tage zur Anwendung. Diese Varianten mit totaler Unterbrechung der Energiezufuhr sind im Unterschied zur Nulldiät in multidisziplinäre Konzepte eingebunden.

Durchführung im Einzelnen

Die Nulldiät wurde stationär aber auch ambulant bis zu 8 Wochen (Schmiedel et. al. 2001) ohne Darmreinigung, Bewegungsangebote, Ernährungsberatung und psychisch-seelische Betreuung praktiziert.

Zeit- und Kostenaufwand

Die stationäre Durchführung im Krankenhaus war extrem zeitaufwändig und auch kostenintensiv.

Ernährungsphysiologische Vorgänge und gesundheitliche Aspekte

Der Gewichtsabbau unter der Nulldiät betrug durchschnittlich 445 g/Tag. Der Proteinverlust war jedoch mit 1 145 g/4 Wochen hoch (Anemueller 1993). Aufgrund gravierender methodischer Fehler wie z. B.

fehlender Bewegungsangebote, kam es u. a. zu Kreislaufinstabilität und Verlust von Muskelmasse und durch fehlendes Verhaltenstraining zur schnellen Wiederzunahme an Gewicht. Zur Kompensation der im Stoffwechsel ansteigenden Ketonkörperkonzentration und der damit verbundenen verminderten Harnsäureausscheidung waren Fastengetränke nicht vorgesehen. Zu beobachten war eine Normalisierung verschiedener metabolischer Parameter. Aufgrund möglicher Komplikationen wie z. B. orthostatische Kreislaufregulationsstörungen, Nausea, Erbrechen, Haarausfall (Kasper 2009), der hohen Rezidivrate und der Stickstoffverluste wurde die Nulldiät später durch das ambulante proteinmodifizierte Fasten mit multidisziplinärem Ansatz ersetzt (Optifast-Programm ➤ Kap. 3.1.3).

Studienlage/Evaluation

Der „Hungerstoffwechsel" wurde insbesondere von J. G. Wechsler und W. Ditschuneit (Universität Ulm) untersucht (Schmiedel et al. 2001).

Eignung zur Gewichtsreduktion und langfristigen Verhaltensänderung

Aufgrund fehlender Eiweiß- bzw. Kohlenhydratzufuhr in Form von Fastengetränken sowie durch die Vernachlässigung der Bewegungstherapie erfolgte ein massiver Abbau von Muskelmasse und damit eine beträchtliche Reduktion des Grundumsatzes. Wegen fehlender Schulungsmaßnahmen konnte keine langfristige Lebensstilmodifikation besonders im Hinblick auf das Ess- und Bewegungsverhalten erreicht werden. Ein anschließender „Jo-Jo-Effekt" war somit zu erwarten.

LITERATUR

Anemueller H (1993). „Das Grunddiät-System". Hippokrates-Verlag; 154.

Biesalski H K et al. (2004). „Ernährungsmedizin". Stuttgart: Thieme Verlag; 276.

Ditschuneit H, Wechsler JG (1980). Möglichkeiten und Grenzen der Adipositastherapie. Baden-Baden, Köln, New York: Witzstrock.

Kasper H (2009). „Ernährungsmedizin und Diätetik". München: Elsevier GmbH, Urban & Fischer Verlag, 288

Schmiedel, Leitzmann, Lützner, Heine (2001). „Ernährungsmedizin in der Naturheilkunde". München: Elsevier GmbH, Urban & Fischer Verlag, 202.

2.3.6 Modifiziertes Fasten

Nach wissenschaftlichen Kriterien entwickeltes Verfahren zum Zweck der Adipositastherapie unter Einsatz von Formula-Diäten; weitere Bezeichnungen: „proteinmodifiziertes Fasten" oder „proteinsparendes modifiziertes Fasten" (PSMF).

Lebensmittelauswahl, Nährstoffverhältnis, Kalorienzufuhr

In der Fastenphase werden natürliche Mahlzeiten durch i. d. R. 5 Portionen einer Formula-Diät ersetzt. Diese werden üblicherweise als Pulver angeboten und meist mit Milch oder Wasser als Shakes, Suppen und Cremespeisen zubereitet. Die zusätzliche Zufuhr kalorienfreier Flüssigkeit beträgt mind. 2,5 Liter. Formula-Diäten enthalten Makro- und Mikronährstoffe gemäß der Diätverordnung §14a. Eine Tagesration darf den Anteil an biologisch hochwertigem Eiweiß von 50 g, den Gehalt an essentiellen Fettsäuren von 7 g und den Gehalt an Kohlenhydraten von 90 g nicht unterschreiten. Bestimmte Zusätze von Vitaminen und Mineralstoffen sind vorgeschrieben. Die Gesamtenergiemenge liegt zwischen 800 bis 1 200 kcal. Diese Vorschriften sind nicht verbindlich, wenn die Diät nach ärztlicher Anweisung hergestellt wird und z. B. im Rahmen einer Krankenhausverpflegung oder einer entsprechenden Einrichtung eingesetzt wird. Die abweichende Zusammensetzung muss medizinisch indiziert sein (Kasper 2004). Nur in extremen Fällen, zum Beispiel für eine präoperative schnelle Gewichtsreduktion, kann das modifizierte Fasten mit nur 400 bis 500 kcal am Tag bei intensiver ärztlicher Betreuung empfohlen werden (Wechsler 1997).

Postuliertes Wirkprinzip

Das proteinmodifizierte Fasten bewirkt eine maximale Reduktion der Körperfettmasse bei weitestgehendem Erhalt von Funktions- und Strukturproteinen. Der Fettabbau verstärkt sich aufgrund der erhöhten Thermogenese durch die Proteinzufuhr von mindestens 50 g/Tag. Die Einbindung in ein multidisziplinäres Konzept sichert den Behandlungserfolg.

Begründer/Historisches

Unbefriedigende Therapieergebnisse der Nulldiät insbesondere im Hinblick auf den hohen Verlust an Muskelmasse und die schnelle Wiederzunahme an Gewicht führten zur Entwicklung des Ulmer Trunks zur gezielten bilanzierten Substitution der täglich erforderlichen Nahrungsbestandteile. Der Ulmer Trunk wurde Anfang der 1980er Jahre an der medizinischen Klinik der Universität Ulm wesentlich beeinflusst durch Hans Ditschuneit und Johannes G. Wechsler entwickelt. Produkte wie Optifast/Modifast der Firma Novartis sind als weiterentwickelte Rezepturen (Ulmer Trunk III) schon seit über 30 Jahren erhältlich.

Varianten

Varianten des modifizierten Fastens sind z. B. die Molketrinkkur (➤ Kap. 2.3.3), das an Krankenhäusern angeschlossene Optifast-Zentren durchgeführte multidisziplinäre Optifast-Programm (➤ Kap. 3.1.3) sowie Konzepte, die mit medizinischer Betreuung in Arztpraxen durchgeführt werden wie z. B. BCM (➤ Kap. 3.1.3) und BodyMed (➤ Kap. 3.1.3).

Durchführung im Einzelnen

Das proteinmodifzierte Fasten wird i. d. R. in eine Intensiv- bzw. Fastenphase, eine Umstellungs- und eine Stabilisierungsphase gegliedert. Bis zu 12 Wochen kann die **initiale Fastenphase** ausschließlich mit Formula-Diäten praktiziert werden. Die Länge der verschiedenen Phasen wird bestimmt durch das jeweilige Konzept des Anbieters. In der **Umstellungsphase** werden die Formula-Produkte nach und nach unter allmählich ansteigender Energiezufuhr wieder durch natürliche Mahlzeiten ersetzt. Die **Stabilisierungsphase** dient der Gewichtserhaltung sowie der Festigung des neu erlernten Ess- und Bewegungsverhaltens. Häufig wird eine Bestimmung der Körperkompartimente und deren Verlaufsenwicklung anhand von Körperfettmessungen mittels bioelektrischer Impedanz-Analyse oder Infrarotspektroskopie vorgenommen. In der ärztlichen Praxis angebotene Konzepte sind i. d. R. kombiniert mit Einzelberatungen, Gruppensitzungen und Bewegungsprogrammen.

Zeit- und Kostenaufwand

In der Fastenphase und z. T. auch in der Umstellungsphase entfällt der Zeitaufwand für die Zubereitung natürlicher Mahlzeiten. Zusätzlicher Zeitaufwand entsteht durch die Teilnahme an regelmäßigen Gruppentreffen und Bewegungsangeboten. Beim modifizierten Fasten in der ärztlichen Praxis fallen Kosten für die im Preis sehr unterschiedlichen Formula-Diäten sowie meist auch für die angebotenen Gruppentreffen etc. an.

Ernährungsphysiologische Vorgänge und gesundheitliche Aspekte

Im Vergleich zu den in diesem Kapitel erörterten Konzepten erzielt das modifizierte Fasten den höchsten Fett- und den geringsten Eiweißverlust. (Wechsler 2006). 80 Prozent des Gewichtsverlusts besteht aus Fettgewebe. Die Nebenwirkungen sind bei ärztlicher Führung gut beherrschbar (Wechsler 2003). Formula-Diäten mit einer Gesamtenergiemenge von 800 bis 1 200 kcal/Tag ermöglichen einen Gewichtsverlust von 0,5–2 kg/Woche über einen Zeitraum von bis zu 12 Wochen (Hauner 2007). Untersuchungen belegen die Verbesserung der metabolischen Parameter und der Herz-Kreislauf-Situation.

Studienlage/Evaluationen

Für die meisten Programme liegen keine systematischen Evaluationen vor (Hauner 2007). Eine Nachuntersuchung zum Langzeitergebnis 2 Jahre nach Abschluss des OPTIFAST®52-Programms an 127 Patienten ergab nach NIH-Kriterien, dass 58 Prozent der Patienten erfolgreich und 17 Prozent nicht erfolgreich waren. 25 Prozent hatten einen Misserfolg. 75 Prozent der Patienten hatten zum Zeitpunkt der Nachuntersuchung ein niedrigeres Gewicht als vor der Behandlung. Blutdruck, Cholesterin, Triglyzeride, Serumglukose und Harnsäure zeigten einen signifikanten Rückgang. Die Lebensqualität der Patienten war deutlich verbessert.

Eignung zur Gewichtsreduktion und langfristigen Verhaltensänderung

Das modifizierte Fasten stellt ein geeignetes Verfahren zur Adipositastherapie dar, wenn es ärztlich langfristig begleitet und mit Ernährungs-, Bewegungs- und Verhaltenstherapie kombiniert wird. Formula-Diäten ohne Einbindung in ein therapeutisches Gesamtkonzept sind abzulehnen.

LITERATUR

Hauner H et al. Prävention und Therapie der Adipositas, Evidenzbasierte Leitlinie, Version 2007.

Kasper H (2009). „Ernährungsmedizin und Diätetik". München: Elsevier GmbH, Urban & Fischer Verlag, 289.

Pudel V, Petermann F (2003). Übergewicht und Adipositas. Hogrefe Verlag; 199.

Wechsler J (1997). Diätetische Therapie der Adipositas. Deutsches Ärzteblatt; 94 (36): A-2.250/B-1.918/C-1.801.

Wechsler J, Leopold K et al. (2006). Schnellster Fettkiller ist die Formula-Diät. MMW-Fortschritte der Medizin. Nr. 40, Vol. 148: 32–37.

Wechsler J (2007). „Stellenwert der Ernährung bei Adipositas". Der Internist: 1.093–1.100.

Wechsler J (2003). Adipositas. Blackwell Verlag, 251.

ERGÄNZENDE LITERATUR

Anemueller H (1998). Naturheilverfahren Ernährungstherapie. Stuttgart: Hippokrates-Verlag; 73–78.

Bloom WL (1959). Fastings as an introduction to the treatment of obesity. In: Metabolism 8: 214–220.

Biesalski HK et al. (2004). „Ernährungsmedizin". Stuttgart: Thieme Verlag; 625.

Brantschen N (1993). Fasten neu erleben. 2. Auflage. Freiburg: Herder Verlag.

Buchinger O (1935). Das Heilfasten und seine Hilfsmethoden. 20. Auflage. Stuttgart: Hippokrates-Verlag.

DGE (Hrsg.) (1992). Ernährungsbericht 1992. Frankfurt am Main.

Hauner D und Hauner H (1996). Leichter durchs Leben: Ratgeber für Übergewichtige, Strategien zum langfristigen Abnehmen. Stuttgart: Thieme Verlag.

Hönck, Anemueller H (1981). Bericht über therapeutische Ergebnisse klassischer Molketrinkkuren als Heilverfahren im Kneipp-Kurort. Ärztezeitschrift für Naturheilverfahren, 10: 533.

Itallie van B, Yang MU (1984). Cardio dysfunction in obese dieters: A potentially lethal complication of rapid massive weight loss. In: American Journal of Clinical Nutrition; 39: 695–702.

Kjeldsen Kragh J (1991). Controlled trial of fasting and one-year vegetarian diet in rheumatoid arthritis. In: Lancet; 338: 899–902.

Kuhn C (1996). Heilfasten. Freiburg: Herder-Verlag

Le Maho Y (1994). Dramatic changes of body mass: A physiological phenomenon in animals. Obesity in Europe 93, edited by Ditschuneit H. et al.: 393–398, John Libbey & Company Ltd.

Lützner H (1995). Erlebnisbetonte Impulse zur Veränderung des Konsumverhaltens in der diätetischen Behandlung des metabolischen Syndroms: Ergebnisse aus der 2-Jahres-Rehastudie Baden. In: Aktuelle Ernährungsmedizin 4, 20. Jg.

Lützner H (1993). Aktive Diätetik. Stuttgart: Hippokrates Verlag.

Lützner H, Million H, Hopfenzitz P (2002). Fasten. Der große ärztliche Leitfaden für Gesunde. Gondrom Verlag

Mayr F-X (1953). Die Darmträgheit. 3. Auflage. Bad Goisern: Verlag Neues Leben.

Kasper H (2004). „Ernährungsmedizin und Diätetik". München: Elsevier GmbH, Urban & Fischer Verlag; 530.

Peper E et al.: Stationäres Heilfasten – Wirksamkeit auf körperliches und emotionales Befinden sowie Lebensqualität. In: Zeitschrift für Allgemeinmedizin (in Druck).

Peper E et al.: Stationäres Heilfasten-Prä-/Post-Befragung zum körperlichen und emotionalen Befinden sowie erlebten Veränderungen. In: Prävention und Rehabilitation (in Druck)

Peper E. et al.: Stationäres Heilfasten – Aktuelle und katamnestische Auswirkungen auf körperliches und emotionales Befinden, erlebte Veränderungen sowie Lebensqualität. In: Zeitschrift für Allgemeinmedizin (in Druck)

Schmiedel, Lützner, Leitzmann, Heine (2001). „Ernährungsmedizin in der Naturheilkunde". München: Elsevier GmbH, Urban & Fischer Verlag, 204, 213, 214.

Thomson TJ (1966). Treatment of obesitiy by total fasting for up to 249 days. In: Lancet; 2: 992–996.

Wilhelmi de Toledeo F (1996). Fasten ist mehr als nichts essen. In: UGB-Forum 2.

Wilhelmi de Toledo F et al. (1994). The Buchinger Clinic Program for the treatment of obesity. Obesity in Europe 1993, edited by Ditschuneit H. et al.: 289–293, John Libbey & Company Ltd.

Wechsler JG, Wenzel H., Eppelt, Splitz, Swobodnik, Ditschuneit H (1986). Ergebnisse der Adipositasbehandlung mit eiweißangereichter Molke. Aktuelle Ernährung; 11: 71–79.

Wenzel H (Dissertation), Wechsler JG, Hutt V, Ditschuneit H; Ulm (1984). „Einfluß einer relativ kohlenhydratreichen, hypokalorischen Reduktionsdiät auf Gewichtsverhalten und Stoffwechsel insbesondere Lipoproteinstoffwechsel". In: „Ergebnisse der Adipositasforschung" (1984). Hrsg. H. Ditschuneit und JG Wechsler, Erlangen: Perimed Verlag. 205–215.

Adressen bei weiterem Informationsbedarf

Ärztegesellschaft Heilfasten und Ernährung, Säntisstr. 82, 88662 Überlingen, Tel.: 07551/807805.

Akademie für gesundes Leben, Gotische Straße 15, 61440 Oberursel, Tel.: 06172/3009822.

Deutsche Fasten-Akademie e. V., Geißhalde 48, 71134 Aidlingen, Tel.: 07056/8964, Internet: www.d-f-a.de (aufgerufen 7.5.2010).

Internationale Gesellschaft der F. X. Mayr-Ärzte, GZ Lanserhof, Kochholzweg 153, A 6072 Lans, Tel.: 0043664/9228294, Internet: www.fxmayr.com (aufgerufen 7.5.2010).

Internationale Gesellschaft der Mayr-Ärzte, Gesundheitszentrum am Wörthersee, A-9082 Maria Wörth-Dellach, Tel.: 00434273/2511.

Zentralverband der Ärzte für Naturheilverfahren (ZAEN), Bismarckstr. 3, 72250 Freudenstadt, Tel.: 07441/2151.

✚ Adressen von Fachkliniken

3 Gewichtsmanagement-programme

3.1 Gewichtsreduktionsprogramme 97

3.2 Internet-Diäten, Internet-Programme 112

3.3 Gewichtsreduktionsprogramme für Kinder und Jugendliche 123

3.1 Gewichtsreduktions-programme
Christel Führer, Brigitte Hajeck-Lang

Im Gegensatz zu Reduktions-Diäten sind die anerkannten Gewichtsmanagement-Programme ganzheitlich und längerfristig konzipiert: Sie umfassen neben Anleitungen zur Ernährung Empfehlungen zum Bewegungsverhalten sowie verhaltenstherapeutische Inhalte. Sie sind nicht auf schnelle Gewichtsverluste ausgerichtet, sondern zielen auf möglichst dauerhafte Verbesserungen im Ess- und Bewegungsverhalten ab. Sie dauern von 10 Wochen bis zu einem Jahr (➤ Tab. 3.1). In der Regel stehen speziell für die jeweiligen Programme ausgebildete interdisziplinäre Teams zur Verfügung. Ausnahmen bilden das Weight Watchers-Programm, das mit ehemaligen Betroffenen als Kursleiter arbeitet, und das Selbsthilfe-Manual „Ich nehme ab“.

Die Programme beanspruchen alle einen Mehraufwand an Zeit und Geld, der von Programm zu Programm variiert: Ein auch sonst üblicher Kostenaufwand wird angenommen, wenn keine speziellen Lebensmittelprodukte oder besondere Zubereitungsarten erforderlich sind. Hinsichtlich des Zeitaufwands für die Gruppentreffen und sportlichen Aktivitäten und eventuelle „Hausaufgaben“ sind alle Programme relativ anspruchsvoll. Bei nur einem Außer-Haus-Termin pro Woche wird dieser Aufwand im Austausch gegen sonst übliche inaktive Tätigkeiten wie Fernsehen als nicht erheblich bzw. unwesentlich bewertet. Häufigere Treffen werden bei den jeweiligen Programmen als entsprechend aufwendig gekennzeichnet.

Tab. 3.1 Anerkannte Gewichtsreduktionsprogramme für Erwachsene, ihre Dauer und Begründer.

Programm-Name	Dauer	Begründer
Gewicht im Griff	10 Wochen	Verbraucherzentrale NRW
Pfundskur	10 Wochen	Professor Pudel, AOK
M.O.B.I.L.I.S. light	3 Monate	Universitätsklinikum Freiburg und die Deutsche Sporthochschule Köln
Abnehmen, aber mit Vernunft	6 Monate	BZGA, IFT
Abnehmen mit Genuss	1 Jahr	Gesellschaft für Gesundheit und Prävention Göttingen und Professor Volker Pudel
M.O.B.I.L.I.S.	1 Jahr	Universitätsklinikum Freiburg und die Deutsche Sporthochschule Köln
Weight Watchers	Bei Bedarf dauerhaft	Jean Nidetch
Ich nehme ab (Selbsthilfe-Manual)	Individuell strukturierbar	Deutsche Gesellschaft für Ernährung (DGE)

Die Programmdauer variiert sehr stark zwischen den verschiedenen Anbietern. Je länger ein Konzept ausgelegt ist, desto wahrscheinlicher sind Erfolge im Sinne nachhaltiger Verhaltensänderungen zu erwarten. Natürlich sind letztere auch von der Qualität des Programms und seiner Kursleiter abhängig sowie vom Einsatz und der Konsequenz des Patienten. Dass die Gewichtsreduktionsprogramme am besten in der Gruppe funktionieren, ist lange bekannt. Auch eine regelmäßige Supervision und Fortbildung der Kursleiter sollte zum Programm gehören.

Alle hier vorgestellten Programme sind von Fachleuten positiv bewertet und sollten daher sinnvoll und erfolgreich sein – unter den genannten Voraussetzungen. Die empfohlenen Ernährungsregime basieren weitestgehend auf den Empfehlungen der deutschen Fachgesellschaften und werden daher nicht extra erwähnt oder bewertet. Auch im Bereich Bewegung werden anerkannte Angebote und entsprechend qualifizierte Fachleute vorausgesetzt.

Wissenschaftliche Studien zu den Gewichtsmanagementprogrammen gibt es kaum. Üblich sind Evaluationen, die zum größten Teil von den Anbietern selbst oder gelegentlich von Dritten durchgeführt werden. Dabei handelt es sich um intention-to-treat-Analysen, bei denen nicht immer Kontroll- oder Vergleichsgruppen zur Verfügung stehen. Untersuchungen zu Langzeitergebnissen über mehr als ein Jahr oder besser zwei Jahre sind vonnöten.

Trotz großer Investitionen bei allen Beteiligten sind die Erfolge solcher ganzheitlichen Gewichtsprogramme relativ bescheiden. Eine begleitende, regelmäßige Verhaltenstherapie sollte fester Bestandteil werden – auch „danach". Gewichtsprogramme von nur 10 Wochen Dauer sind relativ wenig Erfolg versprechend hinsichtlich einer langfristigen Verhaltensänderung. Ein erster Anstoß zu mehr Bewegung im Alltag und einem bewussteren Umgang mit dem Essen ist zwar getan. Doch für lang anhaltende Erfolge sind monatelange, besser jahrelange Motivation, Schulungen und Verhaltenstraining notwendig: Adipositas als eigenständiges Krankheitsbild stellt in der Regel eine lebenslange Herausforderung für die Betroffenen dar.

3.1.1 Abnehmen – aber mit Vernunft

„Abnehmen – aber mit Vernunft" ist ein sechsmonatiges Gruppenberatungsprogramm, das von der Bundeszentrale für gesundheitliche Aufklärung (BZgA) und dem Institut für Therapieforschung in München (IFT) entwickelt wurde (Gesundheitsförderung München).

Zielgruppe und Ziele

Das Programm richtet sich an übergewichtige Erwachsene. Ziel ist nicht der schnelle Gewichtsverlust, sondern die langfristige Verbesserung von Lebensgewohnheiten in den Bereichen Ernährung, Essverhalten und Bewegung (Gesundheitsförderung München).

Begründer/Historisches

Das Programm wurde Ende der 80er Jahre durch die BZgA in Zusammenarbeit mit dem IFT (Institut für Therapieforschung) entwickelt, im Jahre 2007 überarbeitet und wird seitdem bundesweit angeboten.

Rahmenbedingungen

Das Programm erstreckt sich mit 14 Gruppentreffen über ein halbes Jahr. Die ersten zehn Treffen finden in wöchentlichen, die Treffen elf und zwölf im zweiwöchigen Abstand statt. Die letzten der beiden Sitzungen finden nach jeweils etwa zwei Monaten statt und sollen der Stabilisierung des erreichten Körpergewichts dienen (Bergmann et al. 2007). Die standardmäßige Durchführung des Programms erfolgt mit 8 bis 15 Teilnehmern pro Gruppe. Es beinhaltet 14 Gruppentreffen à 120 Minuten mit der Kursleiterin sowie zusätzliche Treffen der Gruppe in Eigenregie. Kursleiter sind Ernährungsfachkräfte wie Diätassistenten, Oecotrophologen und Ärzte, die für die Durchführung der Kurse speziell geschult wurden (Gesundheitsförderung München).

Konzept

„Abnehmen – aber mit Vernunft" hat vorwiegend verhaltenstherapeutischen Charakter: Die Teilnehmer sollen die vier Schritte Selbstbeobachtung,

Selbstbewertung, Veränderung und Selbstbelohnung erlernen und verinnerlichen und für die Zeit nach dem Kurs generalisieren können. Es sollen gleichzeitig und langfristig die das Gewicht beeinflussenden Verhaltensweisen, nämlich Ernährungs- und Bewegungsverhalten, verändert werden (Gesundheitsförderung München).

Zeit- und Kostenaufwand

Die Gebühren für die Kursangebote werden vom jeweiligen Anbieter bzw. den Kursleitern festgelegt. Sie umfassen die Durchführung aller Kursstunden durch die Kursleiter und Arbeitsmaterialien für den Teilnehmer zur Kursbegleitung. Das Kurskonzept entspricht dem „Leitfaden Prävention" der Spitzenverbände der Krankenkassen zu § 20 Abs. 1 SGB V. Eine Kostenbeteiligung der Krankenkassen ist daher möglich und beträgt üblicherweise 75 Euro. Für die Ernährung ist kein höherer Kosten- oder Zeitaufwand als bei der in Deutschland üblichen Ernährung zu erwarten.

Studienlage/Evaluationen

Im Jahr 2006 wurden 200 Personen zu Beginn und am Ende der Intervention zu ihrem Gewicht befragt werden. Der mittlere Gewichtsverlust nach 12 bis 16 Wochen betrug 5,1 kg bzw. 1,8 BMI-Punkte, was einem Gewichtsverlust von 5,6 Prozent entspricht.

Eignung zur Gewichtsreduktion und langfristigen Verhaltensänderung

Das Programm ist für übergewichtige Personen geeignet, die eine langsame und nachhaltige Gewichtsabnahme anstreben. Der Einstieg in eine gesunde Ernährung und langfristige Verhaltensänderungen sind mit diesem verhaltenstherapeutischen Konzept möglich. Aufgrund der langsamen Gewichtsabnahme und der drei- bis viermonatigen Gewichtsstabilisierungsphase sind Jo-Jo-Effekte nicht zu erwarten.

LITERATUR
Bergmann S, Metz K, Shaw R, Kröhl C (2007). „Abnehmen, aber mit Vernunft". Vorstellung der neuen Komponenten und Evaluation. Verhaltenstherapie; 17 (S1), 23: 23.
Bergmann S, Metz K, Shaw R (2007). Überarbeitung und Evaluation des Gewichtsreduktionsprogramms für Erwachsene Abnehmen aber mit Vernunft. Aktuelle Ernährungsmedizin; 05.
IFT Gesundheitsförderung München. http://www.ift-abnehmen.de/images/broschuere_a.pdf (aufgerufen 7.5.2010).

3.1.2 Abnehmen mit Genuss

„Abnehmen mit Genuss" ist ein einjähriges Programm der AOK, das die Teilnehmer in Eigenregie mit individueller Unterstützung durch Experten durchführen.

Zielgruppe und Ziele

Das Programm „Abnehmen mit Genuss" richtet sich an übergewichtige Erwachsene mit einem BMI unter 30 kg/m^2 ohne behandlungsbedürftige Risikofaktoren oder psychische Essstörungen. Auch Normalgewichtige werden beraten, da es entscheidend sei, sich mit seinem Gewicht wohl zu fühlen. Ziel ist eine langfristige Ernährungs- und Bewegungsumstellung und keine schnelle Gewichtsabnahme (Abnahmeziel für ein Jahr: 3 bis 12 kg).

Begründer/Historisches

Das Programm existiert seit 2001, entwickelt mithilfe der wissenschaftlichen Beratung des Ernährungspsychologen Prof. Dr. Volker Pudel und auf Basis von Erfahrungen und Ergebnissen der Vier-Jahreszeiten-Kur (Start: 1986). Durchgeführt wird das Programm von der „Gesellschaft für Gesundheit und Prävention" in Göttingen. „Abnehmen mit Genuss" wurde ursprünglich nur für AOK-Versicherte durchgeführt, Ausnahmen existierten lediglich für deren engen Angehörigen. Seit Frühjahr 2009 wurde das Programm auch Nicht-AOK-Versicherten zugänglich gemacht.

Rahmenbedingungen

Die Betreuung läuft über ein Jahr, in dem die Teilnehmer kontinuierlich von einem Expertenteam per Post, per E-Mail (computergeneriert) oder per Telefon begleitet werden. Das Team besteht aus Psychologen, Ernährungsberatern und Sportwissenschaftlern (Gesundheitsförderung München). Die Teilnehmer haben die Möglichkeit ihre Erfahrungen in einem Internet-Forum auszutauschen. Zum Programm gehört ein umfangreiches Handbuch für den täglichen Gebrauch mit wichtigen Informationen und vielen Anleitungen wie psychologische Unterstützung im Kampf gegen eingefahrene Gewohnheiten, Ernährungswissen und persönliche Trainingsprogramme. Eine Fettpunktetabelle hilft den Fettgehalt in Lebensmitteln zu erkennen (Metz et al. 2007).

Konzept

Das Konzept basiert auf den drei Säulen Satt essen, Fett sparen und regelmäßige Bewegung. Mit Hilfe von Ernährungstagebüchern zur Lebensmittelauswahl und Fragebögen zum Essverhalten und zur Bewegung wird das bisherige Verhalten erfasst und analysiert. Darauf basierend werden individuelle Tipps zur Veränderung gegeben. Das neu erworbene Verhalten soll in Stabilisierungsphasen gefestigt werden. Wichtiger Bestandteil ist die „flexible Kontrolle", so gibt es keine starren Vorschriften oder Verbote (Pudel 2009).

Zeit- und Kostenaufwand

Die Teilnahmegebühr beträgt 49,90 Euro. Allen AOK-Versicherten, die bis zum Ende dabeibleiben, erstattet die AOK diese Gebühr komplett (AOK die Gesundheitskasse). Andere Krankenkassen bezuschussen üblicherweise 80 Prozent der Kosten. Für die empfohlene Ernährungsweise sind keine höheren Kosten zu erwarten. Der Zeitaufwand für die Ernährung ist lediglich dann erhöht, wenn zuvor gar nicht oder nur wenig selbst gekocht wurde. Außerdem fällt ein Mehraufwand durch Bewegung an.

Studienlage/Evaluationen

2003 fand eine Evaluation statt: 70 000 damals aktive Teilnehmer wurden befragt, außerdem wurde eine Stichprobe von 1 450 ehemaligen Teilnehmern, für die das Programmende mindestens 10 Monate zurücklag, kontaktiert. Etwa 60 Prozent dieser zweiten Gruppe gaben eine Rückmeldung: von ihnen hatten immer noch mehr als die Hälfte ein gegenüber dem Ausgangsgewicht um 5 Prozent reduziertes Gewicht. Während des einjährigen Trainings nehmen Männer im Durchschnitt etwa 8 kg und Frauen etwa 6 kg ab (Pudel 2009).

Eignung zur Gewichtsreduktion und langfristigen Verhaltensänderung

Die Ernährungsempfehlungen, wenig Fett zu essen und sich an kohlenhydratreichen Lebensmitteln satt zu essen entsprechen den derzeitigen Empfehlungen der DGE zur Gewichtsabnahme. „Abnehmen mit Genuss" ist zur Gewichtsreduktion und zur langfristigen Verhaltensänderung geeignet, wenn die Motivation groß genug ist, ohne Unterstützung durch eine Gruppe abzunehmen. Die Wahrscheinlichkeit von Jo-Jo-Effekten ist gering, da eine langsame Gewichtsabnahme angestrebt wird und das neu erworbene Verhalten stabilisiert und trainiert wird.

LITERATUR

AOK – die Gesundheitskasse, Abnehmen mit Genuss – Satt essen und trotzdem abnehmen. http://www.abnehmen-mit-genuss.de/rd (aufgerufen 7.5.2010).

3.1.3 Gewichtsmanagementprogramme mit Formula-Diäten

Ärztlich betreute, ganzheitliche Reduktionsprogramme mit Einsatz von Formula-Diätprodukten.

Zielgruppe

Adipöse mit einem BMI über 30 oder Übergewichtige (BMI zwischen 27 und 30) mit begleitenden Erkrankungen wie Bluthochdruck, Diabetes mellitus usw., bei denen die konventionellen Basismaßnahmen einer Adipositastherapie nicht anschlagen und eine rasche Gewichtsreduktion aus medizinischen Gründen (z. B. vor Operationen) notwendig ist.

Begründer/Historisches

Anfang der 80er Jahre entwickelte der Ulmer Ernährungsspezialist Prof. Hans Ditschuneit den so genannten „Ulmer Trunk", die erste voll bilanzierte „Astronauten"-Kost. 1986 wurde von der Firma Precon das BCM-Programm (body cell mass) entwickelt, Vorläufer ähnlicher ganzheitlicher Gewichtsreduktionsprogramme unter ärztlicher Leitung. Das BCM-Programm war 1986 das erste Beratungskonzept mit Formula-Diät für niedergelassene Ärzte und ist nach wie vor Marktführer in diesem Bereich. 1994 folgte das Bodymed-Programm mit einem eigenen mehrmonatigen Schulungsprogramm und einem großen Bewegungsangebot. Weitere Anbieter im niedergelassenen Bereich sind Insumed und FormMed, deren Produkte ausschließlich über die den Arztpraxen angegliederten Instituten vertrieben werden. Dadurch soll ein medizinisch begleitetes ambulantes Therapiekonzept gewährleistet sein. Herbalife-Produkte werden von so genannten Beratern vertrieben, die keinerlei medizinische Ausbildung benötigen und von der Firma für den Verkauf legitimiert werden. Die Produkte sind nicht vollbilanziert.

Rahmenbedingungen

Die ärztlich betreuten Diätprogramme sehen wöchentliche Treffen zur Gewichtskontrolle, Körperfettmessung (Bioimpendanzmessung BIA oder Infrarot-Methode IR), Untersuchung, individuellen Beratung und Gruppenschulung vor. Der Einsatz der Formulaprodukte ist phasenweise und flexibel möglich: initial ersetzen sie meist die kompletten Mahlzeiten. Später werden sie – je nach Gewichtsverlauf und Befinden des Patienten – nach und nach durch feste Nahrung ausgetauscht. Spätestens nach 12 Wochen sollten nur noch natürliche Lebensmittel für eine gesunde ausgewogene Ernährung sorgen. Begleitend zur Ernährungstherapie sind Bewegungssteigerung und ein Verhaltenstraining im Sinne einer langfristigen Ernährungsumstellung vorgesehen.

Konzept

Prinzipiell sollen stark Übergewichtige und Adipöse durch die anfänglich sehr schnelle Gewichtsreduktion bei einer gesicherten Nährstoffzufuhr hoch motiviert werden, um das begleitende Bewegungs- und Verhaltenstraining sowie den Ersatz der Formula-Produkte, der stufenweise erfolgt, durch normale Mahlzeiten zu einer dauerhaften Ernährungsumstellung zu nutzen. Die wöchentlichen Treffen sollen zusätzlich motivieren: Die Ergebnisse der Körperfett-Messungen werden den Patienten in der Regel ausgedruckt und mitgegeben. Sie können so ihre eigene Gewichts-, Fett- und Muskelentwick-

lung verfolgen. Hier werden außerdem die Kriterien für eine optimale gesunde Mischkost vermittelt und die allmähliche Ernährungsumstellung erläutert und begleitet. Eine ärztliche Betreuung ist bei möglichen Nebenwirkungen oder sonstigen medizinischen Problemen gewährleistet. Die Qualität des Programms hängt vom Arzt und den weiteren Fachkräften, von den Schulungsmaterialien bzw. dem Umfang des Begleitprogramms ab. Leider zeigt die Praxis, dass Formula-Produkte nicht selten auch ohne Beratung und Einbindung in das jeweilige Gewichtsreduktionsprogramm verkauft werden: Die Verlockung ist zu groß für Therapeuten und für Patienten, ohne viel Zeitaufwand und Mühe diese Produkte zu verkaufen bzw. zu konsumieren. Der Beratungsaufwand und die in der Regel notwendigen Lebensstiländerungen kosten viel Zeit und Geduld. Nicht jeder ist dazu bereit – auf beiden Seiten nicht.

Unter diesem Aspekt lassen sich die Gewichtsmanagementprogramme **mit** Formula-Produkten von denen **ohne** solche Produkte (z. B. „Abnehmen – aber mit Vernunft" (➤ Kap. 3.1.1) oder „Ich nehme ab" (➤ Kap. 3.1.5) in der Praxis deutlich abgrenzen. Welche Programme langfristig letztlich erfolgreicher sind, ist bislang nicht untersucht. Die Motivation der Patienten muss in jedem Fall und immer wieder gestärkt werden – ob mit oder ohne Produkte.

BCM-Programm

Ein Programm zur Gewichtreduktion mit dem BCM-Formula-Produkt.

Konzept

Marktführer und das 1986 als erstes entwickelte Programm ist das **BCM-Konzept** der Firma Precon, ursprünglich der Deutschen Gesellschaft für gesundes Leben (DGGL). Es wird in zahlreichen Arztpraxen bzw. in (aus standesrechtlichen Gründen) angegliederten Instituten angeboten. Es beruht auf den drei Säulen einer langfristigen Gruppenberatung, einer Ernährungsumstellung beginnend mit dem BCM-Formula-Produkt und einer Erfolgskontrolle mit motivierendem Charakter in Form von BIA-Messungen. Deren Ergebnisse werden dem Patienten erläutert und mitgegeben.

Für eine Langzeit-Nachbetreuung wurde das Internet-Programm „lean-and-healthy" (> Kap. 3.2.2) entwickelt. Die Firma legt großen Wert auf die ständige Fortbildung ihrer Berater und auf Kooperationen mit wissenschaftlichen Einrichtungen zur Bewertung ihrer Programm-Erfolge. In der größten Studie, der prospektiv ausgerichteten Lean Habit Study, wurden ca. 8 000 Teilnehmer des BCM-Programms untersucht mit der Fragestellung, welche Gewohnheiten erfolgreiche Teilnehmer von nicht erfolgreichen Teilnehmern unterscheiden. Nach einer einjährigen Interventionsphase folgte eine dreijährige Nachbeobachtungsphase.

Am erfolgreichsten waren die Teilnehmer, welche die meisten Verhaltensänderungen vorgenommen hatten. Dabei wurden bestimmte Bereiche, wie das Bewegungsverhalten immer wieder über die drei Jahre trainiert, bis sich ein aktives Bewegungsverhalten stabilisiert hat. Basis für eine erfolgreiche Gewichtsreduktion mit dauerhaften Verhaltensänderungen ist die Qualität der Berater. Die Produkte sollen nicht ohne Beratung verkauft werden. Die Realität sieht so aus, dass Gruppen- und Einzelberatungen sehr unterschiedlich sind und Produkte vielerorts ohne die entsprechende Beratung vertrieben werden. Das Bewegungs- und Ernährungsprogramm sowie das Ausschöpfen der Fortbildungsangebote für die Ärzte sind ebenfalls nicht überall garantiert.

Bodymed-Programm

Programm zur Gewichtsreduktion mit dem Formula-Produkt SAN-A-EU.

Konzept

1994 wurde ein ganzheitliches Programm von niedergelassenen Ärzten für niedergelassene Ärzte entwickelt. Das dabei eingebundene Formula-Produkt heißt **SAN-A-EU** (Startphase) bzw. SAN-A-Fit (Reduktions- und Stabilisierungsphase). Zusätzlich wird ein würziges Heißgetränk, das VitalPlus Kräuter, angeboten. Bewegung spielte von Anfang an eine wichtige Rolle im Bodymed-Programm. Im Bodymed Club, 2000 gegründet, wird eine Langzeitbetreuung angeboten. Seit 2000 ist das Konzept Iso 9.001 zertifiziert. Ebenso wie bei anderen Gewichts-management-Programmen sind Angebote und Qualität der Bodymed-Zentren von dem jeweiligen Arzt und seinem Team abhängig. Das Programm soll ganz besonders auf die Belange des niedergelassenen Arztes abgestimmt sein, wobei die begrenzten zeitlichen Ressourcen des Arztes berücksichtigt werden.

Herbalife-Programm

Programm zur Gewichtsreduktion mit den Produkten der Firma Herbalife.

Entstehung/Konzept

Die Firma Herbalife ist seit 1991 in Deutschland auf dem Markt. Die ursprünglichen Zielpersonen waren Übergewichtige und Adipöse. Mittlerweile werden neben Formula-Produkten zur Gewichtsreduktion auch Nahrungsergänzungsmittel im Sinne der orthomolekularen Therapie auf dem Wellness- und Fitnessmarkt sowie Kosmetikartikel angeboten. Die Firma ist in 62 Ländern vertreten.

Die Produkte werden durch so genannte Berater beworben und vertrieben. Im freien Handel sind sie nicht zu erwerben. Im Rahmen von „Shake"-Parties sollen neue Kunden gewonnen werden. Durch Multi Level Marketing („Schneeballprinzip") verdienen die Berater an den durch sie beworbenen Kollegen mit. Neben den Formula-Produkten (gemäß §14a der Diätverordnung) werden Tabletten, Presslinge und Pflanzenteile mit Zutaten aus aller Welt verkauft. Dabei sind u. a. diverse als so genannte „Fatburner" (> Kap. 4.3.6) bekannte Nahrungsergänzungsmittel vertreten. Es gibt zwei Gewichtsmanagementprogramme, eines für Übergewichtige („Normalversion") und eines für Adipöse („Goldprogramm"). Für Letztere sind die Formula-Shakes als kompletter Mahlzeitenersatz vorgesehen. Die vorgeschriebene Nährstoffversorgung ist nur bei Verwendung von fettarmer Milch gewährleistet. Einige Berater empfehlen jedoch auf eigene Faust eine Zubereitung mit kalorienärmerem Saft oder sogar mit Wasser, damit eine möglichst schnelle Gewichtsreduktion erfolgt. Auch zur Heilung verschiedener Krankheiten sollen die Herbalife-Produkte dienen. Diese Anpreisungen sind gesetzlich verboten, wobei sich Herbalife Deutschland auch deutlich gegen derartige Bewertungen verwahrt. Herbalife-

Produkte gehören zu den teuersten Formula-Produkten. Unter Anderem werden gentechnisch veränderte Sojabohnen und Maispflanzen verwendet. Eine begleitende Ernährungsberatung und Anleitungen zu Bewegungs- und Verhaltensänderungen gehören nicht zum Programm bzw. werden lediglich angeregt (Herbalife-Index zu Trends im Ernährungsbereich für Deutschland 2006). Laut eigenen Angaben ist Herbalife in wissenschaftlichen Studien engagiert (Herbalife-Index zu Trends im Ernährungsbereich für Deutschland 2006). Tatsächlich sind jedoch keine Untersuchungsergebnisse zur Gewichtsreduktion mit Herbalife bekannt.

Optifast 52, proteinmodifiziertes Fasten

Kommerzielles, multidisziplinäres, einjähriges, ambulantes Konzept zur Adipositastherapie (BMI ≥ 30) mit einer initialen dreimonatigen proteinmodifizierten Fastenphase in an Krankenhäuser angeschlossenen Therapiezentren. Variante für Übergewichtige (BMI 25 bis 30) als Modifast-Programm.

Lebensmittelauswahl, Nährstoffverhältnis, Kalorienzufuhr

In der initialen 3-monatigen Fastenphase (proteinmodifiziertes Fasten) werden am Tag 5 Portionen der Formula-Diät OPTIFAST 800 (Hersteller: Novartis) in Wasser angerührt mit insgesamt 770 kcal, 70 g Protein in Form von Molke- und Hühnereiweiß, knapp 15 g Fett und 90 g Kohlenhydraten zugeführt. Die zusätzliche Flüssigkeitszufuhr beträgt 2,5 Liter. Durch die Formula-Diät werden die täglich erforderlichen Mikro- und Makronährstoffe bilanziert entsprechend der Anforderungen des §14 a der Diätverordnung zugeführt.

Postuliertes Wirkprinzip

Aufgrund der proteinmodifizierten Formula-Diät kommt es zu einem maximalen Fettabbau bei minimalem Abbau von Magermasse. Das multidisziplinäre Gesamtkonzept induziert eine Lebensstilmodifikation, die zu einer langfristigen Beibehaltung des erreichten Gewichts bzw. zu einer weiteren Gewichtsreduktion mit Hilfe einer ausgewogenen Ernährung führen soll.

Begründer/Historisches

Unbefriedigende Therapieergebnisse der Null-Diät insbesondere im Hinblick auf die schnelle Wiederzunahme an Gewicht führten zur Entwicklung des proteinmodifizierten Fastens, das an der medizinischen Klinik der Universität Ulm, wesentlich beeinflusst durch Hans Ditschuneit und Johannes G. Wechsler, als Ulmer Trunk entwickelt wurde (➤ Kap. 2.3.6). Der Fastentrunk wurde ursprünglich von der Fa. Wander produziert und wird heute von der Fa. Novartis hergestellt. Daraus wurden ab 1989 interdisziplinäre Behandlungskonzepte entwickelt, die in der Regel an Kliniken angeboten werden. Mittlerweile gibt es etwa 40 Optifast-Zentren in Deutschland. Für Kinder zwischen 13 und 18 Jahren gibt es das Optifast-Junior-Programm (➤ Kap. 3.3.7). Mäßig Übergewichtigen wird an vielen Optifast-Zentren das Modifast-Programm angeboten. Hier wird die frei käufliche Formula-Diät Modifast eingesetzt.

Varianten

Andere proteinmodifizierte Formula-Diäten in diesem Kapitel.

Durchführung im Einzelnen

Einer 1-wöchigen Vorbereitungsphase folgt eine Fastenphase über zwölf Wochen mit o. g. Formula-Diät, die als ausschließliche Ernährung dient. In der sich anschließenden sechswöchigen Umstellungsphase wird die Formula-Diät nach und nach durch feste Lebensmittel ersetzt. Das Ernährungskonzept in der Stabilisierungsphase in den restlichen 33 Wochen beruht auf einer kohlenhydratflexiblen, fettkontrollierten Ernährung. Die Programmteilnehmer werden durch Ärzte, Ernährungsfachkräfte, Krankenschwestern, Sport- und Bewegungstherapeuten sowie Psychologen betreut. Es finden wöchentliche Gruppenabende statt sowie insgesamt 5 umfangreiche medizinische Untersuchungen. Hausärzte und Krankenkassen werden drei bis vier Mal schriftlich über die Fortschritte informiert. Die anschließende Betreuung und langfristige Gewichtsstabilisierung soll durch den Hausarzt erfolgen.

Zeit- und Kostenaufwand

In der Fastenzeit entfällt der Zeitaufwand für die Nahrungszubereitung. Die Anwesenheit bei den wöchentlichen abendlichen Treffen ist Pflicht. Das Programm kann auch im Arbeitsalltag durchgeführt werden. Die Gesamtkosten für das aufwändige Programm betragen knapp 3 000 Euro. Da nur einzelne gesetzliche Krankenkassen einen Teil der Kosten übernehmen, ist das Programm für einen Großteil der Bevölkerung nicht zugänglich.

Studienlage/Evaluationen

Eine Langzeit-Studie hat gezeigt, dass ca. 60 Prozent aller Teilnehmer 2 Jahre nach Ende des Programms noch einen deutlichen und medizinisch relevanten Gewichtsverlust aufweisen (Imaguire et al. 2004).

Ernährungsphysiologische Vorgänge und gesundheitliche Aspekte

Nach 2 Wochen ist eine ausgeglichene bzw. positive Stickstoffbilanz zu verzeichnen. Das modifizierte Fasten führt zum höchsten Fettverlust aller anerkannten energiereduzierten Diäten (Wechsler 2003). Während des 52-wöchigen Programms nehmen Frauen durchschnittlich 20 kg, Männer 27 kg ab. Untersuchungen belegen eine Verbesserung verschiedener metabolischer Parameter wie Cholesterin, Triglyceride, Blutdruck, Blutzucker und Harnsäure. Somit können eine Senkung des Arteriosklerose-Risikos und eine Regulation der Herz-Kreislauf-Situation erzielt werden. Zusätzlich wird durch die Gewichtsreduktion die Lebensqualität verbessert.

Eignung zur Gewichtsreduktion und langfristigen Verhaltensänderung

Durch die Einbindung in ein langfristiges Therapie-Konzept mit intensiver fachkundiger Betreuung kann eine Lebensstilmodifikation besonders im Hinblick auf das Ernährungs- und Bewegungsverhalten erzielt werden. Der relativ große Gewichtsverlust in der initialen Fastenphase wirkt hierbei motivationssteigernd. Durch die stufenweise Steigerung des Mahlzeitenersatzes durch das Formulaprodukt auf eine mäßig hypokalorische Mischkost ist das Konzept für eine langfristige Gewichtsreduktion gut geeignet. Die Wahrscheinlichkeit für Jo-Jo-Effekte ist gering, obwohl sich auch beim modifizierten Fasten aufgrund der langen Fastenphase eine Senkung des Grundumsatzes von ca. 33 Prozent nach 12 Wochen ergeben kann (Wechsler 2003), der sich jedoch durch den stufenweisen Kostaufbau in der Umstellungsphase sowie durch das begleitende Bewegungstraining normalisiert.

LITERATUR
Imaguire et al. (2003). Aktuelle Ernährungsmedizin; 28: 311–337, Abstract Athen, Auswertung 2004.
Wechsler JG (2003). Adipositas. Berlin: Blackwell Verlag; 251.

3.1.4 Gewicht im Griff

„Gewicht im Griff" ist ein zehnwöchiges Ernährungsberatungs-Programm zur Gewichtsreduzierung und -stabilisierung, das von der Verbraucherzentrale Nordrhein-Westfalen durchgeführt wird.

Zielgruppe und Ziele

Das Kursprogramm richtet sich an übergewichtige und leicht adipöse Erwachsene mit einem BMI bis unter 35 kg/m^2, ohne behandlungsbedürftige Risikofaktoren oder Essstörungen. Die Ziele des Kurses sind eine langfristige Veränderung ungünstiger Ernährungsgewohnheiten und eine dauerhafte Gewichtsreduktion und -stabilisierung. Es soll eine Risikoreduzierung ernährungsbedingter Folgeerkrankungen und ein eigenständiger und ungezwungener Umgang mit Essen und Trinken erreicht werden (Verbraucherzentrale Nordrhein-Westfalen 2008).

Begründer/Historisches

Begründet von der Verbraucherzentrale Nordrhein-Westfalen.

Rahmenbedingungen

Eine Kursgruppe besteht aus mindestens 8, höchstens 15 Personen, die sich in der Regel einmal pro

Woche treffen. Die Treffen dauern jeweils 90 Minuten. Die Kursleiter sind zertifizierte Diplom-Oecotrophologen oder Diätassistenten, die für diese Kurse geschult wurden (Verbraucherzentrale Nordrhein-Westfalen 2008, 10-Wochen-Kurs Gewicht im Griff).

Konzept

Das bisherige Essverhalten wird beobachtet, verändert und das neue Verhalten stabilisiert. Der Umgang mit Essen und Trinken sowie Problemsituationen nach der Gewichtsreduktion werden im Kurs besprochen. Die Bedeutung der verschiedenen Lebensmittel für eine gesunde, vollwertige Ernährung soll kennen gelernt werden. Basis sind die Empfehlungen der Deutschen Gesellschaft für Ernährung und die Vollwerternährung nach Leitzmann.

Den Teilnehmern stehen vier Tagespläne mit unterschiedlichen Energiegehalten (zwischen 1 200 und 2 000 Kcal) zur Verfügung. Die Kostpläne enthalten Vorschläge für empfohlene Mengen einzelner Lebensmittel aus den verschiedenen Lebensmittelgruppen, so dass nach eigenen Vorlieben gewählt werden kann. Geeignete Sportmöglichkeiten und die Steigerung der Alltagsaktivität werden thematisiert.

Zeit und Kostenaufwand

Der Preis für 10 Treffen beträgt 150 Euro einschließlich aller Kursmaterialien. Das Programm „Gewicht im Griff" ist ein von den gesetzlichen Krankenkassen anerkanntes Programm gegen Übergewicht. Bei regelmäßiger Teilnahme erfolgt eine Kostenbeteiligung durch die Krankenkasse im Rahmen des Präventionsparagraphen §20 Abs.1 SGB V. Der Ratgeber „Gewicht im Griff" ist für den Preis von 12,90 Euro bei der Verbraucherzentrale NRW zu beziehen. Für die empfohlene Ernährungsweise sind keine zusätzlichen Kosten zu erwarten. Der Zeitaufwand ist erhöht, wenn zuvor gar nicht oder nur wenig selbst gekocht wurde. Der Mehraufwand für Bewegung ist mit anderen Programmen vergleichbar.

Studienlage/Evaluationen

Eine Studie an 96 Teilnehmern der Kurse im Frühjahr 2007 zeigte, dass bei Kursende Männer im Schnitt 5 kg und Frauen 3,1 kg abgenommen haben

(Clausen, Plitzko 2005, Teilnehmerbefragung Verbraucherzentrale NRW 2008). Nach Beendigung der Kurse konnten 25 Prozent der Teilnehmer in eine risikoärmere BMI-Gewichtsklasse eingestuft werden (Clausen, Plitzko 2005, Teilnehmerbefragung Verbraucherzentrale NRW 2008).

Eignung zur Gewichtsreduktion und langfristigen Verhaltensänderung

Eine ausreichende Versorgung mit allen Mikro- und Makronährstoffen ist gewährleistet. Wenn das erlernte Verhalten und die empfohlene Ernährungsweise beibehalten werden, ist eine langfristige Gewichtsabnahme und -stabilisierung möglich. Jo-Jo-Effekte sind bei einer Energiezufuhr von mehr als 1 200 kcal unwahrscheinlich.

LITERATUR
Clausen A, Plitzko U (2005). „Selbstverständlich ist unser Programm evaluiert worden …". Ernährung im Fokus; 5: 180–181.
Verbraucherzentrale NRW (2008). 10-Wochen-Kurs „Gewicht im Griff". http://www.vz-nrw.de/UNIQ123115843809212/link338812A.html (aufgerufen 7.5.2010).

3.1.5 Ich nehme ab

Das Programm „Ich nehme ab" der Deutschen Gesellschaft für Ernährung ist als Selbsthilfemanual für Betroffene konzipiert, kann aber ebenso in Gruppenberatungen eingesetzt werden.

Zielgruppe und Ziele

„Ich nehme ab" richtet sich an erwachsene Menschen mit „mäßigem" Übergewicht (BMI zwischen 25 und 35 kg/m^2). Das 12-Schritte-Programm ist keine Reduktionsdiät im eigentlichen Sinne und verspricht deshalb keine spektakulären Gewichtsverluste. Es setzt auf den langfristigen Erfolg für das Körpergewicht, die Gesundheit und das Wohlgefühl (Deutsche Gesellschaft für Ernährung 2003).

Begründer/Historisches

„Ich nehme ab" war eines der ersten Gewichtsmanagementprogramme, die Ende der 80er Jahre im

Rahmen der damals neuen Präventionsangebote entwickelt wurden.

Rahmenbedingungen

Das Manual besteht aus einem Ordner, der durch das 12-Schritte-Trainings-Programm begleitet. Er enthält viele praxisorientierte Informationen, Rezeptvorschläge und Tagebuchblätter zur Ernährung und Bewegung. Die DGE bietet Fortbildungen für Ernährungsfachkräfte an, die dazu befähigen sollen, das Programm als Gruppenberatungsprogramm mit entsprechender Zertifikation durchzuführen (Scholz et al. 2005).

Konzept

Die 4 Kapitel des Manuals: „Essen und Trinken", „Bewegung", „Entspannung" und „Essverhalten" sollen dem Benutzer die Möglichkeit geben, die Gewichtsabnahme in 12 Schritten in die eigene Hand zu nehmen (Deutsche Gesellschaft für Ernährung 2003). Neue Lerninhalte und Aufgaben werden mindestens eine Woche geübt und im Programmverlauf immer wieder trainiert. Das Selbsthilfemanual gibt Anleitungen zur Selbstreflexion, motiviert den Ursachen und Hintergründen des Übergewichts auf den Grund zu gehen, das eigene Verhalten schrittweise zu verändern und Krisen zu meistern. Es werden die Grundlagen gesunder Ernährung vermittelt, z. B. welche Lebensmittel geeignete Energiequellen sind, und praktische Tipps gegeben, z. B. wie beim Kochen und Essen Fett gespart werden kann. Es gibt Anleitungen zu erprobten Entspannungsmöglichkeiten wie die progressive Muskelentspannung und zu geeigneter regelmäßiger Bewegung im Alltag.

Zeit- und Kostenaufwand

Das Selbsthilfemanual gibt es zum Preis von 35 Euro plus Versandkosten und für 94 Euro inklusive Nährwertcomputer (2009). Bei Beachtung des regionalen und saisonalen Angebots von Obst und Gemüse sind die Kosten für die Ernährung mit der in Deutschland üblichen Mischkost vergleichbar. Der Zeitaufwand für die Nahrungszubereitung ist erhöht, wenn zuvor nur wenig oder nicht selbst gekocht wurde. Auch durch die regelmäßige Bewegung entsteht ein vermehrter zeitlicher Aufwand.

Studienlage/Evaluationen

Im Rahmen zweier zweiarmiger, prospektiver Studien (MIRA 1 und MIRA 2) wurde untersucht, welche Effekte des Programms bei beratergestützter Anwendung innerhalb eines Jahres zu erreichen sind. Von 119 übergewichtigen Erwachsenen erreichten gut 30 Prozent der Teilnehmer eine Gewichtsreduktion in Höhe von 5 Prozent des Ausgangsgewichts und etwa 10 Prozent der Teilnehmer in Höhe von 10 Prozent des Ausgangsgewichts und mehr (Intention-to-treat-Analyse) (Scholz et al. 2005). Wird das Programm nicht beratergestützt durchgeführt, zeigt sich bei knapp 20 Prozent der Teilnehmer eine Gewichtsabnahme zwischen 5 und 10 Prozent des Ausgangsgewicht und bei keinem der Teilnehmer von mehr als 10 Prozent des Ausgangsgewichts. Ein tragbarer Nährwertcomputer scheint die Compliance zu erhöhen: Die Erfolgsrate lag bei etwa 25 Prozent der Teilnehmer, die eine 5-prozentige Gewichtsabnahme erreichen konnten, und bei etwa 5 Prozent der Teilnehmer, die 10 Prozent oder mehr ihres Gewichtes verlieren konnten (Ellrott et al. 2006).

Eignung zur Gewichtsreduktion und zur langfristigen Verhaltensänderung

Das Programm ist sowohl für Personen geeignet, die nicht regelmäßig an Gruppentreffen teilnehmen wollen oder können, als auch für diejenigen, die eine solche Unterstützung wünschen. Wenn das erlernte Verhalten beibehalten wird, ist eine langfristige Gewichtsabnahme und -stabilisierung möglich, ohne dass Jo-Jo-Effekte auftreten.

LITERATUR

Deutsche Gesellschaft für Ernährung e .V. (2003). „ICH nehme ab" – Abnehmen und Wohlfühlen mit dem neuen Dauerprogramm der DGE.

Deutsche Gesellschaft für Ernährung e.V. http://www.dge. de/modules.php?name=News&file=article&sid=202 (aufgerufen 7.5.2010).

Ellrott T, Wendt A, Austel A, Pudel V (2006). Gewichtsstabilisierung nach einem Selbsthilfeprogramm für Übergewichtige mit und ohne Unterstützung durch einen Nährwertcomputer. Ernährungsumschau; 53: 89–94.

Ich nehme ab. http://www.dge.de/modules. php?name=St&file=ina (aufgerufen 7.5.2010).

Scholz GH, Flehmig G, Scholz M, Klepzig Y, Gutknecht D, Kellner K, Rademcher C, Oberritter H, Hauner H (2005). Evaluation des Selbsthilfeprogramms „Ich nehme ab"; Gewichtsverlust, Ernährungsmuster und Akzeptanz nach einjähriger beratergestützter Intervention bei übergewichtigen Personen. Ernährungsumschau; 52: 226–231.

3.1.6 M.O.B.I.L.I.S

M.O.B.I.L.I.S (multizentrisch organisierte bewegungsorientierte Initiative zur Lebensstiländerung in Selbstverantwortung) ist ein einjähriges, interdisziplinäres Programm für adipöse (BMI 30 bis 40) Erwachsene.

Zielgruppe und Ziele

Das Therapieprogramm richtet sich an Erwachsene mit einem BMI von 30 bis 39,9 kg/m^2 und mindestens einem Adipositas-assoziierten Risikofaktor. Die Ziele sind – entsprechend der Leitlinien der Deutschen Adipositasgesellschaft (DAG) – neben der Gewichtssenkung die Risikofaktoren, das Gesundheitsverhalten und die Lebensqualität zu verbessern (Barmer Ersatzkasse). Das Programm soll die Teilnehmer befähigen ihr Gewicht auf gesunde Weise langfristig zu managen.

Begründer/Historisches

Das Programm entstand 2004 auf Initiative des Universitätsklinikums Freiburg, Abteilung Rehabilitative und Präventive Sportmedizin und der Deutschen Sporthochschule Köln, Institut für Kreislaufforschung und Sportmedizin. Die ersten M.O.B.I.L.I.S.-Gruppen starteten 2004. Im Juli 2006 wurde es mit dem Gesundheitspreis der Stiftung RUFZEICHEN GESUNDHEIT! ausgezeichnet.

Rahmenbedingungen

Das Programm erstreckt sich mit 35 Bewegungseinheiten, 18 Gruppensitzungen und einer Praxissitzung sowie 2 Fragestunden über ein Jahr. Es umfasst eine siebenwöchige Startphase, eine 17-wöchige Gewichtsreduktionsphase und eine sechsmonatige Stabilisierungsphase. Es wird eine Gruppengröße von 15 bis 18 Teilnehmern angestrebt. Die Bewegungseinheiten werden von einem Sportwissenschaftler oder Sportlehrer und die Gruppensitzungen von einem Psychologen oder Pädagogen geleitet. Den Ernährungsteil leiten Diätassistenten oder Ernährungswissenschaftler. Die Teilnehmer treffen sich abwechselnd ein- bis zweimal mal im Freien und in der Halle. Ausgeübt werden neben Ausdauersportarten auch gezielte Übungen zur Kräftigung der Muskulatur, zur Entspannung und Koordination.

Konzept

Durch ein so genanntes 50+50-Punkte-Programm, das eine Kombination aus Drosselung der Energiezufuhr (Ernährung) und einer Erhöhung des Energieverbrauchs (Bewegung) beinhaltet, soll das Körpergewicht gesenkt werden. In den Gruppensitzungen wird das Thema Verhaltensänderung bearbeitet. Der Ernährungsteil umfasst drei theoretische Sitzungen, eine praktische Übung und zwei Fragestunden. Es gibt keine strengen Diätpläne, sondern Orientierungshilfen für die richtige Lebensmittelauswahl. Wichtigste Empfehlungen sind fettgesunde, kohlenhydratbewusste und eiweißbetonte Ernährung. Alle Teilnehmer werden zu Beginn, in der Mitte und am Ende des Programms von einem Allgemeinmediziner oder Internisten medizinisch untersucht (Anamnese, Blutwerte, Belastungs-EKG) und erhalten einen ausführlichen Abschlussbericht für ihren Hausarzt.

Zeit- und Kostenaufwand

Die Teilnahmegebühr beträgt knapp 800 Euro (2009). Nach § 43 Abs. 1 Nr. 2 SGB V (Rehabilitierungsmaßnahmen) ist eine Kostenbeteiligung durch die gesetzlichen Krankenkassen möglich. Für die empfohlene Ernährungsweise sind keine Mehrkosten zu erwarten. Der Zeitaufwand ist erhöht, wenn zuvor gar nicht oder nur wenig selbst gekocht wurde. Auch die Steigerung der regelmäßigen körperlichen Bewegung ist mit einem erhöhten Zeitaufwand verbunden.

Studienlage/Evaluationen

Bei einer Studie an 64 M.O.B.I.L.I.S.-Gruppen mit insgesamt 1.025 Teilnehmern nahmen 886 Personen die vorgesehenen 12 Monate an dem Programm teil (Drop Out: etwa 14 Prozent). Auf Basis einer Intention-to-treat-Analyse erreichten 46 Prozent der Teilnehmer eine Gewichtsabnahme von mindestens 5 Prozent des Ausgangsgewichts und 20 Prozent der Teilnehmer eine mindestens 10-prozentige Gewichtsabnahme (Berg et al. 2005).

Eignung zur Gewichtsreduktion und langfristigen Verhaltensänderung

Die einjährige Betreuung durch das interdisziplinäre Team begünstigt eine langfristige Verhaltensänderung und ermöglicht damit eine nachhaltige Gewichtsabnahme. Aus diesem Grund sind Jo-Jo-Effekte nicht zu erwarten.

LITERATUR

Berg A jr, Frey I, Hamm M, Fuchs R, Göhner W, Lagerstrøm D, Predel H-G, Berg A (2008). Das M.O.B.I.L.I.S.-Programm. Adipositas; 2: 90–95.
Barmer Ersatzkasse M.O.B.I.L.I.S.: http://www.barmer-gek.de/barmer/web/Portale/Versichertenportal/Leistungen_20und_20Beitr_C3_A4ge/Multilexikon_20Leistungen/Eintr_C3_A4ge/Extras__Mobilis.html?w-cm=CenterColumn_t261680 (aufgerufen 7.5.2010).
M.O.B.I.L.I.S. http://www.mobilis-programm.de/ (aufgerufen 7.5.2010).

3.1.7 M.O.B.I.L.I.S. light

M.O.B.I.L.I.S. light ist ein dreimonatiges, kombiniertes Bewegungs- und Ernährungsprogramm für übergewichtige Erwachsene ohne behandlungsbedürftige Risikofaktoren.

Zielgruppe und Ziele

M.O.B.I.L.I.S. light richtet sich an übergewichtige Erwachsene mit einem BMI zwischen 25 und 29,9 kg/m^2 ohne Risikofaktoren, Essstörungen oder sonstige behandlungsbedürftige Erkrankungen. Ziel ist der eigenverantwortliche Umgang mit dem Gewicht.

Begründer/Historisches

Die ersten M.O.B.I.L.I.S. light-Gruppen starteten im Frühjahr 2007. M.O.B.I.L.I.S. light wird im Gegensatz zu M.O.B.I.L.I.S. (> Kap. 3.1.6) nicht über das Freiburger Universitätsklinikum organisiert: Ansprechpartner für M.O.B.I.L.I.S. light sind die Turn- und Sportvereine und die BARMER-Geschäftsstellen vor Ort. Die Koordination der Vereine und die Schulung der Übungsleiter im Bereich Bewegung übernimmt der Deutsche Turner-Bund (DTB).

Rahmenbedingungen

M.O.B.I.L.I.S. light-Kurse werden an zahlreichen Standorten in Deutschland angeboten. M.O.B.I.L.I.S. light läuft über einen Zeitraum von zirka 3 Monaten jeweils wöchentlich mit einer wöchentlichen, 90-minütigen Einheit. Die 10 Bewegungseinheiten werden durch geschulte DTB-Übungsleiter bzw. Sportwissenschaftler oder Sportlehrer geleitet. Für die vier Ernährungseinheiten stehen Diätassistenten und Ökotrophologen zur Verfügung.

Konzept

Durch ein so genanntes 50+50-Punkte-Programm, das eine Kombination aus Drosselung der Energiezufuhr (Ernährung) und einer Erhöhung des Energieverbrauchs (Bewegung) beinhaltet, soll das Körpergewicht gesenkt werden. In den Bewegungseinheiten werden den Teilnehmern – in einem standardisierten Outdoor-Programm – praktische Übungen für einen aktiveren Alltag vermittelt. Während der Ernährungseinheiten erarbeiten die Teilnehmer Strategien für eine ausgewogene und gesunde Ernährung.

Zeit- und Kostenaufwand

Die Teilnahmegebühr für das 12 bis 14-wöchige Präventionsprogramm M.O.B.I.L.I.S. light beträgt 120 € pro Person (2009). Eine Kostenbeteiligung durch die Krankenkassen im Rahmen des Präventionsgesetzes SGB V § 20 ist möglich. Für die empfohlene Ernährungsweise sind keine besonderen Kosten zu erwarten. Der Zeitaufwand ist nur größer, wenn zuvor gar nicht oder nur wenig selbst gekocht wurde. Die Steigerung der regelmäßigen körperlichen Bewegung ist mit einem erhöhten Zeitaufwand verbunden.

Eignung zur Gewichtsreduktion und langfristigen Verhaltensänderung

Das interdisziplinäre Konzept ist geeignet, eine Gewichtsreduktion und -stabilisierung in Gang zu setzen.

LITERATUR

Berg A jr, Frey I, Hamm M, Fuchs R, Göhner W, Lagerstrøm D, Predel H-G, Berg A (2008). Das M.O.B.I.L.I.S-Programm. Adipositas; 2: 90–95.
M.O.B.I.L.I.S. light http://www.mobilis-light.de/ (aufgerufen 7.5.2010).

3.1.8 Die PfundsKur

Die PfundsKur ist eine 10-wöchige Gesundheitsaktion, die alle zwei bis drei Jahre in Sachsen und Baden-Württemberg (nennt sich dort PfundsFit) stattfindet. Sie wird über die AOK und den Südwestrundfunk (SWF) bzw. den Mitteldeutschen Rundfunk (MDR) propagiert.

Zielgruppe und Ziele

Das Programm richtet sich an übergewichtige Erwachsene (BMI zwischen 25 und 30 kg/m²). Ziele der PfundsKur sind eine dauerhafte Ernährungsumstellung und langfristige Verhaltensänderungen im Sinne einer flexiblen Kontrolle im Umgang mit dem Essen und der Bewegung.

Begründer/Historisches

Begründer ist der Ernährungspsychologe Prof. Dr. Volker Pudel: 2001 wurde die erste Pfundskur durchgeführt, 2003 und 2005 folgten die zweite und die dritte.

Rahmenbedingungen

Die PfundsKur ist ein 10-Wochenprogramm. Es wurden für die PfundsKur zahlreiche Partner ge-

wonnen wie Sport- und andere Vereine (z. B. die Landfrauen), Zeitungsverlage und Partner aus dem Lebensmittelhandwerk und -handel. Inzwischen wird PfundsFit von der AOK in Baden Württemberg auch als 4-Wochen-Online-Kurs für übergewichtige Neu- und Wiedereinsteiger angeboten.

Konzept

Für die Gewichtsabnahme und das Halten des Gewichtes ist Bewegung ebenso wichtig wie die Änderung der zum Übergewicht führenden Ernährungs- und sonstigen Lebensgewohnheiten.

Es wird zunächst das eigene Ernährungsverhalten daraufhin analysiert, wieviel so genannte Fettaugen gegessen werden. Ein Fettauge entspricht dabei 3 g Fett. Ziel ist es, die tägliche Fettaufnahme auf 20 Fettaugen bzw. auf 60 g zu reduzieren. „Das Fett im Essen ist der Bösewicht" so Begründer Volker Pudel (> Abb. 3.1). Die begleitenden Kochbücher enthalten Rezepte für eine abwechslungsreiche Mischkost mit hohem Gemüseanteil. Der Koch Ewald Braden gibt zahlreiche Tipps zur Veränderung der normalen Hausmannskost in weniger fettreiche Varianten (Braden 2005). Vorgeschlagen werden drei Haupt- und zwei Zwischenmahlzeiten.

Die Energiezufuhr entsprechend dem Plan im Kochbuch beträgt täglich etwa 1 750 kcal und verteilt sich wie folgt auf die drei Hauptnährstoffe: Jeweils etwa 25 Prozent werden durch Fett und Eiweiß aufgenommen und etwa 50 Prozent in Form von Kohlenhydraten. Den Teilnehmern wird vermittelt, wie sie mit wenig Zeitaufwand ihren Alltag in Bewegung bringen können und Spaß an der Bewegung finden können. Das begleitende Bewegungsbuch „Pfunds-

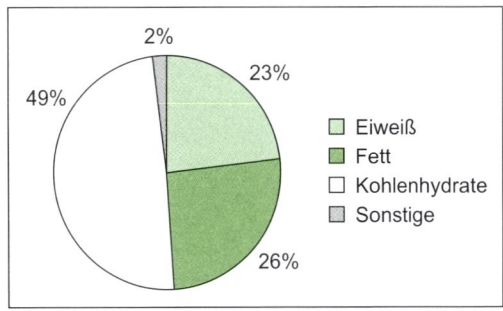

Abb. 3.1 Anteil der Nährstoffe an der Energiezufuhr von etwa 1 750 kcal am Tag bei der PfundsKur. [L143]

Kur – das Aktiv-Programm" von Prof. Dr. Schlicht informiert anschaulich, bietet sportpsychologische Motivationshilfen und soll dauerhaft Spaß an der Bewegung vermitteln.

Zeit- und Kostenaufwand

Zeitaufwand und Kosten bei der Zubereitung sind nicht höher als bei der in Deutschland üblichen Kost, da gängige Rezepte verwandt werden. Ein geringer Mehraufwand entsteht durch das Zählen der Fettaugen. Der Zeitaufwand für die Bewegung ist vergleichbar mit anderen Programmen.

Studienlage/Evaluationen

Die PfundsKuren in Sachsen von 2001, 2003 und 2005 wurden evaluiert. Da bei der Befragung der Teilnehmer von 2005 auch Wiederholer der Pfunds-Kur dabei waren, sind Rückschlüsse auf die Nachhaltigkeit der Maßnahmen möglich. Bei über 90 Prozent der befragten Frauen und Männer, welche die PfundsKur 2005 wiederholten, erfolgte eine Gewichtsreduktion im Laufe der ersten Kur: knapp 30 Prozent der Männer und 17 Prozent der Frauen hielten das Gewicht bis zur folgenden PfundsKur (2005). Für 23,8 Prozent der Männer und 21 Prozent der Frauen reduzierte sich das Gewicht leicht, stark oder sehr stark seit der letzten PfundsKur. Etwa 50 Prozent der Männer und 60 Prozent der Frauen gaben an, dass das Gewicht wieder gestiegen sei (Institut und Poliklinik für Arbeits- und Sozialmedizin der Technischen Universität Dresden. Akademie für Gesundheit in Sachsen e. V 2001).

Nur 1 Prozent der Wiederholer hat seit der PfundsKur ihren Lebensstil nicht geändert. Wichtigste Veränderungen waren bewussteres und fettärmeres Essen gefolgt von bewussterem Einkaufen und einem größeren Bewegungsanteil (Institut und Poliklinik für Arbeits- und Sozialmedizin der Technischen Universität Dresden. Akademie für Gesundheit in Sachsen e. V 2001).

Eignung zur Gewichtsreduktion und langfristigen Verhaltensänderung

Unter Berücksichtigung der vielen nützlichen Tipps zu einer gesunden Ernährung bietet die Kost alle

Vorteile einer abwechslungsreichen Mischkost. Allerdings zeigt die Analyse beispielhafter Rezepte, dass die Fettzufuhr 5 bis 10 Prozent unter, die Eiweißzufuhr etwa 10 Prozent über der bislang empfohlenen Menge liegt. Durch eine Reduktion speziell der Fettzufuhr kann die Energieaufnahme besonders effektiv reduziert werden, wenn nicht gleichzeitig vermehrt Kohlenhydrate in ungünstiger Form (zum Beispiel Gummibärchen) gegessen werden: „Gummibärchen enthalten kaum Fett!" Eine Kalorienzufuhr von ca. 1 700 kcal pro Tag wird bei den meisten übergewichtigen Menschen eine Gewichtsreduktion herbeiführen, ohne dass Jo-Jo-Effekte zu erwarten sind.

LITERATUR

Akademie für Gesundheit in Sachsen e.V. (Hrsg.): Pfunds-Kur 2001 in Sachsen. Abschlussbericht 2002.

Akademie für Gesundheit in Sachsen e.V. (Hrsg.) PfundsKur 2003. Abschlussbericht 2004. Akademie für Gesundheit in Sachsen e.V. (Hrsg.) (2006). PfundsKur 2005. Tradition mit Nachhaltigkeit? Die dritte PfundsKur in Sachsen. Abschlussbericht.

AOK Baden-Württemberg. https://www.pfundsfit.de/ (aufgerufen 7.5.2010).

Braden E (2005). PfundsKur. Das Kochbuch. 2. Aktualisierte Auflage. Stuttgart: Hampp Verlag.

Deutsche Gesellschaft für Ernährung (Hrsg.) (2000). Referenzwerte für die Nährstoffzufuhr: 1. Auflage. Frankfurt am Main: Umschau/Braus.

Deutsche Gesellschaft für Ernährung (Hrsg.) (2004). Ernährungsbericht 2004. Bonn.

Pudel V, Schlicht W (2006). PfundsFit. Das Abnehmbuch. Schritt für Schritt zur schlanken Linie. Stuttgart: Hampp Verlag.

Pudel V (2004). Das Fett-weg-Programm. Stuttgart: Hampp Verlag.

Schlicht W (2004). Das Aktiv-Programm. Stuttgart: Hampp Verlag.

3.1.9 Weight Watchers

Die Firma Weight Watchers bietet ein Abnehmprogramm mit Gruppenunterstützung und Leitung durch eine ehemalige Betroffene im Rahmen von offenen Gruppentreffen an.

Zielgruppe und Ziele

Angesprochen werden alle Abnehmwilligen. Ziel ist eine nachhaltige Verhaltensänderung, die zu einer dauerhaften Gewichtsreduktion führen soll. Insbesondere beim Ernährungskonzept soll eine Methode gefunden werden, die zum eigenen Lebensstil und Geschmack passt. Im Gegensatz zu sonstigen Programmen leiten nicht Fachleute, sondern ehemalige Übergewichtige die Gruppen. Dies soll die Teilnehmer besonders motivieren und ihnen zeigen, dass und wie man mit diesem Programm erfolgreich und langfristig abnehmen kann.

Begründer/Historisches

1963 hatte die Amerikanerin Jean Nidetch das Ziel, gemeinsam mit ihren Freundinnen abzunehmen. Sie trafen sich regelmäßig zum Erfahrungsaustausch und um sich gegenseitig zu motivieren. Daraus entwickelte sich weltweit in etwa 30 Ländern über vier Jahrzehnte das bekannte Weight Watchers Programm. Seit 1974 ist es auch in Deutschland vertreten. Mittlerweile werden auch Online- und Fernprogramme angeboten.

Rahmenbedingungen

Die offenen Weight Watchers Treffen finden regelmäßig einmal die Woche statt und dauern jeweils 45 Minuten. Vor dem Treffen wird eine ca. 30 Minuten lange Servicezeit angeboten, in der man die Gelegenheit hat, offene Fragen mit der Leiterin zu klären. Die Treffen werden von Personen geleitet, die meist selbst mit Weight Watchers abgenommen haben und seitdem ihr Gewicht erfolgreich halten. Den Teilnehmern werden verschiedene Materialien zur Verfügung gestellt wie das Points-Tagebuch oder die Basisbroschüren zu den Themen „Gesund genießen", „Aktiv sein" und „Einfach machen". Für jede Woche des Jahres gibt es ein neues Thema aus den Bereichen Ernährung, Bewegung und Verhalten sowie viele Rezeptideen. Außerdem können zu jedem Treffen Weight Watchers Produkte und Lebensmittel z. B. Kochbücher, Snacks oder DVDs gekauft werden.

Konzept

Das Weight Watchers Programm beinhaltet nach eigenen Angaben die vier Säulen Ernährung, Bewegung, Verhalten und Unterstützung durch die Grup-

pe. Das Ernährungskonzept basiert auf dem patentierten *POINTS*®-System von Weight Watchers. Gegessen werden darf alles, was man möchte, wenn man im Rahmen der persönlichen Pointszahl bleibt. Die Pointszahl wird auf der Grundlage individueller Faktoren wie Körpergewicht, Alter, Geschlecht etc. festgelegt. Der Pointswert der einzelnen Nahrungsmittel richtet sich nach ihrem Fett- und Kaloriengehalt. Das Pointssystem soll die Ernährung sanft steuern, indem es die Auswahl gesünderer Lebensmittel mit geringerer Energiedichte bewirkt, denn hiervon darf man pro *POINTS* Wert mehr essen.

Empfohlen werden vor allem fettarme, eiweißreiche Nahrungsmittel (Fisch, Geflügel, Milch und Milchprodukte) und ballaststoffreiche Lebensmittel (Vollkornprodukte, Kartoffeln, Obst, Gemüse und Rohkost). Im Bereich Bewegung soll zu einem bewegungsintensiven Alltagsleben motiviert werden, sie wird mit Aktiv-Points belohnt.

Zeit- und Kostenaufwand

Jedes Weight Watchers Treffen kostet derzeit 11 Euro (2009), die Anmeldegebühr beträgt 15 Euro (2009). Es müssen nur solche Treffen bezahlt werden, an denen man tatsächlich teilnimmt. Der Kostenaufwand erhöht sich eventuell durch den Kauf der Weight Watchers-Produkte. Für die Ernährung fallen ansonsten keine besonderen Kosten an, da sich diese an schon bestehenden Gewohnheiten orientiert. Der Zeitaufwand ist sowohl hinsichtlich Ernährung als auch hinsichtlich Bewegung mit anderen Programmen vergleichbar.

Studienlage/Evaluationen

Studienergebnisse zeigen, dass das Programm nach zwei Jahren zu einer mittleren Gewichtsreduktion von 3,5 bis 4 kg führte. Teilnehmer, die regelmäßiger an den Treffen teilnahmen, konnten eine größere Gewichtsabnahme verzeichnen, als Teilnehmer, die seltener zu den Treffen erschienen. Die Höhe des Gewichtsverlusts war höher als bei Teilnehmern der Studie, die in Eigenregie mit zweimaliger Ernährungsberatung abnahmen (Tsai, Wadden 2005, Heshka et al. 2003).

Eignung zur Gewichtsabnahme und langfristigen Verhaltensänderung

Das Konzept kann geeignet sein Übergewicht langfristig zu reduzieren. Positiv ist, dass keine rigiden Diätvorschriften bestehen. Eine langfristige Unterstützung ist möglich, da jeder Teilnehmer bestimmen kann, wie lang er an den Treffen teilnimmt. Nachteil kann sein, dass die Kursleiterinnen als ehemalige Gruppenmitglieder in der Regel nicht über ausreichend Fachwissen verfügen. Jo-Jo-Effekte sind nicht wahrscheinlich.

LITERATUR

Heshka S, Greenway F, Anderson JW, Aktinson RL, Greenway FL, Hill JO, Kolotkin RL, Miller-Kovach K, Pi-Sunyer X (2003). Weight loss with Self-help Compared with a Structured Commercial Program: a randomized controlled trial. American Medical Associaton; 289 (14): 1.179–1.798.

Tsai AG, Wadden TA (2005). Systemetic Review: An Evaluation of Major Commercial Weight

Weight watchers. http://www.weightwatchers.de/util/art/index_art.aspx?art_id=120333&tabnum=1&sc=807 (aufgerufen 7.5.2010).

Weight watchers. http://www.weightwatchers.de/plan/apr/everyone.aspx (aufgerufen 7.5.2010).

Weight Watchers „Geschichte & Philosophie". http://www.weightwatchers.de/about/his/history.aspx (aufgerufen 7.5.2010).

3.2 Internet-Diäten, Internet-Programme

Judith Breiwe, Brigitte Hajeck-Lang

In den letzten 10 Jahren hat sich eine neue Diätform etabliert, die Internet- oder Online-Diät. Genau genommen handelt es sich dabei um ganzheitliche Gewichtsreduktionsprogramme: Sie umfassen gemäß der derzeitig gültigen Leitlinien der Deutschen Adipositas Gesellschaft (DAG), der Deutschen Diabetes Gesellschaft (DDG) und der Deutschen Gesellschaft für Ernährungsmedizin (DGEM) die Bereiche Ernährungs-, Bewegungs- und Verhaltenstherapie mit unterschiedlicher Gewichtung. Die Ernährungsregime und zugrunde gelegten Nährstoffverhältnisse variieren allerdings zum Teil erheblich. So kann der

User z. B. bei www.foodplaner.de selbst wählen, ob er „low-carb" oder „antioxidantienreiche" Kost bevorzugt.

Ziel aller **Internet-Programme** ist eine langfristige und dauerhafte Gewichtsabnahme ohne Jo-Jo-Effekte, wobei sie sich in ihrer Dauer unterscheiden und dabei teilweise die Höhe des Abnahmewunsches berücksichtigen (5 bis 20 kg und mehr). Die meisten Diäten sind auf 12 Monate ausgerichtet, einen Zeitraum, der laut allen Studien und Metastudien mindestens eingeplant werden sollte, um eine langfristig erfolgreiche und stabile Gewichtsabnahme zu ermöglichen. Die **Zielgruppe** sind vorwiegend Personen, die zeitlich und räumlich flexibel sein möchten, Alternativen zur klassischen Einzel- oder Gruppenberatung suchen, anonym bleiben und trotzdem bei Bedarf einen Austausch mit anderen Betroffenen nutzen können. Die **Konzepte** der Anbieter unterscheiden sich in der Qualität und Intensität der Betreuung, ihrer Berücksichtigung von Anamnese, persönlichen Vorlieben und den Risikoprofilen der User, dem Umfang und der Qualität von Informationen und praktischen Tipps, der Betonung der einzelnen Komponenten Ernährung, Bewegung und Verhalten und ihren methodischen und didaktischen Ansätzen. Manche Anbieter verwenden Punktesysteme (www.lean-and-healthy.de, www.weightwatchers.de) oder geben dem User einen genauen Tagesplan vor (www.well.com). Andere verzichten vollständig auf vorgegebene Systeme und Regeln und erwarten eine aktive und individuelle Mitgestaltung und einen gewissen Grad an Flexibilität des Users. Die dafür notwendige Kompetenz kann dieser durch entsprechende Informationen bzw. durch das Feedback zu seinen Protokollen oder Tagebüchern erwerben (z. B. www.novafeel.de).

Auch die Kosten der Programme variieren sehr, sind aber insgesamt als relativ gering zu bewerten: die Preise liegen zwischen 9,95 € und 45 € für einen Monat, wobei sinnvollerweise meist mehrmonatige, auch 12-monatige Abonnements (mit entsprechend attraktiven Preisen) vorgesehen sind, um den erhofften langfristigen Erfolg zu ermöglichen. Kostenlose **Testwochen** zu Beginn können wesentlich zur Entscheidungsfindung beitragen, werden aber nicht oft angeboten. Ein wichtiges Ausschlusskriterium bei der Wahl und Bewertung eines Internet-Programms sollte die darin enthaltene **Produktwer-**

bung zum Beispiel für bestimmte Light-Produkte sein.

Aufgrund der noch relativ jungen Internet-Diäten ist die **Studienlage** allgemein noch sehr dünn, zum Teil widersprüchlich und wenig aussagekräftig. Erste Untersuchungen liegen aus den USA vor. Sie zeigen, dass Programme mit zusätzlichen persönlichen Kontakten besser abschneiden als solche mit ausschließlicher Internetbetreuung (Tate DF et al. 2001, Tate DF et al. 2003, Gold BC et al. 2007). Auch wurde gezeigt, dass Teilnehmer erfolgreicher sind, die ihr Verhalten regelmäßig protokollieren und dazu Rückmeldungen bekommen als solche, die lediglich Informationen erhalten (Tate DF et al. 2001, Tate DF et al. 2003).

Einige Internetdiäten wurden von **Ökotest** bewertet. Fraglich ist die Bedeutung, die man diesen Ergebnissen geben kann, aufgrund der aktuellen Diskussion über Schleichwerbung (Bähr 2009) und einseitiger Betrachtung durch Ökotest (Hamm 2009). Auch **Stiftung Warentest** als vom Staat gegründete und finanzierte, unabhängige Stiftung hat Internetdiäten bewertet. Die Ergebnisse findet der Leser unter der jeweiligen Diät. Aufgrund der schnell steigenden Zahl an Anbietern im Internet und der grundsätzlich anders als bei konventionellen Programmen vermittelten und zu nutzenden In-

halte soll eine Checkliste am Ende des Kapitels dem Leser ermöglichen, (auch) neue Internet-Diäten zu bewerten und bei Bedarf eine Auswahl treffen zu können.

Auswahl, Darstellung und Beurteilung der hier vorgestellten Programme erfolgten nach folgenden Kriterien:

Es wurden zwei Online-Varianten bekannter konventioneller Programme gewählt: **Weight Watchers** (Weight Watchers) und **Abnehmen mit Genuss** (Abnehmen mit Genuss). **XX-well.com** (www.xx-well.com) stellt eines der ersten Internet-Programme überhaupt dar und lieferte die Basis für weitere Anbieter (z. B. Brigitte-Coach). Das Programm bietet zudem neben dem Diät-Coach zusätzlich einen Ernährungs-, Sport- und Stop-Smoking-Coach an. **Lean-and-healthy** (www.lean-and-healthy) bietet ein 1-Jahres-Programm, das auf die (auch zeitliche) Flexibilität und Selbstständigkeit des Users setzt. **Novafeel** (www.novafeel.de) zeichnet sich aus durch die Betonung der Verhaltensbeobachtung und -änderung und berücksichtigt dabei ganz besonders die individuellen Gegebenheiten des Users. Dafür stehen neben Ärzten und Ökotrophologen auch Pädagogen und Psychologen zur Verfügung (➤ Tab. 3.2).

Tab. 3.2 Internet-Diäten im Überblick: Auswahl- und Beurteilungskriterien.

Kriterien Internet-Diät	Abnehmen mit Genuss	Lean-and-healthy	Novafeel	Slimcoach	Weight Watchers	xx-well
Programmdauer	1 Jahr	1 Jahr	3 Monate Intensivbetreuung Weiterbetreuung optional	13 Wochen	Monatsweise buchbar	Monatsweise buchbar
Vorab-Befragung/ Beobachtung	Selbstbeobachtung auf allen Ebenen	Selbstbeobachtung der Ernährung und des Verhaltens	Selbstbeobachtung auf allen Ebenen	Eingangs Check-Up	Alter, Gewicht, Größe	Ohne Vorab-Essprotokoll, Befragung
Schwerpunkt: Ernährung/Bewegung/Verhalten	Betonung auf Ernährungstherapie	Betonung auf Ernährung und Verhalten	Betonung auf Verhalten (Analyse, Ziele, Umsetzung) und Bewegung	Betonung auf Ernährung	Alle drei Ebenen	Betonung auf Ernährung
Spezielles Ernährungsregime	Fettarme Kost, kein Kalorienzählen	Eigene Pyramide und Punkte, flexible Kontrolle und Genuss	Kein Kalorienzählen, „alles aber in Maßen"	Glyx-Prinzip/slow carbs, wenig Fett, relativ hohe Proteinzufuhr	Rechnung in Points und Flexpoints	Einkaufslisten, Newsletter einmal pro Woche

Tab. 3.2 Internet-Diäten im Überblick: Auswahl- und Beurteilungskriterien. (Forts.)

Kriterien Internet-Diät	Abnehmen mit Genuss	Lean-and healthy	Novafeel	Slimcoach	Weight Watchers	xx-well
Informationen: abhängig/unabhängig von User-Verhalten	Selbstbeobachtung, Auswertung, individuelle Tipps	Selbstbeobachtung und Selbstbewertung, individuelles Feedback	Selbstbeobachtung, individuelle Gegebenheiten berücksichtigt	Basierend auf Eingangs Check-up	Eher gerichteter Informationsfluss als Rückmeldung zu Protokollen	Eher unabhängig, vorab Abfrage von Gewohnheiten
Feste Pläne oder flexibel geleitet	Geleitet mit individuellen Tipps	Flexibel, selbstständig, ohne feste Pläne	Flexibel, selbstständige Kontrollanalysen	Fest geleitet, keine Einflussnahme	Flexibel bei vorgegebenen Rezepten und Points	Pläne zur Mitgestaltung
Zeitaufwand	Frei einteilbar	Frei einteilbar	Alle zwei Tage Erinnerung durch Programm	Täglich 60 Minuten	Frei einteilbar, Erinnerung durch Programm	Täglich neue Essenspläne, wöchentlich neue Bewegungspläne
Begründer/ Betreuer	Prof. Pudel Ernährungspsychologe	Prof. J. Westenhöfer, Ernährungsmediziner, Psychologe, Sportmediziner	Ökotrophologen, Ärzte, Sportwissenschaftler, Krankengymnasten, Pädagogen, Psychologen	Ernährungsmediziner und Ökotrophologen	Ärzte und Ökotophologen	Ärzte, Ökotrophologen, Psychologen
Spezielles	Fettreduzierte Kost	Zwei Phasen: Gewichtsabnahme und Stabilisierung	Tipp-Datenbank	Großer Zeitaufwand, Süßstoffe empfohlen	Eigenes Punktesystem	Diät-, Ernährungs-, Stop-Smoking-Coach
Jahreskosten (Basis 2009)	50 €	50 €	135 €	100 €	knapp 200 €	90 €
Testoption		ja		ja		

Checkliste Internet-Diät

Folgende Fragen an (eventuell neue) Internet-Programme sollten prinzipiell berücksichtigt sein und mit **Ja** beantwortet werden können, um von einem seriösen, qualitativ hochwertigen Anbieter ausgehen zu können:

- Kostenlose Testphase
- Individuelles Risikoprofil des Users berücksichtigt
- Dauer des Programms möglichst 12 Monate
- Gute, übersichtliche Handhabung
- Informationen, Empfehlungen und Anleitungen verständlich, nachvollziehbar bzw. praktisch gut umsetzbar
- Alle empfohlenen Komponenten des Basisprogramms der Adipositas-Therapie Ernährung, Bewegung und Verhaltenstraining berücksichtigt
- Interdisziplinäres Expertenteam
- Intensive, persönliche Betreuung
- Austausch mit anderen Usern möglich
- Keine Produktwerbung.

Je nach den persönlichen Voraussetzungen, Ansprüchen und Erwartungen der User können folgende Aspekte zur Entscheidungsfindung beitragen:

- Grundkenntnisse der Internet-Nutzung und geringer Zeitaufwand ausreichend ↔ Internet-Erfahrung und umfangreiche Zeitinvestition erforderlich
- Gewünschte Kostform wählbar (z. B. vegetarisch, fettarm, ballaststoffarm …)
- Feste Pläne, fertige Rezepte und/oder Zählen von Punkten, Kalorien etc. ↔ selbstständige Lebensmittelauswahl, Flexibilität und Einfallsreichtum

- Schwerpunkt wählbar auf Ernährung ↔ Bewegung ↔ Verhaltenstraining
- Art der Betreuung wählbar: regelmäßige Protokollführung mit persönlichem Feedback ↔ rein kognitive Informationsweitergabe und Aufklärung.

LITERATUR

Bähr G (2009). Presserat rügt Schleichwerbung. http://www.focus.de:80/kultur/medien/media-box-presserat-ruegt-schleichwerbung_aid_388913.html (aufgerufen 7.5.2010).

Dumitru RC, Bürkle T, Potapov S, Lausen B, Wiese B, Prokosch HU (2007). „Use and perception of internet for health related purposes in Germany: results of a national survey". International Journal of Public Health; 52: 275–85.

Gold BC et al. (2007). Weight Loss on the Web: A Pilot Study Comparing a Structured Behavioral Intervention to a Commercial Program; Obesity Vol. 15, No. 1: 155–164.

Internetseiten der einzelnen Internet-Diäten: http://xx-well.com/, www.lean-and-healthy.de, www.novafeel.de, http://slimcoach.de, http://www.weightwatchers.de/index.aspx (aufgerufen 7.5.2010).

Hamm H. (2009). Öko-Test Mangelhaft? http://www.natur.de/news/archiv/2875/oekotest.pdf (aufgerufen 7.5.2010).

ÖKO-Test Kompakt Diäten, Ernährung und Genuss Nr. 07/2008.

Stiftung Warentest, Test Spezial: 90 Diäten für Sie bewertet, 5/2005.

Tate DF, Wing RR, Winett RA (2001). „Using Internet technology to deliver a behavioural weight loss program". Journal of the American Medical Association; 285: 1.172–1.177.

Tate DF, Jackvony EH, Wing RR (2003). „Effects of Internet behavioural counselling on weight loss in adults at risk for type 2 diabetes: a randomized trial". Journal of the American Medical Association; 289: 1.833–1.836.

Womble LG, Wadden TA, McGuckin, BG, Sargent SL, Rothman RA, Krauthamer-Ewing ES (2004). "A randomized controlled trial of a commercial internet weight loss program". Obesity Research; 12: 1.011–8.

3.2.1 Diät: www.Abnehmen-mit-Genuss.de

Online-Variante des gleichnamigen Gewichtsreduktionsprogramms, das ebenfalls auf ein Jahr ausgerichtet ist.

Ernährungsregime

Es werden zwar die Empfehlungen der DGE zugrunde gelegt, allerdings wird besonders Wert auf fettreduzierte und fettarme Lebensmittel gelegt: „Fett macht fett" bzw. „Weniger Fett macht weniger fett". Auf Kalorienzählen und Verbote wird verzichtet, Essen soll schmecken, das Abnehmen muss kein Verzicht auf Genuss bedeuten.

Begründer/Userzahlen

Der Ernährungspsychologe Dr. Volker Pudel hat dieses und andere Diätprogramme mit Schwerpunkt auf fettarme Kost entwickelt. Es wurde 2001 im Auftrag der AOK erarbeitet, bis 2008 hatten mehr als 150 000 AOK-Versicherten teilgenommen. 15 Prozent der User sind Männer. Ab 2009 öffnet sich das Programm auch anderen Versicherten.

Varianten

Variante der Diät ist die Vierjahreszeiten-Kur der AOK.

Konzept und Rahmenbedingungen

Nach der Anmeldung steht dem Teilnehmer ein Ernährungstagebuch zur Verfügung, in dem alle Nahrungsmittel aufgeschrieben werden sollen, die verspeist werden. Hinzu kommen Fragebögen zur Selbstbeobachtung des Essverhaltens. Beides wird analysiert und der Teilnehmer erhält Auswertungsbriefe. Auch das Bewegungsverhalten wird untersucht und mit individuellen Tipps angeregt. Ernährungs- und Sporttipps sowie die individuelle Beratung erfolgen per SMS, E-Mail oder Telefon, im Internetforum findet ein Austausch mit anderen Teilnehmern statt. Zur weiteren Unterstützung des Programms gibt es ein Trainingshandbuch mit Arbeitsmaterialien und eine umfangreiche Fetttabelle, die helfen soll, gute und schlechte bzw. fettarme und fettreiche Nahrungsmittel zu erkennen.

Zeit- und Kostenaufwand

Das Programm ist auf ein Jahr ausgerichtet, die Teilnahmegebühr beträgt einmalig ca. 50 €. Wer das Programm komplett absolviert hat, bekommt ein Abschlusszertifikat und eine Teilnahmebestätigung und hat damit einen Anspruch auf die komplette

(AOK), bzw. sehr großzügige (sonstige gesetzliche Krankenkassen) Rückerstattung der Gebühren.

Studienlage/Evaluationen

Laut „Abnehmen mit Genuss" reduzieren rund 85 Prozent der Teilnehmer während des Programms ihr Gewicht, wobei Männer im Durchschnitt etwa 8 kg und Frauen etwa 6 kg abnehmen.

Eignung zur Gewichtsreduktion und langfristigen Verhaltensänderung

Das 1-Jahresprogramm setzt auf eine kontinuierliche Optimierung des Ernährungs- und Bewegungsverhaltens, wobei die bisherigen Gewohnheiten erfasst und berücksichtigt werden. Die Teilnehmer werden individuell begleitet und bei der Umsetzung neuer Verhaltensweisen im Schritt-für-Schritt-Verfahren auch psychologisch unterstützt. Das Programm arbeitet mit einem Erfolgsbonus, der eine vollständige Erstattung der Teilnahmegebühren in Aussicht stellt. Es ist für eine langfristige und lang anhaltende Gewichtsreduktion geeignet.

LITERATUR
Literatur siehe Einleitung Internet-Diäten (➤ Kap. 3.2).

3.2.2 Diät: www.lean-and-healthy.de

Lean-and-healthy ist ein zweistufiges Ein-Jahres-Online-Programm zur Verhaltens- und Ernährungsänderung mit Hilfe von einem eigenen Punktesystem und einer eigenen Ernährungspyramide. „Lean and healthy" steht für „lifestile" (Lebensstil), „exercise" (Bewegung), „attitude" (Einstellung), „nutrition" (Ernährung) und Gesundheit („health").

Ernährungsregime

Auf der Basis der DGE-Empfehlungen werden eine eigene Pyramide und ein eigenes Punktesystem für empfehlenswerte und weniger empfehlenswerte Lebensmittel verwendet. Im Rahmen einer flexiblen Kontrolle sollen weniger empfehlenswerte Lebensmittel nicht verboten sein, sondern nur gelegentlich, dann aber mit Genuss verzehrt werden.

Begründer/Historisches/Userzahlen

„Lean and healthy" wurde unter Leitung von Prof. Dr. Joachim Westenhöfer durch Wissenschaftler der Arbeitsgruppe für Ernährungs- und Gesundheitspsychologie an der Hochschule für angewandte Wissenschaften Hamburg entwickelt und ging am 1. Juni 2001 online. Es wurde konzipiert als eine Art Nach- bzw. Langzeitbetreuung zum BCM-Programm. Bis Oktober 2005 hatten sich etwa 7 000 Programmteilnehmer angemeldet.

Konzept und Rahmenbedingungen

Jede Woche wird ein neues Thema vorgestellt, zu dem es Trainingsaufgaben gibt, welche sich auf die Themen Ernährung, Selbstbeobachtung und Verhaltensänderung, später auch Bewegung beziehen. Unter dem Link „Rückmeldungen" beantwortet man Fragen, die sich auf das Training beziehen. Die Auswertungen zu diesen Rückmeldungen sind sofort für den Teilnehmer einzusehen.

So sollen die Teilnehmer in der ersten Woche beobachten, wie viel Zeit sie sich bei den Mahlzeiten nehmen, ob sie dabei sitzen, ob die Konzentration auf das Essen gelenkt ist oder durch Fernsehen, Musik oder Streitgespräche gestört wird und ob auch die sinnliche Wahrnehmung, also der Genuss, vorhanden ist. Nach der Selbstbeobachtung sollen die Teilnehmer sich Ziele setzen, was geändert werden soll. Ein Ziel könnte zum Beispiel sein, sich für die Mahlzeiten mehr Zeit zu nehmen und das Essen bewusst zu genießen. Das entsprechend geänderte Verhalten wird ebenfalls beobachtet und soll selbst bewertet werden.

Neben den Ernährungsempfehlungen der DGE wird auch mit „flexibler Kontrolle" gearbeitet, es gibt also keine Verbote. Das Bewegungsverhalten wird erst nach einigen Wochen behandelt und dann genauso wie das Essverhalten beobachtet, analysiert und mit Hilfe individueller Vorschläge und praktischen Tipps verbessert.

Aufgrund der regelmäßigen Aufforderung zur Selbstbeobachtung, der Sensibilisierung des eigenen Verhaltens und des unmittelbaren Feedbacks durch die Betreuer ist das Programm sehr flexibel und individuell auf jeden Teilnehmer ausgerichtet. Schritt für Schritt werden neue Aspekte thematisiert und systematisch neue Verhaltensweisen trainiert. Im

Rahmen des Ein-Jahres-Programms folgt nach einer Reduktionsphase die Stabilisierungsphase mit entsprechenden Übungen zur Festigung des neu erlernten Verhaltens sowie der zugrunde liegenden Einstellung (attitude) zu einem neuen Lebensstil.

Zeit- und Kostenaufwand

Über ein Jahr müssen wöchentlich ca. 30 Minuten eingeplant werden, um Rückmeldungen über vergangene Tainingsaufgaben zu geben und ein neues Wochenprogramm zu bekommen. Weitere 15 bis 30 Minuten sollten für tägliche Bewegungsübungen eingeplant werden. Die Kosten für die Teilnahme an „Lean and Healthy" betragen einmalig 50 €, das Programm kann zuvor für 2 Wochen kostenlos getestet werden.

Studienlage/Evaluationen

Nach Angaben von „lean and healthy" nehmen Frauen mit Hilfe dieses Programms im Schnitt 6 kg, Männer 8 kg ab, wenn sie das komplette Jahr durchgehalten haben. Die Teilnehmer beginnen mit einem durchschnittlichen Body Mass Index von 29,4 (bei Frauen) bzw. 30,9 (bei Männern). (Erfolgsstudie zu „Lean and healthy" im Internet). Von der Stiftung Warentest wurde das Programm 2005 als „uneingeschränkt empfehlenswert" bewertet (Stiftung Warentest 2005). Lean and healthy wird von Ökotest als „ganzheitliches, sehr klares und besonders flexibles Programm" (Öko-Test Kompakt 2008) bewertet.

Eignung zur Gewichtsreduktion und langfristigen Verhaltensänderung

Das sehr individuell und auf ein Jahr angelegte, gut strukturierte Programm ist bereits vom Konzept her auf eine Stabilisierung des erreichten neuen Gewichts und einer neuen Einstellung zu einem gesunden Lebensstil ausgerichtet. Diese Übungen, über Monate trainiert, sollten eine langfristige Verhaltensänderung ermöglichen.

LITERATUR
Erfolgsstudie zu „Lean and healthy". http://lean-and-healthy.de/ (aufgerufen 7.5.2010).
Stiftung Warentest, Test Spezial (2005). 90 Diäten für Sie bewertet, 5/2005: 106.

ÖKO-Test Kompakt Diäten, Ernährung und Genuss Nr. 07/2008.
Weitere Literatur siehe Einleitung Internet-Diäten (➤ Kap. 3.2).

3.2.3 Diät: www.Novafeel.de

Novafeel ist ein Internetprogramm mit einer dreimonatigen Intensivphase und mit optimaler Nach- bzw. Weiterbetreuung.

Ernährungsregime

Ein erster Schritt besteht im Protokollieren und Reflektieren der bisherigen Essgewohnheiten, die anschließend gemäß den Empfehlungen der Deutschen Gesellschaft für Ernährung (DGE) und dem Motto „alles, aber in Maßen" Schritt für Schritt verbessert werden. Gewichtsreduktion, höhere Fitness und ein stressfreier Umgang mit Essen sind die Zeile der Ernährungstherapie. Es werden keine Kalorien gezählt, Rezepte vorgegeben oder z. B. fette Lebensmittel verboten.

Begründer/Historisches/Userzahlen

Das Programm wurde von Ernährungswissenschaftlern, Sportwissenschaftlern, Krankengymnasten und Ärzten entwickelt und ging 2002 online. Zur Optimierung des Programms wurden 2003 zahlreiche Feedback-Emails der Teilnehmer ausgewertet und eingearbeitet. Zur Verbesserung des didaktischen Konzepts wurde ein Pädagoge hinzugezogen, genauso wie weitere Ernährungswissenschaftler, Sportwissenschaftler, Ärzte, Psychologen und Pädagogen immer neue Optimierungsvorschläge aus ihren Fachbereichen einbrachten.

Konzept und Rahmenbedingungen

Nach der Anmeldung führt der Teilnehmer für eine Woche ein Ernährungs- und ein Selbstbeobachtungsprotokoll, welche als Grundlage für die allmähliche Verbesserung des Verhaltens dienen. Dreimal in der Woche (Montag, Mittwoch, Freitag) erhält der Teilnehmer in der Intensivphase eine Email, die ihn an das Abnehmvorhaben erinnert, neu motiviert und viele individuelle Tipps, Ratschläge und Informationen bietet. Die Intensivphase läuft über drei Monate hinaus, wenn zum Beispiel aufgrund eines Urlaubs unterbrochen werden muss. Zum Ende dieser Phase werden die Teilnehmer auf die Zeit der Weiter-/Nachbetreuung vorbereitet, in welcher das Internetportal benutzt wird, die individuellen Emails aber wegfallen. Das Programm ist in drei Schritte unterteilt: Zunächst wird das Verhalten erfasst, analysiert und dessen Ursachen erforscht. Der zweite Schritt gibt Anregungen, was man in Alltagssituationen verändern könnte. Als dritter Schritt werden Ziele gesetzt und mit Hilfe des Programms der Weg zur schrittweisen Umsetzung aktiv beschritten. Diese drei Schritte werden auf die Bereiche Ernährung, Bewegung und Stressbewältigung angewendet.

Die **Ernährungsänderung** wird durch Reflexion des eigenen Verhaltens und dessen Hintergründe mit Hilfe der Anregungen und Hintergrundinformationen des Programms zu einer selbst zusammengestellten gesünderen Ernährung angeleitet. Dabei wird eine Energierestriktion von 500 kcal gegenüber der Zufuhr vor Beginn des Programms angestrebt. Auch im Themenbereich **Fitness, Bewegung** und **Sport** werden individuelle Gegebenheiten berücksichtigt. Ein Trainingsprogramm wird nach Alter, Gewicht und bisheriger sportlicher Tätigkeit zusammengestellt, wobei auch berücksichtigt wird, ob man einen Hometrainer besitzt oder im Fitnessstudio angemeldet ist, ob man sich im Schwimmbad wohl fühlen würde oder ob man regelmäßig mit seinem Hund spazieren gehen könnte. Stressvermeidung, Bekämpfen von schlechten Angewohnheiten, Stressbewältigung und Entspannungstechniken werden vor allem gegen Ende des Programms bearbeitet, damit das neue Gewicht gehalten werden kann. Als besonderes Problem wird die erhöhte Nahrungsaufnahme bei Stress, Einsamkeit und Problemen thematisiert und bearbeitet.

Zeit- und Kostenaufwand

Die Laufzeit des Intensivprogramms mit individuellen Emails beträgt drei Monate, bei Unterbrechung auch länger. Eine Weiterbetreuung kann monatsweise ergänzt werden. Der Zeitaufwand für die Zubereitung des Essens, das persönliche Sportprogramm und die Trainingsaufgaben zur Stressbewältigung kann relativ frei gewählt werden. Ansonsten sollte der Teilnehmer die eingehenden Emails lesen und berücksichtigen und er kann sich bei Bedarf an der Tipp-Datenbank bedienen. Die Bewegungsprotokolle sollen regelmäßig geführt und zur Visualisierung und Reflexion ausgedruckt werden. Treten Probleme bei der Gewichtsreduktion auf, wird zum erneuten Führen eines Essprotokolls geraten. Die monatlichen Kosten belaufen sich auf 15 € für die ersten drei Monate und bei Nutzung der Weiterbetreuung 10 € für jeden weiteren Monat.

Studienlage/Evaluationen

Novafeel hält sich bei den Ernährungsempfehlungen an die Empfehlungen der DGE, bei den Sportempfehlungen hält man sich an die internationalen Standards der Sportmedizin. Von Ökotest wird es mit einigen Fragezeichen versehen, die insbesondere die relativ hohe Kalorienzufuhr und didaktische Aspekte betreffen (Ökotest Kompakt Diäten 2008). Novafeel sagt dazu, dass die Kalorienzufuhr individuell und zwar mit etwa 500 kcal pro Tag weniger als vor der Intervention berechnet wird. Von Stiftung Warentest wird Novafeel als „abwechslungsreich" bezeichnet und das „sehr gute […] Konzept" wird gelobt. Lediglich die teilweise sehr ausführlichen Emails und der damit verbundene Leseaufwand werden bemängelt (Stiftung Warentest, Test spezial 2005).

Eignung zur Gewichtsreduktion und langfristigen Verhaltensänderung

Der verhaltensanalytische Ansatz bietet den Teilnehmern eine gute Grundlage, die Fehler ihres bisherigen Verhaltens zu erkennen und eine gesündere Lebensweise gezielt anzustreben. Die Analyse betrifft die drei Bereiche Ernährung, Bewegung und Verhalten und ist damit weitgehend ganzheitlich ausgerichtet.

Die Intensivphase mit der Betreuung des Patienten über individuelle Emails ist sicherlich sehr hilfreich und unterstützend. Die Frage ist, ob diese Art von Betreuung über die drei Monate hinausgehen sollte. Da ein fließender Übergang zwischen Intensiv- und Nachbetreuung angestrebt wird, ist der Klient nicht plötzlich auf sich selbst gestellt und wird auf die Zeit „danach" ohne Emails vorbereitet. Dennoch könnte man in Erwägung ziehen, individuell nach den Wünschen des Users und nach Auswertung des Essverhaltens zu entscheiden, ob die Intensivphase weitergeführt werden sollte. Sicherlich würden die User im Hinblick auf ihr angestrebtes Ziel auch für weitere Monate den etwas höheren Kostenaufwand auf sich nehmen.

Von Stiftung Warentest wird die Länge der Emails bemängelt. Diese sind aber einfach und anregend geschrieben und somit leicht und zügig durchzulesen. Novafeel erhebt den Anspruch an sein Angebot, seine Kunden zu informieren und sie wissen zu lassen, warum sie das Empfohlene tun sollen. Die Besprechung sämtlicher, die Gewichtsreduktion angehender Aspekte soll eine langfristige Verhaltensänderung stärken.

LITERATUR

ÖKO-Test Kompakt Diäten, Ernährung und Genuss Nr. 07/2008.
Stiftung Warentest (2005). Test Spezial: 90 Diäten für Sie bewertet. 5/2005: 106.
Weitere Literatur siehe Einleitung Internet-Diäten (➤ Kap. 3.2).

3.2.4 Diät: www.Slimcoach.de

Ein 13-Wochen-Online-Programm mit hohem Zeitaufwand für den User.

Ernährungsregime

Der Slimcoach hält sich bei dem Nährstoffverhältnis an die Empfehlungen der Deutschen Gesellschaft für Ernährung (DGE), der Deutschen Adipositas Gesellschaft und des Deutschen Kompetenzzentrum Gesundheitsförderung und Diätetik (DKGD).Bei der relativ kohlenhydratreichen Kost werden so genannte slow carbs, Lebensmittel mit einem niedrigen glykämischen Index, und besonders ballaststoffreiche Lebensmittel bevorzugt. Der Ballaststoffgehalt der Kost beträgt knapp 100 g am Tag. Die Fettzufuhr ist relativ gering und qualitativ hochwertig mit einem auffallend hohen Anteil an Omega-3-Fettsäuren (➤ Abb. 3.2). Es werden süßstoffhaltige (Light-) Getränke empfohlen.

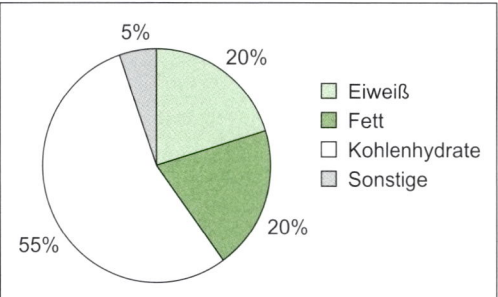

Abb. 3.2 Anteil der Nährstoffe an der Energiezufuhr von ca. 1 650 kcal am Tag in der 1. Woche nach einem beispielhaften Diätplan (Frau, 177 cm, 74 kg). [L143]

Begründer/Userzahlen

Das Programm wurde von Ernährungswissenschaftlern und Ernährungsmedizinern entwickelt und ist seit Frühjahr 2004 online.

Konzept und Rahmenbedingungen

Nach einem Eingangs-Check-up bekommt der Teilnehmer individuelle Ernährungspläne und Rezepte, die zu einer gesunden Ernährung anleiten sollen. Die Pläne können nicht von den Teilnehmern beeinflusst werden, Ernährungsvorlieben oder -abneigungen können nicht mit eingebracht werden, was sich jedoch auch vorteilhaft auf die Bedienung des Programms auswirkt. Dieses ist einfach gehalten und leicht anzuwenden. Ein Kochbuch mit Rezepten, die neue Ideen für eine gesunde Ernährung bringen sollen, ist geplant. In fast täglichen Coaching-Briefen werden viele Tipps und Tricks verraten, bei Fragen kann man sich per Email, Telefon oder Forum an die Experten richten. Weitere Ernährungs- und Sporttipps werden über Podcasts übermittelt. Die Podcasts sind kurze informative Filme mit Ernährungstipps zu verschiedenen Themen, zum Beispiel über den Jo-Jo-Effekt, Heißhunger und Trinken. Aber auch Sportvideos mit Therabandübungen für verschiedene Körperpartien werden angeboten. Neben den Therabandübungen gibt es andere Sportübungen zur Muskelstärkung und den dazugehörigen Dehnübungen. Als Motivationshilfe kann man sein Gewicht in der persönlichen Gewichtskurve nachvollziehen.

Zeit- und Kostenaufwand

Das Programm ist auf 13 Wochen angelegt und kostet einmalig knapp 25 €, wobei man es vorab 5 Tage kostenlos testen kann.

Studienlage/Evaluationen

Das Programm orientiert sich an den Leitlinien der Deutschen Adipositas Gesellschaft (DAG), Deutsche Gesellschaft für Ernährung (DGE) und dem Deutschen Kompetenzzentrum Gesundheitsförderung und Diätetik (DKGD) sowie an sportmedizinische Richtlinien. Von Ökotest (Öko-Test-Kompakt Diäten 2008) wird die leichte Handhabung des Programms positiv bewertet. Allerdings lassen die geringe Flexibilität und die Empfehlungen von Light-Getränken keine ausdrücklich positive und empfehlenswerte Beurteilung zu.

Eignung zur Gewichtsreduktion und langfristige Verhaltensänderung

Der extrem hohe Ballaststoffanteil kann für viele Nutzer problematisch werden und zu Blähungen oder Bauchschmerzen führen. Er sollte langsam gesteigert werden, ausreichend Flüssigkeit ist gegeben mit 4 l am Tag. Laut Slimcoach wird großer Wert auf die Verhaltensänderung gelegt. Allerdings kann es sein, dass die Teilnehmer die Ernährung nur für die Zeit des Programms ändern, da sie hier einen festgelegten Essensplan haben. Dieser ist relativ hochkalorisch, da die Teilnehmer langsam abnehmen sollen. Zwar gibt es praktische Tipps zum Einüben neuer Verhaltensweisen. Doch ist fraglich, ob diese innerhalb von drei Monaten so weit verinnerlicht sind, dass die Teilnehmer anschließend allein weitermachen können. Dies muss auch aus zwei anderen Gründen bezweifelt werden: Die Ernährungspläne sind fest und nicht zur Mitgestaltung vorgesehen, die Teilnehmer werden nicht zur Eigenständigkeit und Flexibilität angeleitet. Das Programm erfordert außergewöhnlich viel Zeit mit etwa einer Stunde am Tag. Wenn Motivation oder Stimmung einen Tiefpunkt erreichen, die Gewichtsabnahme zudem relativ langsam verläuft, ist das Durchhalten nicht garantiert.

LITERATUR
ÖKO-Test Kompakt Diäten, Ernährung und Genuss Nr. 07/2008.
Weitere Literatur siehe Einleitung Internet-Diäten (➤ Kap. 3.2).

3.2.5 Diät: www.weightwatchers.de

Online-Variante des bekannten Weight Watchers-Programm, das monatlich verlängert werden kann.

Ernährungsregime

Basis ist eine fettarme und ballaststoffreiche Mischkost gemäß den Empfehlungen der Deutschen Gesellschaft für Ernährung (DGE) und der Deutschen Adipositas Gesellschaft (DAG). Dabei werden die Lebensmittel mit Punkten versehen und können vom Teilnehmer flexibel, seinem Alltag angepasst konsumiert werden (Flexpoints). Anhand einiger persönlicher Daten vorab wird dem Teilnehmer seine individuelle Pointszahl zugewiesen. Neben Anleitungen zur Bewegung wird das Essverhalten anhand von Ernährungsanalysen immer wieder thematisiert und kann durch praktische Tipps optimiert werden.

Begründer/Userzahlen

Das Online-Programm von Weight Watchers basiert komplett auf dem klassischen Programm und wurde zusammen mit Ärzten und Ernährungswissenschaftlern entwickelt. Es ist seit 2004 online, zu den Teilnehmerzahlen gibt es keine Angaben.

Varianten

Eine Variante des Online-Programms ist das Weight Watchers-Originalprogramm (Weight Watchers).

Konzept und Rahmenbedingungen

Bei der Online-Variante von Weight Watchers hat der Teilnehmer die Möglichkeit zahlreiche „Onlinetools" zu nutzen. So gibt es neben dem typischen Weight Watchers-Tagebuch einen Rezeptplaner, bei dem eigene Rezepte eingegeben werden können, oder der Teilnehmer verändert bestehende Weight Watchers-Rezepte nach eigenen Vorlieben. Dabei kann der Teilnehmer auf über 1 000 Rezepte und über 34 000 Lebensmittel zurückgreifen. Außerdem gibt es für jede Woche Mahlzeitenvorschläge, fünf neue Rezepte und informative Artikel. Die Teilnehmer werden individuell über die Themen Lebensmittel, Kochen, Fitness, Motivation und Gesundheit informiert. Diese Informationen beziehen sich immer auf die jeweilige Phase, in der sich der Abnehmer gerade befindet. Durch programmeigene Fit-Formeln soll ein ausgewogenes Nährstoffangebot erreicht werden. Der Teilnehmer soll zum Beispiel lernen, gesunde Fette zu wählen, darauf zu achten, genügend Kalzium zu sich zu nehmen, sich ausreichend zu bewegen und eine abwechslungsreiche Ernährung zu erreichen.

Auch die tägliche Bewegung wird gecoacht: Anhand des Tagebuchs und der individuell ermittelten „Aktiv Points" wird der Teilnehmer regelmäßig erinnert, motiviert und mit fachlichen und praktikablen Informationen für seinen Bewegungsalltag versehen. Die Unterstützung der Teilnehmer erfolgt über Telefon und Mail durch den hauseigenen Kundendienst und Ökotrophologen in den verschiedenen Fachabteilungen. Über das Teilnehmerforum läuft der Hauptteil der Teilnehmermotivation.

Zeit- und Kostenaufwand

Der erste Monat ist teuer mit etwa 45 €, das Dreimonatsabo ist mit ca. 20 € monatlich deutlich günstiger. Jeder weitere Monat kostet etwa 15 €, wobei jederzeit gekündigt werden kann. Der zeitliche Aufwand ist frei wählbar, wobei die hohen Kosten im ersten Monat zu einem großen Einsatz der Teilnehmer motivieren dürften.

Studienlage/Evaluationen

Studienergebnisse zeigen, dass das Programm nach zwei Jahren zu einer mittleren Gewichtsreduktion von 3,5 bis 4 kg führte. Teilnehmer, die regelmäßiger an den Treffen teilnahmen, konnten eine größere Gewichtsabnahme verzeichnen als Teilnehmer, die seltener zu den Treffen erschienen. Die Höhe des Gewichtsverlusts war höher als bei Teilnehmern, die in Eigenregie mit zweimaliger Ernährungsberatung

abnahmen (Tsai, Wadden 2005, Heshka et al. 2003). Weight Watchers wird u. a. von Ökotest als ganzheitliches, sehr flexibles, stimmiges und informatives Programm bewertet (Öko Test Kompakt Diäten 2008).

Eignung zur Gewichtsreduktion und langfristige Verhaltensänderung

Die Online-Variante des seit 1974 erprobten Weight Watchers-Programms ist angesichts ihrer fachlichen und methodisch-didaktischen Kompetenz und der jahrzehntelang erprobten Erfahrungen für eine langfristige Gewichtsreduktion mit auf Dauer antrainierten Verhaltensänderungen geeignet. Andererseits ist fraglich, ob die jederzeit mögliche Kündigung einer dauerhaften bzw. langfristigen Motivation der Teilnehmer nicht entgegenwirkt. Bei der Originalversion spielt das Zusammensein und miteinander Kämpfen in der Gruppe eine entscheidende Rolle. Dies passiert bei der Online-Variante auf einer anderen Kommunikationsebene, von deren Effektivität und Erfolgen es bislang kaum Untersuchungen gibt

LITERATUR

Heshka S, Greenway F, Anderson JW, Aktinson RL, Greenway FL, Hill JO, Kolotkin RL, Miller-Kovach K, Pi-sunyer X (2003). Weight loss with Self-help Compared with a Structured Commercial Program: a randomized cohtrolled trial. American Medical Associaton; 289 (14): 1.179–1.798.

ÖKO-Test Kompakt Diäten, Ernährung und Genuss Nr. 07/2008.

Tsai AG, Wadden TA (2005). Systematic Review: An Evaluation of Major Commercial Weight Loss Programs in the United States. Annals of Internal Medicine; 142: 56–66.

Weitere Literatur siehe Einleitung Internet-Diäten (➤ Kap. 3.2).

3.2.6 xx-well.com

Neben diesem monatlich verlängerbaren Diät-Coach („Rezeptdiät") werden ein Ernährungscoach, ein Bewegungs- und ein Stop-Smoking-Coach angeboten.

Ernährungsregime

Es werden zwar laut Anbieter die Empfehlungen der DGE zugrunde gelegt, die Lebensmittelauswahl und

3

das Nährstoffverhältnis variieren jedoch je nach der von dem User gewünschten Kost: Das Beispiel in der Abbildung gibt die Analyse für eine „Hausmannskost" wieder, die hinsichtlich der Energieträger zwar den Empfehlungen der DGE° voll entspricht (➤ Abb. 3.3). Bei einer Reduktionskost mit 1 300 kcal ohne Fisch ergibt sich allerdings eine gemäß DGE relativ unausgewogene Zufuhr an Mikronährstoffen. Auffällig sind die hohe Natriumzufuhr und ein ungünstiges Omega-3- zu Omega-6-Fettsäuren-Verhältnis (1:9).

Begründer/Userzahlen

xx-well wurde 2000 von Ernährungswissenschaftlern, Ärzten und Psychologen entwickelt. Das Programm ging 2001 online und wird seitdem regelmäßig, je nach neuen Erkenntnissen, weiter überarbeitet. Es bildet die Basis für einige Varianten. Bislang sind die Coach-Programme von xx-well laut eigenen Angaben von etwa 200 000 Teilnehmern genutzt worden (2009).

Varianten

xx-well bietet neben dem Diätencoach auch einen Ernährungs- und einen Fitnesscoach an. Varianten von xx-well sind der Brigitte-Onlinecoach; der Stern-Abnehmcoach und Men's Health-Onlinecoach. Diese Online-Programme sind von dem xx-well-Team nach Vorgaben der jeweiligen Anbieter entwickelt worden. So bietet der Brigitte-Onlinecoach viele Rezepte und Ernährungstipps, der Men's Health Coach mehr Sporttipps und der Stern-Ab-

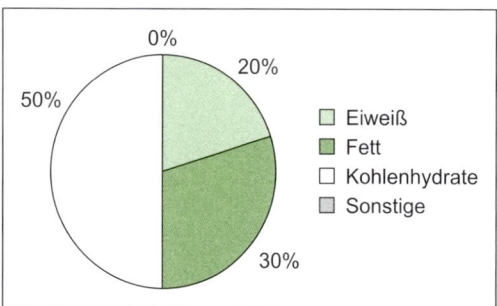

Abb. 3.3 Anteil der Nährstoffe an der Energiezufuhr von ca. 1 300 kcal am Tag bei einem beispielhaften Essensplan mit Hausmannskost von xx-well.com. [L143]

nehmcoach legt den Schwerpunkt auf die Verhaltensänderung der Teilnehmer.

Konzept und Rahmenbedingungen

Vor der Anmeldung wird nach Primär-/Sekundärerkrankungen gefragt. Liegt eine vor, kann das Programm nicht durchlaufen werden. Bei der Anmeldung werden persönliche Angaben wie Gewicht, Größe und Reduktionsziel gemacht. Daraufhin findet eine Befragung zur gewünschten Kostform statt (Vegetarier, Hausmannskost usw.). Außerdem werden einige Fragen zur Selbsteinschätzung gestellt, zum Beispiel ob man sehr auf Unterstützung durch das Umfeld angewiesen ist, ob man lieber allein oder in der Gruppe arbeiten möchte usw. Entsprechend der Angaben erhält der User einen Speiseplan mit genauen Rezepten. Diese können auch ausgetauscht werden. Die aufgenommene Nahrung wird protokolliert. Auch verschiedene Lebensmittel, die außerhalb des Kostplans konsumiert werden, können separat dokumentiert werden. Eine Bilanz zeigt an, ob man die vorgegebene Kalorienzahl erreicht bzw. überschritten hat und ob Nährstoff- und Wasserhaushalt ausgeglichen sind. Einmal wöchentlich wird man per Email angehalten, sein Gewicht anzugeben. Anhand eines Kurvendiagramms wird der persönliche Gewichtsverlauf während der Diät verdeutlicht. Bei Bedarf wird das Befinden in einem Tagebuch festgehalten, welches veröffentlich werden kann, sofern man will. Außerdem bietet ein Chatroom die Möglichkeit sich mit anderen Mitgliedern auszutauschen.

Neben der anfänglichen Kostbefragung kann man eine favorisierende Sportart angeben sowie zwei Tage in der Woche, an denen man sich dafür freimachen kann. Das Programm erinnert an den jeweiligen Tagen an die gewählten Aktivitäten und bietet zudem einen Fitnessplan an. Als kleine Bonbons werden Einkaufslisten und der wöchentliche Newsletter bewertet. Letzterer vermittelt Wissenswertes zu Tipps und Tricks rund um das Thema Ernährung und Bewegung.

Zeit- und Kostenaufwand

Für einzelne Monate beträgt der Mitgliedsbeitrag 12,90 €, vierteljährliche, halbjährliche oder jährliche

Mitgliedschaft bietet finanzielle Vorteile mit Preisen unter 10 € monatlich (Stand 2009).

Studienlage/Evaluationen

xx-well wird von Stiftung Warentest und Ökotest Kompakt Diäten als ganzheitlich und „uneingeschränkt empfehlenswert" bewertet (Stiftung Warentest 2005, Öko-Test Kompakt Diäten 2008). Als anerkanntes Coach-Programm bietet es anderen bekannten Anbietern eine solide Basis und begleitende fachliche Unterstützung.

Eignung zur Gewichtsreduktion und langfristigen Verhaltensänderung

Begrüßenswert ist, dass bei Erkrankungen wie Hypertonie oder Diabetes sicherheitshalber davon abgeraten wird, dass Programm (ohne ärztliche Betreuung) zu nutzen. Andererseits ist dieser Patientenklientel die Gewichtsreduktion besonders anzuraten. Genaue Ernährungs- und Verhaltensanalysen zum Beispiel in Form von Protokollführung zu Beginn fehlen leider. Doch sind die fachlich fundierten Inhalte und Strategien individuell adaptierbar und die alltagstauglichen Ernährungs- und Fitnesspläne können vom User mitgestaltet werden. Damit bietet das Programm ein ganzheitliches Konzept mit einer hohen Erfolgswahrscheinlichkeit. Allerdings sollte der User zu einer Mindestbuchungsdauer verpflichtet werden, da bei wechselnder Motivation und vorübergehenden Stimmungstiefs ein monatlich oder quartalsweise zu verlängerndes Programm eher zum Abbruch verleitet. Eine diesbezügliche Untersuchung könnte wertvolle Informationen liefern.

LITERATUR
ÖKO-Test Kompakt Diäten, Ernährung und Genuss Nr. 07/2008.
Stiftung Warentest 2005, „Diäten im Vergleich – Glyx-, Trennkost- und Internetdiäten". http://www.test.de/themen/essen-trinken/infodok/-Diaeten-im-Vergleich/1131884/1131884/ (aufgerufen 7.5.2010).
Weitere Literatur Internet-Diäten (➤ Kap. 3.2).

3.3 Gewichtsreduktionsprogramme für Kinder und Jugendliche

Brigitte Hajeck-Lang, Magdalena Lang

3.3.1 Einführung

Etwa jeder siebte 3- bis 17-jährige Deutsche ist heute übergewichtig bzw. adipös, Mädchen und Jungen sind gleichermaßen betroffen (KiGGS-Studie 2006). Die Ursachen sind multifaktorieller Art: Neben möglichen genetischen Faktoren, somatischen Primärerkrankungen (mit Übergewicht bzw. Adipositas als Symptom) oder psychischen bzw. psychosozialen Belastungen ist der heute vorherrschende Lebensstil ein wichtiger Indikator. Dazu gehören Medien wie Computer und Fernseher, moderne Fortbewegungsmittel und die dadurch bedingte Inaktivität im Alltag sowie ein Überfluss an Nahrungsangebot, durch Fast-Food-Ketten in bereits zubereiteter und in auch für Kinder und Jugendliche leicht zugänglicher Form. Jugendliche nehmen ein Drittel aller Mahlzeiten außerhalb der Familie zu sich (Wirth 2008).

Die Folgen sind vielfältig und schwerwiegend: Eine Komorbidität wie Störungen des Stütz- und Halteapparats, Hypertonie und Typ-2-Diabetes mellitus treten auf. Das Ausmaß ist umso größer, je früher die Adipositas beginnt (Freedman et al. 2001). Außerdem können aufgrund von sozialer Desintegration psychische und psychosoziale Störungen auftreten. Sowohl Übergewicht und Adipositas als auch somatische oder psychische Sekundärerkrankungen haben bei fehlender Intervention langfristige Folgen: Bei Übergewicht oder Adipositas im Kindes- oder Jugendalter ist das Risiko erhöht, dass diese auch im Erwachsenenalter auftreten (Field et al. 2005). Folgen von Sekundärerkrankungen wie Hypertonie und Diabetes mellitus sind ein erhöhtes Morbiditäts- und sogar Mortalitätsrisiko im Erwachsenenalter. Psychische und psychosoziale Probleme können nicht nur kurzzeitig, sondern auch langfristig den Sozialisationsprozess stören.

Vor- und Nachteile der therapeutischen Möglichkeiten

Es besteht also Handlungsbedarf: Umfassende **Präventionsmaßnahmen** sind auszubauen und zu ergänzen, um den Anteil an übergewichtigen und adipösen Kindern zu verringern. Für bereits betroffene Kinder sind **Interventionsmaßnahmen** zur Gewichtsreduktion von entscheidender Bedeutung und äußerst sinnvoll nicht zuletzt aus dem Grund, weil ein Großteil der Sekundärerkrankungen reversibel ist.

Sämtliche Interventionsmaßnahmen sollten qualifiziert betreut durchgeführt werden. Dazu gibt es in Deutschland mittlerweile verschiedenste Angebote, deren Finanzierung von den Krankenkassen relativ großzügig unterstützt wird, da ansonsten langfristig weitaus höhere Kosten aufgrund von Folgeerkrankungen auf sie zukommen könnten. Einer möglichst breiten Bevölkerungsschicht soll die Teilnahme an einem Programm ermöglicht werden, auch den Familien, die das Geld nicht selbst aufbringen könnten. Dies ist besonders relevant, da es eine Korrelation zwischen Übergewicht bzw. Adipositas der Kinder und Jugendlichen und Bildungs- und Einkommensstand ihrer Familie gibt (Gierlich 2007). Ist der finanzielle Eigenanteil der Eltern zu groß, was bei vielen der Fall ist, sehen genau diese Familien von einer Teilnahme ab. Folgende **Therapiemöglichkeiten** werden angeboten: Neben **Einzelberatungen** im Bereich Ernährung und ambulanten und stationären **Schulungsprogrammen in Gruppen** gibt es **pharmakologische** und **chirurgische Therapien.**

Diese haben verschiedene Vor- und Nachteile: Die Frage, ob Einzel- oder Gruppenberatungen vorzuziehen sind, ist bei Kindern und Jugendlichen eindeutig zu beantworten, da der Vorteil von Gruppenberatungen relevant und maßgebend ist: Gemeinsame Aktivitäten fördern die Motivation, gegenseitige Unterstützung und das Erlernen sozialer Verhaltensweisen. Die **ambulante Therapie** bietet bezüglich Kosten, Einbezug des Alltags und Einbindung der Familie Vorteile gegenüber der stationären. Die Konfrontation mit Alltagsschwierigkeiten tritt nicht erst nach Behandlungsende auf. Eine **stationäre Behandlung** ermöglicht dafür maximale exogene Kontrolle und eine höhere Betreuungsintensität und damit kurzfristig einen größeren Erfolg (Leitlinien der Arbeitsgemeinschaft für Adipositas im Kindesalter

2009). Die nachfolgende Konfrontation mit dem Alltag kann für die Kinder und Jugendlichen unerwartete Probleme bereithalten, auf die sie ohne Hilfe nicht adäquat reagieren können. Deswegen ist eine **anschließende ambulante Betreuung** unbedingt notwendig. Für Kleinkinder ist eine stationäre Behandlung nicht geeignet.

Pharmaka oder **chirurgische Maßnahmen** kommen aufgrund der Risiken und möglichen Nebenwirkungen erst nach ausbleibendem Erfolg der konventionellen Maßnahmen oder bei ursächlichen Primärerkrankungen zum Einsatz. Um langfristige Erfolge zu erzielen, ist zusätzlich eine Anleitung zur Ernährungsumstellung und Aktivitätssteigerung notwendig, weshalb diese Maßnahmen immer im Rahmen eines **interdisziplinären Programms** durchgeführt werden sollten.

Die Bundeszentrale für gesundheitliche Aufklärung (BzgA) führt zusammen mit einer von Prof. Reinhard Holl von der Universität Ulm geleiteten Studiengruppe aktuell eine Studie (Start 2007) zur Wirksamkeit und zum Erfolg unterschiedlicher Maßnahmen für adipöse Kinder und Jugendliche durch. An der Studie haben 1.916 Patienten zwischen 8 und 16 Jahren aus 48 Einrichtungen teilgenommen, von denen 14 Prozent übergewichtig, 49 Prozent adipös und 37 Prozent extrem adipös waren. Erste Ergebnisse von Oktober 2008 vermitteln die kurzfristigen Folgen der Therapie: 75 Prozent konnten den Gewichtsstatus halten oder mindern, bei 12,5 Prozent gab es eine Gewichtszunahme, 12,5 Prozent brachen die Behandlung ab.

In stationären Therapieeinrichtungen konnten eine größere Gewichtsreduktion und eine stärkere Verminderung von Fernseh- und Computerkonsum erreicht werden als in ambulanten. Außerdem wurde eine Verbesserung von Blutdruck und Blutfettwerten beobachtet. Das langfristige Ergebnis der Therapiemaßnahmen kann erst durch die vorgesehenen Nachuntersuchungen nach ein und nach zwei Jahren untersucht werden (Bundeszentrale für gesundheitliche Aufklärung 2005).

Ziele der ambulanten Interventionsprogramme

Ambulante ganzheitliche Interventionsprogramme werden durch interdisziplinäre Teams geleitet und beinhalten Ernährungs-, Bewegungs- und Verhaltenstherapie mit unterschiedlicher Gewichtung. Sie sollen aus zwei Phasen, der Phase der Gewichtsreduktion und der Stabilisierungsphase, bestehen. Außerdem sind ein langfristiges Konzept und eine Nachbetreuung im Sinne einer Unterstützung durch den Haus- bzw. Kinderarzt notwendig.

Die Arbeitsgemeinschaft Adipositas im Kindes- und Jugendalter (AGA) hat Konsensus-Leitlinien erstmals 2000 herausgegeben (letzte Aktualisierung 2009), die sämtlichen Programmanbietern als Orientierungsleitfaden dienen sollen. Dort ist unter anderem als Ziel formuliert, jedem übergewichtigen oder adipösen Kind eine Teilnahme an einem Adipositasprogramm zu ermöglichen. Parallel zu den Leitlinien wurde das Konsensuspapier der Bundeszentrale für gesundheitliche Aufklärung (BzgA), einer Arbeitsgruppe der AGA, konzipiert, dessen Ergebnisse teilweise in die Leitlinien integriert wurden. Von der AGA definierte **Ziele** der Adipositastherapie sind:

- Langfristige Gewichtsreduktion (= Reduktion der Fettmasse) und Stabilisierung
- Verbesserung der Adipositas-assoziierten Komorbidität
- Verbesserung des aktuellen Ess- und Bewegungsverhaltens des Patienten unter Einbeziehung seiner Familie
- Erlernen von Problembewältigungsstrategien und langfristiges Sicherstellen von erreichten Verhaltensänderungen
- Vermeiden von unerwünschten Therapieeffekten
- Förderung einer normalen körperlichen, psychischen und sozialen Entwicklung und Leistungsfähigkeit (Leitlinien der Arbeitsgemeinschaft für Adipositas im Kindesalter).

Dabei ist der letzte Punkt als Voraussetzung für die ersten beiden Punkte zu verstehen. Langfristig soll durch Erreichen der formulierten Ziele eine bessere Lebensqualität geschaffen werden. Folgende Risiken sind bekannt und sollten verhindert werden:

- Entwicklung von Essstörungen
- Entwicklung oder Verstärkung orthopädischer Komplikationen unter inadäquater körperlicher Bewegung
- Bildung von Gallensteinen
- Verringerung der Wachstumsgeschwindigkeit

- Psychische Destabilisierung durch die Auseinandersetzung mit dem erhöhten Körpergewicht
- Eine übermäßig schnelle Gewichtsabnahme kann zum Jo-Jo-Effekt führen (Leitlinien der Arbeitsgemeinschaft für Adipositas im Kindesalter).

Bei Gewichtsmanagementprogrammen für Kinder und Jugendliche, wie auch bei Erwachsenen, ist die Motivation zu Veränderungen, sowohl extrinsisch als auch intrinsisch, die Voraussetzung für einen Erfolg. Diese wird im Rahmen einer umfassenden Diagnostik bei den meisten Programmen vorab zum Beispiel durch eine Teilnahme an Sportgruppen eingehend geprüft. Bei Kindern ist im Gegensatz zu Erwachsenen die Tatsache, dass eine Kontaktaufnahme mit Anbietern von Therapieprogrammen stattfindet, allein kein Zeichen von Willen zu Veränderungen, da meist die Eltern die Initiative ergriffen haben. Zusätzlich werden das Ausmaß der Adipositas und mögliche Komorbiditäten ermittelt und ursächliche somatische oder psychische Primärerkrankungen ausgeschlossen, da im Fall einer solchen Erkrankung zunächst deren Therapie vorzuziehen ist.

Die Zielgruppe von familienbasierten Gewichtsmanagementprogrammen für Kinder und Jugendliche sind nicht zuletzt die **Eltern**. Prinzipiell gilt, dass – besonders bei Kindern, weniger bei Jugendlichen – die Einbeziehung der Eltern in Form von Elternschulungen, Familienberatungen und Begleitung ihrer Kinder zu Gruppenaktivitäten zur extrinsischen Motivation nicht nur sinnvoll, sondern notwendig sind. Die Eltern machen in diesem Alter einen Großteil der psychosozialen Umwelt ihres Kindes aus und beeinflussen nachhaltig dessen Einstellungen und Verhalten zur Ernährung zum Beispiel durch Lernen am Modell. Im Jugendalter nimmt der Einfluss des Elternhauses stark ab zugunsten der Peer-Group, damit verliert die Schulung der Eltern in diesem Alter ein gewisses Maß an Bedeutung.

Grundsätzlich gilt aber in allen Altersklassen, dass eine individuelle Beurteilung bezüglich der Rolle der Eltern notwendig ist. Es kann auch sinnvoll sein, das Kind zeitweise vom häuslichen Milieu zu trennen, weil eine Therapie in seiner gewohnten Umgebung keinen Erfolg erzielen würde. Sieht man von so drastischen Maßnahmen ab, kann schon der unterschiedliche Grad der Einbeziehung der Eltern in die programmintegrierten Aktivitäten ihres Kindes und die Häufigkeit und Art der Elternschulung eine sinnvolle Reaktion auf Familienverhältnisse sein.

Trotz komplexer, verwobener Einflussfaktoren auf das Verhalten ist eine Verhaltensmodifikation bei Kindern einfacher als bei Erwachsenen, da sie noch mitten im Entwicklungsprozess stecken, von Vorbildern lernen und der Aspekt der Gewohnheit noch nicht so stark wirkt. Damit scheinen Therapien bei Kindern und Jugendlichen besonders bei intensiver Unterstützung durch die Eltern Erfolg versprechender.

Bausteine anerkannter Gewichtsmanagement-Programme

Gewichtsmanagementprogramme sind aus verschiedenen **Bausteinen** aufgebaut, die sich gegenseitig ergänzen und nur gemeinsam langfristig erfolgreich sein können: Dazu gehören die Ernährungs-, Bewegungs- und die Verhaltenstherapie (vgl. Leitlinien der Arbeitsgemeinschaft für Adipositas im Kindesalter). Inhalte des Bausteins **Ernährungstherapie** sind die lebensmittelorientierte Vermittlung von Aspekten einer gesunden Ernährung, wobei während des Programms eine Reduzierung der Energiezufuhr auf ein altersgemäßes bzw. leicht erniedrigtes Niveau angestrebt wird. Als Basis fungiert die optimierte Mischkost (optimiX®) (Forschungsinstitut für Kinderernährung Dortmund), die den aktuellen wissenschaftlichen Empfehlungen der DGE für die Nährstoffzufuhr entspricht. Rigide Vorschriften und Verbote werden nicht ausgesprochen, stattdessen soll das Verfahren der flexiblen Kontrolle angewandt werden. Den Kindern werden Regeln für die Lebensmittelauswahl durch das Ampelsystem oder die Ernährungspyramide visualisiert, sie sollte nicht nur wissenschaftlichen, sondern auch praktischen Kriterien wie kulturellen Gewohnheiten, Vorlieben und Abneigungen des Kindes gerecht werden. Die Lebensmittelaufnahme sollte auf drei Hauptmahlzeiten und bis zu zwei Zwischenmahlzeiten pro Tag beschränkt werden. Kostformen mit sehr niedriger Energiezufuhr sind nur bei speziellen Indikationen unter intensiver Betreuung sinnvoll.

Der zweite Baustein, die **Bewegungstherapie**, dient neben der Gewichtsreduktion der Verbesserung von Ausdauer, Austesten von eigenen Fähigkeiten und deren Grenzen, intensiven Selbstwahrnehmung und Koordination. Ziel ist die Steigerung

der körperlichen Aktivität, besonders der Alltagsaktivität, bei gleichzeitiger Verminderung der inaktiven Freizeitgestaltung wie Fernsehen. Dieses Modul sollte sowohl theoretisch bezüglich Auswirkungen und Nutzen als auch praktisch vermittelt werden (Leitlinien der Arbeitsgemeinschaft für Adipositas im Kindesalter).

Besonders bei den praktischen Einheiten ist die Teilnahme in Gruppen zur gegenseitigen Motivation und Unterstützung von Bedeutung, dabei ist wichtig, dass kein Leistungsanspruch besteht. Nach Angaben der AGA sollten mindestens 60 Minuten Sport pro Tag mit Kraft- und Ausdauertraining als Bestandteil absolviert werden. Hilfreich auch für die langfristige Motivation sind erlebnisorientierte und spielerische Betätigungen. Bei den meisten Programmen spielt die Psychomotorik zur Stärkung von Selbstbewusstsein und Persönlichkeitsbildung eine große Rolle. Wichtig ist, dass die körperliche Aktivität am Ausmaß der Adipositas abgestimmt ist und möglichst geschlechtsspezifisch ausgewählt wird (Leitlinien der Arbeitsgemeinschaft für Adipositas im Kindesalter).

Die **Verhaltenstherapie** wird zur Umsetzung der Ernährungsumstellung, Durchführung des erhöhten Bewegungspensums und deren langfristigen Aufrechterhaltung notwendig. Ziel sind die Veränderung der Einstellung zur Nahrung und eine Verhaltensmodifikation, die die Bereitschaft des Kindes oder des Jugendlichen zu den Umstellungen aufrechterhält. Dabei sind besonders die Eltern als Zielgruppe wichtig, wobei eine separate Schulung erfolgreicher ist als mit dem Kind zusammen (vgl. Leitlinien der Arbeitsgemeinschaft für Adipositas im Kindesalter): Die Erziehungskompetenz wird dahingehend ausgeweitet, dass Techniken wie die Anwendung von Verstärkungsmechanismen und Stimuluskontrolle zur Unterstützung des Kindes erlernt werden. Wichtig ist dabei die Kombination von verschiedenen verhaltenstherapeutischen Techniken. Das führt zu einer Stabilisierung des neuen Essverhaltens und einer Stärkung des Selbstbewusstseins.

Zusätzlich sollten das Verfahren der flexiblen Kontrolle und Strategien zur Problemlösung und Rückfallprophylaxe vermittelt werden. Möglichkeiten zur Selbst- bzw. Fremdkontrolle wie Essprotokolle und Esstagebücher sind wichtige Bausteine zur Verhaltensmodifikation. Der Erfolg der Verhaltenstherapie ist abhängig von der Häufigkeit der Treffen und dem Zeitraum: Je häufiger und je länger die Treffen zur Verhaltenstherapie angeboten werden, desto größer ist der Erfolg (vgl. Leitlinien der Arbeitsgemeinschaft für Adipositas im Kindesalter). Auch die Vermittlung von **medizinischem Wissen** bezüglich Adipositas und seinen Auswirkungen ist bei Eltern und Jugendlichen möglich und sinnvoll.

Für die Vermittlung aller oben genannten Inhalte ist ein **interdisziplinäres Team** nach den Leitlinien der Deutschen Adipositas Gesellschaft notwendig (Deutsche Adipositas Gesellschaft, Leitlinien 2007) Diesem müssen ein Arzt mit ernährungsmedizinischer Qualifikation und eine Ernährungsfachkraft angehören. Um den Bereich der Verhaltenstherapie und der Physiotherapie abzudecken, sind zusätzlich ein Psychologe mit verhaltenstherapeutischer Qualifikation und ein Physiotherapeut oder ein Vertreter einer anderen Berufsgruppe mit sportmedizinischer Qualifikation notwendig, ansonsten müssen vorhandene Fachkräfte diese Qualifikationen aufweisen. Außerdem sind eine systematische Datendokumentation, wissenschaftliche Evaluation und Qualitätsmanagement anhand von Qualitätsmerkmalen eines Gewichtsmanagement-Programms von Bedeutung.

Die Programme

Die im Folgenden vorgestellten Gewichtsmanagementprogramme **Obeldicks, FITOC, KLAKS Moby Dick** und **T.O.M.** orientieren sich alle an den Leitlinien der AGA, sind ganzheitlich und interdisziplinär, unterscheiden sich aber in folgenden Punkten:
- Länge der Gewichtsreduktionsphase
- Strukturellem Aufbau
- Methoden
- Gewichtung zwischen den einzelnen Disziplinen Ernährungs-, Bewegungs- und Verhaltenstherapie
- Zielgruppe
- Aufbau des interdisziplinären Teams.

Die Konsensusgruppe Adipositasschulung Kinder und Jugendliche zielt auf eine bundesweite Standardisierung der Programme ab, um diese auch hinsichtlich durchzuführender Studien vergleichbar zu machen. In Zusammenarbeit mit dem aid-Infodienst Bonn und der Deutschen Gesellschaft für Ernährung e. V (DGE) hat sie entsprechend den Leitlinien der AGA ein eigenes Trainermanual entwickelt (➤ Kap. 3.3.4).

Die Ergebnisse bereits durchgeführter Erfolgsüberprüfungen der Maßnahmen durch die Veranstalter selbst haben methodische Mängel, da teilweise zu kleine Fallzahlen vorliegen, die Patientenauswahl und die Behandlungsmethoden nicht einheitlich sind und relativ hohe Abbrecherquoten vorliegen. Damit ist die Durchführung von **Metaanalysen** bislang nicht möglich.

Hinsichtlich der **Kosten** für ein **Gewichtsmanagement-Programm** ist eine Teilnahme für einen Großteil der Bevölkerung durchaus möglich: Die Programme werden alle in einem gewissen Maß, teilweise sogar komplett, von den gesetzlichen Krankenkassen bezuschusst. Ein gewisser Kostenmehraufwand ist eventuell durch für eine optimierte Mischkost notwendige Lebensmittel zu erwarten.

Der **Zeitaufwand** für die Teilnahme an einem Programm ist überall sehr hoch, da eine intensive Beschäftigung mit dem Thema und regelmäßiger Sport dazugehören. Die einzelnen Programme unterscheiden sich meist nur geringfügig bezüglich des wöchentlichen Pensums. Wurde bis zum Beginn der Therapie zu Hause kaum gekocht, entsteht bei allen Programmen aufgrund der Umstellung der Ernährung auch im Alltag ein Mehraufwand an Zeit.

Viele der Programme werden mittlerweile an mehr als einem Standort angeboten. Interessenten können sich als Betreuer bewerben, wenn sie mindestens eine der im interdisziplinären Team geforderten Qualifikationen aufzuweisen haben. Man kann sich als Einzelperson oder als Einrichtung anmelden und die Programme durchführen. Voraussetzung ist aber meist die regelmäßige Teilnahme an Fortbildungen und die Orientierung an handlungsleitenden Handbüchern oder Ähnlichem.

Definition von Übergewicht und Adipositas bei Kindern und Jugendlichen

Auch bei Kindern und Jugendlichen wird zur Definition von Übergewicht und Adipositas der BMI angewandt, bei diesem werden aber Alter und Geschlecht berücksichtigt: Der BMI wird anhand populationsspezifischer Referenzwerte für das Kindes- und Jugendalter in Form von alters- und geschlechtsspezifischen Perzentilen eingeschätzt (➤ Abb. 3.4), (➤ Abb. 3.5).

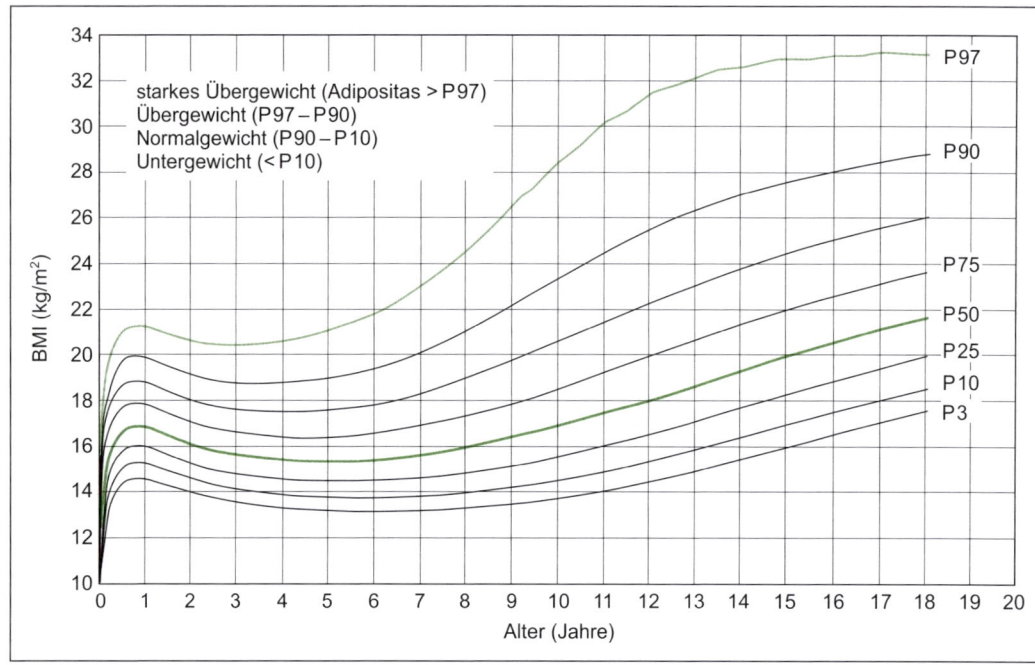

Abb. 3.4 Perzentilkurven für den Body Mass Index (Jungen 0–18 Jahre), Quelle: Kromeyer-Hauschild K, Wabitsch M, Kunze D et al. (2001). Monatsschrift für Kinderheilkunde; 149: 807–818. [L143]

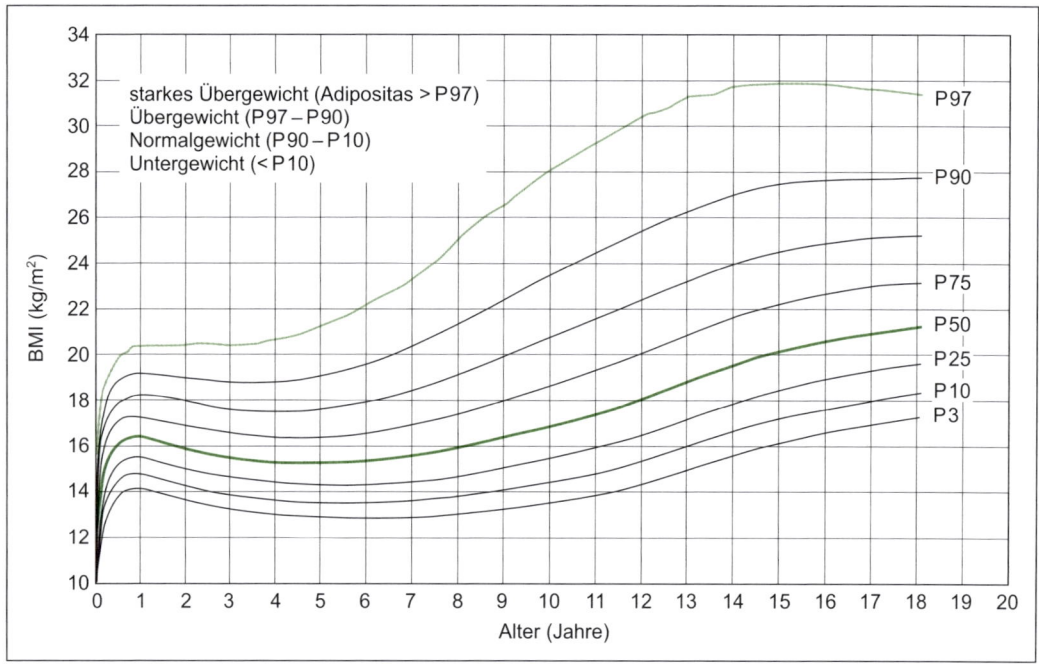

Abb. 3.5 Perzentilkurven für den Body Mass Index (Mädchen 0–18 Jahre). Quelle: Kromeyer-Hauschild K, Wabisch M, Kunze D et. al. (2001). Monatsschrift für Kinderheilkunde; 149: 807–818. [L143]

Extreme Adipositas	BMI > 99,5. alters- und geschlechtsspezifisches Perzentil
Adipositas: 97	BMI < 99,5. Perzentil
Übergewicht: 90	BMI < 97. Perzentil

Zur Beurteilung von Gewichtsänderungen ist aufgrund der Altersabhängigkeit des BMI die Berechnung des „standard deviation score" mit der LMS-Methode (SDS$_{LMS}$-BMI) durchzuführen. Der SDS$_{LMS}$-BMI-Wert gibt an, um ein wie viel Faches der Standardabweichung ein individueller BMI bei gegebenem Alter und Geschlecht ober- oder unterhalb des BMI-Medianwertes liegt (Wirth 2008).

Berechnung

$$SDS_{LMS}\text{-}BMI = \frac{\left\{\left[\dfrac{BMI}{M(t)}\right]^{L(t)} - 1\right\}}{L(t)S(t)}$$

M(t), L(t) und S(t) sind altersabhängige, festgesetzte Werte. Eine Berechnung im Internet ist möglich, u. a.: http://www.mybmi.de.

LITERATUR/QUELLEN
Adam O, Kluthe R (Hrsg.) (1993). Ernährungsmedizin in der Praxis. Balingen: Spitta Verlag.
Adipositas-Journal (2009). Adipositas – Ursachen, Klinik und Folgeerkrankungen 3.
Bundesministerium für Gesundheit (BMG). http://www.bmg.bund.de/ (aufgerufen 7.5.2010).
Bundeszentrale für gesundheitliche Aufklärung: C. Goldapp, R. Mann, Dr. R. Shaw: Arbeitsgruppe „Evaluation von Übergewichtmaßnahmen bei Kindern und Jugendlichen" (2005):„Qualitätsraster für Präventionsmaßnahmen" und „Konsensuspapier".
Bundeszentrale für gesundheitliche Aufklärung (BZgA): Pressemitteilung vom 16. Oktober 2008. http://www.bzga.de/presse/pressearchiv/?jahr=2008&nummer=488 (aufgerufen 7.5.2010).
Deutsche Adipositas Gesellschaft: Leitlinien 2007. http://www.adipositas-gesellschaft.de/leitlinien. php (aufgerufen 7.5.2010).
Field AE, Cook NR, Gillman MW (2005). Weight Status in childhood as a predictor of becoming overweight or hypertensive in early adulthood. Obesity Research; 13 (1): 163–169.
Forschungsinstitut für Kinderernährung Dortmund: Optimierte Mischkost. http://www.fke-do.de/content.
php?seite=seiten/inhalt.php&details=526 (aufgerufen 7.5.2010).
Freedman DS, Kettel Khan L, Dietz WH et al. (2001). Relationship of childhood obesity to coronary heart disease risk factors in adulthood: The Boglausa heart study. Pediatrics; 108: 712–718.
Gierlich S (2007). Ist Gesundheit ein individuelles Schicksal oder ein soziales Geschenk? Für das Übergewicht ist die Frage beantwortet. Je ärmer, desto dicker. hlz-Zeitschrift der GEW Hamburg;12:33.
KiGGS: Erste Ergebnisse der KiGGS-Studie vom 25.9.2006. http://www.kiggs.de/experten/downloads/dokumente/ppt_adipositas.pdf (aufgerufen 7.5.2010).
Konsensusgruppe Adipositasschulung für Kinder und Jugendliche (KgAS) unter http://www.adipositas-schulung.de/ (aufgerufen 7.5.2010).
Leitlinien der Arbeitsgemeinschaft für Adipositas im Kindesalter (AGA) zur Diagnostik, Therapie und Prävention der Adipositas: S2-Leitlinien 2008. http://www.a-g-a.de/Leitlinies2.pdf. S3-Leitlinien 2009. http://www.a-g-a.de/Leitlinies3.pdf (aufgerufen 7.5.2010).
„Patientenschulungsprogramme für Kinder und Jugendliche mit Adipositas". Köln, Juli 2005.
Reinehr T (2007). Adipositas-Schulungsprogramme für Kinder und Jugendliche, Adipositas Ursachen, Klinik und Folgeerkrankungen, 37–42.
Wirth A (2008). „Adipositas. Ätiologie, Folgekrankheiten, Diagnostik, Therapie". 3. Auflage. Heidelberg: Springer Verlag.

3.3.2 FITOC (Freiburg Intervention Trial for Obese Children®)

FITOC ist ein Gewichtsmanagementprogramm für adipöse Kinder mit einer Betonung auf Sport. Es war das erste Programm für Kinder.

Zielgruppe

Das Programm richtet sich an Kinder von 8 bis 11 Jahren. Außerdem gibt es FITOC-Maxi, das für Jugendliche zwischen 12 bis 16 Jahren konzipiert ist.

Begründer/Historisches

FITOC wurde 1987 in der Medizinischen Universitätsklinik in Freiburg entwickelt und wird dort seit 1990 angeboten. Es ist seinerzeit das erste Gewichtsmanagement-Programm für Kinder gewesen.

Rahmenbedingungen

FITOC ist ein ambulantes Programm, welches über ein Jahr läuft. Es ist MDK-zertifiziert. Es findet eine Zusammenarbeit zwischen niedergelassenen Kinderärzten und Allgemeinärzten, Erziehungsberatungsstellen, Ernährungsfachleuten, Pädagogen, Psychologen, Fachkliniken für stationäre Behandlung, Vereinen und Sportzentren statt. Das Sportprogramm findet in der Sporthalle der Freiburger Turnerschaft statt. Die Schulungen und medizinischen Untersuchungen werden in der Ambulanz der Abteilung rehabilitative und präventive Sportmedizin der Universitätsklinik Freiburg durchgeführt. Es existiert ein Handbuch über Inhalt und Ablauf der Maßnahmen zwecks Standardisierung und Qualitätssicherung. Die Therapieergebnisse werden regelmäßig dokumentiert und überprüft.

Konzept

Das Jahr gliedert sich in zwei Phasen: 8 Monate Intensivphase und 4 Monate Überwachungsphase. Während der Intensivphase gibt es sieben Schulungstermine für Eltern und Kinder (getrennt) in 4- bis 6-wöchigem Abstand. Bei FITOC liegt die Betonung auf Sport, welcher in der Intensivphase dreimal pro Woche stattfindet. In die Sportstunden ist Verhaltenstraining integriert, außerdem wird großer Wert auf die aktive Teilnahme der Kinder auch an der Planung der Stunden gelegt. Die Kinder werden bei separaten Treffen in gesunde Ernährung eingewiesen. Die Eltern bekommen dabei Informationen und Tipps zu einem gesunden Ernährungs- und Bewegungsverhalten. Außerdem gibt es die Möglichkeit zu individuellen Beratungsgesprächen. Regelmäßig finden medizinische und psychologische Untersuchungen statt. Die anschließende Überwachungsphase beinhaltet Kindergesprächsrunden, Elternschulungen und ein- bis zweimal pro Woche Sportunterricht.

Zur Nachkontrolle gibt es nach dem Ende des Programms halbjährliche medizinische Kontrolluntersuchungen.

Zeit- und Kostenaufwand

Bei Kostenübernahme durch die Krankenkasse bleibt ein Eigenanteil von 35 € pro Monat im ersten Jahr (nicht jede Krankenkasse bezuschusst das Programm. Nach SGB V § 43 werden Einzelfallentscheidungen getroffen). Wahrscheinlich kommen für viele Teilnehmer auch durch eine andere Nahrungsmittelauswahl als zuvor bedingt erhöhte Kosten auf. Der zeitliche Aufwand ist erheblich: Das Kind muss dreimal in der ersten Phase bzw. zweimal in der zweiten Phase pro Woche am Sport teilnehmen, alle vier bis sechs Wochen zu den Schulungen gehen. Auch die Eltern sind entsprechend eingebunden. Außerdem findet eine individuell festgelegte Zahl an Familienberatungsterminen statt.

Studienlage/Evaluationen

Zwischen 1990 und 2007 gab es 31 Gruppen mit insgesamt 496 Kindern, 35 davon brachen ab. Bei 70 Prozent der Teilnehmer sank der BMI-SDS, bei etwa 17 Prozent wurde er beibehalten bzw. stieg an. Außerdem konnte eine Verbesserung der LDL-Cholesterinwerte nach Ende des Programms verzeichnet werden. 3 Jahre nach Programmbeginn hatten etwa 23 Prozent einen niedrigeren und etwa 17 Prozent einen höheren BMI-SDS als vor Beginn des Programms. Jungen haben insgesamt deutlich besser abgeschnitten als Mädchen. Die Verbesserungen des LDL-Cholesterins konnten bei beiden Geschlechtern beibehalten werden.

Eignung zur langfristigen Verhaltensänderung

Die Konzentrierung auf Sport ist sicherlich eine vertretbare Entscheidung. Dadurch, dass das Verhaltenstraining in diese Stunden integriert wird, findet es sehr regelmäßig statt und kann somit intensiv wirken. Die Frage ist, ob mit den seltenen Ernährungsschulungen ein ausreichend verändertes Ernährungswissen und -verhalten herbeigeführt werden kann. Denn nicht nur Bewegung, sondern auch die richtige Ernährung ist ein wichtiger Baustein für eine gesunde Lebensweise. Durch das Angebot der Einzelberatungstermine ist hier aber ein gewisser Ausgleich zu erwarten.

QUELLEN

Adipositas-Journal (2009) „Adipositas – Ursachen, Klinik und Folgeerkrankungen": Das Freiburger Interventionsprogramm FITOC; 3:11–15. Internetseite von FITOC. http://www.fitoc.de/index.php?id=23 (aufgerufen 7.5.2010).

Hien K (2007): Therapieprogramm FITOC für dicke Kinder – Eltern mit im Boot, 4/2007. http://rhein-zeitung.de/on/07/05/05/service/gesundheit/t/rzo325733.html (aufgerufen 7.5.2010).

Leitlinien der Arbeitsgemeinschaft für Adipositas im Kindesalter (AGA) zur Diagnostik, Therapie und Prävention der Adipositas: S2-Leitlinien 2008. http://www.a-g-a.de/Leitlinies2.pdf (aufgerufen 7.5.2010). S3-Leitlinien 2009. http://www.a-g-a.de/Leitlinies3.pdf (aufgerufen 7.5.2010).

3.3.3 KLAKS e.V. (Konzept Leipzig: bewegungsaktive Adipositasschulung für Kinder im Schulalter)

KLAKS e. V. ist ein besonders auf Bewegung, Aktionen, Familienprogramme ausgerichtetes, erlebnisorientiertes Programm.

Zielgruppe

KLAKS richtet sich an Kinder und Jugendliche im Alter von 5 bis 18 Jahren. Um in das Programm aufgenommen zu werden, müssen sich die Interessenten einer Motivationsüberprüfung unterziehen: sie müssen an einer KLAKS-Adipositassportgruppe teilnehmen.

Begründer/Historisches

Die Pilotschulung wurde 2007 durchgeführt, seit 2008 ist das KLAKS-Programm MDK-zertifiziert. Es wurde an der Sportwissenschaftlichen Fakultät der Universität Leipzig zusammen mit der Spezialambulanz Adipositas im Kindes- und Jugendalter der Klinik und Poliklinik für Kinder und Jugendliche der Universität Leipzig von Diplomsportlehrern, Kinderärzten, Ernährungsfachkräften und Psychologen entwickelt.

Rahmenbedingungen

KLAKS ist ein einjähriges, ambulantes Schulungsprogramm. Das betreuende Team besteht aus Kinder- und Jugendmedizinern, Sozialwissenschaftlern, Psychologen, Pädagogen, Sportwissenschaftlern und Ökotrophologen/Diätassistenten.

Durchgeführt wird es an der Sportwissenschaftlichen Fakultät der Universität Leipzig. Andere Kooperationspartner sind Rehasport Leipzig e.V., das Albrecht-Daniel-Thaer-Institut für Agrarwissenschaften e.V. der Universität Leipzig, die CrescNet GmbH und die Universitätsklinik und Poliklinik für Kinder und Jugendliche in Leipzig. Das Programm ist angelehnt an das Konzept der Konsensusgruppe Adipositas im Kindesalter (KgAS), einer Studiengruppe der Arbeitsgemeinschaft Adipositas im Kinder- und Jugendalter (AGA).

Die Schulungen werden in altershomogenen Gruppen von maximal 12 Mitgliedern durchgeführt. Auch nach Ende des Programms steht den Teilnehmern ein Netzwerk aus Elternselbsthilfegruppen und Adipositassportgruppen zur Verfügung. Außerdem kann bei Problemen die Adipositassprechstunde der Kinderklinik in Leipzig besucht werden. Für Betreuer gibt es ein Trainermanual mit dem Methodenkonzept, die Teilnehmer erhalten eigenes, standardisiertes Material.

Konzept

Das Schulungsprogramm ist modular aufgebaut, die Bereiche Ernährungs-, Verhaltens- und Medizinschulung werden angeboten, wobei jeweils theoretische und praktische Anteile dazugehören. Außerdem finden zwei Sporteinheiten in der Woche statt. Dazu gehören Psychomotorik, Schwimmen/Fitnesstraining, Schnuppertrainingsstunden kooperativer Vereine, offene Sportangebote für Eltern und Eltern-Kind-Aktivitäten und Sportfeste.

Die Eltern bekommen Informationen in Form von Elternabenden. Außerdem gibt es Ernährungs- und Bewegungskurse für Eltern. In das Programm sind fünf individuelle Familiengespräche integriert. Die Einbindung der Eltern ist vom Alter des Kindes abhängig. Zusätzlich werden Kochtreffen, Sportfeste, Ferienangebote und Familienexkursionen angeboten. Während des Ernährungskurses, der alle zwei Wochen stattfindet, werden selbst gestaltete Rezepthefte hergestellt.

Kinder	Sport zweimal wöchentlich, Ernährungskurs alle zwei Wochen, Verhaltenskurs einmal pro Monat, Medizinschulung dreimal im Jahr
Eltern	Ernährungs- und Bewegungskurse, sechs Elternabende
Familie	Individuelle Familiengespräche, Kochvormittage, Ferienangebote, Sportfeste, Familienexkursionen

Zeit- und Kostenaufwand

Bei Bezuschussung durch die Krankenkasse bleibt ein Eigenanteil von 15 € pro Monat. Regelmäßige Treffen und vielfältige Aktivitäten beanspruchen viel Zeitaufwand.

Studienlage/Evaluationen

Die Evaluation der Pilotschulung zeigte, dass ein Großteil der Kinder ihren BMI stabilisiert und sogar verringern konnte (Rösler 2008).

Eignung zur langfristigen Verhaltensänderung

Voraussetzung für das Gelingen und eine nachhaltige Stabilisierung der erlernten Verhaltensweisen sind viel Zeit und Spaß an Bewegung, gemeinsamen Aktionen und die Beteiligung der Eltern. Letzteres ist erfahrungsgemäß nicht einfach, es fordert viel Einsicht, Einsatz und Konsequenz. Ohne den Elterneinsatz werden die Kinder langfristig nicht motiviert bleiben. Das Programm erscheint sehr vielseitig, fachlich fundiert und attraktiv. Insbesondere die Nachbetreuung stellt eine wertvolle Möglichkeit dar, die Familien auch über das Intensivprogramm hinaus zu unterstützen. Fraglich ist die mit nur ein Mal pro Monat relativ seltene Durchführung des Verhaltenstrainings. Nach den Leitlinien der AGA ist die Intervention umso erfolgreicher, je intensiver und regelmäßiger das Verhaltenstraining stattfindet (Leitlinien der Arbeitsgemeinschaft für Adipositas im Kindesalter).

QUELLEN

Adipositas-Journal (2009). Adipositas – Ursachen, Klinik und Folgeerkrankungen. KLAKS: Konzept Leipzig: Bewegungsaktive Adipositasschulung für Kinder im Schulalter; 3: 17–21.

Leitlinien der Arbeitsgemeinschaft für Adipositas im Kindesalter (AGA) zur Diagnostik, Therapie und Prävention der Adipositas: S2-Leitlinien 2008. http://www.a-g-a.de/Leitlinies2.pdf.

S3-Leitlinien 2009. http://www.a-g-a.de/Leitlinies3.pdf (aufgerufen 7.5.2010).

Homepage von „KLAKS" unter www.klaks.de (aufgerufen 7.5.2010).

Rösler W. (2008): Gesund abnehmen: Sie haben es geschafft …, Report aus Gesundheit und mehr …, 11; 23: 4–5.

3.3.4 Leichter, aktiver, gesünder

Das Trainingskonzept für adipöse Kinder und Jugendliche wurde von der Konsensusgruppe Adipositasschulung (KgAS) in Zusammenarbeit mit dem aid-Infodienst Bonn veröffentlicht und soll als Grundlage für ein bundesweit einheitliches Schulungsprogramm dienen.

Zielgruppe

Das Programm richtet sich an Kinder ab 8 Jahren, die schulfähig sind. Außerdem ist ein ausreichendes Maß an Motivation notwendig.

Begründer/Historisches

Das Ziel der KgAS ist ein einheitliches, standardisiertes Schulungsprogramm für adipöse Kinder und Jugendliche in ganz Deutschland. Das Trainermanual wurde in Zusammenarbeit mit dem aid-Infodienst Bonn und der Deutschen Gesellschaft für Ernährung entwickelt und 2004 veröffentlicht. Es soll eine Orientierungsgrundlage sein, die bundesweit für entsprechende Schulungsbeauftragte konzipiert ist und damit eine standardisierte Basis für eine gemeinsame Erfassung und Auswertung darstellt.

Rahmenbedingungen

Das Trainermanual stellt ein Konzept dar, welches als Grundlage für Einrichtungen, welche Adipositasschulungen für Kinder und Jugendliche durchführen wollen, dienen soll. Die Durchführung, Materialien, Evaluation und Qualitätsmanagement werden als Voraussetzungen für das Programm in dem Manual vorgestellt. Das interdisziplinäre Team sollte aus Ärzten, Psychologen bzw. Pädagogen, Sport- bzw. Bewegungstherapeuten und Ernährungsfachkräften bestehen. Dabei muss ein „Schulungsverantwortlicher" (Adipositas – Journal 2009) mit KgAS Trainerqualifikation bestimmt werden. Das ambulante Programm ist für 8 bis 12 Monate vorgesehen. Die Größe der Gruppen sollte zwischen 6 und 12 Teilnehmern liegen.

Konzept

Zu Beginn der Therapie werden für jedes Kind individuelle Zielsetzungen besprochen und festgelegt, dabei werden Ziele für bis zu drei Etappen formuliert. Neben den Anleitungen und Unterlagen für die Bausteine einer Adipositastherapie, die von den Leitlinien der Arbeitsgemeinschaft für Adipositas für Kinder (AGA) vorgeschrieben sind, werden Materialien für die frühzeitige Erkennung von Essstörungen und für eine psychische Stabilisierung der Teilnehmer bereitgestellt. Die Schulung gliedert sich in vier Phasen:
1. „Aufwärmphase"
2. „Vertiefung und Öffnung" einschließlich der Rollenfindung der Teilnehmer innerhalb der Gruppe
3. „Selbstverantwortlichkeit und Aktivierung"
4. „Transfer und Ablösung" (Adipositas Journal 2009).

Diese Phasen sind abhängig von der Gruppe unterschiedlich lang. Ein Treffen gliedert sich in eine Eröffnung, die praktischen Übungen, eine Zusammenfassung und das Ausstiegsritual einschließlich Stellung von Hausaufgaben. Vorgesehen sind 42 Treffen zu den theoretischen Modulen Medizin, Psychosoziales und Ernährung und 16 Veranstaltungen für Maßnahmen wie Essverhaltenstraining und Mahlzeitenzubereitung. 45–90 Minuten-Treffen für körperliche Aktivitäten ergänzen das interdisziplinäre Programm.

Zeit- und Kostenaufwand

Die Kosten für die Teilnehmer sind nicht einheitlich festgelegt, sondern werden jeweils durch die durchführende Einrichtung bestimmt. Die Kosten werden von den Krankenkassen übernommen, vorgeschlagen wird aber ein Eigenanteil der Eltern zur Motivation, welcher beim Abschluss des Programms erstattet werden soll. Der Zeitaufwand ist wegen der wöchentlichen Treffen für Theorie und Sport und den Sonderveranstaltungen mit dem Verhaltenstraining und den Kochanleitungen hoch, im Vergleich zu anderen Programmen allerdings nicht außergewöhnlich.

Eignung zur langfristigen Verhaltensänderung

Das Trainermanual orientiert sich an den Leitlinien der AGA, an Ergebnissen der KgAS und an den Vorgaben der DGE zur Ernährung und erfüllt damit sämtliche Kriterien für ein erfolgreiches Schulungsprogramm. Der Erfolg hängt von der Interpretation der Berater, also den durchführenden Personen ab. Diese müssen das theoretische Manual in der Praxis so umsetzen, dass es effektiv und erfolgreich sein kann. Da sämtliche Unterlagen für die Schulung gestellt werden, sind der Ablauf und die Inhalte klar definiert. Die Erwartung, dass dieses Manual als Basis für ein in Deutschland einheitliches Schulungsprogramm dienen kann, ist durchaus realistisch.

LITERATUR
Aid Infodienst und DGE (2004). Trainermanual „Leichter, aktiver, gesünder", Bonn.
Aid Infodienst (2004). „Leichter, aktiver, gesünder", Heft 1: 479.
Konsensusgruppe Adipositasschulung für Kinder und Jugendliche (KgAS): Adipositasschulung. http://www.adipositas-schulung.de/ (aufgerufen 7.5.2010).
Leitlinien der Arbeitsgemeinschaft für Adipositas im Kindesalter (AGA) zur Diagnostik, Therapie und Prävention der Adipositas: S2-Leitlinien 2008. http://www.a-g-a.de/Leitlinies2.pdf (aufgerufen 7.5.2010). S3-Leitlinien 2009. http://www.a-g-a.de/Leitlinies3.pdf (aufgerufen 7.5.2010).

3.3.5 Moby Dick

Moby Dick ist ein einjähriges, bundesweites Gewichtsmanagement-Programm für übergewichtige und adipöse Kinder und Jugendliche.

3

Zielgruppe

Moby Dick spricht mit allen seinen Programmen – Präventions- und Therapieprogramme – Kinder zwischen 5 und 17 Jahren an. Das Therapieprogramm Moby Dick ist für Kinder zwischen 8 und 17 Jahren mit extremer Adipositas, Adipositas mit Risikofaktoren oder Übergewicht mit Folgeerkrankungen vorgesehen.

Begründer/Historisches

Moby Dick wurde 1998 in Hamburg gegründet. Es ist das Resultat einer Zusammenarbeit zwischen der Hamburger Gesundheitsbehörde, der Arbeiterwohlfahrt, dem Bundesverband Kinder- und Jugendärzte und der Deutschen Adipositas Gesellschaft. Heute sind Netzwerkpartner von Moby Dick über ganz Deutschland verteilt. Mittlerweile existieren fünf verschiedene ambulante Programme (drei Präventionsprogramme von 8 Wochen zur Primärprävention, ein Intensiv-Präventionsprogramm von 6 Monaten zur Sekundärprävention, ein Therapieprogramm von 12 Monaten).

Rahmenbedingungen

Das einjährige, ambulante Programm ist MDK- und DAG-zertifiziert. Die Themen sind in 42 Blöcke aufgeteilt, ein Block wird bei einem Treffen beendet. Somit ist ein Einstieg jederzeit möglich. Die Gruppen bestehen aus 6 bis 12 Teilnehmern. Nicht nur das Alter, sondern auch der tatsächliche Entwicklungsstand der Teilnehmer bestimmt die Zuordnung zu einer Gruppe. Moby Dick bietet einen Probemonat an, um Interessenten die Entscheidung zu erleichtern.

Viel Wert wird darauf gelegt, auch Ausländer anzusprechen, so gibt es Informationsfaltblätter in vielen verschiedenen Sprachen. Die Schulungen werden in Kooperation mit regionalen Sportvereinen durchgeführt, in einem muss ein Kind Mitglied sein. Die Treffen finden in schulischen Einrichtungen statt, außerdem werden Vorträge bei Elternabenden gehalten, um so einen Kontakt zu Schulen und Ernährungs- und Bewegungsprojekte zu initiieren. „BKK-Datenbank"-zertifizierte Kochkurse werden in kooperierenden Schulen zur Primärprävention

durchgeführt, so ist ehemaligen Teilnehmern auch eine Auffrischung des Gelernten ermöglicht. Bei erfolglosen Kindern wird ein Klinikaufenthalt oder eine Langzeitkur angeboten. Alle Ergebnisse werden in der Moby-Dick-Dokumentation über ein APV-Dokumentationsprogramm festgehalten. Mitarbeiter werden regelmäßig zur Qualitätssicherung geschult, außerdem finden Trainerseminare in der Moby-Dick-Fortbildungsakademie (unter Leitung von Professor Dr. Michael Schulte-Markwort, Direktor der Klinik und Poliklinik für Kinder- und Jugendpsychosomatik im Universitätsklinikum Hamburg-Eppendorf) für Anbieter statt.

Konzept

Die Gruppen treffen sich einmal in der Woche für drei Stunden zum Ernährungs- und Verhaltenstraining und zur Wahrnehmung von Bewegungsangeboten. Das Verhaltenstraining umfasst acht Unterrichtssequenzen und dient vor allem der Stärkung des Selbstbewusstseins u. a. durch Rollenspiele. Ein großer Wert wird auf Peer-Education gelegt: So sollen Kinder Gelerntes zusammenfassen und für alle wiederholen. Außerdem gibt es Fortbildungsangebote und Treffen für Eltern. Das Kind und seine Eltern sollen zusammen zu den Eltern-Kind-Nachmittagen gehen. In den Ferien gibt es ein erlebnisorientiertes Programm mit Klettern, Einkaufstraining und supervidierten Besuchen von Fast-Food-Restaurants. Auffrischungskurse nach Therapieende werden zur Rückfallprophylaxe angeboten, auch eine weitere Teilnahme am Moby-Dick-Bewegungsprogramm wird ermöglicht.

Zeit- und Kostenaufwand

Der Preis für das Programm beträgt 1 800 € (150 € pro Monat), die Krankenkassen übernehmen die Kosten in unterschiedlicher Höhe. Der Zeitaufwand ist aufgrund nur eines Treffens pro Woche geringer als bei anderen Programmen.

Studienlage/Evaluationen

Von 543 Kindern konnten 67 Prozent ihren SDS-BMI senken oder beibehalten. Das Ergebnis wird dann über ein Jahr nach Therapieende gehalten. Das

Programm nimmt zurzeit an der BzgA-Beobachtungsstudie teil.

Eignung zur langfristigen Verhaltensänderung

Ein großer Vorteil von Moby Dick ist sicherlich die Tatsache, dass ein Kind laufend in das Programm einsteigen kann und dass das Programm in ganz Deutschland verbreitet ist.

Eine große Hilfe für die Entscheidung und für die Entwicklung einer Vorstellung bezüglich des Ablaufes einer Schulung ist der angebotene Probemonat. Die Kochkurse bieten eine sinnvolle Möglichkeit der praktischen Anwendung von Gelerntem. Die Erlebnistage stellen eine angenehme Abwechslung dar und sind motivationsfördernd.

Fraglich ist, ob das dreistündige Treffen in der Woche nicht zu konzentriert ist und eine Verteilung auf mehrere Tage nicht sinnvoller wäre. Andererseits kann durch eine Mischung der verschiedenen Bausteine Bewegung-, Verhalten- und Ernährungstherapie eine Überanstrengung und damit ein Konzentrationsverlust verhindert werden. Außerdem fällt dadurch sicher die Integration in den Alltag auch bezüglich des Zeitaufwandes der Eltern leichter. Es sind nur acht Unterrichtssequenzen Verhaltenstraining eingeplant, was unter Umständen zu wenig sein kann und einen langfristigen Erfolg in Frage stellt.

QUELLEN
Adipositas-Journal (2009). Adipositas – Ursachen, Klinik und Folgeerkrankungen. Moby Dick, 3: 22–26.
Internetseite von Moby Dick. http://www.mobydicknetzwerk.de/index.html (aufgerufen: 7.5.2010).
Leitlinien der Arbeitsgemeinschaft für Adipositas im Kindesalter (AGA) zur Diagnostik, Therapie und Prävention der Adipositas. S2-Leitlinien 2008. http://www.a-g-a.de/Leitlinies2.pdf (aufgerufen 7.5.2010). S3-Leitlinien 2009. http://www.a-g-a.de/Leitlinies3.pdf (aufgerufen 7.5.2010).

3.3.6 Obeldicks, Obeldicks LIGHT

Obeldicks versteht sich als eine ambulante „Lifestyle-Intervention", die über das eigentliche Programm hinaus eine langfristige Unterstützung bei der Lebensführung im Alltag beinhaltet („betreute Entlassung").

Zielgruppe

Das Programm richtet sich an Kinder im Alter zwischen 8 und 15 Jahren mit extremer Adipositas, Adipositas mit Risikofaktoren oder Übergewicht mit Folgeerkrankungen. Weitere Aufnahmevoraussetzungen sind der Ausschluss von somatischen oder psychischen Primärerkrankungen, der Besuch der Regelschule und ausreichend Motivation, überprüft durch Essprotokollführung und Teilnahme an Sportgruppen.

Entwickler/Historisches

Obeldicks wurde 1999 eingeführt durch das Forschungsinstitut für Kinderernährung in Dortmund und die Vestische Kinder- und Jugendklinik Datteln. 2000 gewann das Programm den Gesundheitspreis NRW, 2007 wurde es mit dem Gesundheitspreis der Stiftung „Rufzeichen Gesundheit" ausgezeichnet. Mit der Zeit wurden Obeldicks LIGHT (für übergewichtige Kinder im Alter von 5–8 Jahren) und MINI (für massiv übergewichtige Kinder) eingeführt. Mittlerweile ist das Schulungsprogramm an 15 deutschen Orten vertreten, schwerpunktmäßig im Ruhrgebiet.

Rahmenbedingungen

Die Schulung wird außer in der Vestischen Kinder- und Jugendklinik Datteln mittlerweile auch in weiteren Behandlungszentren angeboten. Zur Qualitätssicherung gibt es ein veröffentlichtes Konzept und Trainer-Seminare. Bisher haben 825 Kinder an dem Programm teilgenommen. Das ambulante Programm läuft über ein Jahr, Obeldicks LIGHT über sechs Monate. Die Behandlung wird durch eine Mischung von Gruppenveranstaltungen (Gruppierung nach Alter und Geschlecht) und individueller Betreuung durch Ärzte und Psychologen gewährleistet. Außerdem existiert ein Netzwerk aus Adipositas-Sportgruppen und Elternselbsthilfegruppen. Das interdisziplinäre Team besteht aus Kinderärzten, Diätassistenten, Psychologen, Motopädagogen und Sportlehrern. Nach dem Ende des Programms soll die Zusammenarbeit zwischen dem behandelnden Haus- bzw. Kinderarzt und der Kinderklinik Datteln eine langfristige Gewichtsoptimierung und eine bessere Lebensführung gewährleisten. Mittlerweile ist das Schulungsprogramm an 15 deutschen Orten vertreten, schwerpunktmäßig im Ruhrgebiet.

Konzept

Die Verbindung von Gruppentherapie und individueller ärztlicher und psychologischer Betreuung von Kind und Familie soll eine ausreichende Betreuung sicherstellen. Das Programm besteht aus drei Phasen: der Intensiv- und der Etablierungsphase und der betreuten Entlassung (➤ Abb. 3.6).

Die Phase der betreuten Entlassung ist für drei Monate vorgesehen und besteht aus individuellen Beratungen bei im Alltag auftretenden Schwierigkeiten.

Zeit- und Kostenaufwand

Gruppenveranstaltungen und Einzeltermine für Kinder und Erwachsene über ein Jahr beanspruchen viel Zeit, aber in einem üblichen Rahmen. Das Programm wird komplett von allen gesetzlichen Krankenkassen finanziert.

Studienlage/Evaluationen

Folgende Ergebnisse mit 815 Teilnehmern brachte eine programmeigene Evaluation („intention-to-treat"-Analyse): 79 Prozent der Kinder hatten Erfolg mit einer mittleren Gewichtsreduktion von 0,4 SDS-

BMI. 30 Prozent sind nicht mehr adipös. Eine Nachuntersuchung (von 227 Teilnehmern) nach drei Jahren ergab, dass die Gewichtsreduktion im Mittel größer war als am Ende der intensiven Behandlung. Außerdem konnte eine Minderung kardiovaskulärer Risikofaktoren erreicht werden. Eine Befragung von 36 Kindern ergab eine gestiegene Selbst- und Kompetenzeinschätzung. Fett- und Süßigkeitenverzehr und Fernsehkonsum nahmen ab, während die körperliche Aktivität zunahm (52 Kinder) (Adipositas Journal 2009).

Eine 4-Jahres-Follow-Up-Untersuchung durch Reinehr et al. ergab eine mittlere Reduktion des BMI-SDS-Wertes um 0,48. (Reinehr 2007). Eine randomisierte Studie mit Obeldicks LIGHT an der Vestischen Kinder- und Jugendklinik, welche durch das Institut für Public Health und Pflegeforschung in Bremen evaluiert wird, zeigt eine signifikante Gewichtsreduktion der Interventionsgruppe gegenüber der Kontrollgruppe (Adipositas Journal 2009).

Eignung zur langfristigen Verhaltensänderung

Das Programm deckt alle Vorgaben der Arbeitsgemeinschaft für Adipositas im Kindesalter (AGA) ab. Außer den Familiengesprächen mit einem Arzt werden keine gemeinsamen Aktionen von Kind und Eltern durchgeführt, dadurch könnte eventuell die Chance zu intensiver extrinsischer Motivation aus-

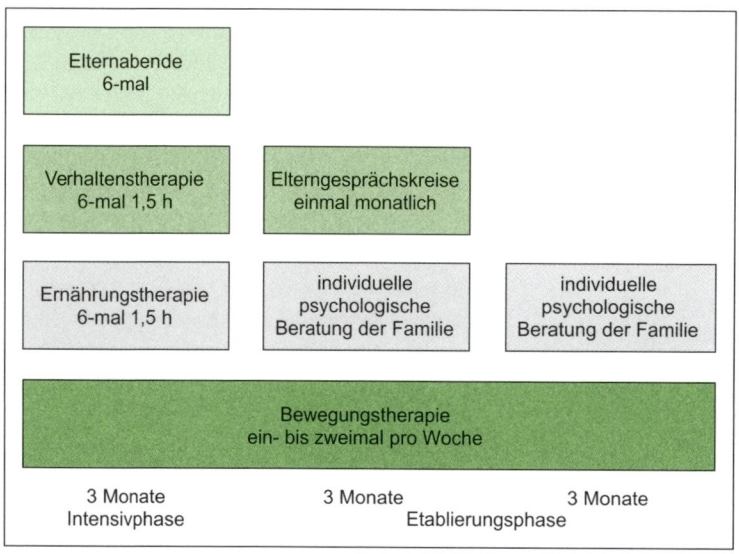

Abb. 3.6 Aufbau der Intensiv- und der Etablierungsphase von Obeldicks. [L143]

fallen. Die Gruppenschulungen finden nur über die drei Monate der Intensivphase statt, damit ist diese Phase sehr kurz. Andererseits ist durch das weiterlaufende Bewegungsprogramm und durch die Familiensitzungen eine eingehende Weiterbetreuung gewährleistet. Das Konzept der „betreuten Entlassung" bietet den Teilnehmern eine realistische Chance das im Programm Erreichte auch „allein" beizubehalten und im Alltag festigen zu können.

QUELLEN
Adipositas-Journal (2009). Adipositas – Ursachen, Klinik und Folgeerkrankungen. Obeldicks, 3: 5–10.
Homepage des Programms „Obeldicks". http://www.kinderklinik-datteln.de/obedicks.htm (aufgerufen 7.5.2010).
Leitlinien der Arbeitsgemeinschaft für Adipositas im Kindesalter (AGA) zur Diagnostik, Therapie und Prävention der Adipositas: S2-Leitlinien 2008. http://www.a-g-a.de/Leitlinies2.pdf; S3-Leitlinien 2009 (aufgerufen 7.5.2010). http://www.a-g-a.de/Leitlinies3.pdf (aufgerufen 7.5.2010).
Reinehr T, Temmesfeld M, Kerstin M et al. (2007). Four-year follow-up of children and adolescents participating in an obesity intervention program. International Journal of Obesity (Lon.); 31: 1074–1077.
Wirth A (2008). Adipositas: Ätiologie, Folgekrankheiten, Diagnostik, Therapie. 3. Auflage. Heidelberg: Springer.

3.3.7 Optifast®-Junior

Ein Gewichtsmanagement-Programm für adipöse Kinder und Jugendliche zwischen 12 und 18 Jahren unter Einsatz einer Formula-Diät.

Es ist als Variante des Optifast®-Gewichtsmanagementprogramms für Erwachsene gedacht (➤ Kap. 3.1.3).

QUELLEN
Adam O, Kluthe R (2008). Ernährungsmedizin in der Praxis. Balingen: Spitta-Verlag.
Hompage von „Optifast": http://www.optifast.de/home/OptifastProgramme/OptifastJunior/ (aufgerufen 7.5.2010).

3.3.8 T.O.M. (Therapie der Obesitas mit Motivation)

Ein dreijähriges, ambulantes Therapieprogramm für adipöse Kinder und Jugendliche.

Zielgruppe

T.O.M. richtet sich an adipöse Kinder (8–12 Jahre) und Jugendliche (13–17 Jahre).

Begründer/Historisches

Das Programm wurde 1997 von einem Therapeutenteam aus Arzt, Psychologen, Ökotrophologen und Sportlehrern entwickelt. Von 1998 bis 2007 haben 150 Kinder und 125 Jugendliche teilgenommen. Von diesen 275 Teilnehmern waren 11 übergewichtig. Der Rest adipös.

Rahmenbedingungen

Das ambulante Programm läuft über drei Jahre und basiert auf einem 7-Phasen-Modell nach Frederick Kanfer, einem österreichischen Professor für Psychologie (1925–2002). Die Gruppen bestehen aus jeweils 12 Kindern. Das interdisziplinäre Team setzt sich zusammen aus Ärzten, Psychologen, Ökotrophologen und Sportlehrern. Es gibt drei Manuale mit dem T.O.M.-Konzept als Leitfaden für die Therapiesitzungen, die Arbeitsblätter für die Kinder und Jugendlichen sind entsprechend daran angelehnt.

Konzept

Es finden jährlich Untersuchungen und die Erfassung des Lebensstils der Familie statt.

Außerdem werden Stroop-Tests zur Erfassung von Verhaltensänderungen (Methode der indirekten Emotionsmessung) angewandt (Adipositas Journal 2009). Es gibt eine Verhaltens- und eine Ernährungsschulung jeweils einmal in der Woche (insgesamt jeweils 20 Stunden). Außerdem werden insgesamt 6 Kochnachmittage nach den Richtlinien der DGE durchgeführt.

Sport findet dreimal wöchentlich statt: u. a. Ausdauer- und Entspannungsübungen.

Es gibt auch offene Sportstunden für adipöse Kinder, die nicht an dem Programm teilnehmen.

Die Eltern werden in Form von Ernährungs- und Verhaltensschulungen (jeweils 20 Stunden) einbezogen. Die Manualanwendung wird nicht starr, sondern flexibel nach Eigenheiten der Gruppe angewendet. Das 7-Phasen-Modell als therapeutische Grundlage sieht zusammengefasst in etwa so aus:

1. Phase: Schaffung günstiger Ausgangsbedingungen (u. a. problembezogene Informationssammlung, erste therapeutische Ansatzpunkte)
2. Phase: Aufbau von Änderungsmotivation und vorläufige Auswahl von Änderungsbereichen (u. a. Hoffnung auf positive Veränderung vermitteln, motivationsabhängige Auswahl von Änderungsbereichen)
3. Phase: Verhaltensanalyse und funktionelles Bedingungsmodell (u. a. situative und kontextuelle Verhaltensanalyse und vorläufiges funktionales Bedingungsmodell)
4. Phase: Vereinbaren therapeutischer Ziele
5. Phase: Planung, Auswahl und Durchführung geeigneter Methoden
6. Phase: Evaluation therapeutischer Fortschritte (u. a. kontinuierliche, therapiebegleitende Diagnostik, Prä- und Postevaluation)
7. Phase: Endphase-Erfolgsoptimierung und Abschluss der Therapie (u .a. Rückfallprophylaxe) (Adipositas Journal 2009).

Das Modell ist rekursiv, das heißt Phasen können auch wiederholt werden oder man kann zu ihnen zurückkehren. Im ersten Jahr läuft die Intensivphase: dreimal wöchentlich Sport, einmal wöchentlich ernährungstherapeutische und verhaltenstherapeutische Schulung, einmal wöchentlich Elterngruppe, psychologische Betreuung und individuelle Gesprächstermine mit Teammitgliedern finden statt. Die Stabilisierungsphase (2. Phase) beeinhaltet einmal monatliche Gewichtskontrollen und Gruppensitzungen mit Psychologen und Ökotrophologen (jeweils eine Stunde). Anschließend, in der Stabilisierungsphase, finden Gewichtskontrollen nach 6 und 12 Monaten, dazu Gruppensitzungen mit Psychologen und Ökotrophologen (je eine Stunde) statt.

Zeit- und Kostenaufwand

Der Zeitaufwand ist besonders in der Intensivphase sehr hoch: Ernährungsschulung, Verhaltenstraining und dreimal Sport werden wöchentlich angeboten. Außerdem finden Einzelberatungstermine statt.

Studienlage/Evaluationen

Es konnte eine Senkung des mittleren BMI-SDS von $2{,}7 \pm 0{,}50$ kg/m^2 auf $2{,}1 \pm 0{,}8$ kg/m^2 erreicht werden. Außerdem wurde eine Minderung der Hautfaltendicken und des Taillenumfangs gemessen. 35,3 Prozent der Teilnehmer haben abgebrochen, wobei 42,7 Prozent davon Mädchen und nur 27,3 Prozent der Jungen waren. Dabei ist die Rate bei Jugendlichen höher als bei Kindern. Die Teilnahmefrequenz an den Gruppensitzungen beträgt bei Kindern 91 Prozent, bei Eltern 78 Prozent. Ergebnisse des Stroop-Tests (29 Befragte): Emotionale Bedeutung von Nahrungswörtern nimmt ab, am Ende sogar „negativer-Stroop", die emotionale Bedeutung körperbezogener Wörter nahm vom ersten zum zweiten Jahr zu, dann wieder ab.

Eignung zur langfristigen Verhaltensänderung

Das Programm deckt sämtliche Vorgaben der Arbeitsgemeinschaft für Adipositas (AGA) ab:
Das Verhaltenstraining findet mit einmal pro Woche relativ häufig statt. Die Kochnachmittage veranschaulichen das Gelernte, könnten häufiger als sechsmal in drei Jahren stattfinden. Bewegung wird relativ intensiv gefördert. Die Teilnahme von nicht am Programm teilnehmenden adipösen Kindern kann eine angenehme Auflockerung innerhalb der Gruppe bewirken.

QUELLEN

Adipositas-Journal (2009). Adipositas – Ursachen, Klinik und Folgeerkrankungen. TOM, 3: 27–32.

Internetseite von T.O.M. unter: http://www.bethesda.de/weitereeinrichtungen/adipositaszentrum/tom-programm-fuer-kinder-und-jugendliche/index.html (aufgerufen 7.5.2010).

Leitlinien der Arbeitsgemeinschaft für Adipositas im Kindesalter (AGA) zur Diagnostik, Therapie und Prävention der Adipositas: S2-Leitlinien 2008 (aufgerufen 7.5.2010). http://www.a-g-a.de/Leitliniese2.pdf; S3-Leitlinien 2009. http://www.a-g-a.de/Leitliniese3.pdf (aufgerufen 7.5.2010).

Schlankheitsmittel

4.1   Einführung 139

4.2   Gesetzliche Vorgaben 140

4.3   Beispiele Schlankheitsprodukte 141

4.1 Einführung

In diesem Kapitel werden Schlankheitsprodukte vorgestellt, die zur Unterstützung einer Gewichtsreduktion angeboten werden und nicht auf den klassischen Säulen der Adipositastherapie: Ernährung, Bewegung und Verhalten beruhen. Neben aufwendigen, zeitintensiven und oft frustrierenden Diäten und Abnehmprogrammen locken Mittel, die einfach geschluckt werden und dann Wunder wirken sollen. Der Markt ist unüberschaubar geworden. Zwar ist der Umsatz an Schlankheitsmitteln in Apotheken, Drogerien und Lebensmittel-Märkten in Deutschland rückläufig, die über das Internet vertriebenen Produkte sind dagegen nicht zu erfassen.

Trotz der vielen oft absurden Versprechungen und der zum Teil erheblichen gesundheitlichen Gefährdung versucht Frau/Mann alles, um das Gewicht schnell und einfach zu reduzieren: „Traumfigur in einer Woche", viele (unbekannte) Wissenschaftler bestätigen (angebliche) phänomenale Wirkungen, „keinerlei Jo-Jo-Effekte mehr …", „die Pille, die das Fett auflöst" sind nur wenige der zahllosen reißerischen Werbeversprechen. Die Bandbreite der möglichen Produkte umfasst neben Arzneimitteln und Medizinprodukten auch konventionelle und diätetische Lebensmittel sowie Nahrungsergänzungsmittel. Diesen liegen unterschiedliche gesetzliche Bestimmungen (➤ Kap. 4.2) bezüglich der Zulassung, Sicherheit und Qualitätskontrolle zugrunde, deren Bedeutung für eine mögliche gesundheitliche Gefährdung beim Menschen sich sehr unterscheiden.

Eine Checkliste ✚ soll dabei helfen, Schlankheitsmittel auf dem Apotheken- und Internet-Markt einschätzen und bewerten zu können. Ein Anfrageformular ✚ erleichtert dem Leser die Möglichkeit, Hersteller zu ihrem neuen Produkt zu befragen und damit (eventuell) weitere Informationen zu erhalten. Die Schlankheitsmittel werden folgendermaßen unterteilt:

- Abführmittel/Laxanzien (➤ Kap. 4.3.1)
- Appetitzügler (➤ Kap. 4.3.2)
- Chinesische Schlankheitsmittel (➤ Kap. 4.3.3)
- Resorptionshemmer (➤ Kap. 4.3.4)
- Sättigungsverstärker: Quell- und Füllstoffe (➤ Kap. 4.3.5)
- Stoffwechselanregende Substanzen/Fatburner (➤ Kap. 4.3.7).

Nicht immer lassen sich diese Gruppen sauber voneinander trennen: So enthalten die meisten chinesischen Schlankheitsmittel zum Beispiel den Appetitzügler Sibutramin (auch ohne Deklaration) oder andere (verbotene) Appetitzügler. Viele Resorptionshemmer wirken auch sättigend und abführend. Alle Sättigungsverstärker haben eine milde laxierende Wirkung. In den jeweiligen Texten wird auf diese weiteren Eigenschaften verwiesen.

LITERATUR

Langbein K, Martin HP, Weiss H (2010). Bittere Pillen: Nutzen und Risiken der Arzneimittel. Überarbeitete Sonderausgabe. Köln: Kiepenheuer und Witsch.

Lüllmann H et al. (2010). Pharmakologie und Toxikologie. Stuttgart: Thieme Verlag.

ÖKO-TEST Jahrbuch Essen, Trinken und Genießen für 2007. Test: Schlankheitsmittel, 01/2007.

Rote Liste® Service GmbH (2009). ROTE LISTE® 2009, Frankfurt.

Stiftung Warentest (2007). Schlankheitsmittel aus dem Internet. http://www.test.de/themen/gesundheit-kosmetik/test/Schlankheitsmittel-Krank-statt-schlank-1523447-1525019/ (aufgerufen 7.5.2010).

4.2 Gesetzliche Vorgaben

Die Entscheidung über die Zuordnung von Schlankheitsmitteln zu den jeweiligen Präparategruppen ist über entsprechende gesetzliche Vorgaben geregelt: Im **Arzneimittelgesetz** (AMG) ist neben dem Arzneimittel-Begriff die Abgrenzung zwischen Arzneimitteln (AM), Medizinprodukten (MP) sowie deren Kombinationen (von AM und MP) verankert, andererseits die Abgrenzung zu Lebensmitteln und kosmetischen Mitteln. Laut Richtlinie 2004/27/EG sind Arzneimittel:

- Alle Stoffe oder Stoffzusammensetzungen, die als Mittel mit Eigenschaften zur Heilung oder zur Verhütung menschlicher Krankheiten bestimmt sind.
- „Alle Stoffe oder Stoffzusammensetzungen, die im oder am menschlichen Körper verwendet oder einem Menschen verabreicht werden können, um entweder die menschlichen physiologischen Funktionen durch eine pharmakologische, immunologische oder metabolische Wirkung wiederherzustellen, zu korrigieren oder zu beeinflussen oder eine medizinische Diagnose zu erstellen". (Bundesministerium der Justiz). Man unterscheidet apotheken- und/oder rezeptpflichtige Arzneimittel von frei käuflichen Präparaten.

Im **Medizinproduktegesetz** (MPG) sind Verwendungszweck und Wirkungen von Medizinprodukten im bzw. am menschlichen Körper geregelt. Viele **Medizinprodukte** werden zwar eingenommen, wirken aber nur physikalisch (Aufquellen von Ballaststoffen), nicht immunologisch oder in den Stoffwechsel eingreifend. Medizinprodukte werden zur Erkennung, Verhütung und Behandlung von Krankheiten unter anderem zum Einsatz oder zur Veränderung eines physiologischen Vorgangs im menschlichen Körper eingesetzt.

Schlankheitspräparate werden zum großen Teil als Medizinprodukte in den Verkehr gebracht: Kollagen (Matricur), Chitosan (Strobby) und Glucosa-min (Formoline L112) sind Beispiele hierzu. Sie werden entsprechend ihrem Gefährdungspotenzial in die Klasse 3 eingestuft, die besonders risikoreiche Produkte umfasst. Die Sicherheit der Patienten bzw. Anwender darf nicht gefährdet sein: So müssen Toxizität und Infektionsgefahr ausgeschlossen sein, Verträglichkeit, Kennzeichnungen, Gebrauchsanweisungen und gewisse EG-Richtlinien zur Qualitätssicherung erfüllt sein (Langbein et al. 2010). Auch gibt es Kombinationen von Arzneimitteln und Medizinprodukten, wobei die überwiegende Zweckbestimmung die des Arzneimittels oder die des Medizinproduktes sein kann.

Beispiel für eine vorwiegend als Arzneimittel eingesetzte Kombination ist ein Nikotinpflaster. Beispiel für eine vorwiegend als Medizinprodukt verwendete Kombination ist ein mit Heparin beschichteter Katheter.

Lebensmittel sind gemäß Richtlinie 178/2002/EG Artikel 2 „Stoffe oder Erzeugnisse, die dazu bestimmt sind oder von denen nach vernünftigem Ermessen erwartet werden kann, dass sie in verarbeitetem, teilweise verarbeitetem oder unverarbeitetem Zustand vom Menschen aufgenommen werden". Zu Lebensmitteln zählen auch Getränke, Kaugummi sowie alle Stoffe – einschließlich Wasser-, „die dem Lebensmittel bei seiner Herstellung oder Ver- oder Bearbeitung absichtlich zugesetzt werden". Sie unterstehen dem **Lebensmittel- und Bedarfsgegenstände- und Futtermittel-Gesetzbuch** (LFGB), in dem 2005 das Gesetz zur Neuordnung nach der EG-Verordnung erlassen wurde (Öko-Test Jahrbuch Essen, Trinken und Genießen 2007). Zu den Lebensmitteln gehören neben den traditionellen Lebensmitteln auch:

- Funktionelle Lebensmittel (functional foods)
- Neuartige Lebensmittel (novel foods)
- Nahrungsergänzungsmittel
- Diätetische Lebensmittel.

Das Lebensmittelrecht umfasst neben den Regelungen für traditionelle Lebensmittel auch die Diätverordnung und die Nahrungsergänzungsmittel-Verordnung (NEMV). Die verschiedenen Lebensmittelgruppen unterstehen unterschiedlichen Kennzeichnungsverordnungen, der **Lebensmittel-Kennzeichnungsverordnung** (LMKV), der **Kennzeichnungsvorschrift für Nahrungsergänzungsmittel** (NEMV), der **Diätverordnung** (Diät-VO). Die Einhaltung der Kennzeichnungsvorschriften und zulässigen Werteaussagen, Qualitäts- und Sicherheitskontrollen werden über die betreffenden Bundesbehörden überprüft, z. B. dem Bundesinstitut für Risikobewertung (BfR) oder dem Bundesinstitut für Arzneimittel (BfArM) bzw. seiner Überwachungsbehörde.

Lebensmittel mit Ausnahmen der diätetischen Lebensmittel dürfen nicht mit krankheitsbezogener Werbung in den Verkehr gebracht werden. Dazu gehören Aussagen über Linderung oder Verhütung von Krankheiten, ärztliche Empfehlungen, Krankheitsgeschichten und das Spielen mit Angstgefühlen. Diätetische Lebensmittel müssen gemäß der Diät VO für besondere Ernährungserfordernisse bestimmt sein, entweder zur Gewichtsreduktion (§ 1 und § 14a DiätVO) oder als bilanzierte Diät für besondere medizinische Zwecke (§ 1und § 14b der DiätVO), z. B. für Diabetiker. Sie müssen gemeldet werden. Eine Prüfung auf ihre Wirksamkeit ist nicht vorgesehen. Bilanzierte Diäten können als vollständig oder als ergänzend bilanzierte Diäten in den Verkehr gebracht werden. Ihre Verwendung darf nur unter ärztlicher Aufsicht erfolgen.

In der Verordnung über Nahrungsergänzungsmittel (NEMV) sind das In Verkehr bringen und die Anzeige- und Kennzeichnungspflicht geregelt. So muss der Hinweis vorliegen, „dass Nahrungsergänzungsmittel nicht als Ersatz für eine ausgewogene und abwechselungsreiche Ernährung verwendet werden sollen". Nahrungsergänzungsmittel werden in Lebensmittel – untypischer Form vertrieben wie Kapseln, Pulver, Tabletten usw. und wirken damit oft wie Arzneimittel. Sie dürfen nicht damit beworben werden, dass sie Krankheiten verhindern oder heilen. Folgende Wirkversprechen von NEM werden heute jedoch weitgehend toleriert: „stärkt die Nerven, das Immunsystem …", „schützt vor freien Radikalen", „verdauungsfördernd".

LITERATUR
Bundesministerium der Justiz, juris gmbH: Arzneimittelgesetz. http://www.gesetze-im-internet.de/amg_1976/ (aufgerufen 7.5.2010).
Bundesministerium der Justiz, juris GmbH: Gesetz über Medizinprodukte (Medizinproduktegesetz). http://www.gesetze-im-internet.de/bundesrecht/mpg/gesamt.pdf (aufgerufen 7.5.2010).
Verordnung (EG) Nr. 178/2002 Des Europäischen Parlaments und des Rates
vom 28. Januar 2002. http://eur-lex.europa.eu/LexUriServ/LexUriServ.do?uri=OJ:L:2002:031:0001:0024:DE:PDF (aufgerufen 7.5.2010).

Bundesministerium für Justiz, Verordnung über diätische Lebensmittel (Diätverordnung), 30.1.2008.
Bundesinstitut für Risikobewertung (gehört zum Geschäftsbereich des Bundesministeriums für Ernährung, Landwirtschaft und Verbraucherschutz (BMELV), gegründet 1.11.2002, Hauptsitz Berlin Dahlem.
Bundesinstitut für Arzneimittel und Medizinprodukte.

4.3 Beispiele Schlankheitsprodukte

4.3.1 Abführmittel/Laxanzien

Übersicht

Abführmittel – in der Fachsprache Laxanzien oder Laxantia, ältere Bezeichnung Depurantia – führen zu einer leichteren und beschleunigten Darmentleerung. Sie werden, insbesondere von Frauen, oft missbräuchlich zur Gewichtsreduktion eingesetzt. Die Präparate unterscheiden sich in der Herkunft und Art ihrer Herstellung (pflanzlichen Ursprungs oder synthetisch hergestellt), der Einnahme und dem Wirkort (oral in den Magen-Darm-Trakt oder rektal) und dem Wirkmechanismus (➤ Tab. 4.1).

Tab. 4.1 Eigenschaften von Abführmitteln mit Beispielen (Darstellung Hajeck-Lang).

Wirkgruppe	Wirkprinzip	Beispiele
Anthrachinone (pflanzlich)	Antiresorptiv, hydragog	Sennesblätter, Faulbaumrinde, Aloeextrakt
Ballaststoffe	Quellmittel	Leinsamen; Weizenkeime, indische Flohsamen
Diphenylmethanderivate	Antiresorptiv, hydragog	Phenophthalein, Bisacodyl
Glycerin	Gleitmittel	Glycerolsuppositorien
Paraffin	Gleitmittel	Paraffinöl
Rizinusöl	antiresorptiv, hydragog	Rizinusöl
Salze	osmotisch/salinisch	Bittersalz, Glaubersalz
Zucker (Disaccharide)	osmotisch	Laktose, Laktulose
Zuckeralkohole	osmotisch	in Klysmen: Mannitol, Sorbitol

Wirkmechanismus

Man unterscheidet folgende pharmakologische Wirkprinzipien: Füll-, Quell- oder Ballaststoffe. Diese Substanzen wirken bei Aufnahme von reichlich Wasser durch das Aufquellen ihrer unverdaulichen Inhaltsstoffe. Das dadurch erhöhte Volumen im Darm führt zu einer verstärkten Peristaltik und schließlich zu einer reichhaltigen Stuhlentleerung.

Osmotisch wirkende Abführmittel (OsmoLaxanzien)

Durch den hohen osmotischen Druck im Darmlumen bewirken diese Mittel eine gesteigerte Flüssigkeitssekretion ins Lumen, bei nur geringfügiger Resorption von Wasser und Nährstoffen aus dem Nahrungsbrei. Die dadurch erhöhte Darmfüllung dehnt die Darmwand und stimuliert die Entleerung über entsprechende Rezeptoren. Man unterscheidet salinische Laxanzien wie Glauber- und Bittersalz (Sulfatsalze), Zuckeralkohole wie Mannitol und Sorbitol sowie Disaccharide wie Laktose und Laktulose.

Antiresorptiv und hydragog wirkende Abführmittel

Zu diesen aufgrund ihrer ausgesprochenen Reizwirkung auf die Darmmukosa auch als „Kontakt-Laxanzien" bezeichneten Abführmitteln gehören Diphenylmethanderivate wie Bisacodyl und Phenolphthalein, Anthrachinonderivate aus z. B. Sennesblättern oder Aloeextrakten und Rizinusöl. Sie hemmen die Aufnahme von Wasser und Elektrolyten aus dem Darm (antiresorptiv) und steigern deren Sekretion ins Darmlumen (hydragog). Durch den Reiz der Darmschleimhaut wird die Motilität angeregt und damit der intestinale Transport beschleunigt.

Gleitmittel

Gleitmittel wie Glycerin und Paraffin erweichen den Stuhl, ohne in den Wasser- und Elektrolythaushalt einzugreifen. Der Stuhl wird leichter transportiert und schneller ausgeschieden. Paraffin als nicht resorbierbares Mineralöl wird sowohl oral als auch rektal angewandt. Glyzerin kann nur rektal in Form von Suppositorien zugeführt werden.

Darreichungsformen und Vermarktung

Abführmittel gibt es in oralen und rektalen Darreichungsformen: Zu den oralen Präparaten zählen:

- Tabletten und Dragees
- Lutschpastillen
- Früchtewürfel
- Granulat und Pulver
- Tee und Tropfen
- Emulsionen und Sirup.

Zur rektalen Einführung werden Suppositorien und Klistiere angeboten. Laxanzien sind rezeptfrei in Apotheken, Reformhäusern und Drogerien erhältlich.

Nebenwirkungen

Durch die Einnahme von Abführmitteln kann es zu unerwünschten Nebenwirkungen kommen, die abhängig von der Wirkungsweise sowie der Dosis des eingenommenen Mittels sind. Die gleichzeitige Aufnahme von Diuretika (➤ Kap. 4.3.3) kann zu gefährlichen Elektrolytverschiebungen führen. Folgende Nebenwirkungen werden beschrieben:

- Völlegefühl und Blähungen
- Bauchschmerzen, Übelkeit, Erbrechen
- Kolikartige Bauchkrämpfe, Magenreizungen (zum Beispiel bei Rizinusöl)
- Durchfall
- Unverträglichkeiten bei Zucker und Zuckeralkoholen (bei Fruktose- oder Laktoseintoleranz)
- Überempfindlichkeitsreaktionen
- Funktionsstörungen von Herz und Niere sowie Muskelschwäche durch Kalium- und Elektrolytverlust
- Funktionsstörungen des Dickdarms
- Störungen des Elektrolythaushalts
- Darmträgheit durch Kaliummangel
- Stuhlinkontinenz bei Paraffinöl
- Verringerung der Resorption von fettlöslichen Vitaminen.

Wechselwirkungen mit anderen Medikamenten

Abführmittel haben erhebliche Wechselwirkungen mit anderen Medikamenten. Darum sollte der Arzt unbedingt über die Einnahme informiert werden. Bei folgenden Medikamenten kann bei gleichzeitiger Einnahme von Abführmitteln ihre Wirkung beeinträchtigt bzw. verstärkt sein:

- Diuretika
- Herzmedikamente wie z. B. Herzglykoside

– Besonders starke Abführmittel können die Wirkung des Medikaments erhöhen und zu gefährlichen Nebenwirkungen führen
* Kortison-Präparate
  – Cortison kann die Ausscheidung von Kalium erhöhen und dadurch zu einer verstärkten Wirkung des Medikaments Herzglykosid führen
* Verhütungsmittel
  – Bei gleichzeitiger Einnahme mit der Antibabypille ist deren Wirkung nicht gewährleistet
* Antibiotika
  – Antibiotika können die Wirkung von Abführmitteln aufheben.

Warnhinweise, Kontraindikationen

Die Einnahme von Abführmitteln sollte vermieden werden bzw. nur nach Absprache mit dem Arzt erfolgen bei:
* Unklaren Bauchschmerzen → Verdacht auf Darmverschluss
* Entzündlichen Darmerkrankungen wie Morbus Crohn oder Colitis ulcerosa
* Blutungen im Magen-Darmtrakt
* Akuten Unterbaucherkrankungen
* Schwangerschaft und Stillzeit
* Kindern unter 12 Jahren
* Medikamenten.

Besonders gefährlich sind Abführmittel, wenn sie in zu hohen Dosen oder bei fehlender Indikation eingenommen werden. Ein derartiger Laxanzienabusus tritt oft bei jungen Frauen mit Essstörungen (Anorexia nervosa oder Bulimia nervosa) auf. In extremen Fällen können bei starker Überdosierung die entstehenden Flüssigkeits- und Elektrolytverluste zu Hypokaliämie oder zu einem sekundären Hyperaldosteronismus, zu Herzrhythmusstörungen sowie Nierenversagen führen. Über einen längeren Zeitraum eingenommene Abführmittel bewirken schließlich, dass sich der Darm an deren abführende Wirkung gewöhnt und träge wird.

Kosten

Je nach Darreichungsform und Wirkstoff liegen die tagestherapeutischen Kosten zwischen 0,50 und 1 €.

Gesundheitliche Bewertung

Abführmittel sind keine Schlankheitsmittel, sie erleichtern und beschleunigen lediglich den Verdauungsvorgang. Die meisten Mittel wirken erst im Dickdarm, nachdem bereits die Nährstoffaufnahme aus dem Essen stattgefunden hat. Bei unsachgemäßer Einnahme können sie starke Nebenwirkungen auslösen. Im Falle einer Obstipation ist es ratsam, allmählich und behutsam auf ballaststoffreiche Nahrungsmittel wie Vollkornprodukte, Gemüse und Obst oder gesäuerte Milchprodukte wie Joghurt und Buttermilch sowie Sauerkrautsaft zurückzugreifen, dabei reichlich zu trinken und sich viel zu bewegen. Wenn sich die Verdauung dennoch nicht bessert, können schwache Abführmittel wie Leinsamen, Flohsamen oder Laktulose eingesetzt werden.

Besonderes

Medizinisch sinnvoll kann die Einnahme von Abführmitteln bei einer schmerzhaften Stuhlentleerung sein, bei der Einnahme spezieller Medikamente und vor diagnostischen oder therapeutischen Interventionen wie Bauchoperationen oder Endoskopien. Medikamente, deren Einnahme oft mit Obstipation einhergeht, sind:
* Opiode
* Anticholinergika (bei Harninkontinenz)
* Psychopharmaka
* Schlaf- und Beruhigungsmittel
* Aluminiumhaltige Magensäurebinder
* Eisenpräparate
* Antihypertensiva
* Antiparkinsonmedikamente
* Antiepileptika.

Eignung als Schlankheitsmittel

Der Einsatz von Abführmitteln zur Gewichtsreduktion bewirkt nur kurzzeitige und geringfügige Kiloverluste auf der Waage. Lernprozesse hinsichtlich sinnvoller Verhaltensänderungen beim Essen werden dabei nicht in Gang gesetzt. Im Gegenteil: man kann besonders reichhaltig zulangen, denn das Abführmittel wird für einen schnellen Abtransport sorgen. Denkbar sind positive Effekte einer regelmäßigen, guten Darmentleerung auf das Hungerzentrum.

4

Ein voller Darm fördert Hungergefühle durch eine ständige Darmbewegung – ein „leerer" Darm unterbricht diese Reflexe und kann das Hungergefühl unterdrücken (➤ Kap. 2.3). Eventuell lassen sich abnehmwillige Übergewichtige dadurch besser motivieren, ein Reduktionsprogramm oder eine Ernährungsumstellung zu beginnen, als wenn sie ständig unter Verstopfung und damit paradoxerweise unter „Nachschub"-Signalen leiden. Dies bedeutet natürlich nicht, dass diese Patienten nichts an ihrem Essen ändern müssen, um Verstopfung zu vermeiden.

LITERATUR
Berger R (2005). Update Obstipation. Neues Wissen gegen alte Vorurteile – Mythen und Märchen über Verstopfung und Abführmittel. PTA heute, Sonderheft Interpharm 2005 : 18–22.
Drossmann DA, Dumitrascu DL (2006). Rome III: New Standard for Functional Gastrointestinal Disorders. Journal of Gastrointestinal Liver Disorder; 15 (3): 237–241.

4.3.2 Appetitzügler

Unter den Appetitzüglern lassen sich neben in Deutschland verbotenen Stoffen oder solchen ohne nachgewiesene, appetitzügelnde Wirkung sinnvollerweise zwei Gruppen von Präparaten unterscheiden:
1. **Gruppe I: Rezeptpflichtige.** In wissenschaftlichen Studien gut untersuchte Medikamente mit nachweisbaren Effekten und mehr oder weniger starken Nebenwirkungen. Sie unterstehen dem deutschen Arzneimittelgesetz (AMG).
2. **Gruppe II: Frei käufliche** pflanzliche, zum Teil homöopathische Mittel, die in der Roten Liste aufgeführt und von denen keine gesundheitlichen Nebenwirkungen bekannt sind.

Daneben werden im Internet bzw. in anderen Ländern Präparate vertrieben, die in Deutschland seit langem nicht mehr zugelassen sind. Dazu gehören unter anderem Fenfluramon- und ephedrinhaltige Appetitzügler. Bei anderen Mitteln, zum Beispiel Yohimbin- und Guggulsterone (Hoodia)-haltigen Präparaten ist die appetitzügelnde Wirkung nicht nachgewiesen (Yohimbin) oder noch nicht wissenschaftlich gesichert (Hoodia). Bei den so genannten „chinesischen Schlankheitsmitteln" lassen sich in vielen Präparaten verbotene Wirkstoffe oder solche ohne nachgewiesene Wirkung nachweisen.

Gruppe I: Rezeptpflichtige Appetitzügler

Da diese Gruppe hemmend auf das Hungerzentrum im Gehirn wirkt, den Energieverbrauch steigert, den Patienten in eine euphorische Stimmung versetzt und eine Abhängigkeit bei Dauergebrauch birgt, soll ihre Einnahme ausschließlich unter ärztlicher Kontrolle erfolgen. Rezeptpflichtige Appetitzügler sollen nicht bei einem BMI unter 30 eingesetzt werden, es sei denn, es liegen Begleiterkrankungen wie z. B. Diabetes oder Hypertonie vor. In diesen Fällen liegt der Grenzwert bei BMI = 27. Hierzu gehören die in der BRD zugelassenen Präparate und deren Wirkstoffe (➤ Tab. 4.2).

Wirkmechanismus

Gemeinsam ist diesen Präparaten ihre zentrale Wirkung am Hungerzentrum im Zwischenhirn (Hypothalamus): Sie erhöhen die Konzentration der Neurotransmitter im synaptischen Spalt und täuschen damit dem Gehirn eine Sättigung vor. Ein Hungergefühl entsteht erst gar nicht durch eine künstlich erzeugte Stresssituation und ein inneres Hochgefühl. Neben dieser euphorisierenden Wirkung wird der Energieverbrauch erhöht. Alle Appetitzügler bis auf Reductil® gehören zu den Amphetaminderivaten und wirken als Sympathomimetika auf eine verstärkte Freisetzung von Noradrenalin, Dopamin bzw. Serotonin in den synaptischen Spalt. Sie sind auch in vielen Antitussiva bzw. Grippemitteln enthalten. Die PPA-haltigen Medikamente sollen maximal vier Wochen lang eingenommen werden, die Amfepramon-haltigen Präparaten Regenon® und Tenuate® maximal drei Monate.

Tab. 4.2 Verschreibungspflichtige Appetitzügler und ihre Wirkstoffe in Deutschland. (Stand 2010) PPA = Phenylpropanolamin. ! Reduktil® ist seit Anfang 2010 vom Markt.

Präparat	Wirkstoff
Boxogetten® S-vencipon	PPA
Recatol mono®	PPA
Antiadipositum Riemser®	PPA und Vitamine B1/B6/C
Antiadipositum X 112 T®	Cathin (= Norpseudoephedrin)
Reductil®!	Sibutramin
Regenon®	Amfepramon
Tenuate®	Amfepramon

Darreichung und Vermarktung

Alle rezeptpflichtigen Appetitzügler sind zwangsläufig auch apothekenpflichtig. Allerdings wird Sibutramin in Mengen unter anderem Namen, oft ohne Deklaration, im Internet vertrieben. Die älteren Appetitzügler wie Ephedrin, Fenfluramin und Regenon® wurden seit den 80er Jahren aufgrund ihrer schwerwiegenden Nebenwirkungen vom Markt genommen. Allerdings wird Ephedrin in zahlreichen Präparaten im Internet, vorwiegend in den „chinesischen Schlankheitsmitteln" (➤ Kap. 4.3.3), als Appetitzügler angeboten. Lediglich Regenon® wurde auf entsprechende Eingaben des Herstellers nach einigen Jahren wieder zugelassen. Aufgrund der eingreifenden neuronalen Wirkungen der rezeptpflichtigen Appetitzügler sind zahlreiche Nebenwirkungen zu beobachten. Die im synaptischen Spalt erzeugte Dosiserhöhung der Neurotransmitter entspricht einer provozierten Stresssituation mit allen damit verbundenen unerwünschten Symptomen:

* Unruhe
* Schlafstörungen
* Bluthochdruck
* Herzjagen
* Psychische Veränderungen.

Dies sind nur einige der möglichen Folgen. Aufgrund seiner massiven Nebenwirkungen bis hin zu Suizidalität und Aggressivität wurde Acomplia® mit dem Wirkstoff Rimonabant 2008, nur zwei Jahre nach seiner Einführung (2006) vom Markt genommen. In den USA war es nie zugelassen.

Reduktil® (Sibutramin) wurde 2010 nach 10 Jahren vom Markt genommen wegen seiner gesundheitsschädigenden Nebenwirkungen. Ebenso wie Ephedrin wird Sibutramin im Internet (meist ohne Wirkstoff-Deklaration) in zahlreichen, vor allem „chinesischen Schlankheitsmitteln" in den Verkehr gebracht.

Wechselwirkungen

Die Liste von Wechselwirkungen der rezeptpflichtigen Appetitzügler mit anderen Medikamenten aufgrund ihrer zentralen Wirkungen ist lang. Bei den Sympathomimetika PPA, Cathin und Amfepramon müssen Wechselwirkungen mit anderen Sympathomimetika, MAO-Hemmern und Koffein beachtet werden.

Warnhinweise und Kontraindikationen

Psychiatrische Erkrankungen, insbesondere Psychosen und Depressionen, Herzerkrankungen und Bluthochdruck, Leber- und Nierenfunktionsstörungen sowie Epilepsie stellen je nach Patient absolute bzw. relative Kontraindikationen für die Therapie mit Sibutramin dar. Auch bei den Sympathomimetika muss bei Bluthochdruck und psychiatrischen Erkrankungen Vorsicht walten. Teilweise werden Appetitzügler mit anderen Wirkstoffen gemischt, um eine Wirkungsverstärkung bei der Gewichtsreduktion zu erreichen: Das Präparat Thermogenesis enthält neben Ephedrin so viel Koffein wie in 10 Tassen Kaffee enthalten sind. Dadurch wird der Körper zusätzlich aufgeputscht, die diuretische Wirkung führt zu weiteren „Gewichts"-Verlusten. Vergleichbar wirken andere Präparate wie das (in Deutschland verbotene) Vencipon, ein Appetitzügler mit Ephedrin, kombiniert mit Phenolphthalein, ein Abführmittel, über eine verstärkte Stuhlausscheidung.

Zunehmend werden Appetitzügler unter Missachtung der Apotheken- bzw. Rezeptpflicht im Internet vertrieben. Dabei sind ihre tatsächlichen Inhaltsstoffe oft nicht deklariert: In besonderem Maße gilt dies für die so genannten chinesischen Schlankheitsmittel, z. B. LiDa-Produkte, die – ohne Kennzeichnung – den Wirkstoff Sibutramin enthalten. Er ist oft in deutlich höherer als der früher in Reduktil® erlaubten Dosis zu finden. Die gesundheitlichen Gefahren liegen auf der Hand, betrachtet man insbesondere das Nebenwirkungsprofil: Psychiatrische Erkrankungen. Präparate, bei denen Sibutramin oder Ephedrin nachgewiesen wurde, obwohl es nicht angegeben ist, sind unter „Chinesische Schlankheitsmittel" (➤ Kap. 4.3.3) aufgeführt.

Therapiekosten

Die Tageskosten liegen zwischen 0,50 und mind. 3 € und damit deutlich höher als für frei verkäufliche Präparate. Der Handel im Internet weist eine derartige Kostenbreite auf, dass entsprechende Angaben nicht möglich sind.

Gesundheitliche Bewertung

Alle rezeptpflichtigen Appetitzügler sind zentral wirkend Medikamente mit einer großen Zahl an potenziellen, sehr starken Nebenwirkungen, weshalb sie nur unter ärztlicher Aufsicht eingenommen werden dürfen. Eine besondere gesundheitliche Gefahr besteht durch den Internethandel, in dem die Wirkstoffe entweder nicht deklariert oder in zu geringer oder zu hohen Dosen vorhanden sind. Besonders kritisch ist auch die Suchtgefahr zu bewerten.

Studienlage

Die Wirkung der rezeptpflichtigen Appetitzügler ist seit Jahren, teilweise Jahrzehnten, bekannt und gut belegt. Beispielsweise liegen für Reductil®, das in Deutschland seit 1999 auf dem Markt war, zahlreiche Studien vor, die unter anderem den Einsatz in Kombination mit einer Lebensstilberatung untersuchen (Wadden et al. 2005) oder deren Ergebnisse die Zulassung für eine zweijährige Einnahmedauer untermauern sollen (SCOUT-Studie).

Eignung als Schlankheitsmittel

Appetitzügler sind durchaus geeignet zur Gewichtsreduktion. Allerdings können sie nicht dauerhaft eingenommen werden. Deshalb sind eine strukturierte Ernährungsberatung und ein Verhaltenstraining unabdingbare Maßnahmen, die parallel durchgeführt werden sollten. Außerdem sind die möglichen Nebenwirkungen abzuschätzen: Der Arzt muss individuell abwägen und entscheiden, ob zum Beispiel das Risiko der Verschlimmerung eines gewichtsbedingten, erhöhten Blutdrucks zugunsten einer medikamentösen Gewichtsreduktion eingegangen werden kann.

Zur längerfristigen Anwendung gibt es lediglich für Sibutramin eine Reihe von wissenschaftlichen Studien, die den Einsatz sogar für zwei Jahre ermöglichen sollen. Für die Sympathomimetika gibt es kaum Langzeitstudien, was auf die schwerwiegenden Nebenwirkungen und die nachlassende Wirkung bzw. die Abhängigkeit- und Suchtgefahr zurückgeführt werden dürfte. Von einem Kauf im Internet ist dringend abzuraten.

Tab. 4.3 Frei käufliche pflanzliche Appetitzügler in Deutschland, aufgeführt in der Roten Liste.

Präparat	Wirkstoff	Anmerkungen
Figur-Verlan®	Guar	Sättigungsverstärker (➤ Kap. 4.3.5) und Resorptionshemmer (➤ Kap. 4.3.4)
Recatol®-Algin (Lemon)	Alginsäure Carmellose	Sättigungsverstärker (➤ Kap. 4.3.5)
Cefamadar®	Madar	Homöopathisches Arzneimittel
Fucus-Gastreu® S R59	Fucus vel Ascophyllum	Homöopathisches Arzneimittel

Gruppe II: Frei käufliche Appetitzügler
Zu den frei käuflichen Appetitzüglern gehören die in der Roten Liste aufgeführten pflanzlichen Präparate (➤ Tab. 4.3).

LITERATUR
Jordan et al. (2005). Influence of Sibutramine on blood pressure: Evidence from placebo-controlled trials. International Journal of Obesity; 29: 509.
Rote Liste® Service GmbH (2009). ROTE LISTE® 2009, Frankfurt.
Regenon Referat Adipositas (2007). Produktbeschreibung Regenon® und Regenon® retard 60 mg. Temmler Pharma GmbH & Co.KG.
Regenon Referat Adipositas (2007). Konzept zur Unterstützung einer Adipositastherapie mit Regenon® und Regenon® retard 60 mg und Praxishilfen von Temmler Pharma, Temmler Pharma GmbH & Co.KG.
Scholze J (2009). Sibutramin. Adipositas; 2/2009: 66–70.
Stiftung Warentest (2007). Schlankheitsmittel aus dem Internet, im Internet unter
http://www.test.de/themen/gesundheit-kosmetik/test/Schlankheitsmittel-Krank-statt-schlank-1523447-1525019/ (aufgerufen 7.5.2010).
Wadden TA et al. (2005). Randomized trial of lifestyle modification and pharmacotherapy for obesity. New England Journal of Medicine; 17: 353.

4.3.3 Chinesische Schlankheitsmittel

Übersicht

Bei den so genannten „Chinesischen Schlankheitsmitteln" handelt es sich überwiegend um Präparate, die über das Internet vertrieben werden. Medikamente, Heilkräuter, Algen und Tees sollen offensichtlich allein aufgrund ihrer fernöstlichen Herkunft und exotisch klingenden Namen als Wundermittel spektakuläre Erfolge garantieren. Die in der Regel mit „rein pflanzlich" deklarierten Mittel sollen harmlos klingen, viele berufen sich auf Jahrtausende alte chinesische Traditionen. Diese Mittel sind in Deutschland nicht verkehrsfähig, da sie neben dem deklarierten „Pulver chinesischer Pflanzen" oft nicht deklarierte, gesundheitsschädigende Substanzen bzw. verschreibungspflichtige Wirkstoffe enthalten: Dabei handelt es sich meist um den verbotenen Appetitzügler Sibutramin (➤ Tab. 4.2). Aber auch das verschreibungspflichtige Ephedrin und der verbotene Appetitzügler Nitroso-Fenfluramin sind oft enthalten, ohne dass sie deklariert sind. Weitere Inhaltsstoffe können Guggulsterone und Yohimbin sein (➤ Tab. 4.4).

Die Präparate werden zum Teil ohne äußere Verpackung geliefert und haben schwankende Wirkstoffmengen auch innerhalb einer Packung. Im Falle von Sibutramin sind diese bis zu doppelt so hoch wie die zulässige Höchstdosis. In vielen Produkten ist der deklarierte Wirkstoff gar nicht enthalten oder sie enthalten gefährliche Mixturen mehrerer Wirkstoffe. Die Verbraucherinformationen sind in der Regel völlig unzureichend und zum Teil nicht lesbar in asiatischen Schriftzeichen angegeben. Die Werbeversprechen sind irreführend, verboten oder mit falschen Aussagen bestückt.

Verbraucherzentralen, Stiftung Warentest, Ökotest und AID warnen seit Jahren bundesweit vor diesen Präparaten. Sie aktualisieren die Listen der chinesischen Schlankheitsmittel regelmäßig und veröffentlichen sie im Internet. Angesichts der ständigen Veränderungen auf dem Internet-Markt (Die Webseiten unseriöser Geschäftemacher wechseln ständig) enthält (➤ Tab. 4.4) lediglich die häufigsten Produkte mit ihren gefährlichen Wirkstoffen:

Wirkmechanismen

Sibutramin ist ein selektiver Noradrenalin- und Serotonin-Wiederaufnahmehemmer und beeinflusst dadurch das Sättigungsgefühl (➤ Kap. 4.3.5). Es war in Deutschland lediglich in einem Medikament,

Tab. 4.4 Übersicht zu „chinesischen Schlankheitsmitteln" mit ihren Wirkstoffen (Darstellung Hajeck-Lang).

Produkt	Inhaltsstoffe	Anmerkungen
Produkte mit Sibutramin (verschreibungspflichtig)		
Darling Tian Ran Jian Fei	19,1 mg Sibutramin	Lida-Shop im Internet verschreibungspflichtig und oft nicht deklariert oder höher dosiert als erlaubt
Lida Dai Dai Hua Jiao Nang	20,4 mg Sibutramin	
Meizitang	6,7 mg Sibutramin	
Miaozi	9,2 bzw. 8,8 mg Sibutramin	
Obego 5	4,7 mg Sibutramin	
ZHEn de Shou	Sibutramin	
Produkte mit Ephedrin und/oder Koffein und/oder Yohimbin (verschreibungspflichtig)		
Dyma-Burn Xtreme	175 mg Koffein, 19 mg Ephedrin HCL, 206 mg Azetylsalizylsäure, ca. 5–12 mg Salicylsäure	Ephedrin verschreibungspflichtig (Grippemittel) zahlreiche Mischpräparate. Yohimbin früher in Potenzmitteln enthalten
ThermoGenisis	21,6 mg Ephedrin HCL 342,4 mg Koffein	
Ephedra Nature Super Cap	64,3 mg Koffein (Kristalle), 6,6 mg Ephedrin HCL	
Looking Trim Original	110,7 mg Koffein, Ephedrinalkaloide in Spuren	
Supprex	12,8 Synephrin ca. 2,6 mg Koffein	
Stacker 2	257 mg Koffein 4,1 mg Yohimbin HCL	
Stacker 3 XPLC	197 mg Koffein, 3,7 mg Yohimbin HCL	

Tab. 4.4 Übersicht zu „chinesischen Schlankheitsmitteln" mit ihren Wirkstoffen (Darstellung Hajeck-Lang). (Forts.)

Produkt	Inhaltsstoffe	Anmerkungen
Produkte mit Hoodia/Guggulsteronen		
Guggul Complex	Ca. 3,6 mg Guggulsterone	Soll die Schilddrüse stimulieren
T3 Dietary Supplement	Ca. 22 mg Guggulsterone	
Original Hoodia Gordonii-Kapseln	Hoodia-Pulver	Wirkstoff oft nicht enthalten. Als pflanzlicher, gut wirksamer Appetitzügler in der Diskussion, bislang ohne wissenschaftliche Studien.
In Deutschland verbotene Appetitzügler: Produkte mit Nitroso-Fenfluramin		
Keep Fit Lin, Ma zin Dol, Onshido, QIAN ER, Qung ZI Su, Quian Er, SB Sliming Capsules, Slim 10, Xian ZI Su Jian Fei Jiao, Xin Xue Kang Jiao Naing, Yuzhitang Jian Fei Jiao Nang (Verbraucherzentrale NRW 2009).		

dem Reductil® 10/15, zugelassen und das in einer Dosierung von 8 bzw. 12 mg Sibutramin. Die Stärke in den chinesischen Schlankheitsmitteln liegt zwischen 5 und 20 mg pro Tablette. Nebenwirkungen können sein: Erhöhung des Blutdrucks, Tachykardien, Mundtrockenheit, Kopfschmerzen und Verstopfung. Koffein soll das sympathische Nervensystem aktivieren und Speicherfett durch eine verstärkte Lipolyse mobilisieren.

Nebenwirkungen sind ebenfalls Tachykardien, Unruhezustände und Schlafstörungen, Schwitzen und Tremor. In einer randomisierten Studie über 50 Wochen konnte eine solche Wirkung im Vergleich zu Placebos nicht nachgewiesen werden. Koffein verstärkt jedoch den Ephedrineffekt hinsichtlich der Stimulation des Energieverbrauchs, der Lipolyse und der Hemmung des Appetits. Wird Koffein mit Ephedrin kombiniert, so ist die Gewichtsabnahme größer als unter Ephedrin allein. Es wurden Gewichtsabnahmen bis zu 16 kg pro Jahr beschrieben (Toubro et al. 1993). Ephedrin ist ein Sympathomimetikum von schwächerer, jedoch länger anhaltender Wirkung als Adrenalin. Es wirkt blutdrucksteigernd, herzstimulierend, bronchienerweiternd und appetithemmend, weshalb es in Arzneimitteln gegen Hypotonie, chronische Bronchitis, Asthmaanfälle und zur Abschwellung der Schleimhäute bei Schnupfen sowie als Bestandteil von Appetitzüglern Verwendung findet.

Nebenwirkungen

Es besteht ein ausgeprägtes Abhängigkeitspotenzial. Ephedrin ist ein verschreibungspflichtiges Medikament. In Kombination mit Koffein und Acetylsali-

cylsäure gehört es zu den verbotenen Dopingmitteln. Yohimbin ist ein verschreibungspflichtiges Präparat, das bei erektiler Dysfunktion eingesetzt wird. Es kann den Blutdruck und den Herzschlag erhöhen und soll bei psychiatrischen Erkrankungen nicht eingesetzt werden. Seine Wirkung als Appetitzügler ist nicht untersucht oder belegt.

Resümee Schlankheitsmittel aus Apotheken und Internet

Übergewichtige sollten sich fragen, warum viele Schlankheitsmittel nur im Internet vertrieben werden: Bestenfalls sind sie wirkungslos und/oder wissenschaftlich nicht untersucht – oder sie bergen nicht überschaubare Gefahren und enthalten illegale Arzneimittel oder undeklarierte gesundheitsgefährdende Substanzen wie Sibutramin oder Amphetaminabkömmlinge. Die Apotheken- und Rezeptpflicht in Deutschland sichert Patienten gut untersuchte und nachweislich wirkende Medikamente zu. Im Internet wird alles verkauft, ohne Zulassungs- oder Zertifizierungsvorschriften zu berücksichtigen. Es wird grundsätzlich abgeraten, angebliche Schlankheitsmittel via Internet zu kaufen. Strafbar macht sich derjenige, der eine Weitergabe von Schlankheitsmitteln aus dem Internet an Andere vertreibt.

✚ Checkliste Schlankheitsmittel aus Apotheke und Internet.

LITERATUR

Chinesische Schlankheitsmittel: Lebensgefahr durch Wirkstoff Sibutramin. http://www.verbraucherzentrale-nrw.de/link22522A.html (aufgerufen 7.5.2010).

Toubro S, Astrup AV, Breum L, Quaade F (1993). Safety and efficacy of long-term treatment with ephedrine, caffeine, and an ephedrine/caffeine mixture. International Journal of Obesity; 17 (Suppl 1): 69–72.

Rote Liste® Service GmbH (2009). Diuretika, Entwässerungsmittel, Saluretika, „Entschlackungsmittel". ROTE LISTE® 2009, Frankfurt.

4.3.4 Diuretika, Entwässerungsmittel, Saluretika, „Entschlackungsmittel"

Übersicht

Diuretika, „Wassertabletten", sind verschreibungspflichtige Arzneimittel, die oft missbräuchlich insbesondere von Frauen zur Gewichtsreduktion eingenommen werden. Neben einer erhöhten Wasserausscheidung werden je nach Präparat und Dosis auch verstärkt Salze aus dem Körper gespült (Saluretika). Während Abführmittel grundsätzlich nicht verschreibungspflichtig sind, lassen sich bei den Entwässerungsmitteln verschreibungspflichtige, synthetisch hergestellte Präparate (➤ Tab. 4.5) und frei käufliche Präparate (➤ Tab. 4.6) unterscheiden.

Verschreibungspflichtige Entwässerungsmittel werden therapeutisch bei der Behandlung von Bluthochdruck, Herzinsuffizienz und Ödemen eingesetzt. Zu diesen Medikamenten haben Übergewichtige in der Regel keinen Zugang, es sei denn, sie leiden selbst unter den genannten Indikationen. Ein Diuretika-Abusus ist wesentlich seltener als ein Laxanzien-Abusus. Auf eine Beschreibung ihrer Wirkmechanismen, Neben- und Wechselwirkungen wird deshalb hier verzichtet.

Als pflanzliche Entwässerungsmittel werden in der Regel frei käufliche Präparate, so genannte „Entschlackungstees", Mate-, Pu-Erh-, Roibusch- oder grüner Tee sowie Kaffee und Alkohol verwendet. Zu den Entschlackungstees zählen unter anderem Schachtelhalm, Brennessel- und Birkenblätter, die besonders entwässernd wirken. Sie werden vorwiegend im Frühjahr als Entgiftungskur angepriesen und gerne bei Fastenkuren (➤ Kap. 2.3) eingesetzt.

Eignung als Schlankheitsmittel

Diuretika sind als Schlankheitsmittel äußerst ungeeignet: Die Anzahl der Nebenwirkungen ist wesentlich höher als die der entwässernden Wirkung.

Tab. 4.6 Frei käufliche Entwässerungsmittel (Darstellung Hajeck-Lang).

Pflanzliche Entwässerungsmittel	Inhaltsstoffe
Blasen- und Nierentees	Bärentraubenblätter, Hauhechel, Goldrutenkraut
„Entschlackungs"-Tees	Schachtelhalm-, Birken-, Brennesselblätter
Sonstige Tees: Matetee, Roibosch, Pu-Erh-Tee, grüner und schwarzer Tee	Ätherische Öle, Saponine, Methylxanthine (u.a. Koffein)
Kaffee	Koffein
Bier	Alkohol

Tab. 4.5 Eigenschaften von verschreibungspflichtigen, synthetisch hergestellten Entwässerungsmitteln mit Beispielen (Darstellung Hajeck-Lang).

Diuretika/Saluretika	Wirkprinzip (Wirkstärke)	Indikation	Beispiele
Zuckeralkohole	Osmotisch, Wasserausscheidung gesteigert (mittelstark)	Arzneimittelvergiftung, akutes Nierenversagen	Mannit, Sorbit
Carboanhydrase-Hemmer	Natriumausscheidung gesteigert (schwach)	Selten eingesetzt, da nur schwache Wirkung, z. B. Glaukom	Acetazolamid, Ethoxolamid
Benzothiadiazin und Analoga	Wasser- und Natriumausscheidung gesteigert (mittelstark)	Ödeme, Hypertonie, Herzinsuffizienz	Chlorothiazid, Chlortalidon
Schleifendiuretika	Rücktransporthemmung von Natrium (sehr stark)	besonders bei Lungen- und Gehirnödem, Herzinsuffizienz, Vergiftungen	Azosemid, Etozolin, Furosemid, Etacrynsäure
Kalium-sparende Diuretika, Aldosteronantagonisten	Hemmung der Kaliumausscheidung (stark), Aldosteronhemmung	Ödeme, Aszites bei Leberzirrhose, Hyperaldosteronismus	Triamteren, Amilorid, Spironolacton

Durch die Einnahme von Diuretika wird eine Gewichtsabnahme vorgetäuscht, die lediglich auf einen vermehrten Flüssigkeitsverlust zurückzuführen ist. Der Gewichtsverlust auf der Waage hat nichts mit einem Fettabbau zu tun. Im Rahmen ihrer regulären therapeutischen Anwendungen können Diuretika sinnvoll eingesetzt werden.

4.3.5 Resorptionshemmer

Übersicht

Diese Präparate hemmen die Aufnahme und Verarbeitung von Fett bzw. Kohlenhydraten aus der Nahrung und sollen damit Adipositas entgegenwirken. Bei den sogenannten Fettblockern (Gruppe A) handelt es sich um frei käufliche Mittel wie chitosanhaltige Präparate und den Lipasehemmer Alli® (60 mg Orlistat) sowie das verschreibungspflichtige Medikament Xenical® (120 mg Orlistat). In Deutschland soll Letzteres nur bei schwer übergewichtigen Personen mit einem BMI über 30 bzw. bei über 27 kg/m² verordnet werden, wenn weitere Risikofaktoren wie Diabetes oder Hypertonie vorliegen. Disaccharidase-Hemmer (Gruppe B) sind in der Therapie des Diabetes mellitus im Frühstadium lange etabliert. Neben den therapeutischen Möglichkeiten bei Diabetes mellitus können Disaccharidase-Hemmer Hungergefühle reduzieren und damit die Gewichtsabnahme erleichtern. In der folgenden Tabelle sind die Präparate und ihre Wirkstoffe aufgeführt sowie gekennzeichnet, zu welcher Produktgruppe das Mittel gehört (➤ Tab. 4.7).

Wirkmechanismus

Gruppe A: Fettblocker

Chitosan: Chitosan stammt aus einem Abfallprodukt der Lebensmittelindustrie, dem Chitin, einem aus den Schalen von Meerestieren gewonnenen Ballaststoff. Dieser wird zu Chitosan, einem Polyglucosamin, verändert. Die Präparate unterliegen dem Medizinprodukt-Gesetz, weil sie weder einen metabolischen noch einen immunologischen Effekt auf den Körper haben (➤ Kap. 4.2). Sie werden auch als Bindemittel in Kosmetika verwendet.

Chitosan-Präparate bzw. Glucosamine quellen im Magen-Darm-Trakt auf und bilden ein Gel (➤ Kap. 4.3.6), wodurch sie in der Lage sein sollen, einen Teil des aufgenommenen Fetts aus der Nahrung sowie Gallensäuren an sich zu binden, um sie unverdaut wieder auszuscheiden und nicht wie üblich im Körper verstoffwechseln zu lassen. Bis zu 20 g Fett täglich sollen auf diese Weise gebunden werden können, laut einem Hersteller sogar bis 100 g Fett täglich. Außerdem kann es durch die Bindung von Gallensäuren zu einer leichten Senkung der Cholesterinwerte kommen. Durch das Aufquellen führen die Polyglucosamine außerdem zu einer schnelleren Sättigung und einem besseren Stuhlgang (➤ Kap. 4.3.1), (➤ Kap. 4.3.6).

Orlistat: Orlistat wirkt als Inhibitor der Lipase, wodurch etwa ein Drittel des mit der Nahrung aufgenommenen Fettes nicht in die resorbierbaren Fettsäuren und Monoglyceride gespalten, sondern unverdaut ausgeschieden wird. Durch die Blockierung der Fettaufnahme wird automatisch die Kalori-

Tab. 4.7 Präparate mit ihren Wirkstoffen, Wirkmechanismen und Produktgruppen.

Präparat	Wirkstoff	Wirkmechanismus	Produktgruppe
Chitosan, Chitomax u.a.	Polyglucosamin	Fett- und Gallensäureabsorption	Medizinprodukt
Bionorm	Polyglucosamin	Fett- und Gallensäureabsorption	Medizinprodukt
Strobby	Polyglucosamin	Fett- und Gallensäureabsorption	Medizinprodukt
Formoline L 112	Polyglucosamin	Fett- und Gallensäureabsorption	Medizinprodukt
Liposorb L 112b	Polyglucosamin	Fett- und Gallensäureabsorption	Medizinprodukt
Xenical®	Orlistat, 120 mg	Lipasehemmung	Arzneimittel
Alli®	Orlistat, 60 mg	Lipasehemmung	Arzneimittel
Glucobay®	Acarbose	Disaccharidasehemmung	Arzneimittel
Diastabol®	Miglitol	Disaccharidasehemmung	Arzneimittel

enzufuhr verringert und die Lipidwerte im Blut können sich verbessern.

Gruppe B: Disaccharidase-Hemmer

Sie hemmen die intestinale Glukosidase im Dünndarm und verzögern damit die Glukose-Resorption. Dadurch können Hypoglykämien und ein Hyperinsulinismus minimiert werden. Weiterhin regen sie die Sekretion des gastrointestinalen GLP (Glukagon-like Peptide) an, wodurch Hungergefühle gedämpft und die Gewichtsabnahme erleichtert werden können.

Darreichungsformen und Vermarktung

Mit Ausnahme von Xenical® (Orlistat 120 mg) sind alle Resorptionshemmer frei erhältlich. Auch das seit 2009 in Deutschland erhältliche Alli® (Orlistat 60 mg) ist aufgrund seiner geringeren Dosis (50 Prozent des Gehalts an Orlistat) frei käuflich. Xenical® als verschreibungspflichtiges Medikament wird häufig im Internet illegal angeboten und ist eines der am meisten gefälschten Medikamente.

Nebenwirkungen

Gruppe A: Fettblocker

Chitosan: Es gibt im Wesentlichen 3 Ebenen, auf denen Nebenwirkungen zu erwarten sind:
- Völle- und Druckgefühl im Magen-Darm-Bereich
- Mögliche Resorptionshemmung von fettlöslichen Vitaminen und essentiellen Fettsäuren
- Allergische Reaktionen bei einer Allergie gegen Schalentiere.

Orlistat: Neben dem auch hier üblichen Völlegefühl mit Blähungen und der eventuellen Unterversorgung mit fettlöslichen Vitaminen und essentiellen Fettsäuren sind bei Orlistat zusätzlich zu erwarten:
- Magenkrämpfe
- Fettstühle, flüssige Stühle bis zur Stuhlinkontinenz (bei 8 Prozent der Patienten)
- Durchfälle, wenn keine Umstellung auf fettarme Kost erfolgt ist
- Abgeschlagenheit, Mattigkeit.

Gruppe B: Disaccharidase-Hemmer

Auch hier sind gastrointestinale Nebenwirkungen wie Meteorismus und Durchfälle zu erwarten: Die nicht aufgespaltenen Polysaccharide werden im Colon mikrobiell abgebaut, was zu deutlichen Flatulenzen führen kann. Deshalb soll mit der Anwendung einschleichend begonnen werden. Des Weiteren hängen die Beschwerden von der Ernährung des Patienten ab, weshalb eine entsprechende Schulung durchgeführt werden sollte.

Wechselwirkungen

Gruppe A: Fettblocker

Die Wirkung von fettlöslichen Medikamenten wird bei gleichzeitiger Aufnahme von Chitosan oder Orlistat teilweise aufgehoben, da sie mit den nicht resorbierten Fetten ausgeschieden werden. Orlistat kann den Blutplasmaspiegel des Immunsuppressivums Ciclosporin senken. Eine gleichzeitige Verabreichung von Orlistat und Acarbose oder Antikoagulanzien ist zu vermeiden. Zudem kann die Wirksamkeit der Pille zur Schwangerschaftsverhütung beeinträchtigt werden, wenn diese kurzzeitig vor oder nach Einnahme von Chitosan eingenommen wird. Daher ist ein Zeitabstand von mindestens 3 Stunden notwendig.

Gruppe B: Disaccharidase-Hemmer

Miglitol Diabol® soll nicht gleichzeitig Pankreasenzymen angewandt werden. Darmabsorbentien können die Wirkung von Miglitol und Acarbose auf den Blutzuckerspiegel herabsetzen. Eine verminderte Resorption von Propanolol und eine verringerte Verfügbarkeit von Digoxin werden beobachtet. Hinsichtlich der Diabetes-Therapie muss gegebenenfalls die Medikamentendosis herabgesetzt werden, um Hypoglykämien zu vermeiden.

Warnhinweise

Gruppe A. Fettblocker

Ohne Rücksprache mit dem Arzt darf Chitosan nicht bei bestehenden Verdauungsproblemen oder Stoffwechselstörungen und bei einer Medikamenteneinnahme verwendet werden. Zudem darf dieses Medizinprodukt nicht eingenommen werden bei:
- Entzündlichen Darmerkrankungen wie Colitis ulcerosa und Morbus Crohn
- Bei Anzeichen eines Darmverschlusses
- Chronischer Obstipation
- Schwangerschaft und Stillzeit
- Darmpolypen.

Weiterhin ist zu beachten, dass beide Fettblocker im Internet teilweise illegal vertrieben werden. Es ist davon abzuraten, die Präparate ohne ärztliche Verordnung einzunehmen.

Gruppe B: Disaccharidase-Hemmer

Disaccharidase-Hemmer sollen nicht mit Orlistat kombiniert eingenommen werden. Sie sind in Schwangerschaft und Stillzeit, bei allen entzündlichen und chronischen Darmerkrankungen sowie schwerer Niereninsuffizienz kontraindiziert.

Kosten

Die Kosten der „Fettblocker" liegen zwischen 1 und 5 €, die der Disaccharidase-Hemmer zwischen 1 und 2 € am Tag.

Gesundheitliche Bewertung

Fettblocker haben zwar durchaus unangenehme Nebenwirkungen, sind aber bei vorschriftsmäßiger Anwendung nicht gesundheitsgefährdend. Der Formoline-Hersteller weist darauf hin, dass die Versorgung mit den fettlöslichen Vitaminen A, D, E und K sowie essentielle Fettsäuren und evtl. weiterer Vitamine nicht gesichert ist. Als weitere positive Eigenschaften neben der Fett- und Gallensäurebildung erweisen sich die schnellere Sättigung der Polyglucosamine sowie die erhöhte Darmmotilität und die Wirkung als mildes Laxans (➤ Kap. 4.3.1). Disaccharidase-Hemmer sind angesichts ihrer zahlreichen Wechselwirkungen und Kontraindikationen nicht für Nichtdiabetiker geeignet. Bei entsprechender ärztlicher Kontrolle sind sie durchaus eine sinnvolle Ergänzung in der Diabetestherapie.

Eignung als Schlankheitsmittel

Gruppe A: Fettblocker

Diese Präparate sind nicht dafür geeignet, ein paar Kilos abzunehmen. Generell ist es viel sinnvoller, durch eine fettreduzierte Kost Gewicht zu verringern als auf die genannten Resorptionshemmer zurückzugreifen. In verschiedenen Studien mit Übergewichtigen konnte die Wirksamkeit von Chitosan nicht bewiesen werden. Wenn Chitosan die angebliche Menge von 20 g Fett binden würde, müsste eine höhere Fettmenge im Stuhl zu finden sein. Dies konnte jedoch nicht nachgewiesen werden.

Die Studienergebnisse zu Orlistat weisen zwar seine Wirkung nach. Dabei handelt es sich jedoch um Studien, bei denen die Teilnehmer eine fett- sowie kalorienreduzierte Kost zu sich nahmen. Das Gewicht konnte sowohl in der Test- als auch in der Placebogruppe verringert werden und zwar zwischen 6 Prozent und 10 Prozent pro Jahr des Ausgangsgewichts in der Orlistat-Gruppe und 4 Prozent bzw. 6 Prozent in der Placebogruppe. Demnach war die Gewichtsreduktion bei der Orlistat-Gruppe um 4 kg höher. Nach einem Jahr war die Gewichtszunahme in der Testgruppe geringer als in der Placebogruppe (knapp 35 zu knapp 60 Prozent). Viele Patienten, die das Orlistathaltige Xenical® von ihrem Arzt verschrieben bekommen, setzen dies aufgrund der starken Durchfälle schnell wieder ab. Die Verbraucherzentrale empfiehlt Xenical® nur dann einzusetzen, wenn alle bisherigen Maßnahmen zur Gewichtsreduktion fehlgeschlagen sind.

Die Lerneffekte sind bei diesen Präparaten eher gering, da sie dem Patienten nicht helfen, seine bisherigen Ernährungsgewohnheiten zu verbessern. Im Gegenteil kann das Wissen über die Wirkung der Präparate als „Fettblocker" dazu führen, dass mit gutem Gewissen sogar mehr fettreiche Lebensmittel verzehrt werden. Schließlich wird das Zuviel an Fett wieder ausgeschieden. Andererseits wird Xenical® nur vertragen, wenn man fettreduziert isst. Ansonsten sind die unangenehmen Nebenwirkungen kaum auszuhalten bzw. nicht sozialverträglich. Hält man sich jedoch an eine fettarme Kost, benötigt man keinen Fettblocker. Demnach können beide Präparate lediglich als Einstieg in eine gesündere Ernährung sinnvoll sein.

Gruppe B: Disaccharidase-Hemmer

Auch diese Präparate sind, ohne eine entsprechende Ernährungsumstellung, nicht für eine Gewichtsreduktion geeignet. Studien zu ihrer gewichtssenkenden Wirkung liegen nicht vor.

Beide Medikamente sollen nur bei gleichzeitiger diabetesgerechter Ernährung eingesetzt werden. Da es sich bei Diabetikern zu über 90 Prozent um Übergewichtige handelt, ist bei einem entsprechenden Einsatz des Patienten durchaus eine Gewichtsreduktion zu erwarten. Diese ist jedoch nicht auf den Wirkmechanismus der Präparate zurückzuführen.

LITERATUR

Fachliche Information von formoline L112 (2006). Einsatz und Wirksamkeit des Lipidadsorbens formoline L112 in der Übergewichts- und Adipositastherapie.

Formoline L112 (2005). Übergewicht – packen wir es an! VFED (Verein zur Förderung gesunder Ernährung und Diätik). Aktuell, Nr. 89 09/10.

Toplak H (2009). Orlistat. Adipositas; 2/2009. 61–64.

4.3.6 Sättigungsverstärker, Quell- und Füllmittel

Übersicht

Bei den so genannten Sättigungsverstärkern handelt es sich um Quell- oder Füllstoffe aus unverdaulichen pflanzlichen oder tierischen Substanzen, wie zum Beispiel Pflanzenfasern, hochvernetzte Zellulose, Schalen von Krustentieren oder Kollagen des Bindegewebes von Rindern. Manche bestehen aus halbsynthetischen Polysacchariden. Eine Ausnahme bildet der Appetitzügler Sibutramin; der neben seiner zentralen Wirkung als Serotonin-Wiederaufnahmehemmer das Sättigungsgefühl im Magen verstärkt. Er wird bei den Appetitzüglern (➤ Kap. 4.3.2) ausführlich behandelt. In der folgenden Übersicht sind einige Präparate und deren Hauptwirkstoffe aufgeführt (➤ Tab. 4.8).

Wirkmechanismus

Die Substanzen werden 30 bis 60 Minuten vor einer Mahlzeit eingenommen und quellen im Magen um ein Vielfaches auf. Über die Sättigungsrezeptoren des Magens wird das Hunger-/Sättigungszentrum im Gehirn aktiviert. Die anschließende Mahlzeit soll durch die bereits eingetretene Sättigung früher beendet werden und damit weniger Kalorien liefern. Weiterhin wird durch die Darmfüllung die Dickdarmmuskulatur gereizt und deren Peristaltik ge-

Tab. 4.8 Quell- und Füllstoffe, die als Sättigungsverstärker bei der Gewichtsreduktion eingesetzt werden (Darstellung Hajeck-Lang).

Präparat	Wirkstoff	Herkunft	Anmerkungen
BioNorm Sättigungskapseln	Glukomannan-Propol	Konjakwurzel (Knolle der Pflanze Teufelszunge)	Konjakmehl E 425 als Verdickungsmittel auf dem Lebensmittelmarkt
Feminin Pro			
Lorex			
KDA Konjak-Kapseln			
Gall PH Kapseln			
Formoline L112	Chitosan/Polyglucosamin		Resorptionshemmer (➤ Kap. 4.3.5)
Valgo			
Liposorb L112			
Strobby			
CM3 Alginat Kapseln	Alginsäuren	Algen	
Recatol Algin Lemon Kautabletten			
Amapur	Guar		
Guar Max			
BMI23 Pulver	Zellulose (+ Pektin)		
Gplus			
Matricur	Kollagen		
Body Deluxe (Chrom Guggul)	u.a. Theobromin, Glucomannan, Synephrin, Koffein		Mischpräparat, Vorsicht: Synephrin, Koffein, Theobromin
Goodlife	u.a. Chitosan, Mate, Ephedrin, Koffein		Mischpräparat, Vorsicht: Ephedrin, Koffein

steigert. Damit haben die Quellmittel auch eine abführende Wirkung. Diese Wirkung tritt im Gegensatz zu der von klassischen Abführmitteln behutsamer und verzögert ein.

Darreichungsformen und Vermarktung

Quell- und Füllmittel sind seit jeher zur Regulierung des Stuhlgangs im Einsatz. Ihr Nutzen als Sättigungsverstärker wurde erst später erkannt und vermarktet. Die Zahl der Präparate ist unüberschaubar geworden. Sie sind in Apotheken, Reformhäusern, Supermärkten, über das Internet bei den jeweiligen Herstellern und bei Versandapotheken erhältlich. Alle Quell- und Füllstoffe sind rezeptfrei zu erhalten. Sie sind in der Regel als Medizinprodukte auf dem Markt.

Nebenwirkungen

Bei allen Quellmitteln können unerwünschte Wirkungen auftreten wie:

- Magenschmerzen
- Krämpfe
- Übelkeit
- Durchfall
- Verstopfung
- Aufstoßen
- Sodbrennen
- Blähungen
- Völlegefühl.

Wechselwirkungen

Es sind keine Wechselwirkungen mit anderen Medikamenten bekannt.

Warnhinweise, Kontraindikationen

Keines der Quellmittel sollte bei Überempfindlichkeit gegen die Inhaltsstoffe eingenommen werden. Auch bei Erkrankungen des Magen-Darm-Trakts (z. B. entzündliche Erkrankungen, Darmverschluss) sollte auf die Einnahme der Präparate verzichtet werden. Wenn bereits andere Maßnahmen zur Verkleinerung des Magenvolumens ergriffen wurden (z. B. Magenballon), ist von einer zusätzlichen Gabe eines Quellmittels abzuraten. Falls Operationen des Verdauungstraktes vorgenommen wurden, ist sicherheitshalber eine Ärztin oder ein Arzt zu befragen, ob Ballaststoff-Präparate geeignet sind.

Kosten

Die therapeutischen Tageskosten liegen abhängig vom Präparat zwischen 1 und 5 €.

Gesundheitliche Bewertung

Bei Beachtung der Einnahmedosis sind die Monopräparate als unproblematisch zu betrachten. Sie können eine akute Verstopfung nicht lindern, da sie erst verzögert wirken. Ebenfalls ungeeignet sind sie, wenn aufgrund von neuronalen Störungen die Peristaltik des Darms oder die Flüssigkeitsabsonderung der Drüsen vermindert sind. Von ephedrinhaltigen Mischpräparat wie BodyDeluxe oder Goodlife, die lediglich „unter anderem" Glucomannan bzw. Chitosan enthalten, ist grundsätzlich abzuraten.

Eignung als Schlankheitsmittel

Der Lerneffekt durch die Einnahme dieser Stoffe ist gering, da eine Einweisung in eine gesunde und ausgewogene Ernährung ausbleibt. Dennoch könnte dem Patient bewusst werden, dass nach Aufnahme von Ballaststoffen schneller ein Sättigungsgefühl eintritt als nach Verzehr von zum Beispiel Weißmehlprodukten. Die günstigere Alternative wäre, Vollkornprodukte, wie zum Beispiel Vollkornreis, -nudeln bzw. -brot zu sich zu nehmen.

4.3.7 Stoffwechselanregende Substanzen, Fatburner

Übersicht

Unter stoffwechselanregenden Substanzen lassen sich Substanzen zusammenfassen, die den Stoffwechsel des Körpers anregen, überschüssiges Fett wegschmelzen und durch einen höheren Energieverbrauch zu einer Gewichtsabnahme führen sollen. Entsprechend der Fatburner-Theorie ist Übergewicht das Ergebnis eines Nährstoffmangels. Wenn diese speziellen „Vitalstoffe" fehlen, könne Fett nicht abgebaut werden. Um diesen Mangel auszugleichen, seien Fatburner notwendig, welche die Fettverbrennung derartig ankurbeln sollen, dass man bei ihrem Konsum automatisch abnehme. Hierzu gehören Hormone und eine Reihe von Vitaminen, Mineralstoffen und Enzymen sowie diverse in verschiedenen Pflanzen enthaltene Stoffe wie Gerbsäuren, Bitterstoffe, Flavonoide und Saponine (➤ Tab. 4.9).

Hormone

Schildddrüsenhormone wie das L-Thyroxin werden von unseriösen Therapeuten bzw. Produkt-Anbietern zur Behandlung der Adipositas eingesetzt. Schilddrüsenhormone erhöhen den Grundumsatz, indem sie den Turnover (Umsatz) zellulärer Prozesse der Glykolyse, des Protein-Turnovers und des Cori-Zyklus erhöhen (Wirth 2008). Nebenwirkungen einer zu ho-

Tab. 4.9 Übersicht „stoffwechselanregende Substanzen" bzw. „Fatburner" (Darstellung Hajeck-Lang).

Substanzgruppe	Beispiele	Vorkommen
Hormone	Thyroxin	Hormon der Schilddrüse, Substitution bei Hypothyreose
	STH (somatotrophes Hormon) Wachstumshormon	Hypophysenhormon
	Glukagon	Pankreashormon
Amine und Aminosäuren	Lysin	Thunfisch, Schweinefleisch, Rindfleisch, Sojabohnen, Linsen, Huhn und Erdnüsse
	L-Arginin	Erdnüsse, Sojabohnen, Haselnüsse, Hammel- und Hühnerfleisch
	Taurin	Thunfisch, Krabben, Muscheln, Austern, Fleisch und Leber sowie als Nahrungsergänzungsmittel in Energy-Drinks
	L-Carnitin	Schaf-, Rind- und Schweinefleisch und als Nahrungsergänzungsmittel
Phospholipide	Cholin bzw. Lecithin	Leber, Hühnerei, Rindleisch, Sojaeiweiß und Lebensmittel, denen Cholin bzw. Lecithin als Emulgator (E 322) zugesetzt wird wie Mayonnaisen, Backwaren und Schokolade. Auch als Nahrungsergänzungsmittel bzw. Lecithin in der Fitness-Szene
Enzyme	Chymopapain	Papaya
	Lipasen	Papaya, Ananas
	Bromelain	Ananas
	Actinidin	Kiwi
Vitamine	Vitamin C	Natürliches Vorkommen vor allem in Obst- und Gemüsesorten, auch als Nahrungsergänzungsmittel
Mineralstoffe	Magnesium	Vollkorngetreide, Hülsenfrüchte, Ölsaaten und Nüsse, auch als Nahrungsergänzungsmittel
	Jod	Vor allem in Seefischen
	Kalzium	Milch und Milchprodukte, grüne Gemüsesorten, auch als Nahrungsergänzungsmittel
	Chrom	Vollkornbrot, Melasse, Schweinefleisch
Koffein		Kaffee, Schwarz- und Grüntee, Lapachotee, Matetee, grüner Tee sowie Pu-Erh-Tee, außerdem in manchen „chinesischen Schlankheitsmitteln" (➤ Kap. 4.3.3) wie: Dyma-Burn Xtreme, Thermo Genisis, Ephedra Nature'Super Cap, Looking Trim Original, Stacker 2, Stacker 3 XPLC 2, Supprex 2,6 mg, Xtreme Lean, in so genannten Energie-Drinks
Konjugierte Linolsäure		Fleisch von Wiederkäuern (Schaf und Rind), Milch und Milchprodukte, als Nahrungsergänzungsmittel für Sportler (Muskelaufbau)
Diverse Stoffe	Gerbsäuren, Bitterstoffe, Flavonoide und Saponine	Lapachotee, Mate, grüner Tee oder Pu-Erh-Tee

hen Gabe von Schilddrüsenhormonen sind Tachykardien, Blutdruckanstieg, Stenokardien und Rhythmusstörungen. Da ein therapeutischer Effekt hinsichtlich einer Gewichtssenkung nur bei sehr hohen Dosen zu erwarten und damit mit erheblichen Nebenwirkungen und Gefahren verbunden ist, kommen Schilddrüsenhormone bei Euthyreose als Therapie der Adipositas nicht zur Anwendung (Wirth 2008).

Das Wachstumshormon Somatotropin (**STH**) gilt als potentester Fettverbrenner. Es regt die Proteinbiosynthese an und hemmt die Lipidsynthese. Dadurch sollen Muskeln aufgebaut und Fett abgebaut werden. Es erhöht die Blutzuckerkonzentration durch seine insulinantagonistische Wirkung und eine Steigerung der Glukoneogenese in der Leber. Es hat sich gezeigt, dass bei Übergewicht die Sekretion von STH eingeschränkt ist. Da nach einer Gewichtsreduktion wieder mehr STH gebildet wird, ist die verminderte Produktion des Wachstumshormons als Folge und nicht als Ursache einer Fettgewebsvermehrung zu sehen (Deutsche Gesellschaft für Ernährung 2004).

Wegen ungesicherter Wirkung und nicht auszuschließender Nebenwirkungen (Eisenmangel, Pankreatitis, Ödeme, Gelenkschmerzen) kommt das Wachstumshormon STH zur Behandlung von Übergewicht nicht in Frage (Deutsche Gesellschaft für Ernährung 2007). Das „Schlank-Hormon" Glukagon sorgt als Gegenspieler von Insulin bei Hunger für die Bereitstellung von Glukose aus der Leber. Laut Fatburner-Theorie werde dabei auch die Fettverbrennung beschleunigt. Letzteres ist nicht der Fall.

Aminosäuren und Amine

Die Aminosäuren Arginin, Ornithin und Lysin können die Freisetzung des Wachstumshormons STH anregen und sollen dadurch das Schmelzen von Fett beschleunigen. Empfohlen werden eiweißreiche Lebensmittel wie Fleisch, Fisch, Geflügel, Käse und Tofu. Die Eiweißaufnahme der deutschen Bevölkerung liegt über den Empfehlungen der DGE und die genannten Aminosäuren sind in der in Deutschland üblichen Mischkost ausreichend vorhanden. Ein höheres Angebot führt nicht zu einer vermehrten Produktion des Wachstumshormons.

Taurin ist eine Aminosulfonsäure. Sie ist das Endprodukt des Stoffwechsels der schwefelhaltigen Aminosäuren Methionin und Cystein. Taurin ist an der Regulation des Zellvolumens und des Kalziumeinstroms in die Zelle beteiligt. Man findet sie vorwiegend in tierischen Produkten sowie in der Kaktusfeige. In der Sportlerernährung wird eine Steigerung der körperlichen und geistigen Leistungsfähigkeit diskutiert. Gewichtssenkende Wirkungen sind nicht belegt. Eine Zufuhr in Form von Supplementen oder über „Energy-Drinks" kann nicht empfohlen werden, solange möglicherweise bestehende Nebenwirkungen nicht zweifelsfrei geklärt sind. Es wird über eine Herabsetzung der Atemfrequenz und der CO_2-induzierten respiratorischen Antwort berichtet, so dass eine Beeinträchtigung der (Ausdauer-)Leistungsfähigkeit möglich ist. Ebenso scheint Taurin in die Mechanismen bei zerebralen Krampfanfällen involviert zu sein.

L-Carnitin (bestehend aus Lysin und Methionin) transportiert langkettige Fettsäuren in die Mitochondrien, in denen sie zur Energiegewinnung genutzt werden. Bei einem Carnitinmangel ist die Fettsäureoxidation generell beeinträchtigt. Es gibt jedoch keinen Beleg dafür, dass bei normaler L-Carnitin-Konzentration der Fettsäureabbau limitiert ist. Eine Leistungssteigerung der Muskelkraft oder körperlichen Ausdauer bzw. eine Gewichtsreduktion durch eine Erhöhung der L-Carnitin-Zufuhr ist lediglich zu erwarten, wenn zuvor erhöhte Verluste oder ein genetisch bedingter Mangel vorlagen. Bei überschüssiger Zufuhr von L-Carnitin ist zwar keinerlei schädigende Wirkung festgestellt worden, aber bei einem Nichtsportler bzw. einer körperlich inaktiven Person kann die alleinige Zufuhr von L-Carnitin keine Gewichtsreduktion bewirken (Luppa 2004).

Phospholipide

Cholin ist ein Phospholipid, das der Körper aus Methionin und Serin sowie Folsäure und Vitamin B_{12} herstellt. Es ist Baustein von Lecithin, das u. a. als Emulgator in Lebensmitteln (E 322) zugesetzt wird. Cholin ist Baustein von Membranlipiden und des Neurotransmitters Acetylcholin. Die fettlösenden, lipotropen Eigenschaften des Cholins bestehen lediglich darin, dass bei zusätzlicher Cholingabe eine Anreicherung von Fett z. B. in einer Fettleber eingeschränkt wird. Bei einem Cholinmangel kann es zur Bildung einer Fettleber kommen. Dieser Mangel tritt aber bei einer durchschnittlichen Mischkost und aufgrund der körpereigenen Produktion praktisch nicht auf. Ein Einfluss auf das Körpergewicht oder die Fettverbrennung ist nicht zu erwarten. Phospholipide wie Cholin und Lecithin dürfen in Lebensmitteln ohne Mengenbegrenzung eingesetzt werden.

Enzyme

Im Rahmen der Hollywood-Diät (> Kap. 2.1.10) wurden verschiedene Enzyme aus Obst erstmals als Fettkiller propagiert. Enzyme werden als Proteine bereits im Magen gespalten. Wenn sie die Magenpassage unbeschadet überstehen, könnten sie lediglich die Eiweißverdauung im Dünndarm unterstützen. Enzyme aus Ananas wie Bromelain, Actinidin aus der Kiwi und Chymopapain, Lysozym und Lipasen aus der Papaya sind nicht in der Lage, durch gesteigerten Fettabbau das Körpergewicht zu reduzieren.

Vitamine

In einigen Ratgebern wird Vitamin C als Fatburner empfohlen. Eine positive Wirkung des Vitamin C auf die Fettverbrennung und das Körpergewicht ist nicht belegt (Hauner 2003).

Koffein

Koffein ist meist Bestandteil von Energy-Drinks. Es soll durch seine sympathikussteigernde Wirkung den Stoffwechsel und die Fettverbrennung ankurbeln. Seine anregende Wirkung auf den Stoffwechsel und den Energieumsatz ist erst ab einem unphysiologisch hohen Kaffee- oder Teekonsum von 12 Tassen täglich nachzuweisen. Der zusätzliche Energieverbrauch ist gering und liegt bei etwa 100 kcal. Von drei bis vier Tassen Kaffee ist keine Verringerung des Körpergewichts zu erwarten.

Aufgrund des Gewöhnungseffekts von Koffein raten manche Anbieter von Koffeinkapseln zur Einnahme mit Grapefruitsaft. Dadurch wird der Abbau von Koffein verzögert. Der Einsatz von hohen Koffeinmengen zur Gewichtsreduktion ist durch das Auftreten von Nebenwirkungen wie Unruhe, Tremor, Tachykardie, Einschlafstörungen und Kopfschmerzen kontraindiziert. Wird Koffein mit Ephedrin kombiniert, ist die Gewichtsabnahme größer als unter Ephedrin allein. Es wurden Gewichtsabnahmen bis zu 16 kg pro Jahr beschrieben (Toubro et al. 1993). In einigen chinesischen Schlankheitsmitteln findet man Koffein kombiniert mit dem (nicht deklarierten) Ephedrin wie z. B. in: Thermo Genisis, Ephedra Nature'Super Cap und Looking Trim Original (Stiftung Warentest 2007). Von diesen Mitteln ist wegen der oben genannten Nebenwirkungen abzuraten. Die Kombination von Ephedrin, Koffein und Acetylsalicylsäure gehört zu den verbotenen Dopingmitteln (z. B. in Dyma-Burn Xtreme).

Mineralstoffe

Einige Studien zeigen eine z. T. auftretende Förderung einer Gewichtsreduktion durch Ergänzung der Ernährung mit Kalzium in Form von Milchprodukten. Allerdings wurde bei diesen Studien eine gleichzeitige Energierestriktion durchgeführt (Illich 2005, Schrager 2005). Bei Untersuchungen ohne Kalorienreduktion ergaben sich keine derartigen Korrelationen. Zum Teil wurden die Zusammenhänge nur bei Übergewichtigen festgestellt (Lanou et al. 2008). Es ist auch nicht geklärt, ob sich mögliche positive Auswirkungen auf das Körpergewicht auf das Kalzium oder andere Bestandteile der Milch beziehen zurückführen lassen. Ein Großteil der Studien zeigen keine Evidenzen für einen positiven Einfluss von Kalzium oder Milchprodukten auf die Reduktion von Körpergewicht oder den Körperfettanteil (Trowman et al. 2006, Lanou et al. 2008).

Laut einiger Ratgeber soll Magnesium Fett „fressen", deshalb wird verschiedentlich zu einer verstärkten Aufnahme von Magnesium geraten (Lamy, Zacker 1998). Dies ist ernährungsphysiologisch nicht begründet, da es keinen Einfluss auf die Fettverbrennung hat und damit auch keine Gewichtsabnahme bewirken kann (Hauner 2003). Für die Produktion der Schilddrüsenhormone wird Jod benötigt. Ein Jodmangel äußert sich nur im extremen Fall als Hypothyreose. Eine beschleunigte Gewichtsreduktion durch die alleinige Zufuhr von Jod ist nicht zu erwarten. Chrom soll die Muskulatur aktivieren, die Fettverbrennung ankurbeln und so Fetteinlagerungen verhindern. Es gibt keine Belege für Effekte auf die Reduktion von Körperfett.

Konjugierte Fettsäuren (CLA)

Konjugierte Fettsäuren sind mehrfach ungesättigte Fettsäuren und Isomere der Linolsäure. Hauptquellen für konjugierte Fettsäuren sind das Fleisch von Wiederkäuern sowie Milch und Milchprodukte. Kleine Menge CLA können auch durch Isomerisierung der Linolsäure im Darm entstehen. CLAs haben großes ernährungsmedizinisches Interesse erlangt, da sie (in Tierversuchen) eine Vielzahl an günstigen Eigenschaften zeigen. Dazu gehören neben antikanzerogenen, antidiabetogenen, immunmodulierenden und antiatherogenen Wirkungen auch antiadipöse und muskelaufbauende Effekte (Bhattacharya et al. 2006). Studien am Menschen liefern diese eindeutigen Ergebnisse bislang nicht. Substanzen wie Gerbsäuren, Bitterstoffe, Flavonoide, Saponine, Vitamin C und B-Vitamine aus Lapachotee, Mate, grünem Tee oder Pu-Erh-Tee sollen ebenfalls eine gewichtssenkende Wirkung haben. Diese wurde lediglich für Substanzen gezeigt, welche die Sympathikusaktivität steigern wie z. B. Koffein und weitere Methylxanthine in Kaffee und Tee (➤ Tab. 4.9).

Resümee Fatburner

Die als Fatburner bzw. stoffwechselanregend und dadurch schlankmachend angepriesenen Mittel werden meist vom Körper selbst in ausreichender Menge produziert (Enzyme, Vitamine usw.). Eine Erhöhung des Stoffwechselumsatzes ist zwar theoretisch durch Koffein oder Thyroxin möglich. Doch sind dafür derartig hohe Mengen notwendig, dass sie gesundheitlich gefährlich sein können. Eine verstärkte Fettverbrennung ist durch keines der angepriesenen Präparate möglich. Fettverbrennung findet in den Muskelzellen statt und kann nur durch Bewegung bzw. bei einem Puls in der so genannten Fettverbrennungszone optimiert werden.

Außer obigen größtenteils sehr gut untersuchten Substanzen werden gelegentlich auch Algen, Apfelessig und Nikotin als Fatburner gelobt. Während die beiden Lebensmittel keinerlei nachweisbare Beschleunigung des Fettabbaus bewirken, muss zu Nikotin festgehalten werden, dass es über die Dämpfung des Appetitzentrums und eine Anregung des Stoffwechsels tatsächlich die Gewichtsabnahme beschleunigen kann. Umgekehrt nehmen nach Absetzen des Nikotins viele Ex-Raucher relativ schnell, zum Teil rasant an Gewicht zu. Es versteht sich von selbst, dass ein derartiger Giftstoff als Fatburner nicht in Betracht kommt. Die Praxis zeigt allerdings, dass viele Ex-Raucher aufgrund ihrer Gewichtsprobleme wieder zu rauchen anfangen bzw. übergewichtige Raucher aus diesem Grund mit dem Rauchen nicht aufhören wollen.

LITERATUR

Astrup A, Breum L, Toubro S et al. (1992). The effect and safety of an ephedrin/caffeine compound compared to ephedrine, caffeine and placebo in obese subjects on an energy restricted diet. A double blind trial. International Journal of Obesity; 16: 269–277.

Bhattacharya A, Banu J, Rahman M et al. (2006). Biological effects of conjugated linoleic acids in health and disease. The Journal of Nutritional Biochemistry; 17: 789–810.

Deutsche Gesellschaft für Ernährung (2004). Ernährungsbericht 2004.

Deutsche Gesellschaft für Ernährung (2007). Evidenzbasierte Leitlinie – Prävention und Therapie bei Adipositas.

Deutsche Gesellschaft für Ernährung (2008). Substanzen zur Gewichtsreduktion DGE-Info; 01/2008.

Deutsche Gesellschaft für Ernährung (2004). Fatburner – Essen Sie sich schlank in 14 Tagen! Stellungnahme der DGE. DGE Info 03, 35–39.

Gonzalez AJ, White E, Christal A, Littmann AJ (2006). Calcium intake and 10-year weight change in middel aged adults. Journal of The American Dietetic Association; 106: 1.066–1.073.

Hauner H (2003). Fatburner lassen Fett schmelzen? Vortrag auf dem DGE-Journalistenseminar 28.–29.1.2003.

Hauner H, Buchholz G, Hamann A, Husemann B, Koletzko B, Liebermeister H, Wabitsch M, Westenhöfer J, Wirth A, Wolfram G (2007). Deutsche Adipositas Gesellschaft, Deutsche Diabetes Gesellschaft, Deutsche Gesellschaft für Ernährungsmedizin (Hrsg.) Evidenzbasierte Leitlinie; Prävention und Therapie der Adipositas. Version 2007. http://www.adipositas-gesellschaft.de/daten/Adipositas-Leitlinie-2007.pdf (aufgerufen 6.5.2010).

Ilich JZ (2005). A lighter side of calcium: role of calcium and dairy foods in body weight. Arhiv za higijenu rada i toksikologiju; 56: 33–38.

Lamy J, Zacker C (1998). Fatburner. Nahrungsmittel zum Abnehmen. Augsburg: Midena Verlag.

Lanou AL, Barnard AND (2008). Dairy and weight loss hypothesis: an evaluation of the clinical trials, Nutrition. In: Clinical Care; 66: 272–279.

Luppa D (2004). Beteiligung von L-Carnitin an der Regulation des Fett- und Kohlenhydrat-stoffwechsels. Klinische Sportmedizin/Clinical Sports Medicine-Germany (KCS) (1): 25–34. http://www.klinischesportmedizin.de/auflage_2004_1/carnitinbeteiligung.pdf (aufgerufen 7.5.2010).

Schrager S (2005). Dietary Calcium Intake and Obesity. The Journal of the American Board of Family Practice; 18: 205–210.

Stiftung Warentest (2007). Schlankheitsmittel aus dem Internet. http://www.test.de/themen/gesundheit-kosmetik/test/Schlankheitsmittel-Krank-statt-schlank-1523447-1525019 8 (aufgerufen 7.5.2010).

Silveira MB, Carraro R, Monereo S, Tébar J (2007). Conjugated linoleic acid (CLA) and obesity. Public Health Nutrition; Oct. 10 (10A): 1181–6. http://www.ncbi.nlm.nih.gov/pubmed/17903328?ordinalpos=1&itool=EntrezSystem2.PEntrez.Pubmed.Pubmed_ResultsPanel.Pubmed_DefaultReportPanel.Pubmed_RVDocSum (aufgerufen 7.5.2010).

Stellungnahme der DGE: Einfluss der Intensivnutzung von Boden auf den Nährstoffgehalt von Lebensmitteln. DGE-Info; 11 (1999).

Toubro S, Astrup AV, Breum L, Quaade F (1993). Safety and efficacy of long-term treatment with ephedrine, caffeine, and an ephedrine/caffeine mixture, International Journal of Obesity; 7 (Suppl 1): 69–72.

Trowman R, Dumville J, Hahn S, et al. (2006). A Systematic Review of the Effects of Calcium Supplementation on Body Weight. The British Journal of nutrition; 95: 1.033–1.038.

Verbraucherzentrale Nordrhein-Westfalen: Pressemitteilung der Verbraucherzentrale NRW: Chinesische Schlankheitsmittel: Lebensgefahr durch Wirkstoff Sibutramin. http://www.vz-nrw.de/UNIQ122898946131833/link197331A.html (aufgerufen 7.5.2010).

Wang YW, Jones PJ (2004). Conjugated linoleic acid and obesity control: efficacy and mechanisms. International journal of obesity and related metabolic disorders, Aug. 28 (8): 941–55. http://www.ncbi.nlm.nih.gov/pubmed/15254484?ordinalpos=98&itool=EntrezSystem2.PEntrez.Pubmed.Pubmed_ResultsPanel.Pubmed_DefaultReportPanel.Pubmed_RVDocSum (aufgerufen 7.5.2010).

Wirth A (2008). Adipositas; Ätiologie, Folgekrankheiten, Diagnostik, Therapie. 3. Auflage. Berlin, Heidelberg, New York: Springer.

4.3.8 Schlankheitsprodukte auf dem Lebensmittel-Markt

Einführung

Gemäß Lebensmittel- und Bedarfsgegenstände- und Futtermittel-Gesetzbuch (LFGB) (➤ Kap. 4.2) gehören folgende „Abnehm"-Produkte zur Gruppe der Lebensmittel:

- Light-Produkte
- Formula-Diäten
- Diverse Eiweißpräparate (➤ Kap. 2.1.15).

Es gibt auch verschiedene Nahrungsergänzungsmittel, die (angeblich) zur Gewichtsreduktion beitragen sollen, von deren Erwähnung hier bis auf einige Ausnahmen abgesehen wird. Während Light-Produkte und Formula-Diäten gewissen gesetzlichen Regelungen unterliegen, können alle weiteren Produkte wie Eiweißpulver, Presslinge aus Pflanzen oder Multivitaminkomplexe frei als Diätprodukte angeboten werden. Als bekanntestes Eiweißpräparat wird hier Almased bzw. die Markert-Diät vorgestellt (➤ Kap. 2.1.15).

Light-Produkte

Light-Produkte & Co. „Du darfst"-, Light- und Fitnessprodukte gehören zur engeren Lebensmittel-Auswahl der meisten Übergewichtigen. Jeder vierte deutsche Verbraucher hat regelmäßig Light-Produkte in seinem Einkaufskorb. Inzwischen gibt es fast jedes Lebensmittel in fett- und kalorienarmen Varianten, viele mit etwas Wellness-Charakter dazu. Light-Produkte kennzeichnen Lebensmittel mit einem reduzierten Gehalt an Zucker, Fett, Kalorien, Koffein usw. Bis vor kurzem gab es auch die Bezeichnung „Light"-Zigaretten, die mittlerweile verboten ist.

Der Begriff light ist gesetzlich nicht geschützt und darf sich auf alle möglichen Inhaltsstoffe eines Produkts beziehen, kann auch „leicht verdaulich" bedeuten. Mit diätetischen Lebensmitteln gemäß § 14a der Diätverordnung haben Light-Produkte nichts zu tun. Einige Begriffe sind jedoch gesetzlich definiert und geschützt. Zu unterscheiden sind kalorien-, fett- und zucker**reduzierte** von kalorien-, fett- und zucker**armen** sowie kalorien-, fett- und zuckerfreien Produkten (➤ Tab. 4.10).

Kalorienarmes darf maximal 40 kcal pro 100 g des Lebensmittels enthalten, bei Suppen, Brühen und Getränken dürfen es maximal 20 kcal pro 100 ml sein. „Kalorienarm" ist folglich eine Kalorienangabe mit einer gesetzlich definierten Höchstmenge im Vergleich zu „kalorienreduziert", dessen Kaloriengehalt lediglich in Relation zu einem vergleichbaren üblichen Lebensmittel angegeben wird. Andererseits kann ein kalorienreduziertes Produkt weniger Kalorien enthalten als ein vergleichbares kalorienarmes Lebensmittel. Kalorien-, fett- und zuckerfreie Produkte sind nicht, wie man es erwarten würde, tatsächlich frei von Energie und Nährstoffen (➤ Tab. 4.10). Für Milchprodukte gelten spezielle

Tab. 4.10 Gesetzlich geregelte Begriffe auf dem „leichten"-Lebensmittelmarkt (Darstellung Hajeck-Lang).

Nährstoff\ Bezeichnung	-reduziert	-arm	-frei
Kalorien	Mindestens 30 % weniger Kalorien als übliche Lebensmittel	Maximal 40 kcal/100 g, bzw. 20 kcal/100 ml	Maximal 4 kcal/100 g bzw. ml
Fett	Mindestens 30 % weniger Fett als übliche Lebensmittel	Maximal 3 g/100 g, bzw. 1,5 g/100 ml	Maximal 0,5 g/100 g bzw. ml
Zucker		Maximal 5 g/100 g bzw. 2,5 g/100 ml	Maximal 0,5 g/100 g bzw. ml

Grenzwerte, die „light"-Bezeichnungen sind hier gesetzlich festgelegt: Maximale Fettmenge:

- Light-Käse maximal 32,5 % Fett i. Tr.
- Light-Quark maximal 12,5 % Fett i. Tr.
- Light-Joghurt maximal 1,8 % Fett i. Tr.

Dagegen kann eine Light-Mayonnaise mehr Kalorien als Sahne, eine Light-Salami wesentlich mehr Fett als Fleischwurst enthalten. Um kalorienreduzierte Lebensmittel anzubieten, werden von der Lebensmittelindustrie verschiedene Verfahren genutzt: Fett wird durch Fettersatzstoffe oder durch Fettaustauschstoffe eingespart. Fettersatzstoffe sind mit Speisefetten in Geschmack und physikalischen Eigenschaften wie Hitzebeständigkeit oder Schmelzverhalten vergleichbar. Dabei unterscheidet man zwischen für den Körper verwertbaren und nicht verwertbaren Stoffen:

Verwertbar, das heißt resorbierbar, dabei aber weniger Kalorien liefernd als übliche Speisefette, sind mittelkettige Triglyzeride, so genannte MCT-Fette, auch „leichte Fette" genannt mit nur etwa sieben (statt neun) kcal pro Gramm. Üblicherweise sind sie im Einsatz bei Leber- und Galle-Erkrankungen (> Kap. 7.4.14), Pankreasinsuffizienz (> Kap. 7.4.33), Zöliakie (> Kap. 7.4.18) und Magen-Darm-Erkrankungen. Nicht verwertbar und damit nahezu oder gänzlich kalorienfrei sind nicht-glyzeridische, akalorische Ersatzstoffe wie das in den USA, nicht aber in Deutschland zugelassene Olestra:

Olestra als bekanntester Fettersatzstoff kann nicht verdaut und verstoffwechselt werden und ist somit kalorienfrei. Geschmacklich ist er mit richtigen Fetten nicht zu vergleichen. Hinzu kommt, dass Olestra mit seiner paraffinartigen Struktur zu Krämpfen und Durchfällen führen kann.

Weitere synthetische Fettersatzstoffe, so genannte **Designer-Lipide**, liefern durch Veränderungen der Glyzerid-Fettsäuren-Struktur kalorienärmere Alternativen zu den konventionellen Speisefetten. Ein in Deutschland zugelassenes Diätfett verbirgt sich z. B. hinter der E-Nummer 471, einem vor allem in Backwaren und Margarinen eingesetzter Emulgator, der ohne Höchstmengenbegrenzung eingesetzt werden darf. Fettaustauschstoffe unterscheiden sich besonders in ihrer Hitzelabilität von natürlichen Fetten. Man unterscheidet solche auf Kohlenhydratbasis und solche auf Eiweißbasis. **Fettimitate aus Kohlenhydraten** müssen aufgrund ihrer Unbedenklichkeit nicht deklariert werden, verstecken sich oft hinter dem Begriff „Stärke" und sind mindestens 50 Prozent kalorienärmer als echte Speisefette. Es handelt sich um quellfähige, wenig verdauliche Ballaststoffe. Sie schmecken zwar wie Fett im Mund, eignen sich aber weder zum Braten noch tragen sie zu einem wirklich feineren Geschmack der Speisen bei.

Fettimitate auf Eiweißbasis wie Kasein, Gelatine oder Molkenproteine haben ebenfalls nur etwa halb so viele Kalorien wie normales Fett und eignen sich ebenfalls nicht zum Erhitzen. Ein kritischer Punkt ist das potenzielle Allergen-Risiko derartiger Produkte für Allergiker, die Eiweiße im Essen vorfinden, die sie nicht erwarten. Übrigens: Die cremige, „leichte" Konsistenz fettarmer Lebensmittel lässt sich auch durch andere technologische Tricks herstellen: Luft- oder Wasser-Einschlüsse oder der Einsatz spezieller Kohlenhydrat-Fett-Gemische und Emulgatoren „strecken" das Produkt und führen zu einer luftigen Konsistenz.

Zucker wird größtenteils durch Süßstoffe oder Zuckeraustauschstoffe ersetzt. Zuckeraustauschstoffe liefern im Gegensatz zu Süßstoffen etwa 2,5 kcal Energie pro Gramm, verglichen mit ca. 4 kcal pro Gramm Zucker. Dabei ist ihre Süßkraft deutlich geringer als die von Zucker (> Tab. 4.11).

Tab. 4.11 Süßkraft der verschiedenen Zucker, Zuckeraustauschstoffe und Süßstoffe (bezogen auf die Süßkraft von Rohr- bzw. Rübenzucker (Saccharose) = 100).

Süßungsart	Bezeichnung	E-Nummer	Süßkraft	kcal/g
Zucker	Saccharose		100	4
	Glukose		70	4
	Fruktose		120	4
Zucker – Alkohole	Mannit	E 421	40	ca. 2,5
	Isomalt	E 953	45	ca. 2,5
	Sorbit	E 420	50	ca. 2,5
	Maltit	E 965	90	ca. 2,5
	Xylit	E 967	100	ca. 2,5
Süßstoffe	Aspartam	E 951	ca. 200-fach erhöht	4
	Acesulfam	E 950	ca. 200-fach erhöht	0
	Cyclamat	E 952	ca. 35- bis 70-fach erhöht	0
	Saccharin	E 954	ca. 300- bis 500-fach erhöht	0
Süßstoffmischungen (Saccharin und Cyclamat 1:10)			10 000	0

Das bedeutet, dass für eine vergleichbare Süßkraft in etwa die gleichen Kalorien oder sogar mehr aufgenommen werden müssen als mit normalen Produkten. Zuckeraustauschstoffe beeinflussen die Darmflora und führen bei übermäßigem Konsum zu massiven Blähungen und Durchfällen. Süßstoffe mit Ausnahme von Aspartam haben keine Kalorien. Trotzdem haben z. B. Diabetikerprodukte in der Regel nicht weniger Kalorien als normale Produkte für Gesunde, da z. B. der Fettgehalt im Austausch erhöht wird. Eine regelmäßige Süßstoffzufuhr kann zu zwei Effekten führen:

- Die Lust auf süße Speisen bleibt bestehen und wird oft noch stärker aufgrund der hohen Süßkraft vieler Süßstoffe. Besonders hoch ist sie bei Saccharin, dem in Deutschland am häufigsten verwendeten Süßstoff (➤ Tab. 4.11).
- Der Körper gewöhnt sich daran, die Süßschwelle steigt und führt oft zu einem wesentlich höheren Konsum „echter" Süßigkeiten (Fallbeispiel I: Martina M. ➤ Kap. 6.3.1). Eigene Untersuchungen (Hajeck-Lang, Aachen) aus mindestens 10 Jahren bestätigen diese Effekte anhand von Hunderten von Essprotokollen vorwiegend bei Frauen. Bei Männern ist dies relativ selten der Fall (Ausnahme Fallbeispiel IV: Helmut W. ➤ Kap. 6.3.4).

Mögliche Auswirkungen eines regelmäßigen Gebrauches von Süßstoffen während der Darmpassage

auf das dortige Floramilieu sind bislang nicht untersucht. Der Austausch von Zucker gegen Süßstoffe oder Zuckeraustauschstoffe hat sich nicht für relevante Gewichtsverluste bewährt. Sinnvolle Alternativen als Zuckerersatz sind frisches Obst, Trockenobst oder fruchtsaftgedickte Brotaufstriche. Von Light-Produkten werden etwa ein Drittel mehr als von normalen Lebensmitteln konsumiert. Die (übergewichtigen) Verbraucher verlassen sich auf den angeblich positiven Effekt, ohne selbst etwas tun zu müssen. Die Pseudo-Sicherheit bewirkt keinerlei Umdenken – im Gegenteil: Gewohnte Verhaltensmuster festigen sich, das Ergebnis sind frustrierte Übergewichtige, die erfolglos alles für eine fettarme Ernährung tun, Light-Produkte auswählen usw.

Begriffe wie „light" oder „Du darfst" sollen das Gewissen beruhigen, Lerneffekte hinsichtlich einer dauerhaften Verbesserung des Essverhaltens werden nicht gefördert, sind sicherlich auch nicht gewünscht – zumindest nicht von Seiten der Lebensmittel-Produzenten. Wer z. B. schnell isst und schlingt, wird das Tempo auch bei den leichten Lebensmitteln nicht drosseln, die dazu bei weitem nicht so gut sättigen wie die Originale. Alternativ wird empfohlen, die herkömmlichen, gehaltvolleren Lebensmittel zu verwenden und sich dabei auf den Genuss und das Sattsein zu konzentrieren: Mit einer fettreichen Butter wird behutsam und bewusster umgegangen als mit einer Light-Margarine: Letztere ist ja nicht so schlimm, weil fett- und kalorienreduziert, davon darf man auch etwas mehr verwenden (…).

Formula-Produkte

Formula-Diäten sind diätetische, vollbilanzierte Produkte, die während einer Gewichtsreduktion einzelne Mahlzeiten ersetzen oder den gesamten Tagesbedarf an Nährstoffen abdecken können.

Sie sind industriell gefertigt und unterliegen Paragraph 14a der Diätverordnung (➤ Kap. 4.2, s. gesetzliche Vorgaben). Dieser legt den Gehalt an Makro- und Mikronährstoffen diätetischer Produkte zur Gewichtsreduktion fest (Diätverordnung). Pro Tag müssen folgende Mengen an Makro- bzw. Mikronährstoffen abgedeckt werden:

- 800 bis 1.200 kcal
- 25 bis 50 Prozent bzw. mindestens 50 g und maximal 125 g Eiweiß
- Mindestens ca. 10 g, maximal 30 Prozent Fett,
- Davon mindestens 7 g essentielle Fettsäuren
- Mindestens 90 g Kohlenhydrate.

„In der Regel sind dafür 3 bis 5 Mahlzeiten am Tag vorgesehen. Sie sind frei erwerblich in Apotheken, Supermärkten und/oder Drogeriemärkten oder sie werden im Rahmen von Gewichtsreduktionsprogrammen (➤ Kap. 2.1) über die zuständigen Berater bzw. Ärzte vertrieben. Prinzipiell kann jeder mit diesen Produkten selbstständig eine so genannte modifizierte Fastenkur durchführen (➤ Kap. 2.3.6). Die ernährungsmedizinischen Fachgesellschaften empfehlen die Verwendung allerdings nur bei ärztlicher Betreuung und begleitender Bewegungssteigerung. Eine Formula-Diät sollte stets von Bewegungssteigerung begleitet sein. Spätestens nach 12 Wochen sollte eine Umstellung auf eine mäßig hypokalorische Mischkost zur Gewichtsreduktion erfolgen. Eine Mitbetreuung durch Spezialisten ist wegen des erhöhten Nebenwirkungsrisikos angezeigt." (Deutsche Fachgesellschaften 2007).

Der Hauptvorteil von Formula-Diäten ist die sehr hohe Gewichtsabnahme von 8 bis 12 kg im Monat bei ausreichender Zufuhr aller Nährstoffe, die mit keiner vergleichbaren gesundheitlich unbedenklichen Methode erreicht wird. Bei ausschließlicher Verwendung ist der Warnhinweis „Darf ohne ärztlichen Rat nicht länger als drei Wochen verwendet werden" vorgeschrieben. Der komplette Mahlzeitenersatz soll nicht länger als drei Monate andauern. In dieser Zeit sollten eine intensive Ernährungsberatung erfolgen und sonstige Fragen zu einem gesunden Lebensstil bearbeitet werden. In der Umstellungsphase werden die Formula-Mahlzeiten Schritt für Schritt durch feste Lebensmittel ersetzt. Bei den Formula-Diätprodukten handelt es sich meist um Pulver, die mit Wasser oder fettarmer Milch zu Shakes, Suppen oder Cremespeisen angerührt werden. Alternativ dazu gibt es auch Riegel.

Ein Vorteil der flüssigen Mahlzeiten ist das unterdrückte Hungergefühl (➤ Kap. 2.3) wodurch es relativ leicht fällt mit dieser Methode abzunehmen.

Andererseits besteht die Gefahr, dass vor allem bei unkontrollierter Anwendung Nebenwirkungen auftreten: Obstipation, Menstruationsstörungen, Haarausfall, orthostatische Dysregulation, Elektrolytimbalancen oder Cholecystolithiasis. Deshalb sollte, wenn die Einbindung in ein längerfristiges Gewichtsmanagementprogramm nicht erwünscht ist (z. B. aus Kostengründen), das Fasten mit Formula-Produkten nur mit ärztlicher Betreuung durchgeführt werden. Bekannte vollbilanzierte Diätprodukte bzw. Formula-Produkte (➤ Kap. 3.1.3) sind:

- BCM
- Bodymed
- Herbalife
- Insumed
- Modifast
- Optifast
- Slimfast.

wobei die Produkte zu Optifast, Modifast, BCM, Herbalife und Bodymed in längerfristige Gewichtsmanagementprogramme eingebunden sind.

LITERATUR

Bundesministerium für Justiz, Verordnung über diätetische Lebensmittel (Diätverordnung), 30.1.2008.
Deutsche Fachgesellschaften (2007): Prävention und Therapie der Adipositas-Evidenzbasierte Leitlinie.

5

Christel Führer, Brigitte Hajeck-Lang
Ernährungsformen

5.1   Einführung 163

5.2   Beispiele alternativer Ernährungsformen 164

5.1 Einführung

Unter Ernährungsformen sollen im Folgenden bekannte Alternativen zu der bei uns in Deutschland empfohlenen Mischkost nach der Deutschen Gesellschaft für Ernährung (DGE) verstanden werden, von der sie in ihrer Zusammensetzung teilweise erheblich abweichen. Sie sollen eine dauerhafte Form der Ernährung darstellen und unterscheiden sich damit von Diäten, die eine kurzfristige Ernährungsumstellung mit dem Ziel der Gewichtsreduktion oder anderer therapeutischer Effekte bezüglich verschiedener Krankheiten und Leiden darstellen.

So genannte **Alternative Ernährungsformen** werden von immer mehr Menschen aus ganz unterschiedlichen Gründen praktiziert: Teilweise sind diese gesundheitlicher Natur, wie die erhoffte Besserung von Krankheiten und Beeinträchtigungen oder auch ökologische Gründe wie die Sorge um die Umwelt und das Welternährungsproblem, die z. B. zur Bevorzugung vegetarischer Kostformen führen. Weltanschauliche und religiöse Gründe spielen u. a. bei der anthroposophisch orientierten Ernährung eine Rolle.

Einige dieser Ernährungsformen, wie die Ernährung im Ayurveda (➤ Kap. 5.2.2) und der Traditionellen Chinesischen Ernährung (➤ Kap. 5.2.12), bestehen schon seit mehreren tausend Jahren und sind Bestandteile von ganzheitlichen Gesundheitssystemen und fernöstlichen Philosophien. Sie werden heute auch zur Gewichtsreduktion eingesetzt.

Während der Reformbewegung in der ersten Hälfte des 20. Jahrhunderts kamen Kostformen wie die Waerland-Kost (➤ Kap. 5.2.16) und die anthroposophisch orientierte Ernährung (➤ Kap. 5.2.1)

hinzu. Unter dem Einfluss dieser Formen aber auch der fernöstlichen Philosophie entstanden später noch andere Ernährungsformen wie die Vollwerternährung (➤ Kap. 5.2.15) oder die Schnitzer-Kost (➤ Kap. 5.2.11).

Aktuelle Kostformen wie die LOGI-Methode (➤ Kap. 2.1.13), die Blutgruppen-Diät (➤ Kap. 2.1.2) und verschiedene Trennkost-Formen, die zur Gewichtsreduktion gedacht, von ihren Urhebern aber auch als Dauerkost propagiert werden, zeigen, dass der Übergang von Diäten zu Ernährungsformen fließend sein kann. Insbesondere bei den östlichen Ernährungsformen, aber nicht nur dort, sind die zu Grunde liegende Philosophie und der ganzheitliche Aspekt für Europäer schwer nachzuvollziehen, bzw. sie machen eine wissenschaftliche Untermauerung und Bewertung nicht möglich. Manche Empfehlungen, bestimmte Nahrungsmittel zu meiden oder zu bevorzugen, um spezielle Wirkungen auf Körper und Geist zu erzielen, entbehrt jeglicher wissenschaftlichen Grundlage. Genannt seien hier die Trennung von Kohlenhydraten und Eiweiß bei den Trennkostformen oder das Meiden von Nachtschattengewächsen bei der anthroposophisch orientierten Ernährung.

Aus ernährungsphysiologischer Sicht ist eine davon unabhängige Bewertung der Kostformen jedoch möglich und sinnvoll. Grundlage der Bewertung sind die Empfehlungen der DGE bezüglich der Versorgung mit essentiellen Nährstoffen und der Deckung des Energiebedarfs unter Einhaltung der DACH-Referenzwerte. Viele Ernährungsformen sind gesundheitlich positiv zu bewerten und dazu geeignet, die Zufuhr mit allen Mikro- und Makronährstoffen entsprechend den DACH-Referenzwerten sicher zu stellen. Von anderen Formen muss wiederum abgeraten werden, da nicht für alle Bedarfsgruppen eine Versorgung mit allen Nährstoffen gewährleistet ist.

LITERATUR

Biesalski HK, Fürst P, Kasper H, Kluthe R, Pölert W, Puchstein Ch, Stähelin HB (2004). Ernährungsmedizin. 3. Auflage. Stuttgart: Georg Thieme Verlag.
Koula-Jenik H, Kraft M, Miko M, Schulz RJ (2006). Leitfaden Ernährungsmedizin. 1. Auflage. München: Elsevier GmbH, Urban & Fischer Verlag.
Leitzmann C, Keller M (2005). Alternative Ernährungsformen. 2. Auflage. Stuttgart: Hippokrates Verlag.

5.2 Beispiele alternativer Ernährungsformen

5.2.1 Anthroposophisch orientierte Ernährung

Die anthroposophisch orientierte Ernährung ist Teil der Anthroposophie (wörtlich „die Weisheit vom Leben"), einer ganzheitlichen weltweit vertretenen Philosophie.

Lebensmittelauswahl, Nährstoffverhältnis

Die Ernährung ist hauptsächlich lakto-vegetabil und soll zu ein Viertel bis ein Drittel ihres Gewichtes aus Rohkost bestehen. Regionale und saisonale Lebensmittel sollen bevorzugt werden und möglichst aus biologisch-dynamischem Anbau stammen. Je nach Kulturkreis variiert die Nahrungsmittelauswahl. Es gibt keine verbotenen oder erlaubten Lebensmittel, sondern der freie Entschluss des Menschen für oder gegen bestimmte Lebensmittel ist wichtig. Empfohlene Lebensmittel sind:

- Getreide und Brot
- Gemüse und Hülsenfrüchte
- Obst und Trockenfrüchte
- Milch und Milchprodukte (roh oder pasteurisiert)
- Samen und Nüsse
- Butter und kalt gepresste Öle, feste Pflanzenfette (Kokos- und Palmfett)
- Honig und Obstdicksäfte statt Zucker.

Weniger empfohlen werden, bzw. zu meiden sind:

- Nachtschattengewächse, besonders Kartoffeln
- Eier
- Fleisch
- Helle Auszugsmehle
- Pilze, Soja und andere exotische Hülsenfrüchte
- H-Milch, Kondensmilch und Milchpulver
- Raffinierte Öle, gehärtete und tierische Fette
- Zucker und damit gesüßte Speisen und Getränke
- Alkohol
- Süßstoffe.

Postuliertes Wirkprinzip

Die Vertreter der anthroposophischen Ernährung gehen davon aus, dass die Nahrung neben Nährstoffen auch Wachstums- und Reifekräfte, so genannte Bildekräfte, enthalte. Der Mensch kann diese nicht direkt aus dem Kosmos aufnehmen, sondern muss sie über Lebensmittel erhalten. Sie haben die Aufgabe die eigenen Bildekräfte des Menschen zu aktivieren. Die Ernährung soll ausgleichend auf die vier Konstitutionstypen Choleriker, Sanguiniker, Melancholiker und Phlegmatiker wirken, die durch unterschiedliche Gewichtung der vier Wesensglieder physischer Leib (= stofflicher Körper), Ätherleib (= belebter, vitaler Körper), Astralleib (= Seele oder Psyche) und Individualität (= das Ich) entstehen.

„Begleit-Package" (Weltanschauungen)

Die Anthroposophie versteht sich als Erkenntnisweg zur „Weisheit vom Menschen" und will zu eigenständiger Forschung auf geistigem Gebiet anleiten (Renzenbrink 1979). „Anthroposophie ist ein Erkenntnisweg, der über die Grenze der Sinneswelt hinausführt und im Übersinnlichen eine erfahrene Realität erkennt" (Renzenbrink 1979). Als ganzheitliche Philosophie befasst sie sich mit fast allen Bereichen der Gesellschaft wie Pädagogik (Waldorfschulen), Landwirtschaft, Ernährung, Finanzwesen und Medizin (Leitzmann 2005).

Begründer/Historisches

Grundlage der Anthroposophie und der durch sie geprägten Ernährungsform bilden die Lehren **Rudolf Steiners** (Philosoph, Deutschland, 1861–1925).

Udo **Renzenbrink** (Arzt, Deutschland, 1913–1994) und **Petra Kühne** (Oecotrophologin, Deutschland, *1953) entwickelten die Anthroposophische Ernährungslehre weiter.

Durchführung im Einzelnen

Empfohlen werden regelmäßige Mahlzeiten im Rahmen einer ruhigen, gemütlichen Atmosphäre beim Essen, möglichst in einer Gemeinschaft. Es gibt keine Vorschriften im Sinne von Verboten, sondern eine freie Nahrungsauswahl und Eigenverantwortlichkeit. Es werden kosmische Rhythmen sowie Organ-, Verdauungs- und Mahlzeitenrhythmen beachtet.

Zeit- und Kostenaufwand

Im Vergleich zur in Deutschland üblichen Ernährung ist ein größerer Zeitaufwand durch die sorgfältige Zusammenstellung der Speisen, die frische Zubereitung und den Verzicht auf Fertigprodukte wahrscheinlich. Höhere Kosten für Lebensmittel aus biologisch-dynamischem Anbau sind zu erwarten.

Physiologische Vorgänge und gesundheitliche Aspekte

Die kosmische Beeinflussung durch Nahrungsmittel und einige beschriebene Wirkungen von Lebensmitteln, z. B. auf die Gedankenbildung, sind naturwissenschaftlich schwer nachzuvollziehen und durch Studien nicht zu belegen. Die anthroposophisch orientierte Ernährung hat alle Vorteile einer lakto-vegetabilen Kost. Bei vielfältiger Lebensmittelauswahl ist die Versorgung mit allen Mikro- und Makronährstoffen entsprechend den Empfehlungen der DGE gewährleistet.

Studienlage/Evaluationen

Zur anthroposophisch orientierten Ernährung gibt es lediglich eine kleine Studie an 33 vegetarisch, 26 anthroposophisch und 33 makrobiotisch ernährten Vorschulkindern. Diese zeigt zwar die Tendenz, dass anthroposophisch und vegetarisch ernährte Kinder leichter und kleiner als ihre omnivor ernährten Altersgenossen sind. Dies lässt sich jedoch wissenschaftlich nicht bestätigen (van Staveren et al. 1985).

Die genannten positiven Effekte des biologisch-dynamischen Anbaus von Lebensmitteln lassen sich wissenschaftlich nicht nachweisen.

Eignung als Dauerkost

Die anthroposophische Ernährung ist als Dauerkost für alle Bedarfsgruppen geeignet.

LITERATUR
Deutsche Gesellschaft für Ernährung (Hrsg.) (2000). Referenzwerte für die Nährstoffzufuhr. 1. Auflage. Frankfurt am Main: Umschau/Braus.
Deutsche Gesellschaft für Ernährung (Hrsg.) (2008). Ernährungsbericht 2008. Bonn. Kühne P (2000). Zeitgemäße Ernährungskultur zwischen Natur und Labor. 1. Auflage. Heidelberg: Menon-Verlag.
Kühne P (2006). Die Anthroposophische Ernaehrung, Arbeitskreis für Ernährungsforschung. http://www.ak-ernaehrung.de/content/publikationen/infos-stichwort-ernaehrung/jahr-2006/info-5-06 (aufgerufen 7.5.2010).
Leitzmann C, Keller M, Hahn A (2005). Alternative Ernährungsformen. 2. Auflage. Stuttgart: Hippokrates.
Renzenbrink U (1979). Ernährungskunde aus Anthroposophischer Erkenntnis. Dornach/Schweiz: Rudolf Geering Verlag.
Staveren WA van, Dhuyvetter JH, Bons A, Zeelen M, Hautvast JG (1985). Food consumption and height/weight status of Dutch preschool children on alternative diets. Journal of the American Dietetic Association; Dec 85/12: 1.579–1.584.

5.2.2 Ayurveda (moderne Form: Maharishi Ayurveda)

Ayurveda ist eine traditionelle Heil- und Gesundheitslehre mit indischem Ursprung. Die Ayurvedische Ernährungslehre wird als Voraussetzung zur Erhaltung der Gesundheit gesehen.

Lebensmittelauswahl, Nährstoffverhältnis

Ayurveda ist eine ovo-lakto-vegetabile Ernährung, deren Bestandteile Getreide, Hülsenfrüchte, Gemüsegerichte, Gewürze, Milchprodukte und Samen sind. Dabei sollten saisonale und regionale Produkte bevorzugt werden. Es existieren keine strengen Ernährungsvorschriften, man soll aber auf einen geringen Rohkostverzehr achten. Außerdem sind Alkohol, Kaffee, Schokolade und kohlensäurehaltige Getränke zu meiden.

Postuliertes Wirkprinzip

Die drei Prinzipien (Doshas) Vata, Pitta und Kapha regeln alle biologischen, psychischen und physiologischen Funktionen des Körpers. Jeder Mensch trägt alle drei Doshas in sich. Das Verhältnis der Doshas eines Menschen ist angeboren und bestimmt seinen Konstitutionstyp, so können ein oder mehrere Doshas überwiegen. Im Allgemeinen gibt es 7 Konstitutionstypen: Vata, Pitta, Kapha, Vata-Pitta, Pitta-Kapha, Vata-Kapha, Vata-Pitta-Kapha.

Die Ernährung muss sich an den individuellen Bedürfnissen des Einzelnen orientieren, damit der Mensch ein Gleichgewicht von Körper, Seele und Geist zu erlangt. Jede Nahrung übt eigene, unterschiedliche Wirkungen aus und wird je nach individuellem Konstitutionstyp zusammengestellt. Folgendes muss berücksichtigt werden: der Geschmack der einzelnen Nahrungsmittel (süß, salzig, sauer, scharf, bitter und herb), ob es sich um schwere oder leichte Nahrungsmittel handelt, ob sie Hitze oder Kälte erzeugen oder ob sie ölig, trocken, flüssig oder fest sind.

„Begleit-Package" (Weltanschauungen)

Ayurveda ist eine ganzheitliche Gesundheitslehre und lehrt, dass jeder Mensch die Kraft hat, sich selbst zu heilen. Gesunde Ernährung und ein geregelter Tagesablauf spielen dabei eine große Rolle. Alles ist aus den 5 Elementen Raum, Luft, Feuer, Wasser und Erde aufgebaut. Aus ihnen entstanden die ganzheitlichen universellen Prinzipien, die drei Doshas: Vata (Raum und Luft), Pitta (Feuer und Wasser), Kapha (Erde und Wasser). Sind die Doshas in Harmonie, bedeutet das Gesundheit, wobei in Harmonie nicht als in gleichen Anteilen vorhanden zu verstehen ist. Geraten die Doshas aus dem Gleichgewicht, führt das zu Störungen und Erkrankungen.

Begründer/Historisches

Ayurveda entstammt der 5000 Jahre alten vedischen Hochkultur Indiens. Im 7. Jh. v. Chr. bis etwa 1000 n. Chr. war die Blütezeit des Ayurveda. Große Teile des alten Wissens sind im Laufe der Zeit verloren gegangen. In den achtziger Jahren belebten Ayurveda-Experten, westliche Wissenschaftler und Ärzte auf Initiative und unter Leitung von **Mahesh Yogi** den

Ayurveda neu. Diese Neufassung des Ayurveda, **Maharishi Ayurveda**, beruht auf klassischen Texten, zusätzlich sind moderne wissenschaftliche Erkenntnisse integriert.

Durchführung im Einzelnen

Es existieren keine strengen Essenspläne, sondern man orientiert sich an den Bedürfnissen des Einzelnen. Es gibt die Geschmacksrichtungen scharf, bitter, herb, süß, sauer und salzig mit unterschiedlichen Wirkungen auf die Doshas. Allgemeine Ratschläge sind:

- Berücksichtigung der Konstitutionstypen und der Jahreszeit
- Essen in ruhiger Umgebung
- Erst essen, wenn man hungrig ist
- Nicht zu schnell und nicht zu langsam essen
- Zumindest drei bis sechs Stunden Pause zwischen den Mahlzeiten, also keine Zwischenmahlzeiten
- Mittags die Hauptmahlzeit
- Zumindest mittags alle Geschmacksrichtungen berücksichtigen
- Abends leicht und nicht zu spät essen
- Fertiggekochte Gerichte nicht wieder aufwärmen
- Sich nicht vollkommen satt essen
- Kaffee, Alkohol, Schokolade und kohlensäurehaltige Getränke vermeiden.

Zeit- und Kostenaufwand

Die Kosten sind bei Beachtung des regionalen und saisonalen Angebots, Vermeidung von Fertigprodukten und Vorzug vegetarischer Gerichte nicht hoch. Der Zeitaufwand ist durch notwenige Planung der individuellen Ernährung, regelmäßigen Einkauf und Zubereitung frischer Produkte erhöht.

Physiologische Vorgänge und gesundheitliche Aspekte

Die Zusammenstellung der Nahrung unter Berücksichtigung der Konstitutionstypen und deren Wirkung kann ernährungswissenschaftlich nicht untermauert werden und ist für westliche Maßstäbe schwer nachzuvollziehen. Eine überwiegend vegetabile, abwechslungsreiche Kost mit frischen Zutaten und wenig Fett ist positiv zu beurteilen. Der Rohkostanteil ist etwas gering und kann sich evtl. negativ auf die Versorgung mit hitzelabilen Vitaminen auswirken.

Eignung zur Dauerkost

Ayurveda ist als Dauerernährung geeignet.

LITERATUR
Deutsche Gesellschaft für Ernährung (Hrsg.) (2000). Referenzwerte für die Nährstoffzufuhr. 1. Auflage. Frankfurt am Main: Umschau/Braus.
Deutsche Gesellschaft für Ernährung (Hrsg.) (2008). Ernährungsbericht 2008. Bonn.
Lad V (2003). Das große Ayurveda Heilbuch. 13. Auflage. Windpferd Verlag.
Leitzmann C, Keller M, Hahn A (2005). Alternative Ernährungsformen. 2. Auflage. Stuttgart: Hippokrates Verlag.
Schrott E (1995). Die köstliche Küche des Ayurveda. München: Mosaik Verlag GmbH.

5.2.3 Evers-Diät

Die Evers-Diät war ursprünglich eine von dem Arzt Joseph Evers Ende der 1930er Jahre entwickelte Kostform zur Vermeidung von Zivilisationskrankheiten und zur Heilung bestimmter Krankheiten wie z. B. Multiple Sklerose.

Lebensmittelauswahl, Nährstoffverhältnis, Kalorienzufuhr

Evers unterschied die Kurvorschrift für Kranke mit schweren Stoffwechselstörungen von der Evers-Diät für Gesunde. Bei der Kurvorschrift waren lediglich rohe Früchte, Wurzeln, Milch, Eier und Haferflocken, Butter, Vollkornbrot, Bienenhonig und Wasser erlaubt. Die Kost für Gesunde enthielt zusätzlich Fleisch, möglichst roh oder leicht angebraten, gegarte Eier und nur wenig Kartoffeln, Blatt-, Stängel- und Kräutergemüse. Heute ist die Evers-Diät eine überwiegend lakto-vegetabile Kost mit hohem Rohkostanteil, ergänzt durch wenig Ei, Fleisch und Fisch (➤ Abb. 5.1). Empfohlen werden:
- Frisches Obst
- Rohkost/frisches Gemüse
- Frische Obst- und Gemüsesäfte
- Gekeimtes Getreide
- Getreideflocken, Nüsse, Samen

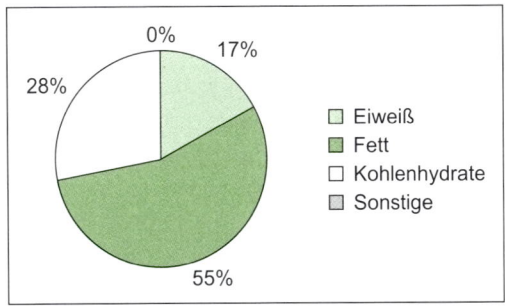

Abb. 5.1 Anteil der Nährstoffe an der Energiezufuhr von 1 200 kcal am Tag bei der Evers-Diät. [L143]

- Fettarme Milchprodukte
- Vollkorn- und Knäckebrot
- Vollkorngerichte
- 1- bis 2-mal wöchentlich mageres Fleisch
- 2- bis 3-mal wöchentlich fette Fische
- Kalt gepresstes Raps-, Walnuss-, Soja- und Leinöl.

Postuliertes Wirkprinzip

Bei einer lakto-vegetarischen Ernährung seien die Zufuhr von Arachidonsäure und dadurch die Bildung von Entzündungsstoffen im Körper gering. Zudem hemmen hochwertige Fischöle diese Umwandlung. Immunologische Prozesse sollen so günstig beeinflusst werden, z. B. der Krankheitsverlauf bei Multipler Sklerose (➤ Kap. 7.4.27). Auch ernährungsbedingte Erkrankungen sollen verhindert werden.

„Begleit-Package" (Weltanschauungen)

Ursprünglich basierte die Evers-Diät auf der Annahme, dass der Mensch aufgrund seiner Anatomie ein Früchte- und Wurzelesser sei und Fleisch, Blätter und Gräser für ihn nicht in Frage kämen. Zu einer gesunden Lebensführung gehörten laut Evers auch kalte Abreibungen, das heißt eine kalte Dusche und Bewegung an der frischen Luft auch bei schlechtem Wetter.

Varianten

Eine Variante der Evers-Diät ist die Rohkosternährung (➤ Kap. 5.2.9).

Begründer/Historisches

Joseph Evers war Arzt und lebte von 1894 bis 1975 in Deutschland. Er entwickelte die Kostform Ende der 1930er Jahre. Die heute praktizierte Form der Evers-Diät ist eine gemäßigte Form der ursprünglichen Variante.

Durchführung im Einzelnen

Es gibt drei Hauptmahlzeiten und zwei Zwischenmahlzeiten:
- Das Frühstück besteht aus Obst- und Gemüsesaft, gekeimtem Getreide, Getreideflocken, Nüssen, Samen, fettarmen Milchprodukten, Vollkornbrot und Knäckebrot.
- Die erste Zwischenmahlzeit wird aus Obst gebildet.
- Zum Mittagessen gibt es frischen Salat der Saison, vegetarische Gemüse-, Reis- oder Nudelgerichte sowie Quarkspeise oder Obstsalat der Saison als Dessert.
- Als zweite Zwischenmahlzeit werden frische Vollkornkuchen, Gebäck, Obstspieße, Eis oder pikante Snacks verzehrt.
- Das Abendessen besteht aus einer bunten Rohkostplatte, Vollkornbrot/-brötchen, Knäckebrot, Kräuterquark, Dipps, Dressing, Käse, vegetarischen Aufstrichen und einer Gemüsesuppe. Außerdem sollen 2- bis 3-mal pro Woche eine Fischmahlzeit und maximal 2-mal eine Fleischmahlzeit eingebaut werden.

Zeit- und Kostenaufwand

Ein höherer Zeitaufwand als bei der bei uns in Deutschland üblichen Ernährung muss eingeplant werden, da auf Fertigprodukte verzichtet wird und die Speisen immer frisch zubereitet werden. Die Kosten könnten aufgrund von reichlich Obst und Gemüse leicht erhöht sein.

Physiologische Vorgänge und gesundheitliche Aspekte

„Die vermuteten Einflüsse der Ernährung auf die Entstehung und Entwicklung der Multiplen Sklerose sind bisher noch nicht präzisierbar, dennoch sind positive Ergebnisse bei der Verschiebung der Fettsäurerelation zugunsten der mehrfach ungesättigten Fettsäuren beobachtet worden" (Kasper 2004).

Die Empfehlungen von Evers zu einer lakto-vegetarischen Ernährung ergänzt um regelmäßige Fischmahlzeiten und Omega-3-fettsäurereiche Öle z. B. Raps- und Leinöl, entspricht dem heutigen Stand der Erkenntnis zu leichteren Verlaufsformen der Multiplen Sklerose (Kasper 2004). Hochwertige Fischöle hemmen die Umwandlung von der Arachidonsäure in die entzündungsfördernden Eicosanoide.

Studienlage/Evaluationen

Die Heilungsrate der Multiplen Sklerose durch die Evers-Diät liegt im Bereich von Spontanremissionen.

Eignung als Dauerkost

Die Kost hat die Vorteile einer überwiegend laktovegetarischen Ernährung mit hohem Rohkostanteil und entspricht den Empfehlungen der DGE. Die Evers-Diät für Gesunde ist als Dauerkost für alle Bedarfsgruppen geeignet.

LITERATUR

Biesalski HK, Fürst P, Kasper H, Kluthe R, Pölert W, Puchstein Ch, Stähelin HB (2004). Ernährungsmedizin. 3. Auflage. Stuttgart: Georg Thieme.
Deutsche Gesellschaft für Ernährung (Hrsg.) (2000). Referenzwerte für die Nährstoffzufuhr. 1. Auflage. Frankfurt am Main: Umschau/Braus.
Deutsche Gesellschaft für Ernährung (Hrsg.) (2008). Ernährungsbericht 2008. Bonn.
Evers J (1980). Warum Evers-Diät. Die Ernährung des Gesunden und Kranken. 7. Auflage. Heidelberg: Haug.
Kasper H (2004). Ernährungsmedizin und Diätetik. 10. Auflage. München: Elsevier GmbH, Urban und Fischer.
Leitzmann C, Keller M (2005). Alternative Ernährungsformen. 2. Auflage. Stuttgart: Hippokrates.

5.2.4 Harmonische Ernährung/ Konstitutionslehre

Die Harmonische Ernährung enthält Elemente verschiedener Ernährungskonzepte wie die der Anthroposophie, des Ayurveda, der Natural Hygiene, der Trennkost und der Vollwerternährung. Sie ist Bestandteil einer ganzheitlichen Philosophie, die die Entwicklung des Bewusstseins zum Ziel hat.

Lebensmittelauswahl, Nährstoffverhältnis

Die Vorschläge für eine optimale Ernährung lauten wie folgt:
- Rohes Obst und Gemüse
- Nüsse und Samen
- Avocado und Sprossen.

Zu meiden sind dagegen:
- Fleisch, Wurst, Fisch
- Getreideprodukte, Hülsenfrüchte
- Milch und Milchprodukte, Eier
- Kaffee, Tee, Kakao, Tabak und Alkohol.

Es werden insbesondere zur Umstellung die Prinzipien verschiedener Ernährungskonzepte als hilfreich bezeichnet:
- Die Vollwerternährung, da minderwertige Lebensmittel gemieden werden und immerhin ¼ der Kost aus rohem Obst und Gemüse bestehe.
- Die Haysche Trennkost, mit säurebildenden und basenbildenden Nahrungsmitteln in einem Verhältnis von 1:4 und die Trennung von kohlenhydratreichen und proteinreichen Lebensmitteln.
- Die Natural Hygiene und Fit for Life wegen der Berücksichtigung von Körperzyklen, Entschlackung und hohem Anteil an Obst sowie destilliertem oder sehr mineralstoffarmen Wasser als Getränk, Trennkost (➤ Kap. 5.2.13).
- Das Ayurveda zur Berücksichtigung der Konstitutionstypen (Vier-Elemente-Lehre: Luft, Feuer, Wasser und Erde).

Postuliertes Wirkprinzip

Es gebe zwar eine optimale Ernährung, wenn man die rein körperlichen Bedürfnisse betrachtet. Ernährungsratschläge müssen aber von jedem Individuum auf persönliche Tauglichkeit geprüft werden. Entscheidend seien Instinkt, Gefühl, Verstand und Intuition. Wenn man möglichst wenig veränderte Nahrung zu sich nehme, werde man keinen Mangel erleiden. Man müsse wenigstens teilweise zurückkehren zur Urnahrung der Ahnen (zu den verschiedenen Ernährungskonzepten und Wirkungsprinzipien sei auf die anthroposophische Ernährung (➤ Kap. 5.2.1), Ayurveda (➤ Kap. 5.2.2), Trennkost (➤ Kap. 5.2.13) und die Vollwerternährung (➤ Kap. 5.2.15) verwiesen.

„Begleit-Package" (Weltanschauungen)

Die harmonische Ernährung ist Teil einer ganzheitlichen Philosophie, deren Grundlagen die Annahme der Reinkarnation (Wiederverkörperung) und das Karma sind. Unter Karma versteht man die Gesetzmäßigkeit, nach der sich die Taten des Menschen aus dem früheren Leben bei der Wiederverkörperung auswirken. Ziel auf Erden ist es, sich zu entwickeln und das Bewusstsein zu steigern. Auch Nahrung sei Teil dieses Vorgangs. Der Mensch müsse in sich hinein horchen, um herauszufinden, welche Nahrung passe. Weise (1993) nennt diese Ernährung realistische Umstellungs- oder Wachstumsernährung. Diese „Harmonische Ernährung" ist für Weise die Ernährungsform, die für unsere jeweilige Entwicklungssituation und Konstitution die günstigste ist.

Begründer/Historisches

Begründer der harmonischen Ernährung ist **Devanando Otfried Weise** (Geograph, Ernährungs- und Lebensberater, Deutschland *1943).

Durchführung im Einzelnen

Weise macht zwar Ernährungsvorschläge, aber jeder Mensch habe die Verantwortung, seine individuelle Form der Ernährung zu finden. Er regt zum Experimentieren bei der Nahrungsumstellung an, um von der gut bürgerlichen Kost stufenweise zur Endstufe, der so genannten Sonnenkost, zu gelangen.

Zeit- und Kostenaufwand

Zeit- und Kostenaufwand sind je nach Art der Zubereitung und Lebensmittelauswahl unterschiedlich.

Physiologische Vorgänge und gesundheitliche Aspekte

Die spirituellen Aspekte der Ernährung, zum Beispiel die Orientierung an den Konstitutionstypen des Ayurveda, sind besonders für westliche Maßstäbe schwer nachzuvollziehen und wissenschaftlich nicht zu belegen. Die Endstufe, die Sonnenkost, erfüllt nicht die Empfehlungen der Deutschen Gesellschaft für Ernährung (DGE) für alle Makro- und Mikronährstoffe. Eine rein vegane Rohkostform birgt die Gefahr der Unterversorgung mit Energie, Proteinen und bestimmten Nährstoffen wie Kalzium, Eisen und Vitamin B_{12} (➤ Kap. 5.2.14).

Eignung als Dauerkost

Als Dauerkost geeignet sind die Ernährungsformen nach Hay, dem Ayurveda, der Anthroposophie und die Vollwerternährung, die Sonnenkost dagegen nicht.

LITERATUR
Deutsche Gesellschaft für Ernährung (Hrsg.) (2000). Referenzwerte für die Nährstoffzufuhr. 1. Auflage. Frankfurt am Main: Umschau/Braus.
Deutsche Gesellschaft für Ernährung (Hrsg.) (2008). Ernährungsbericht 2008. Bonn.
Leitzmann C, Keller M (2005). Alternative Ernährungsformen. 2. Auflage. Stuttgart: Hippokrates.
Walb L, Walb I (1980). Die Hay'sche Trennkost. 34. Auflage. Heidelberg: Haug.
Walb L, Walb I (1988). Die Hay'sche Trennkost. 40. Auflage. Heidelberg: Haug.
Weise DO (1993). Harmonische Ernährung. Bewusster leben-genussreich essen. 4. Auflage. München: Goldmann.

5.2.5 LOGI-Methode

Die LOGI-Methode wird von den Erfindern auch als Dauerkost postuliert. In erster Linie ist sie aber eine Reduktionsdiät und wird in diesem Kapitel vorgestellt (➤ Kap. 2.1.13).

5.2.6 Makrobiotik

Makrobiotik kann mit „das große Leben" übersetzt werden (griech.: makros = groß/lang; bios = Leben) und entstand unter dem Einfluss des Taoismus und anderer Traditionen des Fernen Ostens. Fundament der Makrobiotik ist die Yin-Yang-Lehre. Die Ernährung soll harmonisierend auf diese beiden gegensätzlichen Kräfte wirken.

Lebensmittelauswahl, Nährstoffverhältnis

Die Makrobiotik, die durch **Mishio Kushi** entwickelt und später durch **Steven Acuff** weiter bearbei-

tet wurde, stellt eine überwiegend vegane Ernährung dar, die durch Fisch und wenige gesäuerte Milchprodukte ergänzt werden kann. Die Lebensmittel sollen saisonal, aus biologischem Anbau und aus derselben Klimazone stammen. Empfohlen werden:
- 50 Prozent Vollgetreide
- Reichlich Gemüse, davon mindestens zwei Drittel in gekochter Form
- Hülsenfrüchte, einschließlich Sojaprodukten
- Fermentierte Sojaprodukte: Miso, Tempeh, Tamari (Sojasoße)
- Nüsse und Samen
- Meeresalgen
- Nur wenig Obst als Kompott, frisch oder als Trockenobst
- 1- bis 3-mal pro Woche Fisch
- Trinken soviel wie nötig
- Wenige, möglichst pflanzliche Fette.

Zu meiden sind:
- Fleisch inklusive Geflügel
- Auszugsmehl; polierter Reis
- Milch und (bis auf wenige gesäuerte) Milchprodukte
- Eier
- Zucker und Honig
- Tropisches Obst und Zitrusfrüchte
- Zuviel Salz
- Kaffee, schwarzer Tee, Alkohol, anregende Kräutertees
- Sehr scharfe Gewürze
- Konserven und Tiefkühlkost.

Postuliertes Wirkprinzip

Die Lebensmittel sollen in Yin (ausdehnend) und Yang (zusammenziehend) eingeteilt werden können. Durch eine geeignete Auswahl und Zubereitung der Nahrungsmittel soll ein Gleichgewicht von Yin und Yang erzielt werden.

„Begleit-Package" (Weltanschauungen)

Die Philosophie von Yin und Yang stellt den Mittelpunkt der taoistischen Philosophie dar. Sie besagt, dass alles einem ständigen Rhythmus unterworfen ist. So folgt die Nacht dem Tag und dem Tag die Nacht; dem Sommer folgt der Winter und dem Winter der Sommer. Zur Beschreibung von Gesetzmäßigkeiten in den Bewegungen der Natur und entgegengesetzter Energietendenzen wurde das System von Yin und Yang entwickelt. Yin ist dabei der sich ausdehnende, Yang der sich zusammenziehende Teil. Alles Existierende enthält die beiden Gegensätze Yin und Yang. Ziel der Makrobiotik ist, eine Harmonie dieser beiden Energietendenzen zu erreichen.

Begründer/Historisches

Christoph Wilhelm Hufeland (Arzt, Deutschland, 1762–1836) und **Georges Ohsawa** (Naturphilosoph, Japan, 1892–1966) bemühten sich um internationale Verbreitung und Vertiefung der ursprünglichen Form der Makrobiotik. Die Makrobiotik nach Georges Ohsawa ist eine vegane Kostform mit 60 Prozent Getreideanteil und spielt heute kaum noch eine Rolle. **Mishio Kushi** (Politikwissenschaftler, Japan *1926) entwickelte die Makrobiotik nach Ohsawas Tod weiter. **Steve Acuff** (Germanist, USA *1945) lockerte die Vorschriften: Zum Getreide als Hauptnahrungsmittel kommen Gemüse, Hülsenfrüchte, Nüsse, Samen und Meeralgen hinzu. Außerdem empfiehlt er beispielsweise zur Vitamin B$_{12}$- und Vitamin D-Versorgung fettreichen Fisch und Eier (Leitzmann et al. 2005). Diese Form der Makrobiotik ist heute in der westlichen Welt verbreitet.

Varianten

Varianten sind die Makrobiotik nach Oshawa und nach Kushi.

Durchführung im Einzelnen

Acuff empfiehlt Anfängern die Nutzung von Kochbüchern und zusätzlich den Besuch eines Kochkurses unter erfahrener Leitung. Es gibt drei Mahlzeiten am Tag. Der größte Teil der Gerichte soll süß schmecken. Dazu gehöre auch der süße Geschmack, der durch langes Kauen von Getreide entsteht. Außerdem sollen sowohl der salzige als auch der leicht saure Geschmack vorkommen, in geringer Menge auch der bittere und der scharfe. Durch unterschiedliche Farben (weiß, gelb, grün, schwarz, braun und rot) soll das Essen auch optisch ansprechen. Das Frühstück besteht aus Misosuppe mit Gemüse und Getreidebreien. Mittags und abends werden Getreide (z. B. Reis) und Gemüse-

gerichte, Pickles, Hülsenfrüchte usw. gereicht. Desserts sind Getreidegerichte mit oder ohne Obst, die mit Gerstenmalz oder Reismalz gesüßt werden.

Zeit- und Kostenaufwand

Der Zeitaufwand ist hoch, da dreimal täglich gekocht wird und keine Fertig- oder Halbfertigprodukte verwendet werden. Höhere Kosten sind für frische Lebensmittel aus biologischem Anbau und für in Deutschland unübliche Produkte wie Miso oder Tempeh und Meeresalgen zu erwarten.

Physiologische Vorgänge und gesundheitliche Aspekte

Die Einteilung in Yin- und Yang-lastige Lebensmittel ist für unsere wesentlichen Erkenntnisse und Traditionen nicht nachvollziehbar. Eine streng vegane Kost wie die nach Oshawa wird aufgrund ihrer Mangelernährung von allen deutschen Fachgesellschaften abgelehnt. Das Meiden von Eiern, Fleisch, Milchprodukten, Nachschattengewächsen und Tiefkühlkost ist weder nachvollziehbar noch empfehlenswert: Wichtige Vitamine und Mineralstoffe aus diesen Lebensmittelgruppen (z. B. Folsäure) können nicht durch die ansonsten empfohlenen Lebensmittel ersetzt werden und können enorme gesundheitliche Auswirkungen haben.

Studienlage/Evaluationen

Studien in den Niederlanden zeigten, dass Kinder aus Familien mit makrobiotischer Ernährung ein geringeres Geburtsgewicht hatten. Das Geburtsgewicht war höher, wenn auch Molkereiprodukte und Fisch konsumiert wurden (Dagnelie et al. 1988). Die makrobiotische Ernährung führte zu einem Mangel an Energie, Protein, Kalzium, Vitamin B$_{12}$, Vitamin D und Riboflavin. Makrobiotisch ernährte Kinder wiesen häufiger ein geringeres Größenwachstum und Körpergewicht und einen geringeren Oberarmumfang sowie eine verzögerte Sprachentwicklung und eine gestörte psychomotorische Entwicklung auf (Dusseldorp et al. 1996). In Familien, in denen auch Milchprodukte verzehrt wurden, wirkte sich das positiv auf Größe, Körpergewicht und Armumfang aus (Dusseldorp et al. 1996).

5

Eignung als Dauerkost

Von der Makrobiotik nach Georges Ohsawa (vegane Kostform) als Dauerkost ist abzuraten, insbesondere bei Kindern. Bei ausreichendem Ernährungswissen ist die Makrobiotik nach Acuff als Dauerkost für Erwachsene geeignet, ebenfalls für Kinder. Ein Kalziummangel wird in Deutschland vorwiegend durch Milchprodukte vermieden, wobei auch andere Quellen wie Mineralwasser, Sojabohnen, Nüsse, Sesam und Gemüse eine ausreichende Zufuhr gewährleisten. Der Verzehr von mehr Rohkost dürfte sich günstig auf die Vitaminversorgung auswirken.

LITERATUR

Acuff St (2004). Das makrobiotische Gesundheitsbuch. 9. Auflage. München: Goldmann Verlag.

Dagnelie PC, Staveren WA van, Klaveren JD, Brema J (1988). Do children on macrobiotics diets show catch-up growth? A population based cross-sectional study in children aged 0–8 years. European Journal of Clinical Nutrition; Dec 42 (12): 1.007–1.016.

Dagnelie PC, Staveren WA van (1994): Macrobiotic nutrition and childs health: results of a population-based, mixed-longitudinal cohort study in the Netherlands. American Journal of Clinical Nutrition; May 59 (5 Suppl.): 1.187–1.196.

Deutsche Gesellschaft für Ernährung (Hrsg.) (2000). Referenzwerte für die Nährstoffzufuhr. 1. Auflage. Frankfurt am Main: Umschau/Braus; 7.

Deutsche Gesellschaft für Ernährung (Hrsg.) (2008): Ernährungsbericht 2008. Bonn.

Dusseldorp M van, Arts ICW, Bergsma JS, Jong N de, Dagnelie PC, Staveren WA van (1996). Catch-Up Growth in Children Fed a Macrobiotic Diet in Early Childhood. Journal of Nutrition; Dec 126 (129: 2.977–2.983).

Kasper H (2004). Ernährungsmedizin und Diätetik. 10. Auflage. München: Elsevier GmbH, Urban & Fischer Verlag.

Leitzmann C, Keller M, Hahn A (2005). Alternative Ernährungsformen. 2. Auflage. Stuttgart: Hippokrates.

Parson TJ, Dusseldorp M van; Vliet M van der, Werken K van de, Schaafsma G; Staveren WA van (1997). Reduced bone mass in Dutch adolescents fed a macrobiotic diet in early life. Journal of bone and mineral research; Sep. 12 (9): 1.486–1.494.

5.2.7 Mazdaznan-Ernährung

Die Mazdaznan-Ernährungslehre ist Bestandteil der Philosophie des Mazdaznan, die auf die Weisheit des Zarathustra (*630 vor Chr.) aus Baktrien (heute Ostiran) zurückzuführen ist.

Lebensmittelauswahl, Nährstoffverhältnis

Die Mazdazan-Ernährung ist eine lakto-vegetabile Kost mit regionalen und saisonalen Lebensmitteln. Empfohlen werden:

- Ein Drittel bis zwei Drittel Rohkostanteil
- Getreidegerichte
- Hülsenfrüchte
- Gemüse
- Obst
- Milch und Milchprodukte
- Eier
- Nur wenig Alkohol, Tee und Kaffee
- Destilliertes Wasser als Getränk.

Zu meiden sind:

- Fleisch
- Zuviel Salz und Gewürze
- Tierische Fette.

Postuliertes Wirkprinzip

Ernährung unterstütze den Menschen bei seinem Streben nach höheren Entwicklungsstufen. Ernährung solle sich an den drei Temperamenten: Materieller Typ, Spiritueller Typ und Intellektueller Typ orientieren. Die Aufnahme von säurebildenden und säurereichen Lebensmitteln verursache zusammen mit salzigen oder mineralischen Lebensmitteln Verdauungsstörungen. Vollgetreide solle Grundlage der Ernährung sein, wobei das Brot keine Hefen enthalten solle, da Gärung die Darmflora störe. Gemüse ist ein Ausscheidungsmittel. Sehr gesalzene oder gewürzte Nahrung schädige die Verdauungsorgane.

„Begleit-Package" (Weltanschauungen)

Mazdaznan sieht sich als die älteste und umfassendste Lebenskunde, die dem Menschen gegeben wurde und berührt die Gebiete Philosophie, Soziologie, Wissenschaft und Religion (Rauth 1961). Sinn des Lebens des Menschen ist, höhere Stufen der Entwicklung zu betreten und die Macht des Geistes über die Materie zu beweisen. „Der Mensch ist nicht auf Erden, um alles, was Wald, Wiese, Feld oder Garten abwerfen, in seinem Magen wie in einer Art Futterspeicher zu sammeln, auch nicht dazu, um eine Art Kirchhof oder Friedhof für tote Tiere zu sein. Vielmehr soll er hier auf Erden die Macht des Geistes über die Materie beweisen" (Rauth 1961). Fleisch wird abgelehnt aufgrund des 5. Gebotes. Über den Atem nehme der Mensch auch geistige Nahrung aus dem Kosmos auf, um Gehirn und Intelligenzwesen zu ernähren.

Begründer/Historisches

Zarathustra lebte 630 v. Chr. bis 553 im Ostiran, trat als Prophet und Religionsstifter auf und griff Jahrtausende alte Lehren auf. **Otoman Zaradusht Harnish** (bürgerlich Otto Harnisch) verbreitete die Ernährung in Europa. 1908 wurde die erste deutsche Ausgabe der Mazdaznan-Diätetik von Otto Harnisch durch David Amman für Europa herausgegeben. Sie erschien 1928 als „Mazdaznan-Ernährungslehre".

Durchführung im Einzelnen

Die Lebensmittelauswahl wird nach den Temperamenten durchgeführt. Außerdem gelten folgende Regeln:
- Obst vollreif und roh genießen
- Hülsenfrüchte hauptsächlich in der Übergangszeit von Herbst zu Winter oder Winter zum Frühling verzehren
- Wenig Salz und Gewürze verwenden
- Verschiedene Proteinträger wie Ei und Milch sowie verschiedene Stärketräger nicht in einer Mahlzeit mischen
- Nahrung an das Alter (weniger Getreide und mehr Gemüse und Obst für den erwachsenen Körper) anpassen
- Nicht zuviel essen.

Zeit- und Kostenaufwand

Verglichen mit der bei uns in Deutschland üblichen Kost fällt ein etwas höherer Zeitaufwand aufgrund von sorgfältiger Zusammenstellung der Speisen, Verzicht auf Fertigprodukte und frischer Zubereitung der Speisen an. Die Kosten sind nicht höher als bei uns in Deutschland üblich, evtl. niedriger durch Berücksichtigung regionaler und saisonaler Lebensmittel.

Physiologische Vorgänge und gesundheitliche Aspekte

Die Wirkungen bzw. Ausschlüsse bestimmter Lebensmittelkombinationen sind nicht wissenschaftlich belegt. Die Mazdaznan-Ernährung hat die Vorteile einer ovo-lakto-vegetarischen Kost. Die Ernährung wird individuell und vielfältig gestaltet und bei entsprechendem Ernährungswissen ist eine ausreichende Versorgung mit allen Makro- und Mikronährstoffen möglich. Trinken von destilliertem Wasser ist nicht zu empfehlen, da es im Gegensatz zu Trink- bzw. Mineralwasser nicht zur Versorgung mit Mineralstoffen beiträgt.

Eignung als Dauerkost

Als Dauerkost für Jugendliche und Erwachsene ist die Mazdaznan-Ernährung geeignet.

LITERATUR
Deutsche Gesellschaft für Ernährung (Hrsg.) (2000). Referenzwerte für die Nährstoffzufuhr. 1. Auflage. Frankfurt am Main: Umschau/Braus.
Deutsche Gesellschaft für Ernährung (Hrsg.) (2008): Ernährungsbericht 2008. Bonn.
Leitzmann C, Keller M, Hahn A (2005). Alternative Ernährungsformen. 2. Auflage. Stuttgart: Hippokrates.
Rauth O (1961). Mazdaznan-Ernährungslehre. http://www.mazdaznan.de/frame.htm (aufgerufen 7.5.2010).

5.2.8 Traditionelle mediterrane Ernährung

Unter der traditionellen mediterranen Ernährung wird die Kostform verstanden, die in den 50er und 60er Jahren des vergangenen Jahrhunderts in den Ländern des Mittelmeerraumes verbreitet war.

Lebensmittelauswahl, Nährstoffverhältnis

Die traditionelle mediterrane Kost ist kohlenhydratbetont und charakterisiert durch reichlichen Verzehr von Obst, (Wild-)Gemüse, Brot, Getreideprodukten, Kartoffeln, Hülsenfrüchten, Nüssen und Samen. Hauptfettlieferant ist das Olivenöl. Es werden häufiger Milchprodukte in Form von Käse und Joghurt sowie Fisch und Geflügel verzehrt als rotes Fleisch, alles jedoch, verglichen mit der bei uns üblichen Kost, in geringen Mengen. Rotwein wird in Maßen und nur zum Essen getrunken. Die Gesamtfettzufuhr beträgt etwa 35 Prozent der Energiezufuhr mit einem niedrigen Anteil an gesättigten Fettsäuren und einem relativ hohen Anteil an einfach ungesättigten Fettsäuren sowie n-3-Fettsäuren durch den Verzehr von Seefischen. Ferner zeichnet sich die Kost durch hohe Gehalte an Vitaminen, Mineralstoffen, Spurenelementen und sekundären Pflanzenstoffen aus.

Postuliertes Wirkprinzip

Ein spezielles Wirkprinzip wurde für die Ernährung nicht postuliert, es hat sich aber gezeigt, dass diese Lebensweise präventive Wirkungen im Hinblick auf Herz-Kreislauferkrankungen, Diabetes mellitus Typ 2, Tumoren und Alzheimer hat.

„Begleit-Package" (Weltanschauungen)

Die traditionelle mediterrane Kost ist mehr ein Lebensstil als eine reine Ernährungsweise. Dieser ist u. a. geprägt durch körperliche Aktivität, Zeiten der Muße und eine große Bedeutung von familiären und anderen sozialen Beziehungen sowie einer stressarmen, relativ gleichförmigen Lebensweise im Einklang mit der Natur.

Begründer/Historisches

Das wissenschaftliche Konzept der mediterranen Ernährung geht auf Studien des amerikanischen Physiologen **Ancel Keys** zurück, dem bei Untersuchungen Anfang der 1960er Jahre in den USA und mehreren europäischen Ländern deutliche Unterschiede der Blutcholesterin-Werte und der Mortalität an Koronarer Herzerkrankung auffielen. Ausgehend von diesen Beobachtungen wurde 1958 die so genannte 7-Länder-Studie initiiert (Keys 1980, Sofi et al. 2008).

Varianten

Je nach regionalen Gegebenheiten und Nahrungsangebot unterscheidet sich die Lebensmittelauswahl in den einzelnen Mittelmeerländern voneinander. Bekannt ist die Kreta-Diät. Politische, wirtschaftliche und soziale Änderungen des Lebensstils haben mitt-

lerweile auch hier zu einer gegenüber den 50er und 60er Jahren veränderten Ernährungssituation geführt: geringere körperliche Aktivität, verändertes Lebensmittelangebot, wenig Zeit für die Nahrungszubreitung, viel Fastfood und Convenience-Produkte.

Zeit- und Kostenaufwand

Wenn frisch und ohne Convenience-Produkte gekocht wird, ist ein etwas höherer Zeitaufwand als bei der in Deutschland üblichen Kost zu erwarten. Der vermehrte Verzehr von Obst und Gemüse kann höhere Kosten verursachen.

Physiologische Vorgänge und gesundheitliche Aspekte

Der hohe Anteil an ungesättigten Fettsäuren bewirkt eine Senkung der Triglyzeride und des LDL-Cholesterins unter Beibehaltung des HDL-Cholesterins. Eine Verschiebung der ω-6/ω-3-Ratio zu Gunsten der letztgenannten bewirkt eine gesteigerte Bildung von ω-3-Eicosanoiden. Diese hemmen entzündliche Prozesse, beeinflussen die Blutgerinnung durch eine Verminderung der Plättchenadhäsion und -aggregation und wirken vasodilatatorisch. ω-3-Fettsäuren tragen darüber hinaus zur Aufrechterhaltung der Endothelfunktion bei. Ein hoher Ballaststoffanteil, durch Obst-, Gemüse- und Getreideprodukte hat eine geringe Energiedichte sowie ein hohe Sättigung und beugt so die Entstehung des Übergewichts vor. Ferner ist bei dieser Kostform die Insulinsensitivität und damit das Blutglucoseprofil verbessert. Die präventive Wirkung bzgl. Brust-, Kolon- und Prostatakrebs wird auf die geringe Zufuhr gesättigter Fettsäuren und den hohen Gehalt an antioxidativen Inhaltsstoffen zurückgeführt.

Studienlage/Evaluationen

Die primärpräventive Wirkung der mediterranen Ernährungsform ist seit geraumer Zeit aus der Sieben-Länder-Studie bekannt (Keys 1980). Die Lyon Diet Heart Study belegt den positiven Effekt der Kreta-Diät für das Überleben von Herzinfarkt-Patienten und wird durch eine im Britischen Ärzteblatt publizierte Metaanalyse bestätigt (Sofi et al. 2008). Nach neueren Studien gibt es Anhaltspunkte dafür, dass die mediterrane Ernährungsweise das Risiko, an Alzheimer-Demenz zu erkranken, senkt (Sofi et al. 2008, Scarmeas et al. 2009).

Eignung als Dauerkost

Die traditionelle mediterrane Ernährung ist als Dauerkost geeignet und hat darüber hinaus präventive Wirkungen.

LITERATUR

Frankhänel S (2002). Mediterrane Ernährung. Ernährungsumschau; 49: 244–246.

Keil U (2006). Ernährungsepidemiologie. In: Schauder P, Ollenschläger G (Hrsg.) (2006).

Keys A (1980). Seven Countries Study. A multivariate analysis of death and coronary heart disease. Harvard University Press. Cambridge, Massachusetts.

Keys A (ed.) (1970). Coronary heart disease in seven countries. (Suppl to vol. 41): 1–211.

Scarmeas N, Stern Y, Mayeux R, Manly J, Schupf N, Luchsinger JA (2009). Mediterranean Diet and Mild Cognitive Impairment. Archives of Neurology; 66 (2): 216–225.

Scarmeas N, Stern Y, Tang M, Mayeux R, Luchsinger JA (2006). Mediterranean diet and risk for Alzheimer's disease. Annals of Neurology; 59: 912–921.

Sofi F, Cesari F, Abbate R, Gensini GF, Casii A (2008). Adherence to Mediterranean diet and health status: meta-analysis. In: British Medical Journal. http://www.bmj.com/cgi/reprint/337/sep11_2/a1344.pdf (aufgerufen 7.5.2010).

Wahrburg U, Assmann G (2006). Epidemiologie und Prävention. In: Schauder P, Ollenschläger G (Hrsg.) (2006). Ernährungsmedizin, Prävention und Therapie. 3. Auflage. München: Elsevier GmbH, Urban & Fischer Verlag; 18–33, 977–985.

5.2.9 Rohkost-Ernährung

Die Definition der Rohkost-Ernährung nach der Gießener Rohkoststudie lautet: „Rohkosternährung ist eine Kostform, die weitgehend oder ausschließlich unerhitzte pflanzliche Lebensmittel (teilweise auch tierische) Lebensmittel enthält. Es werden auch Lebensmittel einbezogen, die verfahrensbedingt erhöhten Temperaturen ausgesetzt sind (z. B. kalt geschleuderter Honig und kalt gepresste Öle), ebenso Lebensmittel, bei deren Herstellung eine gewisse Hitzezufuhr erforderlich ist (z. B. Trockenfrüchte, Trockenfleisch, Trockenfisch und bestimmte Nussarten). Außerdem können kalt geräucherte Erzeugnisse (z. B. Fleisch

und Fisch) sowie essig- und milchsaures Gemüse Bestandteil der Rohkost-Ernährung sein."

Lebensmittelauswahl, Nährstoffverhältnis

Der Begriff Rohkost wird nicht einheitlich benutzt, entweder wird damit jedes unerhitzte oder nur pflanzliche, unerhitzte Lebensmittel bezeichnet. Der Anteil an rohen Lebensmitteln schwankt bei den einzelnen Formen der Rohkost-Ernährung zwischen 70 Prozent und 100 Prozent der Lebensmittelmenge. Die meisten Rohkostformen sind vegetarisch, d. h. die Nahrung besteht ausschließlich aus rohen pflanzlichen Nahrungsmitteln. Bei einigen Formen wird auch der Verzehr von roher Milch und Milchprodukten, rohem Getreide, Eiern, Fleisch und Fisch empfohlen. Die Nährstoffverhältnisse sind bei den einzelnen Varianten so unterschiedlich wie die Auswahl der jeweiligen Lebensmittel.

Postuliertes Wirkprinzip

Ziele der Rohkosternährung sind Gesunderhaltung, Lebensverlängerung und Prävention von Krankheiten. Einige Ärzte setzen oder setzten die Rohkost zu therapeutischen Zwecken ein, zum Beispiel bei Rheuma oder Hauterkrankungen.

„Begleit-Package" (Weltanschauungen)

Die Motive für eine Rohkost-Ernährung sind unterschiedlich. Die Nahrung, so wie sie die Natur zur Verfügung stellt, wird als vollkommen angesehen. Die Schulmedizin und ihre Methoden werden abgelehnt, Rohkost dient als Therapie zur Heilung oder Linderung von Krankheiten. Oft liegen eigene Erfahrungen der Begründer mit speziellen Krankheiten und ihrer Besserung durch Rohkost vor. Eine Bewusstseinserweiterung wird durch die besondere Form der Ernährung erwartet.

Begründer/Historisches

Historisch gesehen lassen sich zwei Rohkostbewegungen unterscheiden: Die **traditionelle Rohkostbewegung** der 1920er und 1930er Jahre und die **moderne Rohkostbewegung** der 1980er und 1990er Jahre, die bis in die Gegenwart anhält.

Erste Impulse entstanden durch **Adolf Just** (Arzt, 1859–1936) mit der Gründung einer Schule für naturgemäße Heil- und Lebensweise, das „Jungborn" im Eckertal im Harz 1896, sowie durch **Maximilian Bircher-Benner** (Arzt, 1867–1939) durch die Eröffnung der Klinik „Lebendige Kraft" 1897 in Zürich. Zu dieser Bewegung gehörten unter anderem auch: **Eugen Heun** (1989–1964), **Hans Eppinger** (1879–1946), **Alfred Brauchle** (1898–1964), **Karl Eimer** (1893–1948) und **Hans Malton** (1897–1959).

Die Ärzte der traditionellen Rohkostbewegung erzielten mit Rohkost gute Therapieerfolge bei verschiedenen Erkrankungen. Als Dauerkost wurde eine reine Rohkost jedoch nicht empfohlen. In den USA war die durch eine Ärztebewegung entstandene Natural Hygiene prägend. Deren Ideen wurden von **Herbert Shelton** (1895–1985) in den 1930er und 1940er Jahren wiederbelebt und ergänzt. In den 1980er Jahren wurden diese Vorstellungen durch **Terrance C. Fry** (1926–1996) und durch **Harvey** und **Marilyn Diamond** populär (➤ Kap. 2.1.6). Die moderne Rohkostbewegung der 1980er und 1990er Jahre entstand auf der Grundlage der alten Bewegungen: Die reine Rohkost-Ernährung wird nicht mehr nur therapeutisch eingesetzt, sondern als Dauerkost für alle Menschen empfohlen.

Varianten

Es gibt eine Vielzahl unterschiedlicher Varianten der Rohkost-Ernährung. Die wichtigsten sind hier aufgeführt:

Ernährung nach Bircher-Benner (Vollwerternährung)

Begründer: **Maximilian Bircher-Benner**, 1897, Schweiz

- Ovo-lakto-vegetabil
- Rohkost als Therapie: Milde Rohkost mit 80 bis 90 Prozent Rohkost
- Strenge Rohkost mit 100 Prozent Rohkost
- Normalkost mit 50 bis 60 Prozent Rohkost.

Ernährung nach Walker

Begründer: **Norman Walker**, Anfang des 20. Jahrhunderts, USA

- 100 Prozent Rohkost, Lebensmittel nicht über 45 °C erhitzt

- Vegan plus Honig
- Besonderheiten: „Inneres Baden" durch Einläufe und Darmspülungen.

Schleimfreie Heilkost

Begründer: **Arnold Ehret,** 1911, Deutschland

- Mindestens 70 Prozent Rohkost
- Ablehnung von Fleisch, Milch und Milchprodukten sowie stärkehaltigen Lebensmitteln.
- Ein Getränk und ein bis zwei Sorten Obst
- Besonderheiten: nur zwei Mahlzeiten täglich, bis mittags.

Urgesetz der natürlichen Nahrung

Begründer: **Walter Sommer**, 1920er Jahre, Deutschland

- 100 Prozent Rohkost
- Lebensmittel nicht über 42 °C erhitzt
- Vegan.

Evers-Diät

Begründer: **Joseph Evers**, 1936, Deutschland. Kurvorschrift für Kranke besteht aus 100 Prozent Rohkost, die heute praktizierte Form der Evers-Diät ist eher lakto-vegetabil mit hohem Rohkostanteil.

Schnitzer-Intensivkost (Schnitzer-Intensivkost)

Begründer: **Johann Schnitzer**, 1963, Deutschland

- 100 Prozent Rohkost
- Vegan
- Bevorzugung nicht-hitzedenaturierter Lebensmittel.

Instinktotherapie

Begründer: **Guy-Claude Burger**, 1964, Frankreich

- 100 Prozent Rohkost ohne thermische Veränderungen
- Omnivor, jedoch keine Milchprodukte
- Besonderheiten: Auswahl nach dem Instinkt, das heißt alle Lebensmittel werden mit dem Geruchssinn daraufhin geprüft, ob der Körper sie braucht.

Ernährung nach Wandmaker

Begründer: **Helmut Wandmaker**, 1980er Jahre, Deutschland

- 100 Prozent Rohkost
- Vegan
- Besonderheit: Obst als Hauptnahrungsmittel (75 Prozent).

Urkost nach Konz

Begründer: **Franz Konz**, 1980er Jahre, Deutschland
- 100 Prozent Rohkostanteil
- Vegan
- Besonderheiten: Verwendung wild wachsender Pflanzen und Tropenfrüchte, dazu Gymnastik, die den Kletterbewegungen der Urzeitmenschen nachempfunden wird.

Vital-Ernährung

Begründer: **Jamila Peiter**, 1980er Jahre, Deutschland
- 100 Prozent Rohkost
- Vegan plus Honig.

Harmonische Ernährung/Konstitutionslehre (Harmonische Ernährung/Konstitutionslehre)

Begründer: **Devanando Otfried Weise**, 1980er Jahre, Deutschland
- 100 Prozent Rohkost
- Vegan als Heilkost
- Lakto-vegetabil als Dauerkost
- Verknüpfung verschiedener Ernährungsphilosophien wie Ayurveda, Anthroposophisch orientierte Ernährung, Natural Hygiene sowie der Vollwerternährung
- Ziel dieser ganzheitlichen Philosophie ist die Weiterentwicklung des Bewusstseins.

Fit for Life

Begründer: **Harvey u. Marilyn Diamond**, 1986, USA
- Mindestens 70 Prozent Rohkost
- In der Theorie nahezu vegan, aber die Rezeptvorschläge enthalten z. T. tierische Produkte (z. B. Milchprodukte).
- Besonderheiten: Trennkostprinzip, Körperzyklen werden beachtet, morgens nur Obst, destilliertes Trinkwasser.

Lichtkost

Begründer: **Fritz Albert Popp**, 1990er Jahre, Deutschland
- Lakto-vegetabile Kost mit Bevorzugung „lebendiger Nahrungsmittel" wie Sprossen
- Milchsauer vergorene und rohe Gemüse und Rohmilch

- Besonderheit: Nahrung liefert mit der Pflanze Sonnenenergie. Die Qualität des Lebensmittels wird durch die darin enthaltene Lichtintensität bestimmt. Erfasst wird diese durch Messung der „Biophotonen" (Lichtquanten aus biologischen Systemen).

Durchführung im Einzelnen

„Die" Rohkost-Ernährung gibt es nicht. Die Zusammensetzung der Speisen und deren Zubereitung sind bei den verschiedenen Varianten sehr unterschiedlich. Es gibt sowohl Empfehlungen für nur 2 Mahlzeiten am Tag (schleimfreie Heilkost) als auch für 3 oder mehr Mahlzeiten (Urkost nach Konz).

Zeit- und Kostenaufwand

Zeit- und Kostenaufwand sind nicht einheitlich zu bewerten. Man kann jedoch davon ausgehen, dass Zeit und Kosten im Vergleich zu den sonst üblichen Zubereitungsformen wie Kochen, Dünsten, Braten eher niedriger liegen.

Physiologische Vorgänge und gesundheitliche Aspekte

Eine einheitliche Bewertung der Rohkost-Ernährung ist nicht möglich, da die Ausprägungen zu unterschiedlich sind. Eine Ernährung mit ausschließlich rohen Lebensmitteln bringt nicht zwangsläufig nur Vorteile, denn manche Lebensmittel sind roh nicht genießbar (z. B. Bohnen, Kartoffeln). Es gibt Nährstoffe, die besser aus erhitzten Lebensmitteln aufgenommen werden (z. B. Carotinoide). Rohe Milch, Eier und Fleisch können aus hygienischen Gründen problematisch sein und bringen keine ernährungsphysiologischen Vorteile

Positiv zu bewerten ist der Verzehr eines Großteils der täglichen Nahrung als Rohkost, da die Zufuhr an hitzeempfindlichen Vitaminen, Ballaststoffen und sekundären Pflanzenstoffen hoch ist. Rein vegane Rohkostformen (➤ Kap. 5.2.14) bergen die Gefahr der Unterversorgung mit Energie, Proteinen und bestimmten Nährstoffen wie Kalzium, Eisen und Vitamin B_{12}. Der Verzicht auf Nüsse, Samen und stärkehaltige sowie vom Tier stammende Lebensmittel wie bei der Kost nach Wandmaker kann zu Mangelerscheinungen führen.

Studienlage/Evaluationen

In der Gießener Rohkost-Studie (1992–1994) wurden der Ernährungsstatus und der Gesundheitsstatus von 201 Männern und Frauen untersucht (Ernährungsprotokoll und Erhebung anthropometrischer Daten), die sich seit mehr als 14 Monaten mit mindestens 70 Prozent Rohkostanteil ernährten. Die Nährstoffzufuhr erfolgte fast ausschließlich über Obst und Gemüse, so dass die untersuchten Rohköstler ausreichend mit den Vitaminen B_1, B_6 und β-Carotin versorgt waren.

Eine hohe Zufuhr an den Vitaminen A und E sowie Magnesium und Eisen spiegelt sich nicht in den Blutwerten wieder: Diese liegen für Retinol und Alphatocopherol im unteren Referenzbereich. Die Serumeisenspiegel liegen nur zu 57 Prozent im Referenzbereich. Die Zufuhrempfehlungen der DGE für die Vitamine D, B_2, B_{12} und Niacin sowie Zink, Kalzium und Jod werden nicht erreicht (Strassner 1998). Das Mengenverhältnis der Hauptnährstoffe Fett, Protein und Kohlenhydrate kommt den Empfehlungen der DGE zwar nahe, aber die Energiezufuhr liegt bei der Mehrzahl der Teilnehmer, besonders bei den vegan und vegetarisch ernährten, unterhalb der Empfehlungen der DGE (Strassner 1998).

Es gibt Anzeichen für eine zu geringe Protein- und Energiezufuhr, ein niedriges Körpergewicht, einen reduzierten Grundumsatz und eine Amenorrhoe. Rohköstler haben ein tendenziell niedrigeres Körpergewicht als Mischköstler (Strassner 1998). Rohköstler weisen niedrigere Gesamtcholesterinwerte und Triglyceridwerte auf, jedoch auch niedrigere HDL-Cholesterinwerte und erhöhte Homocysteinwerte (Koebnick et al. 2005).

Eignung als Dauerkost

Einige Rohkostformen sind nur bei einem hohen Ernährungswissen zur Dauerernährung geeignet. Drastische Rohkostformen wie die Schnitzer-Intensivkost (➤ Kap. 5.2.10) oder das „Urgesetz" nach Sommer sind als Dauerkost nicht geeignet. Rohkosternährung zeigt positive Effekte bei rheumati-

schen Erkrankungen, Herz-Kreislaufkrankheiten und z. B. Hautkrankheiten.

LITERATUR

Biesalski HK, Fürst P, Kasper H, Kluthe R, Pölert W, Puchstein Ch, Stähelin HB (2004). Ernährungsmedizin. 3. Auflage. Stuttgart: Georg Thieme Verlag.

Deutsche Gesellschaft für Ernährung (Hrsg.) (2000). Referenzwerte für die Nährstoffzufuhr. 1. Auflage. Frankfurt am Main: Umschau/Braus.

Deutsche Gesellschaft für Ernährung (Hrsg.) (2008). Ernährungsbericht 2008. Bonn.

Kunz-Bircher R (1974). Bircher-Benner Kochbuch. 10. Auflage. Zürich: Bircher-Benner-Verlag.

Evers J (1980). Warum Evers-Diät. Die Ernährung des Gesunden und Kranken. 7. Auflage. Heidelberg: Haug.

Koebnick C, Garcia AL, Dagnelie PC, Strassner C, Lindemanns J, Katz N, Leitzmann C, Hoffmann I (2005). Long-Term Consumption of a Raw Food Diet Is Associated with Favorable Serum LDL-Cholesterol and Triglycerides but also with Elevated Plasma Homocysteine and Low Serum HDL Cholesterol in Humans. The Journal of Nutrition; 135: 2.372–2.378.

Koebnick C, Strassner C, Leitzmann C (1997). Bewertung der Rohkost-Ernährung in der Ernährungsberatung. Ernährungsumschau 44 (12), 444–448.

Schnitzer JG, Schnitzer M (1980). Schnitzer-Intensivkost, Schnitzer-Normalkost. 3. Auflage. St. Georgen/Schwarzwald: Schnitzer KG Verlag.

Leitzmann C, Keller M (2005). Alternative Ernährungsformen. 2. Auflage. Stuttgart: Hippokrates.

Strassner C. (1998). Ernähren sich Rohköstler gesünder. Die Gießener Rohkost-Studie. Heidelberg: Copyright Verlag für Medizin und Gesundheit.

Wandmaker H (1992). Willst Du gesund sein? Vergiss den Kochtopf! 6. Auflage. München: Goldmann.

5.2.10 Schnitzer-Intensivkost

Dr. J.G. Schnitzer ist Zahnarzt und entwickelte seine Kostform 1963. Die Nahrung soll so naturbelassen wie möglich sein. Eine solche Kostform führe zu einem gesunden Organismus, die meisten Zivilisationskrankheiten würden so vermieden, sagt Schnitzer.

Lebensmittelauswahl, Nährstoffverhältnis, Kalorienzufuhr

Die Schnitzer-Intensivkost besteht ausschließlich aus Rohkost, d. h. Salaten, Gemüsefrischkost, Obst, wenig Rohmilch, Frischkornbreien und gekeimten Getreide bzw. grünen Sojasprossen (➤ Abb. 5.2).

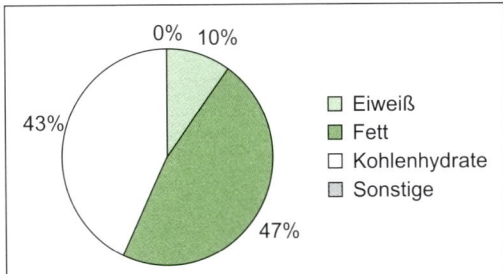

0% 10%

43%

47%

☐ Eiweiß
☐ Fett
☐ Kohlenhydrate
☐ Sonstige

Abb. 5.2 Anteil der Nährstoffe an der Energiezufuhr von 1 500 kcal pro Tag bei der Schnitzer-Intensivkost. [L143]

Die Energiezufuhr beträgt 1 500 kcal pro Tag. Als Ergänzung, d. h. zur zusätzlichen Aufbesserung der Mineralstoffversorgung, wird „Pulvin" ein Mineralstoffgemisch empfohlen. Zu meiden sind alle erhitzten Lebensmittel, Zucker, Auszugsmehle, Fleisch, Fisch, gehärtete Fette, alkoholische Getränke, Kaffee und Nikotin.

Postuliertes Wirkprinzip

Da die Schnitzer-Intensivkost so naturbelassen wie möglich sei, bewirke sie eine Steigerung der Leistungsfähigkeit und Prävention von Übergewicht und Zivilisationskrankheiten wie Diabetes, Karies und Obstipation. Die Schnitzer-Intensivkost sei die „gesündestmögliche Kost", da sie vollständig aus nicht erhitzten, lebendigen Lebensmitteln bestehe und deshalb auch heilende Wirkung bei schon bestehenden Krankheiten und Leiden wie Rheuma und Diabetes habe.

„Begleit-Package" (Weltanschauungen)

Die Schnitzerkost soll Heilkraft besitzen und Lebensfreude, fröhliche Kinder und Attraktivität hervorrufen.

Begründer/Historisches

Dr. Johann Georg Schnitzer ist Zahnarzt und entwickelte die Kostform Anfang der 60er Jahre. Als Zahnarzt sah er die Zusammenhänge zwischen den Ernährungsformen und der Zahngesundheit und war der Meinung, dass von der Ernährung auch die allgemeine Gesundheit abhängt.

Varianten

Eine Variante ist die Schnitzer-Normalkost (➤ Kap. 5.2.11).

Durchführung im Einzelnen

Es gibt drei Mahlzeiten und 1 500 kcal pro Tag. Die Mahlzeiten werden unmittelbar vor dem Essen zubereitet. Das Frühstück besteht immer aus einem Frischkornbrei, der frisch gemahlenes und eingeweichtes Getreide, Obst, Nüsse und etwas Rohmilch enthält. Das Mittagessen und Abendessen besteht aus Salaten, meist aus drei Gemüsesorten und evtl. aus frisch geschrotetem oder gekeimtem Getreide.

Zeit- und Kostenaufwand

Im Vergleich zur in Deutschland üblichen Ernährung ist der Zeitaufwand durch die Beschaffung und Zubereitung immer frischer, biologisch angebauter Lebensmittel erhöht. Höhere Kosten für Biolebensmittel sind zu erwarten.

Physiologische Vorgänge und gesundheitliche Aspekte

Eine Reduktion auf 1 500 kcal bewirkt bei den meisten Menschen eine Gewichtsabnahme. Der hohe Anteil von Ballaststoffen führt zur Vermeidung von Obstipation. Eine ausreichende Zufuhr von Proteinen und Energie ist bei der Intensivkost nicht gegeben. Gemessen an den DGE-Empfehlungen ist die Zufuhr von Kohlenhydraten zu gering und die Fettzufuhr zu hoch. Es werden zu viele mehrfach ungesättigte n-6 Fettsäuren aufgenommen. Ein Zuviel von n-6 Fettsäuren erhöht das Risiko, dass durch Oxidation der Fettsäuren schädigende Substanzen wie Lipidperoxide gebildet werden. Es besteht die Möglichkeit eines Vitamin D-Mangels. Außerdem entstehen Defizite bei der Jod-, Vitamin B_{12}-, Kalzium- und Natriumversorgung. Ein Verzehr von Rohmilch ist aus hygienischen Gründen fraglich und bringt keine ernährungsphysiologischen Vorteile. Die Ballaststoffzufuhr ist durch den Verzehr von viel Vollkorngetreide, Obst und Gemüse ausreichend hoch (42,3 g pro Tag).

5

Eignung als Dauerkost

Schnitzer-Intensivkost ist zur Dauererernährung nicht geeignet, da die oben genannten Defizite auftreten. Versprochene Heilwirkungen sind fraglich und wissenschaftlich nicht belegt.

LITERATUR

Biesalski HK, Fürst P, Kasper H, Kluthe R, Pölert W, Puchstein Ch, Stähelin HB (2004). Ernährungsmedizin. 3. Auflage. Stuttgart: Georg Thieme Verlag.

Deutsche Gesellschaft für Ernährung (Hrsg.) (2000). Referenzwerte für die Nährstoffzufuhr. 1. Auflage. Frankfurt am Main: Umschau/Braus.

Deutsche Gesellschaft für Ernährung (Hrsg.) (2008). Ernährungsbericht 2008. Bonn.

Leitzmann C, Keller M, Hahn A (2005). Alternative Ernährungsformen. 2. Auflage. Stuttgart: Hippokrates.

Schnitzer JG, Schnitzer M (1980). Schnitzer-Intensivkost, Schnitzer-Normalkost. 14-Tage-Fahrplan für beide Kostformen mit Kalorienangabe. 3. Auflage. St. Georgen/Schwarzwald: Schnitzer KG Verlag.

5.2.11 Schnitzer-Normalkost

Dr. J. G. Schnitzer entwickelte diese Kostform Anfang der 60er Jahre. Die Nahrung soll so naturbelassen wie möglich sein, um zu einem gesunden Organismus zu führen und Zivilisationskrankheiten zu vermeiden.

Lebensmittelauswahl, Nährstoffverhältnis, Kalorienzufuhr

Die Schnitzer-Normalkost ist eine ovo-lakto-vegetarische Kost mit ⅔ Rohkostanteil (➤ Abb. 5.3). Die Energiezufuhr beträgt ca. 2 200 kcal pro Tag. Die Lebensmittel sollen aus biologischem Anbau stammen. Die Rohkost besteht aus Salaten und Gemüsefrischkost, angemacht mit Distelöl, Obst, Frischkornbreien und gekeimten Getreide und grünen Sojasprossen. Erhitzte Nahrung wird in Form von Brot, Gebäck, Kartoffeln, Eiern verzehrt. Milchprodukte wie Käse, Quark, Sahne und Butter gehören ebenfalls zur Schnitzerkost. Als Ergänzung, d. h. zur zusätzlichen Aufbesserung der Mineralstoffversorgung wird „Pulvin", ein Mineralstoffgemisch, empfohlen. Zu meiden sind Zucker, Auszugsmehle, pasteurisierte oder anders erhitzte Milch, Obstsäfte, Fleisch, Fisch, gekochtes Obst oder Gemüse, gehärtete Fette, alkoholi-

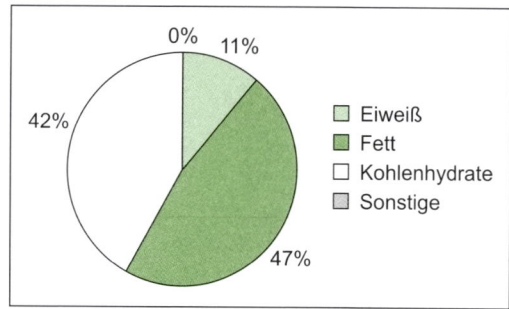

Abb. 5.3 Anteil Nährstoffe an der Energiezufuhr von 2 200 kcal pro Tag bei der Schnitzer Normalkost. [L143]

sche Getränke, Kaffee und Nikotin. Die Ballaststoffzufuhr ist mit 55,6 g pro Tag durch den Verzehr von viel Vollkorngetreide, Obst und Gemüse sehr hoch.

Postuliertes Wirkprinzip

Da die Schnitzerkost so naturbelassen wie möglich sei, bewirke sie eine Steigerung der Leistungsfähigkeit und Prävention von Übergewicht und Zivilisationskrankheiten wie Diabetes, Karies und Obstipation. Die Gewichtszunahme betreffend geht Schnitzer davon aus, dass die Schnitzerkost zu natürlicher Sättigung führt. Zuviel Hunger sei ein Hunger nach „Vitalstoffen", der durch deren Fehlen in stark verarbeiteten Lebensmitteln entstehe.

„Begleit-Package" (Weltanschauungen)

Neben gesundheitlichen Aspekten werden Lebensfreude, fröhliche Kinder und Attraktivität versprochen.

Begründer/Historisches

Dr. Johann Georg Schnitzer ist Zahnarzt und entwickelte die Kostform Anfang der 60er Jahre. Als Zahnarzt sah er die Zusammenhänge zwischen den Ernährungsformen und der Zahngesundheit und war der Meinung, dass von der Ernährung auch die allgemeine Gesundheit abhänge.

Varianten

Eine Variante ist neben der Schnitzer-Intensivkost (➤ Kap. 5.2.10) die Rohkost-Ernährung (➤ Kap. 5.2.9).

Durchführung im Einzelnen

Es gibt drei Mahlzeiten mit insgesamt 2 200 kcal pro Tag. Alle Mahlzeiten werden unmittelbar vor dem Verzehr zubereitet. Das Frühstück besteht immer aus einem Frischkornbrei, der frisch gemahlenes und eingeweichtes Getreide, Obst, Nüsse und etwas Rohmilch enthält. Danach gibt es Brot, Brötchen oder anderes Gebäck mit Butter. Mittagessen und Abendessen bestehen aus Salaten mit 3 Gemüsesorten und evtl. wieder frisch geschrotetem oder gekeimtem Getreide. Mittags gibt es zusätzlich einfache Kartoffelgerichte, die meist etwas Milch, Käse oder Ähnliches enthalten. Abends gehören Brot oder Brötchen, manchmal auch Eier dazu.

Zeit- und Kostenaufwand

Im Vergleich zur in Deutschland üblichen Ernährung ist der Zeitaufwand durch die Beschaffung und Zubereitung immer frischer, biologisch angebauter Lebensmittel erhöht. Höhere Kosten für Bio-Lebensmittel sind zu erwarten.

Physiologische Vorgänge und gesundheitliche Aspekte

Die Energiezufuhr von 2 200 kcal entspricht den Empfehlungen der DGE. Bei den meisten Menschen ist eine Gewichtsabnahme nicht zu erwarten bzw. nicht vorgesehen, ist aber denkbar, wenn die vorherige Energiezufuhr deutlich höher war. Der hohe Anteil von Ballaststoffen führt zur Vermeidung von Obstipation. Gemessen an den DGE-Empfehlungen ist die Zufuhr von Kohlenhydraten zu gering und die Fettzufuhr zu hoch. Es werden zu viele gesättigte Fettsäuren und mehrfach ungesättigte n-6 Fettsäuren aufgenommen. Ein zuviel von n-6 Fettsäuren erhöht das Risiko der Bildung schädigender Substanzen wie Lipidperoxide durch Oxidation der Fettsäuren:

- Die Cholesterinzufuhr ist zu hoch.
- Es besteht die Möglichkeit eines Vitamin D-Mangels.
- Die Kost enthält zu wenig Jod, zu viel Mangan und Phosphor.
- Ein Verzehr von Rohmilch ist aus hygienischen Gründen fraglich und bringt keine ernährungsphysiologischen Vorteile.

Eignung als Dauerkost

Die Schnitzer-Normalkost ist als Dauerernährung für Erwachsene bei ausreichendem Ernährungswissen geeignet. Ein vermehrter Verzehr von Oliven- oder Rapsöl statt Distelöl ist sinnvoll, damit sich das Fettsäuremuster zugunsten einfach ungesättigter Fette verschiebt. Versprochene Heilwirkungen sind fraglich.

LITERATUR
Biesalski HK, Fürst P, Kasper H, Kluthe R, Pölert W, Puchstein Ch, Stähelin HB (2004). Ernährungsmedizin. 3. Auflage. Stuttgart: Georg Thieme Verlag.
Deutsche Gesellschaft für Ernährung (Hrsg.) (2000). Referenzwerte für die Nährstoffzufuhr. 1. Auflage. Frankfurt am Main: Umschau/Braus.
Deutsche Gesellschaft für Ernährung (Hrsg.) (2008). Ernährungsbericht 2008. Bonn.
Leitzmann C, Keller M, Hahn A (2005). Alternative Ernährungsformen. 2. Auflage. Stuttgart: Hippokrates.
Schnitzer JG, Schnitzer M (1980). Schnitzer-Intensivkost, Schnitzer-Normalkost. 14-Tage-Fahrplan für beide Kostformen mit Kalorienangabe. 3. Auflage. St. Georgen/Schwarzwald: Schnitzer KG Verlag.

5.2.12 Traditionelle Chinesische Ernährung

Die Traditionelle Chinesische Ernährung ist Teil der Traditionellen Chinesischen Medizin (TCM), die sich vor 3 000 Jahren aus dem Taoismus entwickelte. Die Traditionelle Chinesische Ernährung soll wichtige Aufgaben in Prophylaxe und Therapie von Krankheiten erfüllen.

Lebensmittelauswahl, Nährstoffverhältnis

Die Ernährung ist hauptsächlich lakto-vegetabil. Es werden regionale und saisonale Lebensmittel bevorzugt. Es sollen überwiegend warme Mahlzeiten und wenig Rohkost verzehrt werden. Stark verarbeitete Lebensmittel werden vermieden. Hauptbestandteil ist Getreide, dazu kommen Gemüse, Obst, Nüsse, Samen, Kräuter und Gewürze, Fleisch, Fisch, Meeresfrüchte und Ei, Soja- und Algenprodukte. Milch und Milchprodukte haben wenig Bedeutung.

Postuliertes Wirkprinzip

Die chinesische Ernährung soll ausgleichend auf die Kräfte Yin und Yang wirken. Auf diesen beiden Komponenten basiere das Leben, d. h. alles Materielle und Nicht-Materielle kann in Yin und Yang eingeteilt werden. Yin steht für Substanz, Yang für Energie, beide müssen ausgewogen sein, d. h. entstehende Schwankungen müssen ausgeglichen werden.

Krankheit ist, vereinfacht ausgedrückt, ein Zuviel des einen von beiden, also ein Ungleichgewicht zwischen Yin und Yang, zwischen Substanz und Energie. Die chinesische Medizin teilt die Nahrungsmittel entsprechend ihrer thermischen Wirkung ein in: heiß, warm, neutral, erfrischend und kalt. Neben dieser Einteilung gibt es die Einteilung nach den fünf Elementen: Holz, Feuer, Erde, Metall, Wasser. Dieses System stammt nicht direkt aus der TCM, sondern wurde westlich adaptiert. Es stellt eine Erklärungsmöglichkeit für funktionelle Abläufe in der Natur dar: Alle 5 Elemente stehen in einem zyklischen Ablauf und ernähren sich gegenseitig. Jeder Prozess, auch das Menschenleben, durchläuft alle 5 Stadien.

Für die Ernährung ergibt sich daraus eine Einteilung in die 5 Geschmacksrichtungen sauer, bitter, süß, scharf und salzig und die Farben grün, rot, gelb, weiß und blau-schwarz. In jeder Mahlzeit sollten idealerweise immer alle 5 Geschmacksrichtungen und Farben vertreten sein. Durch Auswahl entsprechender Nahrungsmittel und Zubereitungsarten mit unterschiedlichen Wirkungen, werde der ganze Organismus harmonisiert, ein Gleichgewicht von Yin und Yang und damit Gesundheit für den Menschen erreicht.

„Begleit-Package" (Weltanschauungen)

Der Taoismus/Daoismus besagt, dass alles Materielle und Nicht-Materielle in die beiden gegenläufigen Komponenten Yin und Yang eingeteilt werden kann. Während Yin für die Substanz steht, symbolisiert Yang die Energie. Diese müssen im ganzen Universum immer ausgewogen sein. Aus Yin und Yang gehen die 5 Elemente Holz, Feuer, Erde, Metall, Wasser und die zentrale Kraft Qi hervor. Wenn sich Yin und Yang im Gleichgewicht befinden, kann

Qi ungehindert zirkulieren. Vollständige Harmonie von Yin und Yang ist Ziel des Lebens.

Begründer/Historisches

Die Traditionelle Medizin hat sich vor etwa 3000 Jahren aus dem Taoismus entwickelt. Buddhistische und konfuzianische Vorstellungen ergänzten das daoistische Gedankengut. Ebenso kamen Einflüsse der westlichen Medizin hinzu. Diese klassische Chinesische Medizin war bis 1911 Grundlage des chinesischen Gesundheitssystems. In der Volksrepublik China wurde sie vorübergehend verboten, nach der Kulturrevolution rehabilitiert und unter der Bezeichnung **Traditionelle Chinesische Medizin** neu etabliert. In den 1980er Jahren kam die TCM nach Deutschland. Inzwischen gibt es eine Vielzahl von Fachgesellschaften, Forschungseinrichtungen, Ärzten und Kliniken, die diese Ernährung vertreten.

Varianten

Eine Variante der Traditionellen Chinesischen Ernährung ist die 5-Elemente-Diät.

Durchführung im Einzelnen

- Regelmäßiges Essen in entspannter Atmosphäre
- Speisenauswahl nach Jahreszeit, Witterung und Region
- Mindestens zweimal am Tag gekochte Mahlzeiten
- Morgens wärmendes Frühstück, Hauptmahlzeit am Mittag, frühe Abendmahlzeit
- Frisch zubereitete Speisen
- Getreidegerichte über Stunden bei schwacher Hitze kochen
- Speisen und Getränke handwarm
- Beachtung des Hunger- und Sättigungsgefühls.

Zeit- und Kostenaufwand

Da regionale und saisonale Produkte verwendet werden, sind keine überdurchschnittlichen Kosten zu erwarten. Der Zeitaufwand ist durch zweimal tägliches Kochen und sorgfältiges Zusammenstellen der Nahrung nach Yin, Yang, 5 Elementen etc. groß.

Physiologische Vorgänge und gesundheitliche Apekte

Die Zuordnung der Lebensmittel nach Yin und Yang und den Fünf Elementen ist für Westländer schwer nachzuvollziehen und ernährungswissenschaftlich nicht belegbar. Die Nährstoffzufuhr ist ausreichend. Es kann zur Unterversorgung mit hitzeempfindlichen Vitaminen kommen, da wenig Rohkost verzehrt wird. Die Kalziumversorgung wird bei uns überwiegend durch Milchprodukte gesichert, kann aber bei entsprechendem Ernährungswissen durch andere Lebensmittel gewährleistet werden. Da auf das Hunger- und Sättigungsgefühl geachtet werden soll, ist eine zu große Energiezufuhr unwahrscheinlich.

Eignung als Dauerkost

Sie ist zur dauerhaften Ernährung bei entsprechendem Ernährungswissen geeignet. Sinnvoll wäre nach westlichem Ernährungswissen eine Erhöhung des Rohkostanteils.

LITERATUR
Deutsche Gesellschaft für Ernährung (Hrsg.) (2000). Referenzwerte für die Nährstoffzufuhr. 1. Auflage. Frankfurt am Main: Umschau/Braus.
Deutsche Gesellschaft für Ernährung (Hrsg.) (2008). Ernährungsbericht 2008. Bonn.
Leitzmann C, Keller M, Hahn A (2005). Alternative Ernährungsformen. 2. Auflage Stuttgart: Hippokrates.
Schiele K (2007). Traditionelle Chinesische Ernährung Teil 1. Hintergründe und Prinzipien. In: Ernährungsumschau; 1: 4–7.
Schiele K (2007). Traditionelle Chinesische Ernährung Teil 2. Nahrungsauswahl und ernährungsphysiologische Bewertung. In: Ernährungsumschau; 2: 60–63.
Schnorreberger C (2005). Lehrbuch der chinesischen Medizin. Stuttgart: Hippokrates.

5.2.13 Trennkost

Unter Trennkost versteht man Kostformen, bei denen kohlenhydrat- und proteinreiche Lebensmittel getrennt verzehrt werden und das Säure-Basen-Gleichgewicht im Körper durch die Auswahl der Lebensmittel optimiert werden soll.

Lebensmittelauswahl, Nährstoffverhältnis

Bei der **Hayschen Trennkost** sollen 80 Prozent der Nahrung aus Salat, Gemüse und Obst bestehen. 30 bis 60 g Fett und 60 bis 100 g Fleisch oder andere Eiweißprodukte täglich seien ausreichend. Empfohlene Lebensmittel:

- Vollkornprodukte
- Naturreis
- Kartoffeln
- Unraffinierter Zucker, Honig
- Pflanzliche kalt gepresste Lein-, Oliven- und Weizenkeimöle
- Gemüse
- Nüsse
- Kräuter und Kräutersalz, Gewürze wie Paprika, Muskat, Curry
- Fleisch, Fisch, Milch, Eier, Käse und Sojamehl
- Obst und Trockenfrüchte.

Nicht zu empfehlende Lebensmittel:

- Weißmehl, Stärke, polierter Reis
- Weißer Zucker
- Getrocknete Hülsenfrüchte
- Gehärtete Fette, Fisch- und Erdnussöl
- Fertigprodukte
- Schwarzer Tee, Kaffee, Kakao
- Essigessenz, Pfeffer, Senf.

Postuliertes Wirkprinzip

Hay macht eine Übersäuerung des Körpers für eine erhöhte Krankheitsanfälligkeit verantwortlich. Diese sei zu verhindern, indem man:

- Auf raffinierte und sterilisierte Lebensmittel verzichte
- Vier Fünftel Basenbilder wie Obst und Gemüse und nur ein Fünftel Säurebilder wie Fleisch, Fisch, Käse und konzentrierte Kohlenhydrate verwende
- Ballaststoffreich essen, damit der Speisebrei nicht so lange im Darm verweilt und zu gären beginnt
- Kohlenhydrate und Eiweiße nicht in einer Mahlzeit kombinieren, da sie nicht gleichzeitig verdaut werden können und zu ungenügender Verdauung der Kohlenhydrate und zu ihrer Gärung im Darm führen sollen.

Die Empfehlungen Hays wurden von **Walb**, **Heintze** und **Summ** größtenteils übernommen. Das Verhältnis von säurebildenden zu basenbildenden Nahrungsmitteln wird von Heintze mit ein Viertel zu drei Viertel angegeben. Er empfiehlt insbesondere Diabetikern und Übergewichtigen die glykämische Last der Lebensmittel zu berücksichtigen. Bei Fit for Life (➤ Kap. 2.1.6) beruht das Prinzip der Trennung von kohlenhydrat- und eiweißreichen Lebensmitteln auf den gleichen Theorien wie bei Hay.

„Begleit-Package" (Weltanschauungen)

Für Hay ist Trennkost sowohl zur Prävention als auch zur Heilung bestimmter Zivilisationskrankheiten geeignet. Die Übersäuerung beeinflusse auch den Geist, indem das Gehirn geschwächt werde und schlechte Urteilskraft, Gedächnisschwäche und Konzentrationsmangel eintreten (Diamond & Diamond 1992). Für Heintze ist die Ernährungsform eine wichtige Voraussetzung für Wohlbefinden, Lebensqualität und Lebensfreude und deshalb sei sie für Gesunde und bei Störungen des Stoffwechsels wie Übergewicht, Diabetes, Gicht und Bluthochdruck geeignet. Bei Harvey und Marilyn Diamond ist die Trennkost Bestandteil des ganzheitlichen Fit-for-Life-Konzeptes zur Gesunderhaltung und Gewichtsreduktion. Bei allen Trennkostformen wird Bewegung empfohlen, die besonders zur Gewichtsreduzierung unbedingt notwendig seien. Ursula Summ empfiehlt darüber hinaus Yoga und Schwingungsübungen.

Begründer/Historisches

William Howard Hay (Arzt, USA, 1866–1940) gilt als der Begründer der Hayschen Trennkost. Im Alter von 41 erkrankte er an der Bright'schen Nierenerkrankung. Er stellte seine Ernährung nach den Gesichtspunkten des Hunza-Volkes im Himalaja, bei dem Zivilisationskrankheiten unbekannt gewesen sein sollen, um und wurde, nach seinen Angaben, vollständig gesund. **Ludwig Walb** (Arzt, Deutschland, 1907–1992) machte Hays Ideen Mitte des 20. Jahrhunderts in Deutschland populär. Von seiner Ehefrau Ilse stammt die Bezeichnung „Trennkost". Ab 1989 wurden die Ideen durch Walbs Mitarbeiter und Nachfolger als Klinikchef, **Thomas Heintze** (Arzt, Deutschland, *1955), weiter verbreitet. Ende der 70er Jahre stieß **Ursula Summ** (*1947) auf die

Trennkost und reduzierte erfolgreich ihr Gewicht. 1983 erschien ihr erstes Buch, dem weitere folgten.

Die Fit for Life-Trennkost basiert auf den Lehren der Natural hygiene, die in den USA in den 1830 Jahren begann. Deren Ziel ist die Pflege und Gesunderhaltung des Körpers als Ganzes. Wichtige Vertreter waren **Herbert Shelton**, **John Tidden** und **Norman Walker**. Diese Lehren wurden in den 1990er Jahren durch **Harvey Diamond** (Schriftsteller, USA) und **Marilyn Diamond** (Ernährungswissenschaftlerin, USA) populär.

Varianten

Die Trennkostformen nach Walb, Heintze und Summ basieren auf der Hayschen Trennkost, die Empfehlungen entsprechen sich größtenteils. Die Ernährung bei dem Konzept Fit for Life/Fit fürs Leben ist vorwiegend vegetabil mit hohem Rohkostanteil (➤ Kap. 2.1.6).

Zur Gewichtsreduktion gibt es noch folgende Varianten:
- Insulin-Trennkost nach Detlef Pape: Schlank im Schlaf (➤ Kap. 2.1.22)
- Judy Mazel: Hollywood Star-Diät (➤ Kap. 2.1.10)
- Stefanie Werger: Wer spricht hier von Diät?

Durchführung im Einzelnen

Haysche Trennkost und Trennkost nach Walb:
- Es gibt morgens eine Basen-, mittags eine Eiweiß- und abends eine Kohlenhydratmahlzeit.
- Zwischenmahlzeiten sind möglich.
- Eiweißreiche (z. B. Eier, Fleisch, Milch, saures Obst) und kohlenhydratreiche Lebensmittel (z. B. Brot, Nudeln, Zucker) werden nicht in einer Mahlzeit kombiniert. (Es gibt eine Tabelle zur entsprechenden Zuordnung.)
- Neutrale Lebensmittel (z B. Fette, Salate, Gemüse) können mit Eiweiß und Kohlenhydraten kombiniert werden.
- Immer nur eine Eiweißart bzw. Kohlenhydratart darf zu einer Mahlzeit darf verzehrt werden.

Zwischen den Mahlzeiten sollen 3 bis 4 Stunden Pause eingehalten werden. Ursula Summ überlässt es den eigenen Vorlieben, wann eine Eiweiß- bzw. Kohlenhydratmahlzeit gegessen wird. Beim Fit for Life-

Programm (➤ Kap. 2.1.6) erfolgt die Nahrungsaufnahme nach dem gleichen Prinzip der Trennung und zusätzlich entsprechend der Körperzyklen.

Zeit- und Kostenaufwand

Es ist ein erhöhter Zeitaufwand im Vergleich zur in Deutschland üblichen Kost zu erwarten, da regelmäßig frisch gekocht und auf Fertigprodukte verzichtet wird. Es sind wahrscheinlich keine höheren Kosten zu erwarten, denn es wird auf Fertigprodukte verzichtet und der Verzehr von Fleisch ist geringer als bei der üblichen Kost in Deutschland.

Physiologische Vorgänge und gesundheitliche Aspekte

Eine wissenschaftliche Begründung für die Trennung von kohlenhydratreichen und proteinreichen Nahrungsmitteln gibt es nicht. Der Körper ist in der Lage, beide Nährstoffe gleichzeitig zu verdauen. So enthält schon die für die menschliche Ernährung geschaffene Muttermilch sowohl Proteine als auch Kohlenhydrate. Um die biologische Wertigkeit pflanzlicher Lebensmittel zu erhöhen, ist es sogar sinnvoll, unterschiedliche eiweißhaltige Lebensmittel zu kombinieren. Eine erhöhte Bildung von Basen findet sich ausschließlich nach dem Genuss von Obst und Gemüse, die höchste Säurebelastung nach dem Verzehr von Käse, Fleisch, Fisch und Vollgetreideprodukten (Kasper 2004).

Eine Übersäuerung des Organismus ist nicht möglich, da Puffersysteme im Blut und die rasche Ausscheidung über die Lunge und die Nieren für einen ausgeglichenen Säure-Basen-Haushalt sorgen. Ob eine überwiegend basenreiche Kost die Ansammlung von Säuren im Bindegewebe verhindert und so Zivilisationskrankheiten vorbeugen kann, bleibt nach dem derzeitigen Kenntnisstand offen (Leitzmann et al. 2005). Eine „Schlackenbildung" im Körper gibt es nicht, Stoffwechselprodukte werden kontinuierlich ausgeschieden. Für ein Verkleben der Darmschleimhaut durch Milchprodukte gibt es keine wissenschaftliche Begründung.

Die Haysche Trennkost und deren Varianten sind als überwiegend lakto-vegetarische Kost mit hohem Rohkostanteil zur Deckung des Bedarfs an Mikro- und Makronährstoffen und Ballaststoffen laut den Empfehlungen der DGE geeignet. Positiv ist die moderate Fett-, Energie-, Zucker- und Salzzufuhr. Das Fit for Life-Konzept (➤ Kap. 2.1.6) hingegen hat einige Schwächen.

Eignung als Dauerkost

Die Trennkostformen nach Hay, Walb und Summ sind als Dauerkost geeignet. Eventuelle Gewichtsabnahmen sind eher auf die Art der Kost, nämlich eine lakto-vegetabile Mischkost mit hohem Rohkostanteil und relativ niedriger Energiezufuhr, als auf das Trennprinzip zurückzuführen. Die Trennkost nach dem Fit for Life-Konzept ist ohne Steigerung der Menge an Milchprodukten, Getreide und Hülsenfrüchten nicht als Dauerkost geeignet.

LITERATUR

Deutsche Gesellschaft für Ernährung (Hrsg.) (2008). Ernährungsbericht, Bonn.

Diamond H, Diamond M (1992). Fit fürs Leben. Fit for Life 2. 2. Auflage. Augsburg: Mosaik bei Goldmann, 54.

Heintze Th (2005). Basisbuch Trennkost. Stuttgart: Haug Verlag.

Hippokrates, Deutsche Gesellschaft für Ernährung (Hrsg.) (2000): Referenzwerte für die Nährstoffzufuhr. 1. Auflage. Frankfurt am Main: Umschau/Braus.

Kasper H (2004). Ernährungsmedizin und Diätetik. 10. Auflage. München: Elsevier GmbH, Urban & Fischer Verlag: 54.

Leitzmann C, Keller M (2005). Alternative Ernährungsformen. 2. Auflage. Stuttgart: Hippokrates.

Pape D, Schwarz R, Trunz-Carlisi E, Heßmann G, Gillesen H (2007). Schlank im Schlaf. Der 4-Wochen-Power-Plan. 1. Auflage. München: Gräfe und Unzer Verlag GmbH.

Stiftung Warentest (2003). Schlank & fit. 80 Diäten im Vergleich. 1. Auflage. Berlin: Econ Verlag.

Summ U (1995). Leben mit Trennkost. Niedernhausen: Falken.

Walb L, Walb I (1980). Die Haysche Trennkost. 34. Auflage. Heidelberg: Haug.

Walb L, Walb I (1988). Die Haysche Trennkost. 40. Auflage. Heidelberg: Haug.

5.2.14 Vegetarismus

Unter Vegetarismus versteht man unterschiedliche Ernährungsformen, deren Gemeinsamkeit ein Verzicht auf Fleisch und Fisch ist. Die Motive für diese Ernährung sind sehr unterschiedlich. Sie reichen von rein gesundheitlichen, über ökologische bis zu ethisch-religiösen Gründen.

Lebensmittelauswahl, Nährstoffverhältnis

Man unterscheidet drei Formen vegetarischer Ernährung:

- Lakto-Ovo-Vegetarismus: Verzehr pflanzlicher Nahrungsmittel, Milch und Eier
- Lakto-Vegetarismus: Verzicht auf Fleisch, Fisch und Eier
- Ovo-Vegetarismus (selten): Meiden von Fleisch, Fisch, Milch und Milchprodukten, aber nicht von Eiern
- Veganismus: Alle vom Tier erzeugten bzw. stammenden Produkte (Fleisch, Fisch, Eier, Milch und Honig, Leder, Daunen etc.) werden gemieden.

Die Zusammenstellung der Nahrung ist sehr unterschiedlich, von vielen Vegetariern wird aber eine vielfältig zusammengestellte vollwertige Kost mit viel Obst und Gemüse praktiziert. Werden fast ausschließlich stark verarbeitete Lebensmittel mit geringem Nährstoffanteil und hoher Nährstoffdichte verzehrt, spricht man von so genannten „Pudding-Vegetariern".

Postuliertes Wirkprinzip

Die Gründe für vegetarische Ernährung sind zwar unterschiedlich, aber ein großer Teil der Vegetarier gibt gesundheitliche Gründe an, wie Verhinderung bzw. Heilung bestimmter Erkrankungen, Vermeidung von Übergewicht, Steigerung von körperlicher und geistiger Leistungsfähigkeit.

„Begleit-Package" (Weltanschauungen)

Die wichtigsten Motive, neben den gesundheitlichen, sind:

- Ethisch/religiös: Tötungsverbot/Sünde, Ablehnung von Massentierhaltung
- Emanzipation der Tiere bei den Veganern
- Politisch: Beitrag zur Lösung des Welthunger-Problems (Veredelung)
- Sozial: Erziehung/Gewohnheiten
- Ökologisch: Umweltbelastungen durch Massentierhaltungen sollen vermindert werden
- Ökonomisch: Sparen, begrenztes Budget
- Spirituell: Freisetzung geistiger Kräfte.

Begründer/Historisches

Erste Impulse für das Meiden von Fleisch gingen im griechischen Altertum im 6. Jh. v. Chr. von der religiösen Sekte der Orphiker aus. Im Mittelpunkt stand das Streben nach Askese, einer Enthaltung in sämtlichen Lebensbereichen und damit auch in der täglichen Kost. **Pythagoras** (Philosoph, Griechenland, 570–500 v. Chr.) hat die Ablehnung von Fleisch aufgegriffen und weitergeführt. Er kam auf seinen Reisen als einer der ersten Europäer mit der asiatischen Welt, ihrem Gedankengut und ihren Religionen in Berührung. In Deutschland erreichte der Vegetarismus eine größere Verbreitung durch die Lebensreformbewegung im ausgehenden 19. Jh. Diese stellte eine Gegenbewegung zu den gesellschaftlichen Veränderungen durch die Industrialisierung dar. Im Jahre 1908 wurde in Dresden die Internationale Vegetarier-Union gegründet, die seitdem regelmäßig internationale Kongresse veranstaltet (Appleby 1999).

Varianten

Lakto-vegetarische Kostformen: Waerland-Kost und Anthroposophische Ernährung. Lakto-ovo-vegetarische Formen: Bircher-Benner-Kost, Schnitzer-Normalkost, Vollwerternährung nach Bruker. Vegane Kostformen: Makrobiotik nach Ohsawa und verschiedene Richtungen der Rohkosternährung wie Ernährung nach Wandmaker, Urkost nach Konz, Urgesetz der natürlichen Ernährung.

Durchführung im Einzelnen

Aufgrund der verschiedenen oben genannten Ausprägungen ist die Durchführung sehr unterschiedlich. Üblich sind 3 bis 5 Mahlzeiten am Tag. Besonders Veganer achten auf die Zufuhr von Proteinen hoher Wertigkeit durch günstige Lebensmittelkombinationen wie z. B. Reis und Hülsenfrüchte. Hier finden Sojaprodukte häufig Verwendung.

Zeit- und Kostenaufwand

Bei sorgfältiger Planung der Mahlzeiten und bei Verzicht auf vorgefertigte Produkte entsteht mehr Aufwand, als bei der sonst üblichen Ernährung in

Deutschland. Die Kosten sind etwa gleich, evtl. bei Berücksichtigung saisonaler und regionaler Produkte, etwas geringer.

Belegte physiologische Vorgänge und gesundheitliche Aspekte

Die biologische Wertigkeit einzelner eiweißhaltiger, pflanzlicher Lebensmittel kann durch Kombination mit anderen erhöht werden. Bohnen haben eine Wertigkeit von 40 bis 50 Prozent und in Kombination mit Mais eine Wertigkeit von 99 Prozent (➤ Tab. 2.2). Bei ausschließlich veganer Ernährung, insbesondere bei erhöhtem Bedarf (z. B. Schwangere, Stillende, Säuglinge, Kleinkinder, ältere Menschen), kann vor allem die Versorgung mit den Vitaminen D, B_2, B_{12}, sowie Zink, Eisen, Kalzium und Jod, kritisch sein.

Studienlage/Evaluationen

Es gibt zahlreiche Studien an Vegetariern, die zeigen, dass die vegetarische Ernährungsweise keine Mangelernährung sein muss und auch gesundheitliche Vorteile hat:

- Viele Vegetarier führen insgesamt einen gesundheitsbewussteren Lebensstil als die Durchschnittsbevölkerung.
- Die Zufuhr von Vitaminen C, E, β-Carotin, Folsäure ist bei den Vegetariern höher als bei den Nichtvegetariern (Beral et al. 1999).
- Die Zufuhr mit Eisen ist bei Ovo-Lakto-Vegetariern nicht niedriger als bei Personen, die sich mit der üblichen Mischkost ernähren.
- Die Aufnahme von Jod und Vitamin D ist bei Vegetariern, aber auch bei Nichtvegetariern niedriger als die empfohlene Zufuhr (Beral et al. 1999).
- Vegetarier haben häufiger niedrigere Serum Vitamin B_{12} Werte als Nichtvegetarier (Kasper 2004).
- Vegetarier haben häufiger niedrigere Triglycerid- und Gesamtcholesterinspiegel sowie günstigere LDL/HDL-Quotienten als Nichtvegetarier. (Kasper 2004, Key et al. 2000).
- Bei Veganern sind ebenfalls die LDL-Cholesterinwerte niedriger (Key 2000).
- Studien in Großbritannien zeigten, dass Vegetarier ein geringeres Risiko haben, an ischämischer Herzerkrankung zu sterben, als Nichtvegetarier (Koula-Jenik et al. 2006).

Eignung als Dauerkost

- Lakto-(Ovo-)Vegetarismus:
  - Bei vollwertigen und guten Nahrungsmitteln als Dauerkost geeignet
  - Bei erhöhtem Bedarf in Schwangerschaft, Stillzeit, bei älteren Menschen und Kindern sind genaue Kenntnisse erforderlich, sonst besteht die Gefahr von Defiziten.
- Veganismus:
  - Bei ausreichendem Ernährungswissen und damit sorgfältiger Auswahl und Zusammenstellung der Nahrungsmittel für Erwachsene als Dauerkost geeignet.

Kritische Nährstoffe (Vitamin D, Vitamin B_{12}, Vitamin B_2, Eisen, Zink, Jod) sind besonders zu beachten (evtl. Nährstoffergänzungen). Für Kinder und andere Risikogruppen ist diese Kost nicht zu empfehlen.

- Vegane Muttermilchersatznahrung und Beikost sind nicht geeignet für Säuglinge und Kleinkinder.

LITERATUR
Appleby PN, Thorogood M, Mann JI, Key TJA (1999). The Oxford Vegetarian Study. An overview. American Journal of Clinical Nutrition; 70: 525–531.
American Dietetic Association (2003). Position of the American Dietetic Association and Dietians of Canada: Vegetarian diets.
Beral V, Reeves G, Burr ML, Chang-Claude J, Frenzel-Beyme R, Kuzma JW, Mann J, Mcpherson K (1999). Mortality in vegetarians and nonvegetarians. Detailed findings from a collaborative analysis of 5 prospective studies. American Journal of Clinical Nutrition; 70 (suppl): 516–524.
Kasper H (2004). Ernährungsmedizin und Diätetik. 10. Auflage. München: Elsevier GmbH, Urban und Fischer Verlag.
Key ThJ, Fraser GE, Thorogood M, Appleby PN (2000). Deutsche Gesellschaft für Ernährung (Hrsg.). Referenzwerte für die Nährstoffzufuhr. 1. Auflage. Frankfurt am Main: Umschau/Braus, 2000.
Koula-Jenik H, Kraft M, Miko M, Schulz RJ (2006): Leitfaden Ernährungsmedizin. 1. Auflage. München: Elsevier GmbH, Urban & Fischer Verlag.
Langley G (1999). Vegane Ernährung. 1. Auflage. Göttingen: Echo-Verlag.
Leitzmann C, Keller M (2005). Alternative Ernährungsformen. 2. Auflage: Stuttgart: Hippokrates.
Leitzmann C, Hahn A (1996). Vegetarische Ernährung. Stuttgart: UTB.
Rottka H, Hermann-Kunz E, Hahn B, Lang HP (1988). Berliner Vegetarier Studie – Erste Mitteilung. Lebensmittelver-

5

zehr, Nährstoff- und Energieaufnahme im Vergleich zu Nichtvegetariern. Aktuelle Ernährungsmedizin; 13: 161–170.

Rottka H, Hermann-Kunz E, Hahn B, Lang HP (1989). Berliner Vegetarier Studie – Zweite Mitteilung. Anthropometrische und biochemische Meßdaten im Vergleich zu Nichtvegetariern. Aktuelle Ernährungsmedizin; 14: 32–39.

Deutsche Gesellschaft für Ernährung (Hrsg.) (2008): Ernährungsbericht 2008. Bonn.

5.2.15 Vollwerternährung

„Vollwert-Ernährung ist eine überwiegend pflanzliche (lakto-vegetabile) Ernährungsweise, bei der gering verarbeitete Lebensmittel bevorzugt werden. Mit Vollwert-Ernährung sollen hohe Lebensqualität-, besonders Gesundheit-, Schonung der Umwelt, faire Wirtschaftsbeziehungen und soziale Gerechtigkeit weltweit gefördert werden.“ (Leitzmann u. a. 2003a zitiert in v. Koerber et al. 2004). Die Deutsche Gesellschaft für Ernährung (DGE) gebraucht den Begriff „vollwertig“ im Sinne von „bedarfsdeckend“ für eine ganze Kostform und nicht für einzelne Lebensmittel.

Lebensmittelauswahl, Nährstoffverhältnis

Bircher-Benner als Vordenker der Vollwerternährung formulierte Empfehlungen für eine Dauerkost mit 50 bis 60 Prozent Rohkostanteil und für eine reine Rohkost als therapeutische Kost bei verschiedenen Erkrankungen (➤ Kap. 5.2.9). **Kollath** (1892–1970) entwickelte eine Tabelle, in der die Nahrungsmittel in sechs Wertstufen unterteilt sind: natürlich, mechanisch verändert, fermentativ verändert, erhitzt, konserviert und präpariert. Seine Grundregel war: „Die Nahrung soll so natürlich wie möglich sein.“

Vergleichbare Orientierungstabellen mit jeweils drei oder vier Wertstufen je nach Grad der Naturbelassenheit der Lebensmittel findet man bei der **Reformkost Anemuellers** (1920–2000) sowie bei der Vollwerternährung nach **Gießener Konzeption** (von Körber, Männle und Leitzmann).

Bei der Vollwerternährung nach der Gießener Konzeption wird empfohlen:

- Reichlich Gemüse und Obst, die Hälfte als unerhitzte Frischkost
- Getreide und Getreideprodukte aus Vollkorn
- Kartoffeln und Hülsenfrüchte in gering verarbeiteter Form
- In geringen Mengen Nüsse und Ölsamen, roh oder geröstet
- Vorzugsmilch oder pasteurisierte Vollmilch oder Milcherzeugnisse ohne Zutaten
- Käsesorten ohne Zusatzstoffe
- Fleisch, Fisch und Eier (Fleisch wird nicht ausdrücklich empfohlen, aber nicht abgelehnt)
- Salz (jodiert) nur mäßig, Gewürze und Kräuter vielseitig verwenden
- Zum Süßen frisches Obst oder ungeschwefeltes Trockenobst
- Nicht wärmegeschädigten Honig essen
- Biologisch erzeugte und regionale und saisonale Lebensmittel verwenden.

Die Gesamtfettzufuhr soll begrenzt werden, wobei qualitativ hochwertige Fette zu verwenden sind, zum Beispiel native, kalt gepresste Speiseöle und Butter. Geeignete Getränke wie ungechlortes Quell- oder Trinkwasser, Mineralwasser, ungesüßte Kräuter- und Früchtetees dienen der Flüssigkeitszufuhr. Bei der **Reformkost nach Anemueller** sind die Empfehlungen ähnlich, ein Drittel der Nahrung soll als vegetabile Frischkost verzehrt werden und maximal 30 bis 35 Prozent der Energie soll durch Fett gedeckt werden. Die vitalstoffreiche Vollwertkost nach **Bruker** entspricht den anderen Formen im Großen und Ganzen. Zwei Drittel der Nahrung soll Frischkost sein, davon zwei Drittel als Gemüse und ein Drittel als Obst. Für Säuglinge wird ein Brei aus Rohmilch und rohem Getreide empfohlen.

Postuliertes Wirkprinzip

Vollwertige Ernährung soll den Körper mit allen notwendigen Nährstoffen in ausreichender Weise versorgen und die Grundlage für Gesundheit, körperliche und geistige Leistungsfähigkeit, Wohlbefinden und die Stärkung der eigenen Abwehrkräfte bilden.

Kollath stellte bei seinen Arbeiten heraus, dass die Wahrscheinlichkeit der Erhaltung aller wichtigen Inhaltsstoffe für den Menschen umso größer ist, je weniger die Lebensmittel verarbeitet werden. So wenig wie nötig verarbeiten schließt mit ein, dass bestimmte Lebensmittel erhitzt werden müssen, um sie genießbar zu machen, wie zum Beispiel Kartoffeln und Hülsenfrüchte. Bei aufwendigen Verarbeitungsschritten, insbesondere in der Lebensmittelindustrie, werden wichtige Inhaltsstoffe zerstört oder sie gehen verloren.

„Begleit-Package" (Weltanschauungen)

Bruker sieht in den Fabriknahrungsmitteln, besonders dem Zucker, die Hauptverursacher ernährungsbedingter Zivilisationskrankheiten. Die von ihm propagierte Kost soll nicht nur präventiv wirksam sein, sondern auch eine heilende Wirkung besitzen. Den Begründern der Vollwerternährung der Gießener Konzeption (von Koerber, Männle und Leitzmann 2004) ist nicht nur der gesundheitliche Aspekt für den einzelnen Menschen wichtig, sondern der Aspekt der Nachhaltigkeit des Ernährungssystems, also Gesundheitsverträglichkeit, Umweltverträglichkeit, Wirtschaftsverträglichkeit und Sozialverträglichkeit. Weltweite Ziele der Vollwerternährung sind demnach:

- Hohe Lebensqualität, besonders Gesundheit
- Schonung der Umwelt
- Faire Wirtschaftsbeziehungen
- Soziale Gerechtigkeit.

Begründer/Historisches

Vordenker der Vollwerternährung waren **Maximilian Bircher Benner** (Arzt, Schweiz, 1867–1939) und **Werner Kollath** (Arzt, Deutschland, 1892–1970). Kollath legte mit seinem Buch „Die Ordnung unserer Nahrung" 1942 den Grundstein für eine „ganzheitliche Ernährungslehre." Die **vitalstoffreiche Vollwerternährung nach Otto Bruker** (Arzt, Deutschland, 1909–2000) und die **Vollwerternährung nach Gießener Konzeption** (von Koerber, Männle und Leitzmann, 2000) gehen u. a. auf diese beiden Begründer zurück. Die Reformkost nach **Helmut Anemueller** (Arzt, Deutschland, 1920–2000) ähnelt den Empfehlungen Brukers und der Gießener Konzeption. Seine vollwertige Grunddiät ist identisch mit der Reformkost bzw. der Vollwertkost nach Kollath.

Varianten

Anemueller entwickelte Abwandlungen der vollwertigen Grunddiät. Dazu gehören sowohl Varianten für bestimmte Lebensphasen wie Alter oder Schwan-

gerschaft als auch für Erkrankungen wie Hypertonie oder Diabetes mellitus.

Durchführung im Einzelnen

Konkrete Empfehlungen für die Durchführung gibt es nicht, so kann die Mahlzeitenzahl bei Anemueller zwischen zwei und sieben täglich liegen. Bei der vollwertigen Ernährung nach Gießener Konzeption gelten folgende Ratschläge:

- Nur bei Hunger essen
- Zwischen größeren Mahlzeiten längere Pausen einhalten
- Bei mehreren Gängen erst die erhitzten und dann die unerhitzten Speisen verzehren
- Nicht zu heiß und nicht zu kühl essen
- Zum Essen Zeit nehmen und gründlich kauen
- Einfach und mäßig essen
- Die Ernährung individuell, z. B. nach Bekömmlichkeit, anpassen.

Außerdem werden Vorschläge zu einer langsamen Ernährungsumstellung von der in Deutschland üblichen Kost zur Vollwerternährung gemacht. Bruker empfiehlt, täglich einen Frischkornbrei aus rohem geschroteten Getreide und frischem Obst zu essen.

Zeit- und Kostenaufwand

Ein etwas höherer Zeitaufwand als für die in Deutschland übliche Kost ist zu erwarten, da Konserven, Fertiggerichte und andere vorgefertigte Produkte weitgehend gemieden werden und regelmäßig frisch gekocht wird. Durch den Verzicht auf Fertiggerichte sind niedrigere Kosten zu erwarten. Die Verwendung von Bioprodukten dagegen ist meistens teurer als die sonst üblichen Produkte.

Belegte physiologische Vorgänge und gesundheitliche Aspekte

Die Vollwerternährung als eine überwiegend vegetabile Ernährung ist geeignet die Empfehlungen der DGE zu erfüllen. Eine ausreichende Versorgung mit allen Mikro- und Makronährstoffen ist gewährleistet. Die Ernährung von Säuglingen mit Frischkornbrei und Rohmilch ist zum einen aus hygienischen Gründen abzulehnen und zum anderen, weil das Verdauungssystem des Säuglings mit rohem Getreide bzw. Vollmilch überfordert wird. Auf eine ausreichende Menge an den Vitaminen D und B_{12} muss geachtet werden, wobei ersteres auch vom Körper selbst hergestellt werden kann.

Studienlage/Evaluationen

Mit der Gießener Vollwert Ernährungs-Studie (1992–1994) wurde das Ernährungsverhalten von 243 Vollwertköstlerinnen und 175 Mischköstlerinnen befragt. Die Mischköstlerinnen verzehren die in Deutschland übliche Kost.

Die Vollwertköstlerinnen nehmen zwar mehr Energie über Kohlenhydrate und weniger über Fett und Proteine auf, die von der DGE empfohlene Nährstoffrelation wird trotzdem auch von den Vollwertköstlerinnen als Gesamtgruppe nicht erreicht. (Aalderink et al. 1994). Die Vollwertköstlerinnen nehmen nur etwa halb soviel Cholesterin auf wie die Mischköstlerinnen und unterschreiten den Richtwert der DGE deutlich (Aalderink et al. 1994). Die Gruppe der Vollwertköstlerinnen zeigte insgesamt höhere HDL-Cholesterinwerte und niedrigere LDL/HDL-Quotienten als die Mischköstlerinnen. (Hoffmann et al. 2001).

Die Studie zeigt, dass mit der Vollwerternährung die Zufuhrempfehlungen der DGE für Vitamine und Mineralstoffe deutlich überschritten werden. Nur die Vitamine D und B_{12} werden in zu geringen Mengen (von beiden Gruppen) aufgenommen. (Aalderink et al. 1994). Die Vollwertköstlerinnen nehmen signifikant mehr Vitamin A, E, B_1, B_6, C, Folsäure, Kalzium, Magnesium, Phosphat, und Eisen auf.

Eignung als Dauerkost

Die Vollwerternährung ist als Dauerkost für alle Bedarfsgruppen geeignet. Die von Bruker empfohlene Rohmilch bzw. der Frischkornbrei ist für die Säuglingsernährung nicht geeignet.

LITERATUR

Aalderink J, Hoffmann I, Groeneveld M, Leitzmann C. (1994). Ergebnisse der Gießener Vollwert-Ernährungs-Studie. Lebensmittelverzehr und Nährstoffaufnahme von Vollwertköstlerinnen und Mischköstlerinnen. Ernährungs-umschau; 41: 328–335.

Anemueller H (1993). Das Grunddiät-System. Leitfaden der Ernährungstherapie mit vollwertiger Grunddiät. 4. Auflage. Stuttgart: Hippokrates Verlag.

Biesalski HK, Fürst P, Kasper H, Kluthe R, Pölert W, Puchstein Ch, Stähelin, HB. (2004). Ernährungsmedizin. 3. Auflage. Stuttgart: Georg Thieme Verlag.

Bruker MO (1990). Unsere Nahrung unser Schicksal. 22. Auflage. Lahnstein: emu-Verlags-GmbH.

Deutsche Gesellschaft für Ernährung (Hrsg.) (2000): Referenzwerte für die Nährstoffzufuhr. 1. Auflage. Frankfurt am Main: Umschau/Braus.

Deutsche Gesellschaft für Ernährung (Hrsg.) (2008): Ernährungsbericht 2008. Bonn.

Groeneveld M, Hoffmann, Etzrodt C, Leitzmann C (1993). Die Gießener Vollwert-Ernährung-Studie. Erste Ergebnisse einer Fragebogenerhebung. Aktuelle Ernährungsmedizin; 18: 143–148.

Hoffmann I, Groeneveld MJ, Boeing H, Koebnik C, Golf S, Katz N, Kollath W. (2001): Giessen Wholesome Nutrition Study. Relation between a health-conscious diet and blood lipids. European Journal of Clinical Nutrition; 55: 887–895.

Kunz-Bircher R (1974). Bircher-Benner Kochbuch. 10. Auflage. Zürich: Bircher-Benner-Verlag.

Leitzmann C, Keller M (2005). Alternative Ernährungsformen. 2. Auflage. Stuttgart: Hippokrates.

Leitzmann C (2001). Giessen Wholesome Nutrition Study. Relation between a health-consious diet and blood lipids. European Journal of Clinical Nutrition; 55: 887–895.

Schauder P, Ollenschläger G (2006). Ernährungsmedizin, Prävention und Therapie. 3. Auflage. München: Elsevier GmbH, Urban und Fischer Verlag.

Von Koerber K, Männle Th, Leitzmann C (2004). Vollwert-Ernährung, Konzeption einer zeitgemäßen und nachhaltigen Ernährung. 10. Auflage. Stuttgart: Haug-Verlag.

5.2.16 Waerland-Kost

Die Waerland-Kost ist eine vegetarische Ernährungsform, die von dem schwedischen Ernährungsreformer Are Waerland Anfang des 20. Jahrhunderts mit dem Ziel der Vermeidung von Krankheiten entwickelt wurde.

Lebensmittelauswahl, Nährstoffverhältnis

Empfohlen werden:
- Ein hoher Anteil an Gemüse als Rohkost
- Vollkorngetreide
- Kartoffeln
- Rohes Obst
- Milch und Milchprodukte
- Nüsse und Samen

Zu meiden sind:
- Fleisch
- Fisch

- Eier
- Alkohol
- Kaffee
- Konserven
- Weißmehlprodukte und Zucker
- Zu scharf gesalzene oder gewürzte Speisen.

Postuliertes Wirkprinzip

Der Verzehr von Fleisch, Fisch und Eiern führe im Darm zu Fäulnis und einer Übersäuerung des Körpers. Die Übersäuerung sei für die Entstehung vieler Krankheiten verantwortlich. Gesäuerte Milchprodukte unterstützen dagegen das natürliche Darmmilieu. Rohes Gemüse ist vorzuziehen, denn wenn Gemüse in Wasser gekocht wird, entziehe man ihm basische Mineralsalze. Außerdem seien Weißmehl, Zucker, Kaffee und konservierte Nahrungsmittel für die Entstehung von Zivilisationskrankheiten verantwortlich.

„Begleit-Package" (Weltanschauungen)

„Waerland sah den Menschen als geistig-seelisch-körperliches Wesen, das untrennbar mit der Natur und dem Kosmos verbunden ist. Die Ernährung hat demnach in Verbindung mit der naturgemäßen Lebensführung auch einen großen Einfluss auf die Entwicklung psychischer und geistiger Eigenschaften des Menschen" (Biesalski et al. 2004).

Begründer/Historisches

Der schwedische Ernährungsreformer **Are Waerland** (1876–1955) entwickelte die Waerland-Kost Anfang des 20. Jahrhunderts. Ein Buch des Arztes **Alexander Haig** und die Ernährungsweise des Volkes der Hunza wurden Grundlage seiner Ernährungs- und Lebensweise. Seine Empfehlungen führten in Schweden und Deutschland zur Entstehung einer ganzen Gesundheitsbewegung.

Varianten

Varianten der Waerland-Kost sind andere Rohkost-Ernährungsformen (➤ Kap. 5.2.9) und Fit for Life (➤ Kap. 2.1.6).

Durchführung im Einzelnen

- Einteilung des Tages in drei Phasen:
  - Ausscheidungsphase von 4:00–12:00 Uhr
  - Aufnahmephase von 12:00–20:00 Uhr
  - Die nach innen gerichtete Wirksamkeits- bzw. Erneuerungsperiode von 20:00–4:00 Uhr.
- Morgens soll als erstes eine Flüssigkeit aus Gemüse- und Kartoffelbrühe getrunken werden.
- Das Frühstück besteht aus Obst und Dickmilch.
- Zum Mittagessen sollen Pellkartoffeln, Rohkost und Kräuterquark gegessen werden.
- Zum Abendessen gibt es die Waerland-Kruska, ein Vollkorngetreidebrei mit Kleie, Rosinen, Milch, außerdem Vollkornbrot, Butter und Käse.

Weitere Regeln sind:
- Kein rohes Obst zum Salat
- Keine Sauermilch zur Kruska
- Täglich 3 Liter trinken.

Zeit- und Kostenaufwand

Ein etwas höherer Zeitaufwand als bei der in Deutschland üblichen Kost ist zu erwarten, da keine Fertigprodukte verwendet werden, sondern die Speisen immer frisch zubereitet werden müssen. Allerdings wird sich eine gewisse Routine einstellen, da die Gerichte immer in etwa gleich sind. Es sind keine höheren Kosten zu erwarten.

Belegte physiologische Vorgänge und gesundheitliche Aspekte

Die Nachteile von bestimmten Nährstoffkombinationen, z. B. Obst- und Gemüserohkost in einer Mahlzeit, haben keine wissenschaftliche Grundlage. Die Waerland-Kost bietet die Vorteile einer lakto-vegetabilen Ernährung. Bei ausreichendem Ernährungswissen ist die empfohlene Zufuhr mit allen Makro- und Mikronährstoffen möglich. Bedingt durch den hohen Gemüse- und Getreideanteil ist die Ballaststoffzufuhr ausreichend.

Eignung als Dauerkost

Die Waerland-Kost ist als Dauerkost geeignet.

5

LITERATUR

Biesalski HK, Fürst P, Kasper H, Kluthe R, Pölert W, Puchstein Ch, Stähelin HB (2004). Ernährungsmedizin. 3. Auflage. Stuttgart: Georg Thieme Verlag.

Deutsche Gesellschaft für Ernährung (Hrsg.) (2000). Referenzwerte für die Nährstoffzufuhr. 1. Auflage. Frankfurt am Main: Umschau/Braus.

Deutsche Gesellschaft für Ernährung (Hrsg.) (2008). Ernährungsbericht 2008. Bonn.

Leitzmann C, Keller M (2005). Alternative Ernährungsformen. 2. Auflage. Stuttgart: Hippokrates.

Schauder P, Ollenschläger G (2006). Ernährungsmedizin, Prävention und Therapie. 3. Auflage. München: Elsevier GmbH, Urban und Fischer Verlag.

5

Brigitte Hajeck-Lang

Strukturiertes Gewichtsmanagement in der ärztlichen Praxis

6.1   Voraussetzungen 193

6.2   Schritt für Schritt: Ein Modell aus der Praxis für die Praxis 195

6.3   Fallbeispiele aus der Praxis 200

6.1 Voraussetzungen

Die Betreuung des Übergewichtigen oder Adipösen erfordert sehr viel Zeit und müsste idealerweise ein Leben lang andauern. Das Basisprogramm sollte die drei sogenannten Allgemeinmaßnahmen Ernährung, Bewegung und Verhalten umfassen, bevor z.B. eine medikamentöse Therapie eingeleitet wird (➤ Abb. 6.1). Realistischerweise bleiben Patienten maximal für ein Jahr, gelegentlich zwei Jahre in der ernährungstherapeutischen Behandlung. Früher oder später springen die Betroffenen ab: „Eigentlich weiß ich ja alles" ist ein häufiges Argument neben alltäglichen Problemen wie Zeit- und Geldnot, Depressionen oder familiärem Stress. ➤ Abb. 6.2 zeigt eine möglichst enge Vernetzung von Einzel- und Gruppensitzungen in der ärztlichen Praxis, die unter anderem für ein

Sich-Wohl- und Eingebundenfühlen des Patienten sorgen soll.

Wie häufig ein Patient bei seiner Gewichtsabnahme individuell betreut werden sollte, ist sehr unterschiedlich. Anfangs sind kurze Abstände von zwei bis vier Wochen sinnvoll, später können zweimonatliche Termine genügen. Der Bedarf hängt wesentlich vom Begleitprogramm an Gruppenschulungen in den Bereichen Ernährung, Bewegung und Verhalten ab. Dafür ist eine gute Zusammenarbeit in einem interdisziplinären Team von Ernährungsmedizinern, Ökotrophologen, Diätassistenten, Sport- und Verhaltenstherapeuten notwendig. ➤ Abb. 6.3 gibt einen Überblick über das Spektrum sinnvoller Angebote im Rahmen einer ernährungsmedizinischen Schwerpunktpraxis in Kooperation mit Bewegungstherapeuten, Chirurgen und Kosmetik-Spezialisten (zur Gewebestraffung nach und während der Gewichtsreduktion).

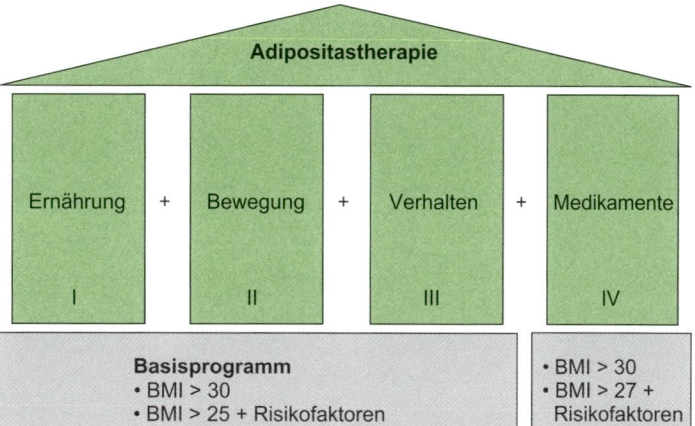

Abb. 6.1 Die vier Säulen der Adipositastherapie (Skizze nach Adipositasleitlinien der Deutschen Gesellschaft für Adipositas). [L143]

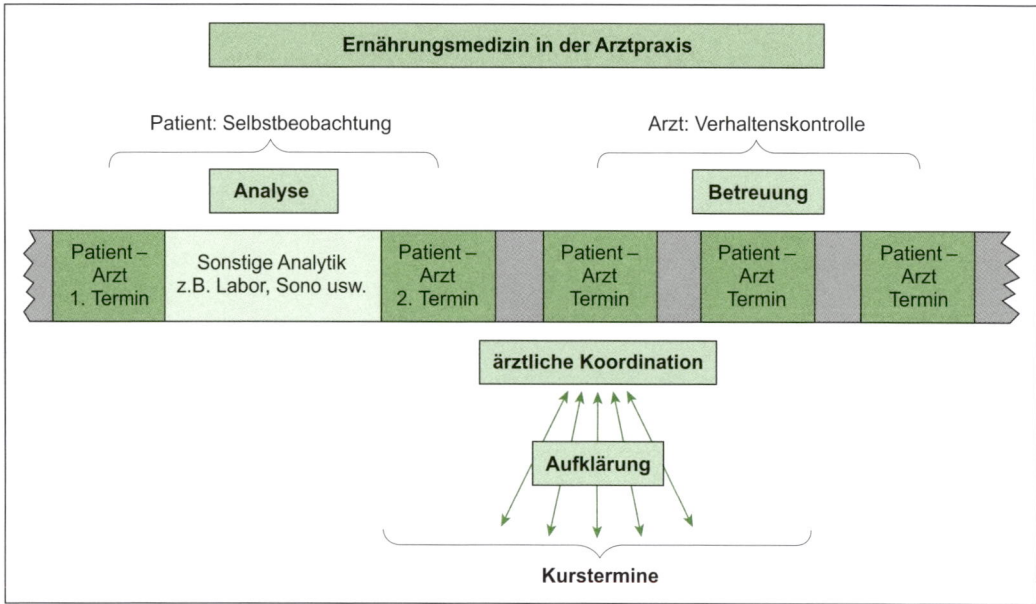

Abb. 6.2 Vernetzung von Einzelberatung und Gruppenschulungen in der Arztpraxis. [L143]

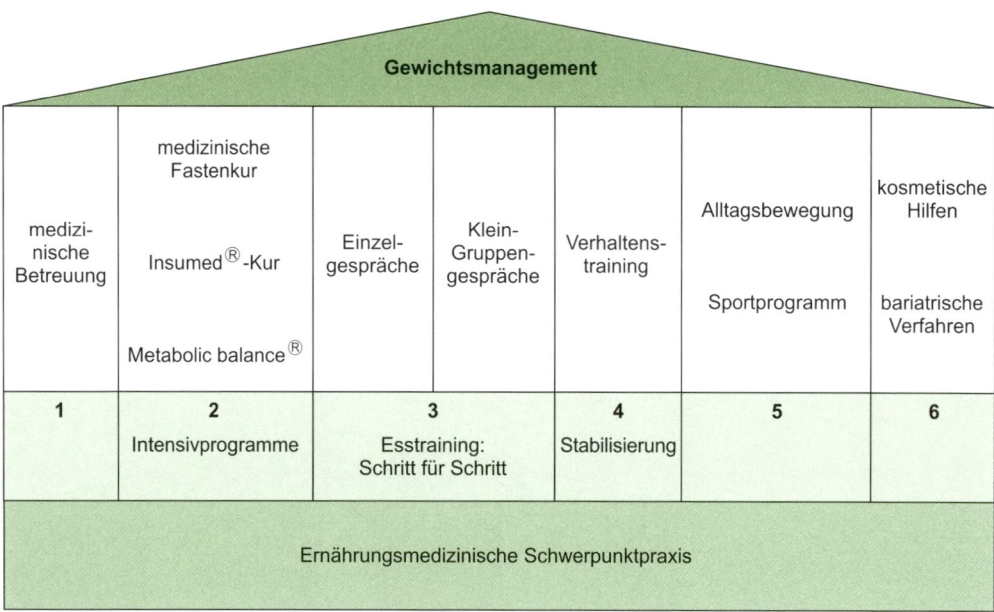

Abb. 6.3 Gewichtsmanagement in der Praxis – ein Modell. (Säule 2 zeigt Angebote der Praxis Hajeck-Lang, Aachen). [L143]

6.2 Schritt für Schritt: Ein Modell aus der Praxis für die Praxis

Die Sensibilisierung des Patienten für sein Problem und die Entscheidung, Hilfe von außen zu suchen, sind die ersten Schritte im Rahmen des Gewichtsmanagements. Im ersten Beratungsgespräch werden möglichst umfassend gesundheitliche, soziale und psychische Aspekte behandelt, die zu dem Übergewicht beitragen. Ein Beispiel liefert die Checkliste Erstgespräch Übergewicht ➤ Tab. 6.1.

Der Patient wird aktiv in die Therapie mit der Protokollführung seines Essens über sieben Tage eingebunden. Bei Schichtarbeitern sollten mindestens je fünf Tage der einzelnen Schichten dokumentiert werden. Als äußerst praktikabel erweist sich die food-frequency-Methode mit Hilfe einer Strichliste, ➤ Abb. 6.4 ➕, die problemlos und schnell eine EDV-gestützte Nährstoffanalyse erlaubt.

Das nachfolgende Analysengespräch sollte gut strukturiert sein, um nicht in belanglosen Kleinigkeiten zu Lebensmittelfragen zu versinken. Eine Möglichkeit zeigt die Checkliste für das Analyse-Gespräch ➤ Tab. 6.2.

Je nach Aufnahmevermögen, Fragen der Patienten und zur Verfügung stehender Zeit wird das Gespräch entweder ausführlich über alle Lebensmittelgruppen und entsprechende Verbesserungsmöglichkeiten geführt (45–60 Minuten) oder konzentriert auf ein oder zwei Aspekte, z. B. zu Getränken und Butterbroten. Weitere Themen werden in Folgesitzungen bzw. in den Gruppenschulungen besprochen. Auf diese Weise kann der Patient Schritt für Schritt seine Lebensmittelauswahl verbessern. In

Tab. 6.1 Checkliste Erstgespräch Übergewicht.

Checkliste Erstgespräch Übergewicht
☐ **Gewichtsanamnese:** • Bisheriger Gewichtsverlauf, plötzliche/schleichende Zunahme • Bisherige Diätkarriere: Diäten, Tabletten, Formula-Produkte usw. • Mögliche Ursachen für Gewichtszunahme (Stress, Ärger, Sorgen) • Aktuelle Motivation: Eigen oder eher fremdbestimmt?
☐ **Medizinische Anamnese:** • Erkrankungen, Beschwerden, pathologische Laborwerte • Risikofaktoren (eigene, familiäre) • Medikamente
☐ **Berufliche Tätigkeit, familiäre Situation, Stressbelastung:** • Berufliche/psychische/familiäre Probleme • Stress-, Frust-, Lustesser (s. o.)
☐ **Bewegungsanamnese:** • Alltagsbewegung • Spezielles Sportprogramm – was/wie oft?/wie viel? • Anregung zu mehr: Jeder Schritt zählt
☐ **Behandlungsziele:** • Wünsche des Patienten: Ziel- bzw. Wunschgewicht • Gesundes Essverhalten • Stress-/Frustabbau • Größere Fitness
☐ **Behandlungsverlauf:** • Therapieoptionen/Angebote vorstellen • Ernährungsprotokoll, Bewegungstagebuch u. Körperfettmessung veranlassen • Einzel- oder Gruppenberatung • Eventuelle Hilfsmittel (Medikamente/Formula-Diäten) • Stressbewältigung/Verhaltenstraining
☐ **Wiedereinbestellung zum Analysegespräch**

6

Praxisstempel

Abb. 6.4: Essprotokoll. ✚

Getränke			Summe
Fruchtsaft (100%)	Glas 0,2 l		
Gemüsesaft (100%)	Glas 0,2 l	IHH IHH	10
Limonade, Cola	Glas 0,2 l		
Light-Getränke	Glas 0,2 l		
Mineralwasser	Glas 0,2 l	IHH IHH IHH IHH IHH IHH IHH IHH	40
Leitungswasser	Glas 0,2 l		
Bier, alkoholfrei	Glas 0,2 l		
Malzbier	Glas 0,2 l		
Bier	Glas 0,2 l		
Wein, Sekt	Glas 0,2 l		
Spirituosen	Schnapsglas		
Likör	Schnapsglas		

Obst			Summe
Apfel	Stück	IHH	5
Birne	Stück		
Banane	Stück		
Trauben	100 g		
Kiwi	Stück	I	1
Mandarine, Clementine	Stück		
Apfelsine	Stück	I	1
Melone	150 g		
Kirschen	125 g		
Pfirsich/Aprikose	Stück		
Pflaumen	125 g		
Erdbeeren	125 g		
Beeren, gemischt	125 g		

Kuchen, Dessert			Summe
Obstkuchen	Stück		
Trockenkuchen	Stück		
Waffel	50 g		
Sahne-, Cremetorte	Stück		
Schlagsahne	EL		
Eis	Kugel	IHH IHH	10
Pudding	150 g		
Kompott, Apfelmus	150 g		

Süßwaren, Snacks			Summe
Bonbon	Stück		
Bonbon, zuckerfrei	Stück	IIII	5
Kekse	Stück	IHH IHH IHH IHH	20
Müsliriegel	Stück		
Schokolade	Stückchen	IHH IHH IHH IHH	20
Mars, Nuts etc.	Stück	II	2
Pralinen	Stück		
Nüsse, frisch	EL	IHH IHH IHH	15
Nüsse, gesalzen	EL		
Chips	Tasse		

Für Lebensmittel, die **nicht in obiger Liste** aufgeführt sind, z. B. Diätprodukte! **Schätzen Sie bitte Ihre verzehrte Menge!**

Lebensmittel	Menge in Gramm
Hühnersuppe	Schüssel IHH
Spaghetti Bolognese	1 Portion
Käsekuchen	500 g

Beachten Sie bitte beim Ausfüllen:
1. Nehmen Sie Ihr Ernährungsprotokoll überall mit hin. Notieren Sie bitte alles. Auch z. B. Nüsse, Bonbons und Snacks beim Fernsehen. Essen Sie weiter wie bisher.
2. Machen Sie jeweils einen Strich für die angegebene Portionsmenge.
3. Die Bezeichnung „Tasse" ist ein Maß für die Menge, die in eine normale Kaffeetasse passt.
4. Ändern Sie die Mengenbezeichnungen nicht.
5. Geben Sie ihr Gewicht **vorher** und **nachher** an.
6. Zum Schluss zählen Sie bitte die Striche in jeder Zeile zusammen und tragen die Summe in das nebenstehende Kästchen ein.

1 EL = 1 gestrichener Esslöffel ≙ 15 ml
1 TL = 1 gestrichener Teelöffel ≙ 5 ml
Tasse ≙ 125 ml

So ernähre ich mich

Vorname   *Ingrid*

Nachname   *Mustermann*

Straße

PLZ _____ Ort

Telefon / Fax

Geburtsdatum   *01.10.1961*   m ☐ / w ☒

Körpergröße   *1,64*   m

Körpergewicht   vorher   *105*   kg

                 nachher _____ kg

Bitte möglichst 7 Tage aufschreiben!

Wie viele Tage haben Sie aufgeschrieben?

Brot

			Summe
Graubrot	Scheibe (40 g)		
Weißbrot, Toast	Scheibe	/	1
½ Brötchen	Stück		20
½ Vollkornbrötchen	Stück		20
Vollkornbrot	Scheibe (45 g)		15
Knäcke, Zwieback	Scheibe		21

Brotbelag

			Summe
Butter	TL		30
Butter, halbfett	TL		
Margarine	TL		
Margarine, halbfett	TL		15
Wurst	Scheibe (25 g)		10
Streichwurst	TL (15 g)		
Schinken, roh	10 g		
Schinken, gekocht	30 g		5
Käse unter 20 % Fett i. Tr.	30 g		
Käse 20–40 % Fett i. Tr.	30 g		20
Käse über 40 % Fett i. Tr.	30 g		5
Frischkäse (Rahmstufe)	TL (15 g)		10
Frischkäse (Doppelrahm)	TL (15 g)		
Marmelade, Gelee	gehäufter TL		20
Honig	gehäufter TL		20
Nussnougatcreme	gehäufter TL		
Magerquark < 3 % Fett i. Tr.	EL		5
Speisequark 10 % Fett i. Tr.	EL		35
Eier (M)	Stück		2

Frühstücksflocken (bitte Sorte dazuschreiben)

		Summe
Haferflocken, trocken	EL	
Müsli, trocken	EL	
Cornflakes, trocken	EL	

Kaffee, Milch

			Summe
Kaffee	Tasse		32
Tee, schwarz	Tasse		
Kräutertee	Tasse		
Dosenmilch	TL		25
Zucker	TL		25
Süßstoff	Tablette/Tropfen		

Kaffee, Milch

			Summe
Trinkmilch 3,5 %	Glas 0,2 l		
Trinkmilch 1,5 %	Glas 0,2 l		
Kakao	Tasse		7
Buttermilch	Glas 0,2 l		8
Joghurt 3,5 % Fett	Becher 150 g		
Joghurt 1,5 % Fett	Becher 150 g		3
Fruchtjoghurt 3,5 %	Becher 150 g		1
Fruchtjoghurt 1,5 %	Becher 150 g		

Fleisch

			Summe
Kotelett, Schnitzel paniert	150 g		
Steak, Schnitzel natur	150 g		
Putenschnitzel	150 g		
Hähnchenbrustfilet	125 g		
Braten	50 g		
Gulasch, Ragout	Tasse		
Bratwurst	150 g		
Currywurst	150 g		
Bockwurst/Brühwurst	100 g		4
Fleischsalat	Tasse		
Frikadelle, Klops	100 g		
Hamburger	150 g		
Hackfleischsoße	EL		
½ Hähnchen			
Leber, Herz, Niere	Portion, klein		
Mett, Gehacktes	80 g		
Speck, Bauchfleisch	50 g		

Fisch (bitte Sorte dazuschreiben)

			Summe
Fisch, gekocht/gedünstet	150 g		
Fisch, gebraten	150 g		10
Fisch, paniert	150 g		
Fischstäbchen	Stück		
Fischkonserve	Dose		
Fisch, geräuchert	Stück		
Rollmops, Matjes	Stück		
Heringssalat	Tasse		
Krustentiere o. Schale	100 g		

Suppen

			Summe
Bouillon	Suppentasse		
Gemüseeintopf o. Fleisch	Suppentasse		
Hülsenfrüchte o. Fleisch	Suppentasse		
Reis-/Nudelsuppe	Suppentasse		

Gemüse, gegart

			Summe
Kohlgemüse	Tasse		
Hülsenfrüchte	Tasse		
Möhren, Rüben o. Ä.	Tasse		
Spinat	Tasse		5
Pilze	Tasse		

Salat/Rohkost

			Summe
Blattsalate, gemischt	Tasse		
Paprika	Stück		
Mohrrübe	Stück		
Tomaten/Salatgurke	75 g		15
Mais/Bohnen	Tasse		
Radieschen	Stück		
Essig/Öl-Dressing	EL		
Joghurt-Dressing	EL		
Sahne-/Mayonnaisesoße	EL		

Beilagen, Soßen (Vollkornprodukte kennzeichnen)

			Summe
Nudeln, gekocht	Tasse		10
Reis, gekocht	Tasse		
Kartoffeln, gekocht	Stück 80 g		5
Kartoffelpüree	Tasse		
Klöße, Knödel	Stück		
Kartoffelsalat	Tasse		
Bratkartoffeln	Tasse		
Reibekuchen	dünn		
Pommes frites	Portion, klein		
Ketchup	EL		
Mayonnaise	EL		
Bratensoße	EL		
Sahnesoße	EL		
Pizza, mittelgroß	300 g		
Pfannkuchen	dünn		

Abb. 6.4 (Forts.): Essprotokoll.

Tab. 6.2 Checkliste für das Analysegespräch zum ersten Essprotokoll.

Checkliste Analysegespräch Übergewicht	
☐	War die Aufschreibewoche eine typische Woche/Ausnahmen?
☐	Ist beim Aufschreiben etwas aufgefallen?
☐	Patienten loben, was er gut gemacht hat.
☐	Trinkmenge und Art der Getränke (Kaffee, Tee, Diätgetränke …)
☐	Süßstoffe, Zuckeraustauschstoffe
☐	Obst, Gemüse, Salat, Rohkost, Dressings
☐	Öle (Verwendung in kalter und warmer Küche)
☐	Kartoffeln, Reis und Nudeln, sonstige Beilagen
☐	Fleisch
☐	Fisch
☐	Eier
☐	Vorschläge für fleischfreie Tage (Omelett, Eintopf, …)
☐	Brot, Brötchen
☐	Margarine (cave gehärtete Fette, Salz, sonstige Zutaten) bzw. Butter
☐	Brotbelag Käse (cave Fett, Salz, Eiweiß)
☐	„Müsli" als Alternative zu „Butterbroten" (Zutatenanalyse)
☐	Milchprodukte als Alternative zu „Butterbroten"
☐	Erstellung eines Wochenplans anregen – Beispiel mitgeben
☐	Folgeprotokoll veranlassen (in 4 bis 6 Wochen)

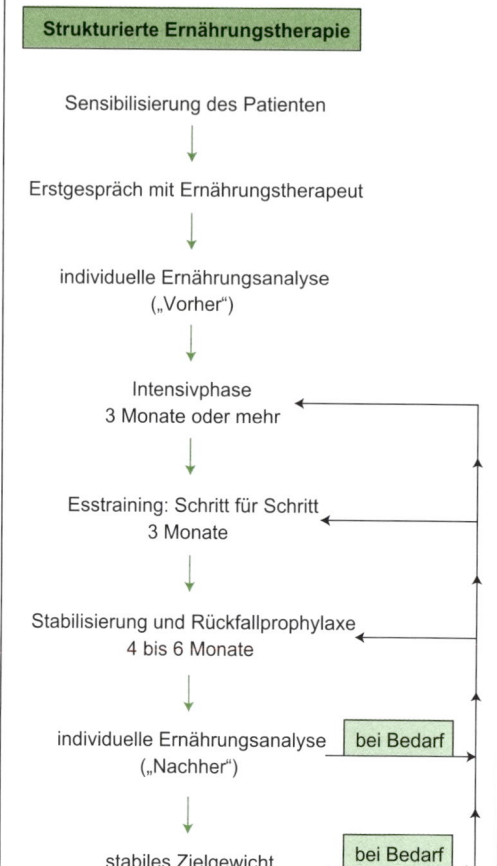

Abb. 6.5 Strukturierte Ernährungstherapie in der Arztpraxis (nach eigener Darstellung Hajeck-Lang). [L143]

den meisten Fällen möchten die Patienten nach einem ersten Analysengespräch schnell „zur Sache kommen" und an einem Intensivprogramm zu einer relativ zügigen Gewichtsreduktion teilnehmen. Ein strukturierter Ablauf sinnvoller Maßnahmen im Bereich Ernährung wird in > Abb. 6.5 vorgestellt.

Nach einer Intensivmaßnahme über etwa drei Monate (Metabolic balance® über mehrere Monate) folgt sinnvoller Weise ein Esstraining, bei dem Warenkunde, Geschmackstests, sinnvolle Speiseplanung usw. auf dem Programm stehen.

Um Jo-Jo-Effekte zu vermeiden und das Gewicht nicht nur zu erhalten, sondern auch zu stabilisieren und eventuell weiter zu senken, folgt ein Verhaltenstraining zur Stabilisierung und Rückfallprophylaxe. Hier werden erprobte Entspannungstechniken wie autogenes Training oder Muskelrelaxation nach Jacobson ver-

mittelt und Statt(d)essen-Strategien erarbeitet und eine flexible Kontrolle im Umgang mit „Sünden" erlernt. Diese Phase sollte möglichst lange dauern, so dass sich die erlernten Verhaltensweisen festigen können.

Mit einem solchen strukturierten Programm kann ein Patient über etwa ein Jahr engmaschig betreut werden. Individuelle Ernährungsanalysen zur Erfolgskontrolle können je nach Bedarf im Rahmen der Einzelsprechstunde, spätestens zum Schluss der Maßnahmen erfolgen. Natürlich ist ein längeres Betreuungsprogramm effektiver, doch sind nur wenige Patienten dazu bereit. Denkbar ist z. B. eine zweite Intensivmaßnahme nach sechs Monaten oder das Esstraining zu wiederholen und zu festigen oder eine Fortsetzung und Intensivierung des Essverhalten-Trainings.

Gruppendynamische Effekte tragen zu größeren Erfolgen bei der Gewichtsreduktion bei. Allerdings möchte dies nicht jedermann mitmachen – in diesen Fällen muss die Einzelberatung entsprechend intensiv sein. Neben dem Ernährungsprogramm sollte auch die Bewegung optimiert werden. Während der diätischen Intensivmaßnahme ist „lediglich" die Ausschöpfung so genannter Alltagsbewegungen angebracht: Treppen steigen statt Aufzug fahren, Fahrrad statt Auto fahren, Spaziergänge usw. Ein zusätzliches, spezielles Sportprogramm sollte erst während des sich anschließenden Esstrainings folgen. Für die Bewegungstherapie können ähnlich wie in der Ernährungstherapie Protokollbögen zur Selbstbeobachtung für eine Sensibilisierung eingesetzt werden (➤ Abb. 6.6).

Bewegungstagebuch

Wann	Wie war der Alltag?	Wie haben Sie sich bewegt?	Gab es ein „extra Sportprogramm"?	Beurteilung heute?	Eigene Bemerkungen
Mo	○ bewegungsarm ○ großer Zeitdruck ○ viele Termine ○ arbeitsintensiv ○ bewegungsreich ○	○ zu Fuß ○ mit dem Fahrrad ○ Bus und Bahn ○ Auto ○ Rolltreppe/Fahrstuhl ○	○ nein ○ ja ○ wenn ja, welches?	☺ ☺ ☹	
Di	○ bewegungsarm ○ großer Zeitdruck ○ viele Termine ○ arbeitsintensiv ○ bewegungsreich ○	○ zu Fuß ○ mit dem Fahrrad ○ Bus und Bahn ○ Auto ○ Rolltreppe/Fahrstuhl ○	○ nein ○ ja ○ wenn ja, welches?	☺ ☺ ☹	
Mi	○ bewegungsarm ○ großer Zeitdruck ○ viele Termine ○ arbeitsintensiv ○ bewegungsreich ○	○ zu Fuß ○ mit dem Fahrrad ○ Bus und Bahn ○ Auto ○ Rolltreppe/Fahrstuhl ○	○ nein ○ ja ○ wenn ja, welches?	☺ ☺ ☹	
Do	○ bewegungsarm ○ großer Zeitdruck ○ viele Termine ○ arbeitsintensiv ○ bewegungsreich ○	○ zu Fuß ○ mit dem Fahrrad ○ Bus und Bahn ○ Auto ○ Rolltreppe/Fahrstuhl ○	○ nein ○ ja ○ wenn ja, welches?	☺ ☺ ☹	
Fr	○ bewegungsarm ○ großer Zeitdruck ○ viele Termine ○ arbeitsintensiv ○ bewegungsreich ○	○ zu Fuß ○ mit dem Fahrrad ○ Bus und Bahn ○ Auto ○ Rolltreppe/Fahrstuhl ○	○ nein ○ ja ○ wenn ja, welches?	☺ ☺ ☹	
Sa	○ bewegungsarm ○ großer Zeitdruck ○ viele Termine ○ arbeitsintensiv ○ bewegungsreich ○	○ zu Fuß ○ mit dem Fahrrad ○ Bus und Bahn ○ Auto ○ Rolltreppe/Fahrstuhl ○	○ nein ○ ja ○ wenn ja, welches?	☺ ☺ ☹	
So	○ bewegungsarm ○ großer Zeitdruck ○ viele Termine ○ arbeitsintensiv ○ bewegungsreich ○	○ zu Fuß ○ mit dem Fahrrad ○ Bus und Bahn ○ Auto ○ Rolltreppe/Fahrstuhl ○	○ nein ○ ja ○ wenn ja, welches?	☺ ☺ ☹	

Wie könnte ich meinen Alltag „bewegter" gestalten?

Abb. 6.6 Bewegungstagebuch.

Für die Ernährungsberatung stehen zahlreiche anschauliche Schulungskonzepte und -materialien von seriösen Institutionen wie der Deutschen Gesellschaft für Ernährung (DGE), der Bundeszentrale für gesundheitliche Aufklärung (BZgA) oder dem Allgemeinen Informationsdienst der deutschen Landwirtschaft (AID) zur Verfügung. Darüber hinaus gibt es eine Reihe von Gruppenschulungsprogrammen für Übergewichtige, die unter (➤ Kap. 3) vorgestellt werden. Die gesetzlichen Krankenkassen bezuschussen solche Programme, wenn der Anbieter qualifiziert ist, das Programm zertifiziert ist und einige zusätzliche Kriterien erfüllt sind.

6.3 Fallbeispiele aus der Praxis

Anhand der folgenden Fallbeispiele übergewichtiger und adipöser Patienten wird das Schritt-für-Schritt-Vorgehen im ernährungsmedizinischen Praxisalltag verdeutlicht. Es wurden Patienten ausgewählt, die ohne Intensivmaßnahmen wie z. B. das modifizierte Fasten und ohne die oft üblichen Gruppenschulungen zum Themenkreis „Gesund essen und gesund abnehmen" betreut wurden. Die Fälle spiegeln häufig zu beobachtende Probleme bzw. Phänomene bei einer Gewichtsreduktion wider und verdeutlichen den individuellen, pragmatischen und alltagstauglichen Betreuungsansatz.

6.3.1 Fallbeispiel I: Martina M.

Indikationen
Adipositas Grad II, Hypertonie

Befund

25-jährige, alleinstehende Krankenschwester		
Größe: 1,65 m	Gewicht: 105,0 kg	BMI: 38,6 kg/m²
	RR-Werte zwischen 135/90 und 150/95	
	Med.: Bisoprolol plus 2,5 mg/12,5 mg HCT	

Eigenanamnese
Patientin versucht seit der Pubertät immer wieder abzunehmen, hat Heißhunger auf Süßes, steht nachts auf, um Süßes zu essen, Gewichtsschwankungen um plus/minus 10 kg in den letzten 10 Jahren. Seit etwa 3 Jahren medikamentöse Hypertoniebehandlung, geringe sportliche Betätigung in Form von Treppensteigen und gelegentlichen Spaziergängen. Sie arbeitet als Krankenschwester in 3 Schichten.

Therapieziele
- Wunsch-/Wohlfühlgewicht: 80 kg
- „Essen ohne Messen"
- Essen lernen ohne Verbote, Kalorienzählen und schlechtes Gewissen
- Suchtbekämpfung hinsichtlich der Süßwaren
- Blutdrucknormalisierung ohne Medikamente.

Diagnostisches Vorgehen
7-tägiges Essprotokoll in food-frequency-Form mit PC-gestützter Analyse (DGE-PC), Umfangmaße für WHR (waist-hip-ratio), Körperfettmessungen (BIA-Methode), regelmäßige Blutdruckmessungen

Ergebnisse
Ernährungsprotokoll ➤ Abb. 6.7 zu Beginn der Therapie und Ernährungsanalyse ➤ Abb. 6.8. zu Beginn der Therapie.

Ernährungstherapeutische Empfehlungen
- Obst bis auf 3 Portionen täglich steigern. Problematisierung des Süßstoffkonsums hinsichtlich einer hohen Süßschwelle (Cyclamat/Saccharin 300–500-fach höhere Süßkraft als Saccharose): Süßstoffe im Kaffee und die Diätgetränke Schritt für Schritt reduzieren und schließlich ganz weglassen. Motivation durch Voraussage einer nur 2- bis maximal 4-wöchigen Umgewöhnungszeit
- Empfehlung zum Führen eines Wochen-Speiseplans zur besseren Planung der warmen Mahlzeiten und Minimierung von Fertigprodukten

Brot

Brot		Summe
Graubrot	Scheibe (40 g)	
Weißbrot, Toast	Scheibe	8
½ Brötchen	Stück	6
½ Vollkornbrötchen	Stück	
Vollkornbrot	Scheibe (45 g)	8
Knäcke, Zwieback	Scheibe	

Brotbelag		Summe
Butter	TL	
Butter, halbfett	TL	2
Margarine	TL	
Margarine, halbfett	TL	22
Wurst	Scheibe (25 g)	1
Streichwurst	TL (15 g)	
Schinken, roh	10 g	
Schinken, gekocht	30 g	15
Käse unter 20 % Fett i. Tr.	30 g	
Käse 20–40 % Fett i. Tr.	30 g	7
Käse über 40 % Fett i. Tr.	30 g	7
Frischkäse (Rahmstufe)	TL (15 g)	
Frischkäse (Doppelrahm)	TL (15 g)	
Marmelade, Gelee	gehäufter TL	8
Honig	gehäufter TL	
Nussnougatcreme	gehäufter TL	3
Magerquark < 3 % Fett i. Tr.	EL	
Speisequark 10 % Fett i. Tr.	EL	
Eier (M)	Stück	

Frühstücksflocken (bitte Sorte dazuschreiben)		Summe
Haferflocken, trocken	EL	
Müsli, trocken	EL	4
Cornflakes, trocken	EL	

Kaffee, Milch		Summe
Kaffee	Tasse	25
Tee, schwarz	Tasse	
Kräutertee	Tasse	
Dosenmilch	TL	2
Zucker	TL	52
Süßstoff	Tablette/Tropfen	

Kaffee, Milch		Summe
Trinkmilch 3,5 %	Glas 0,2 l	
Trinkmilch 1,5 %	Glas 0,2 l	5
Kakao	Tasse	1
Buttermilch	Glas 0,2 l	
Joghurt 3,5 % Fett	Becher 150 g	
Joghurt 1,5 % Fett	Becher 150 g	
Fruchtjoghurt 3,5 %	Becher 150 g	7
Fruchtjoghurt 1,5 %	Becher 150 g	

Fleisch		Summe
Kotelett, Schnitzel paniert	150 g	
Steak, Schnitzel natur	150 g	
Putenschnitzel	150 g	2
Hähnchenbrustfilet	125 g	
Braten	50 g	2
Gulasch, Ragout	Tasse	
Bratwurst	150 g	1
Currywurst	150 g	
Bockwurst/Brühwurst	100 g	
Fleischsalat	Tasse	
Frikadelle, Klops	100 g	2
Hamburger	150 g	
Hackfleischsoße	EL	
½ Hähnchen	Portion, klein	
Leber, Herz, Niere	80 g	
Mett, Gehacktes	50 g	
Speck, Bauchfleisch		

Fisch (bitte Sorte dazuschreiben)		Summe
Fisch, gekocht/gedünstet	150 g	
Fisch, gebraten	150 g	1
Fisch, paniert	150 g	
Fischstäbchen	Stück	
Fischkonserve	Dose	
Fisch, geräuchert	Stück	1
Rollmops, Matjes	Stück	
Heringssalat	Tasse	
Krustentiere o. Schale	100 g	

Suppen		Summe
Bouillon	Suppentasse	
Gemüseeintopf o. Fleisch	Suppentasse	2
Hülsenfrüchte o. Fleisch	Suppentasse	
Reis-/Nudelsuppe	Suppentasse	

Gemüse, gegart		Summe
Kohlgemüse	Tasse	
Hülsenfrüchte	Tasse	5
Möhren, Rüben o. Ä.	Tasse	
Spinat	Tasse	
Pilze	Tasse	

Salat/Rohkost		Summe
Blattsalate, gemischt	Tasse	5
Paprika	Stück	
Mohrrübe	Stück	
Tomaten/Salatgurke	75 g	4
Mais/Bohnen	Tasse	
Radieschen	Stück	
Essig/Öl-Dressing	EL	
Joghurt-Dressing	EL	10
Sahne-/Mayonnaisesoße	EL	

Beilagen, Soßen (Vollkornprodukte kennzeichnen)		Summe
Nudeln, gekocht	Tasse	
Reis, gekocht	Tasse	2
Kartoffeln, gekocht	Stück 80 g	10
Kartoffelpüree	Tasse	4
Klöße, Knödel	Stück	
Kartoffelsalat	Tasse	2
Bratkartoffeln	Tasse	2
Reibekuchen	dünn	
Pommes frites	Portion, klein	
Ketchup	EL	
Mayonnaise	EL	
Bratensoße	EL	14
Sahnesoße	EL	
Pizza, mittelgroß	300 g	
Pfannkuchen	dünn	1

Abb. 6.7 Ernährungsprotokoll Martina M. zu Beginn der Therapie.

6

Getränke		Summe
Fruchtsaft (100%)	Glas 0,2 l	
Gemüsesaft (100%)	Glas 0,2 l	
Limonade, Cola	Glas 0,2 l	
Light-Getränke	Glas 0,2 l	
Mineralwasser	Glas 0,2 l	
Leitungswasser/Sodastreamer	Glas 0,2 l	
Bier, alkoholfrei	Glas 0,2 l	
Malzbier	Glas 0,2 l	
Bier	Glas 0,2 l	
Wein, Sekt	Glas 0,2 l	1
Spirituosen	Schnapsglas	
Likör	Schnapsglas	1

Süßwaren, Snacks		Summe
Bonbon	Stück	2
Bonbon, zuckerfrei	Stück	
Kekse	Stück	9
Müsliriegel	Stück	
Schokolade	Stückchen	36
Mars, Nuts etc.	Stück	
Pralinen	Stück	2
Nüsse, frisch	EL	
Nüsse, gesalzen	EL	2
Chips	Tasse	11

Für Lebensmittel, die **nicht in obiger Liste** aufgeführt sind, z. B. Diätprodukte! **Schätzen Sie bitte Ihre verzehrte Menge!**

Lebensmittel	Menge in Gramm
Marshmellows	100 g

Obst		Summe
Apfel	Stück	
Birne	Stück	
Banane	Stück	2
Trauben	100 g	8
Kiwi	Stück	
Mandarine, Clementine	Stück	
Apfelsine	Stück	
Melone	150 g	
Kirschen	125 g	
Pfirsich/Aprikose	Stück	
Pflaumen	125 g	
Erdbeeren	125 g	
Beeren, gemischt	125 g	

Kuchen, Dessert		Summe
Obstkuchen	Stück	
Trockenkuchen	Stück	1
Waffel	50 g	
Sahne-, Cremetorte	Stück	
Schlagsahne	EL	2
Eis	Kugel	3
Pudding	150 g	
Kompott, Apfelmus	150 g	

Abb. 6.7 (Forts.) Ernährungsprotokoll Martina M. zu Beginn der Therapie.

Stoff	DGE-Empfehlung	Istmenge/Tag	
Energie u. Hauptnährstoffe			
Energie	2340 kcal	2590 kcal	0,85
Energie	9780 kJ	10.900 kJ	
Fett, Anteil	30 %	33 %	0,97
Fett	79,3 g	96,3 g	
Kohlenhydrate, Anteil	55 %	49 %	0,85
Kohlenhydrate	316 g	311 g	
Eiweiß, Anteil	15 %	16 %	0,97
Eiweiß	84 g	102 g	
Eiweiß/Körpergewicht	0,8 g/kg	0,975 g/kg	
Wasser	2,6 l	2,94 l	1
Vitamine			
Retinoläquivalent	0,8 mg	1,83 mg	1
Vitamin A (Retinol)	< 3 mg	0,434 mg	1
Vitamin D (Calciferol)	5 µg	3,8 µg	0,85
Vitamin E (Tocopherol)	12 mg	14,7 mg	1
Vitamin K	60 µg	455 µg	1
Vitamin B$_1$ (Thiamin)	1 mg	1,71 mg	1
Vitamin B$_2$ (Riboflaovin)	1,2 mg	2,07 mg	1
Niacinäquivalent	13 mg	41 mg	0,68
Pantothensäure	6 mg	6,03 mg	1
Vitamin B$_6$ (Pyridoxin)	1,2 mg	3,08 mg	1
Biotin	60 µg	49,8 µg	0,99
Gesamte Folsäure	0,4 mg	0,307 mg	0,7
Vitamin B$_{12}$ (Cobalamin)	3 µg	6,5 µg	1
Vitamin C (Ascorbinsäure)	0,1 g	0,16 g	1
Mineralstoffe			
Natrium	> 0,55 g	3,51 g	0,9
Kalium	> 2 g	5,19 g	0,95
Calcium	1 g	1,57 g	0,95
Magnesium	0,3 g	0,498 g	0,96
Phosphor	0,7 g	1,79 g	0,72
Eisen	15 mg	18,7 mg	1
Zink	7 mg	14,7 mg	0,74
Kupfer	1–1,5 mg	3,36 mg	0,86
Mangan	2–5 mg	5,16 mg	1
Fluoride	3,1 mg	0,805 mg	0,94
Jod	0,2 mg	0,159 mg	0,94
Spezielle Inhaltsstoffe			
Ballaststoffe	30 g	26,4 g	0,96
Saccharose, Anteil		14 %	
Saccharose (Rübenzucker)		86,9 g	
Cholesterin	< 0,3 g	0,234 g	0,96
Alkohol	< 10 g	3,04 g	0,99
Fettsäuren und Lipide			
Gesättigte Fettsäuren, Anteil	< 10 %	14 %	0,57
Gesättigte Fettsäuren	< 26,5 g	41,3 g	
n-3 Fettsäuren, Anteil	0,5 %	1,2 %	0,76
n-6 Fettsäuren, Anteil	2,5 %	5,5 %	0,83

Abb. 6.8 Ernährungsanalyse Martina M. zu Beginn der Therapie.

Brot		Summe
Graubrot	Scheibe (40 g)	
Weißbrot, Toast	Scheibe	
½ Brötchen	Stück	4
½ Vollkornbrötchen	Stück	3
Vollkornbrot	Scheibe (45 g)	20
Knäcke, Zwieback	Scheibe	

Brotbelag		Summe
Butter	TL	
Butter, halbfett	TL	
Margarine	TL	20
Margarine, halbfett	TL	
Wurst	Scheibe (25 g)	
Streichwurst	TL (15 g)	
Schinken, roh	10 g	
Schinken, gekocht	30 g	25
Käse unter 20 % Fett i. Tr.	30 g	
Käse 20–40 % Fett i. Tr.	30 g	
Käse über 40 % Fett i. Tr.	30 g	5
Frischkäse (Rahmstufe)	TL (15 g)	
Frischkäse (Doppelrahm)	TL (15 g)	
Marmelade, Gelee	gehäufter TL	
Honig	gehäufter TL	
Nussnougatcreme	gehäufter TL	
Magerquark < 3 % Fett i. Tr.	EL	
Speisequark 10 % Fett i. Tr.	EL	
Eier (M)	Stück	2

Frühstucksflocken (bitte Sorte dazuschreiben)		Summe
Haferflocken, trocken	EL	
Müsli, trocken	EL	4
Cornflakes, trocken	EL	4

Kaffee, Milch		Summe
Kaffee	Tasse	31
Tee, schwarz	Tasse	
Kräutertee	Tasse	
Dosenmilch	TL	
Zucker	TL	4
Süßstoff	Tablette/Tropfen	

Kaffee, Milch		Summe
Trinkmilch 3,5 %	Glas 0,2 l	
Trinkmilch 1,5 %	Glas 0,2 l	3
Kakao	Tasse	
Buttermilch	Glas 0,2 l	
Joghurt 3,5 % Fett	Becher 150 g	
Joghurt 1,5 % Fett	Becher 150 g	
Fruchtjoghurt 3,5 %	Becher 150 g	5
Fruchtjoghurt 1,5 %	Becher 150 g	4

Fleisch		Summe
Kotelett, Schnitzel paniert	150 g	
Steak, Schnitzel natur	150 g	
Putenschnitzel	150 g	1
Hähnchenbrustfilet	125 g	
Braten	50 g	
Gulasch, Ragout	Tasse	
Bratwurst	150 g	
Currywurst	150 g	
Bockwurst/Brühwurst	100 g	
Fleischsalat	Tasse	
Frikadelle, Klops	100 g	
Hamburger	150 g	
Hackfleischsoße	EL	
½ Hähnchen	Portion, klein	
Leber, Herz, Niere	80 g	
Mett, Gehacktes	50 g	
Speck, Bauchfleisch		

Fisch (bitte Sorte dazuschreiben)		Summe
Fisch, gekocht/gedünstet	150 g	
Fisch, gebraten	150 g	
Fisch, paniert	150 g	
Fischstäbchen	Stück	
Fischkonserve	Dose	
Fisch, geräuchert	Stück	
Rollmops, Matjes	Stück	
Heringssalat	Tasse	
Krustentiere o. Schale	100 g	

Suppen		Summe
Bouillon	Suppentasse	5
Gemüseeintopf o. Fleisch	Suppentasse	4
Hülsenfrüchte o. Fleisch	Suppentasse	
Reis-/Nudelsuppe	Suppentasse	

Gemüse, gegart		Summe
Kohlgemüse	Tasse	1
Hülsenfrüchte	Tasse	3
Möhren, Rüben o. Ä.	Tasse	3
Spinat	Tasse	
Pilze	Tasse	2

Salat/Rohkost		Summe
Blattsalate, gemischt	Tasse	12
Paprika	Stück	
Mohrrübe	Stück	
Tomaten/Salatgurke	75 g	10
Mais/Bohnen	Tasse	1
Radieschen	Stück	
Essig/Öl-Dressing	EL	10
Joghurt-Dressing	EL	
Sahne-/Mayonnaisesoße	EL	

Beilagen, Soßen (Vollkornprodukte kennzeichnen)		Summe
Nudeln, gekocht	Tasse	
Reis, gekocht	Tasse	11
Kartoffeln, gekocht	Stück 80 g	11
Kartoffelpüree	Tasse	
Klöße, Knödel	Stück	
Kartoffelsalat	Tasse	
Bratkartoffeln	Tasse	
Reibekuchen	dünn	
Pommes frites	Portion, klein	
Ketchup	EL	
Mayonnaise	EL	
Bratensoße	EL	3
Sahnesoße	EL	
Pizza, mittelgroß	300 g	
Pfannkuchen	dünn	1

Abb. 6.9 Ernährungsprotokoll Martina M. 5 Wochen nach Beginn der Therapie.

Süßwaren, Snacks		Summe
Bonbon	Stück	7
Bonbon, zuckerfrei	Stück	
Kekse	Stück	7
Müsliriegel	Stück	
Schokolade	Stückchen	
Mars, Nuts etc.	Stück	
Pralinen	Stück	
Nüsse, frisch	EL	4
Nüsse, gesalzen	EL	
Chips	Tasse	2

Für Lebensmittel, die **nicht in obiger Liste** aufgeführt sind, z. B. Diätprodukte! **Schätzen Sie bitte Ihre verzehrte Menge!**

Lebensmittel	Menge in Gramm
Trockenobst	1 Stück

Getränke		Summe
Fruchtsaft (100%)	Glas 0,2 l	5
Gemüsesaft (100%)	Glas 0,2 l	
Limonade, Cola	Glas 0,2 l	2
Light-Getränke	Glas 0,2 l	
Mineralwasser	Glas 0,2 l	35
Leitungswasser/Sodastreamer	Glas 0,2 l	
Bier, alkoholfrei	Glas 0,2 l	
Malzbier	Glas 0,2 l	
Bier	Glas 0,2 l	1
Wein, Sekt	Glas 0,2 l	1
Spirituosen	Schnapsglas	
Likör	Schnapsglas	1

Obst		Summe
Apfel	Stück	5
Birne	Stück	5
Banane	Stück	1
Trauben	100 g	2
Kiwi	Stück	
Mandarine, Clementine	Stück	
Apfelsine	Stück	5
Melone	150 g	
Kirschen	125 g	
Pfirsich/Aprikose	Stück	1
Pflaumen	125 g	
Erdbeeren	125 g	
Beeren, gemischt	125 g	

Kuchen, Dessert		Summe
Obstkuchen	Stück	
Trockenkuchen	Stück	
Waffel	50 g	
Sahne-, Cremetorte	Stück	
Schlagsahne	EL	
Eis	Kugel	6
Pudding	150 g	
Kompott, Apfelmus	150 g	

Abb. 6.9 (Forts.) Ernährungsprotokoll Martina M. 5 Wochen nach Beginn der Therapie.

Stoff	DGE-Empfehlung	Istmenge/Tag	Wert
Energie u. Hauptnährstoffe			
Energie	2340 kcal	2230 kcal	0,97
Energie	9780 kJ	9320 kJ	
Fett, Anteil	30 %	24 %	0,84
Fett	79,3 g	60,3 g	
Kohlenhydrate, Anteil	55 %	58 %	0,96
Kohlenhydrate	316 g	320 g	
Eiweiß, Anteil	14 %	15 %	1
Eiweiß	80 g	84,6 g	
Eiweiß/Körpergewicht	0,8 g/kg	0,846 g/kg	
Wasser	2,6 l	3,62 l	0,97
Vitamine			
Retinoläquivalent	0,8 mg	2,25 mg	1
Vitamin A (Retinol)	< 3 mg	0,276 mg	1
Vitamin D (Calciferol)	5 µg	2,4 µg	0,34
Vitamin E (Tocopherol)	12 mg	13,9 mg	1
Vitamin K	60 µg	758 µg	1
Vitamin B_1 (Thiamin)	1 mg	1,77 mg	1
Vitamin B_2 (Ribofloavin)	1,2 mg	1,92 mg	1
Niacinäquivalent	13 mg	37,3 mg	0,72
Pantothensäure	6 mg	7,05 mg	1
Vitamin B_6 (Pyridoxin)	1,2 mg	2,45 mg	1
Biotin	60 µg	54 µg	1
Gesamte Folsäure	0,4 mg	0,46 mg	1
Vitamin B_{12} (Cobalamin)	3 µg	3,6 µg	1
Vitamin C (Ascorbinsäure)	0,1 g	0,221 g	0,99
Mineralstoffe			
Natrium	> 0,55 g	3,75 g	0,86
Kalium	> 2 g	5,38 g	0,94
Calcium	1 g	1,37 g	0,98
Magnesium	0,3 g	0,611 g	0,91
Phosphor	0,7 g	1,73 g	0,74
Eisen	15 mg	20 mg	0,99
Zink	7 mg	15,6 mg	0,7
Kupfer	1–1,5 mg	3,19 mg	0,88
Mangan	2–5 mg	7,11 mg	0,97
Fluoride	3,1 mg	0,94 mg	0,96
Jod	0,2 mg	0,155 mg	0,92
Spezielle Inhaltsstoffe			
Ballaststoffe	30 g	49,4 g	0,96
Saccharose, Anteil		11 %	
Saccharose (Rübenzucker)		59,6 g	
Cholesterin	< 0,3 g	0,165 g	0,99
Alkohol	< 10 g	3,18 g	0,99
Fettsäuren und Lipide			
Gesättigte Fettsäuren, Anteil	< 10 %	8,1 %	0,99
Gesättigte Fettsäuren	< 26,5 g	20,4 g	
n-3 Fettsäuren, Anteil	0,5 %	0,85 %	0,96
n-6 Fettsäuren, Anteil	2,5 %	5 %	0,9

Abb. 6.10 Ernährungsanalyse Martina M. 5 Wochen nach Beginn der Therapie.

- Verwendung von Tiefkühlgemüse zwecks Zeitersparnis
- Gemüse- und Hülsenfrüchte-Eintopfgerichte in größeren Mengen garen, portionieren und einfrieren. Ebenso mit Fleisch- und Fischgerichten vorgehen.
- Alle Empfehlungen Schritt für Schritt versuchen umzusetzen, nicht zu viel auf einmal versuchen.

Nach 4 bis 5 Wochen erneute Protokollführung mit Analyse und Besprechung (➤ Abb. 6.9), (➤ Abb. 6.10).

Martina M. hat 5 kg abgenommen, fühlt sich wohl, ist gut gelaunt. Sie hatte nach dem letzten Beratungsgespräch sofort alle Diätprodukte verworfen und seither gemieden. Ihr Süßbedarf ist drastisch gesunken, sie „brauche nicht mehr so viel", sie müsse nicht darauf verzichten. Hinsichtlich der Speiseplanung will Martina M. weiter versuchen zu optimieren. Die Körperfettmessung ergab 1,5 Liter Wasserausscheidung und 3,5 Kilo Fettreduktion.

Weiteres Vorgehen und langfristiges Ergebnis

Erneute Erfolgskontrollen im Abstand von etwa 6 Wochen mit Protokollführung und regelmäßigen Körperfettmessungen geplant. Martina M. entschuldigte sich kurzfristig für den nächsten (dritten) Termin aus beruflichen Gründen. Sie hatte das Gefühl allein gut zurechtzukommen und wollte sich bei Bedarf wieder melden (was nicht geschah). Die folgenden Informationen erhielten wir zufällig über Kollegen an ihrer Arbeitsstätte. Martina M. nahm innerhalb von etwa einem Jahr 20 Kilo ab und dies ausschließlich in Form von Fett. Sie hat ihr Gewicht seit mittlerweile 15 Jahren gehalten.

Kommentar: Dieser Fall ist einer von vielen, bei denen insbesondere Frauen durch das Weglassen von Diätprodukten (und Süßstoffen) ihr starkes Bedürfnis nach Zucker verlieren und dadurch automatisch weniger Kalorien zu sich nehmen. Martina M. ist ein Ausnahmefall, was den Betreuungsbedarf betrifft. Üblicherweise benötigen Adipöse eine intensive Einbindung und Unterstützung. In diesem Fall war der Heißhunger nach Süßem offensichtlich das entscheidende Problem gewesen.

6.3.2 Fallbeispiel II: Reinhold G.

Indikationen
Adipositas Grad II, Hypertonie, Asthma bronchiale

Befund

60-jähriger, verheirateter, berenteter Bäckermeister		
Größe: 1,68 m	Gewicht: 102 kg	BMI 36,1 kg/m²
	RR-Werte zwischen 140/70 und 150/80	
	Medikamente: Ramipiril 5 mg, HCT 12,5 mg, Asthmamittel	

Eigenanamnese
Patient hat im Laufe seines Arbeitslebens als selbstständiger Bäckermeister ca. 30 kg zugenommen und möchte jetzt aus gesundheitlichen Gründen abnehmen. Er arbeitet stundenweise im Geschäft seines Sohnes, geringe sportliche Betätigung insbesondere wegen seines Asthmas nicht möglich, größere Gehstrecken für länger als 20 Minuten nicht möglich.

Therapieziele
Etwa 20 kg Gewichtsverlust, bessere Lebensqualität wenn möglich mit weniger Medikamenten.

Diagnostisches Vorgehen
7-tägiges Essprotokoll in food-frequency-Form mit PC-gestützter Analyse (DGE-PC), Umfangmaße für WHR (waste-hip-ratio), Körperfettmessungen (BIA-Methode), regelmäßige Blutdruckmessungen

Ergebnisse
Ernährungsprotokoll ➤ Abb. 6.11 zu Beginn der Therapie und Ernährungsanalyse ➤ Abb. 6.12. zu Beginn der Therapie.

Ernährungstherapeutische Empfehlungen
- Reduktion des Alkoholkonsums, dabei werden dem Patienten die hohe Kalorienzufuhr über seine alkoholischen Getränke und die Tatsache bewusst gemacht, dass Alkohol Hunger macht (Wirkung eines Aperitifs vor dem Essen).
- Flexible Kontrolle:

Brot

		Summe
Graubrot	Scheibe (40 g)	26
Weißbrot, Toast	Scheibe	16
½ Brötchen	Stück	1
½ Vollkornbrötchen	Stück	
Vollkornbrot	Scheibe (45 g)	42
Knäcke, Zwieback	Scheibe	13

Brotbelag

		Summe
Butter	TL	
Butter, halbfett	TL	
Margarine	TL	56
Margarine, halbfett	TL	19
Wurst	Scheibe (25 g)	
Streichwurst	TL (15 g)	
Schinken, roh	10 g	6
Schinken, gekocht	30 g	9
Käse unter 20 % Fett i. Tr.	30 g	9
Käse 20–40 % Fett i. Tr.	30 g	2
Käse über 40 % Fett i. Tr.	30 g	
Frischkäse (Rahmstufe)	TL (15 g)	
Frischkäse (Doppelrahm)	TL (15 g)	
Marmelade, Gelee	gehäufter TL	
Honig	gehäufter TL	5
Nussnougatcreme	gehäufter TL	
Magerquark < 3 % Fett i. Tr.	EL	8
Speisequark 10 % Fett i. Tr.	EL	
Eier (M)	Stück	2

Frühstücksflocken (bitte Sorte dazuschreiben)

		Summe
Haferflocken, trocken	EL	
Müsli, trocken	EL	
Cornflakes, trocken	EL	

Kaffee, Milch

		Summe
Kaffee	Tasse	11
Tee, schwarz	Tasse	1
Kräutertee	Tasse	
Dosenmilch	TL	
Zucker	TL	
Süßstoff	Tablette/Tropfen	39

Kaffee, Milch

		Summe
Trinkmilch 3,5 %	Glas 0,2 l	
Trinkmilch 1,5 %	Glas 0,2 l	
Kakao	Tasse	
Buttermilch	Glas 0,2 l	
Joghurt 3,5 % Fett	Becher 150 g	2
Joghurt 1,5 % Fett	Becher 150 g	2
Fruchtjoghurt 3,5 %	Becher 150 g	
Fruchtjoghurt 1,5 %	Becher 150 g	

Fleisch

		Summe
Kotelett, Schnitzel paniert	150 g	3
Steak, Schnitzel natur	150 g	
Putenschnitzel	150 g	
Hähnchenbrustfilet	125 g	
Braten	50 g	2
Gulasch, Ragout	Tasse	
Bratwurst	150 g	
Currywurst	150 g	
Bockwurst/Brühwurst	100 g	2
Fleischsalat	Tasse	
Frikadelle, Klops	100 g	
Hamburger	150 g	
Hackfleischsoße	EL	3
½ Hähnchen		
Leber, Herz, Niere	Portion, klein	
Mett, Gehacktes	80 g	1
Speck, Bauchfleisch	50 g	

Fisch (bitte Sorte dazuschreiben)

		Summe
Fisch, gekocht/gedünstet	150 g	
Fisch, gebraten	150 g	1
Fisch, paniert	150 g	
Fischstäbchen	Stück	
Fischkonserve	Dose	2
Fisch, geräuchert	Stück	
Rollmops, Matjes	Stück	
Heringssalat	Tasse	
Krustentiere o. Schale	100 g	

Suppen

		Summe
Bouillon	Suppentasse	1
Gemüseeintopf o. Fleisch	Suppentasse	3
Hülsenfrüchte o. Fleisch	Suppentasse	3
Reis-/Nudelsuppe	Suppentasse	

Gemüse, gegart

		Summe
Kohlgemüse	Tasse	
Hülsenfrüchte	Tasse	
Möhren, Rüben o. Ä.	Tasse	
Spinat	Tasse	
Pilze	Tasse	

Salat/Rohkost

		Summe
Blattsalate, gemischt	Tasse	2
Paprika	Stück	
Mohrrübe	Stück	
Tomaten/Salatgurke	75 g	3
Mais/Bohnen	Tasse	
Radieschen	Stück	3
Essig/Öl-Dressing	EL	
Joghurt-Dressing	EL	2
Sahne-/Mayonnaisesoße	EL	

Beilagen, Soßen (Vollkornprodukte kennzeichnen)

		Summe
Nudeln, gekocht	Tasse	
Reis, gekocht	Tasse	
Kartoffeln, gekocht	Stück 80 g	30
Kartoffelpüree	Tasse	
Klöße, Knödel	Stück	
Kartoffelsalat	Tasse	1
Bratkartoffeln	Tasse	
Reibekuchen	dünn	
Pommes frites	Portion, klein	1
Ketchup	EL	
Mayonnaise	EL	1
Bratensoße	EL	5
Sahnesoße	EL	
Pizza, mittelgroß	300 g	1
Pfannkuchen	dünn	

Abb. 6.11 Ernährungsprotokoll Reinhold G. zu Beginn der Therapie.

Süßwaren, Snacks		Summe
Bonbon	Stück	4
Bonbon, zuckerfrei	Stück	
Kekse	Stück	3
Müsliriegel	Stück	
Schokolade	Stückchen	
Mars, Nuts etc.	Stück	
Pralinen	Stück	
Nüsse, frisch	EL	
Nüsse, gesalzen	EL	
Chips	Tasse	

Für Lebensmittel, die **nicht in obiger Liste** aufgeführt sind, z. B. Diätprodukte! **Schätzen Sie bitte Ihre verzehrte Menge!**

Lebensmittel	Menge in Gramm
Gemischtes Gemüse	10 Tassen
Rohkostsalat	2

Wie viele Tage haben Sie aufgeschrieben? **8**

Getränke		Summe
Fruchtsaft (100%)	Glas 0,2 l	7
Gemüsesaft (100%)	Glas 0,2 l	
Limonade, Cola	Glas 0,2 l	
Light-Getränke	Glas 0,2 l	
Mineralwasser	Glas 0,2 l	30
Leitungswasser/Sodastreamer	Glas 0,2 l	3
Bier, alkoholfrei	Glas 0,2 l	18
Malzbier	Glas 0,2 l	
Bier	Glas 0,2 l	
Wein, Sekt	Glas 0,2 l	33
Spirituosen	Schnapsglas	1
Likör	Schnapsglas	

Obst		Summe
Apfel	Stück	5
Birne	Stück	
Banane	Stück	2
Trauben	100 g	
Kiwi	Stück	
Mandarine, Clementine	Stück	
Apfelsine	Stück	
Melone	150 g	
Kirschen	125 g	
Pfirsich/Aprikose	Stück	
Pflaumen	125 g	
Erdbeeren	125 g	
Beeren, gemischt	125 g	

Kuchen, Dessert		Summe
Obstkuchen	Stück	
Trockenkuchen	Stück	4
Waffel	50 g	
Sahne-, Cremetorte	Stück	
Schlagsahne	EL	
Eis	Kugel	
Pudding	150 g	2
Kompott, Apfelmus	150 g	

Abb. 6.11 (Forts.) Ernährungsprotokoll Reinhold G. zu Beginn der Therapie.

Stoff	DGE-Empfehlung	Istmenge/Tag	Wert
Energie u. Hauptnährstoffe			
Energie	2040 kcal	3590 kcal	0,60
Energie	8520 kJ	15.000 kJ	
Fett, Anteil	30 %	23 %	0,76
Fett	69,1 g	92,3 g	
Kohlenhydrate, Anteil	55 %	47 %	0,79
Kohlenhydrate	276 g	415 g	
Eiweiß, Anteil	16 %	14 %	0,92
Eiweiß	81,6 g	128 g	
Eiweiß/Körpergewicht	0,8 g/kg	1,25 g/kg	
Wasser	2,25 l	3,85 l	0,91
Vitamine			
Retinoläquivalent	1 mg	2,07 mg	1
Vitamin A (Retinol)	< 3 mg	0,521 mg	1
Vitamin D (Calciferol)	5 µg	6,3 µg	1
Vitamin E (Tocopherol)	13 mg	21,5 mg	1
Vitamin K	80 µg	673 µg	1
Vitamin B_1 (Thiamin)	1,1 mg	2,38 mg	1
Vitamin B_2 (Ribofloavin)	1,3 mg	2,2 mg	1
Niacinäquivalent	15 mg	51,5 mg	0,64
Pantothensäure	6 mg	8,53 mg	1
Vitamin B_6 (Pyridoxin)	1,5 mg	3,63 mg	1
Biotin	60 µg	67,9 µg	1
Gesamte Folsäure	0,4 mg	0,465 mg	1
Vitamin B_{12} (Cobalamin)	3 µg	8,2 µg	1
Vitamin C (Ascorbinsäure)	0,1 g	0,246 g	0,99
Mineralstoffe			
Natrium	> 0,55 g	4,87 g	0,64
Kalium	> 2 g	5,86 g	0,91
Calcium	1 g	1,14 g	1
Magnesium	0,35 g	0,715 g	0,91
Phosphor	0,7 g	2,32 g	0,55
Eisen	10 mg	27,2 mg	0,57
Zink	10 mg	20,6 mg	0,75
Kupfer	1–1,5 mg	3,45 mg	0,85
Mangan	2–5 mg	11,5 mg	0,83
Fluoride	3,8 mg	1,25 mg	0,96
Jod	0,18 mg	0,227 mg	0,98
Spezielle Inhaltsstoffe			
Ballaststoffe	30 g	55,3 g	0,93
Saccharose, Anteil		4,9 %	
Saccharose (Rübenzucker)		43,1 g	
Cholesterin	< 0,3 g	0,325 g	0,86
Alkohol	< 20 g	76 g	
Fettsäuren und Lipide			
Gesättigte Fettsäuren, Anteil	< 10 %	7,3 %	1
Gesättigte Fettsäuren	< 23,1 g	29,89 %	
n-3 Fettsäuren, Anteil	0,5 %	0,59 %	1
n-6 Fettsäuren, Anteil	2,5 %	4,4 %	0,95

Abb. 6.12 Ernährungsanalyse Reinhold G. zu Beginn der Therapie.

- – Statt einer Flasche Wein pro Tag auf zunächst 2 Flaschen pro Woche reduzieren
- – An den Arbeitstagen nur abends Wein oder Alkohol auf Wochenende konzentrieren
- Obst steigern auf 2 Portionen am Tag
- Süßstoffkonsum problematisieren (➤ Kap. 6.3.1): Schritt für Schritt reduzieren und evtl. ganz weglassen
- Aspekt Gewohnheit thematisieren.
- Besonders auffällig ist der hohe Brotkonsum, den Reinhard G. mit seiner großen Vorliebe bedingt durch seinen ehemaligen Beruf erklärt. Das einzige, was er nicht ändern möchte, ist, viel Brot zu essen. Trotzdem wird problematisiert, dass er einen Großteil seiner täglichen Kalorienzufuhr über seine „Butterbrote" mit Streichfett sowie Wurst und Käse bestreitet. Er soll versuchen, tendenziell mehr Vollkornbrot zu essen, welches wesentlich besser sättigt und welches er auch sehr gerne isst. So kann evtl. eine geringere Zahl von Scheiben und damit von Streichfett und Brotbelägen erreicht werden.
- Reinhold G. bejaht die Frage, ob er ein Schnellesser sei. Während er seine warmen Mahlzeiten in Ruhe mit seiner Frau zu sich nimmt, vertilgt er seine Brote oft zwischendurch im Stehen oder bei der Arbeit. Er wird gebeten, künftig sein Tempo bewusst zu mindern und sich zu jedem Brot hinzusetzen. Als wichtiges Argument überzeugt ihn der Hinweis, dass man bei schnellem Essen nicht richtig genießen kann.
- Reinhold G. wird verabschiedet mit der Empfehlung, mit den Änderungen zu beginnen, die ihm am leichtesten fallen, um dann Schritt für Schritt an den anderen Aspekten zu arbeiten. Keinesfalls soll er sich etwas verbieten, was er langfristig unter Umständen nicht halten kann.
- Ihm wurde empfohlen, zum nächsten Termin seine Frau (Köchin) mitzubringen. Nach 4 bis 5 Wochen erneute Protokollführung mit Analyse und Besprechung (➤ Abb. 6.13), (➤ Abb. 6.14).

Ergebnisse

Reinhold G. erschien allein – seine Frau begleitete ihn auch weiterhin nie, „sie habe ja kein Gewichtsproblem" – und berichtete über seinen Erfolg: Er hat 2 Kilo Gewicht verloren und fühlt sich wohl. Er betont, sich nicht wie bei einer Diät zu fühlen und dass ihm alles leicht gefallen ist.

Das zweite Essprotokoll ergab eine Zufuhr von ca. 1 000 Kalorien weniger am Tag als beim ersten Protokoll. Er hatte keinerlei Alkohol zu sich genommen, stattdessen seinen Wasserkonsum etwas gesteigert. Kaffee hatte er komplett ohne Süßstoff getrunken. Die Gesamtzufuhr an Getränken ist allerdings zu gering, so dass ihm hier empfohlen wird zu steigern.

Seinen Obstkonsum hatte er vervierfacht. Zusätzlich nahm er täglich Walnüsse zu sich, da sie gut gegen Arteriosklerose sein sollen (war nicht gemeinsam besprochen worden).

Sein Verhalten bei den warmen Gerichten war erwartungsgemäß etwa gleich geblieben.

Am auffälligsten war der stark reduzierte Brotkonsum: Er nahm nur noch die Hälfte der vorherigen Menge zu sich, dabei hatte er das Streichfett nahezu gemieden und deutlich weniger Wurst und Käse verzehrt. Der Anteil an Vollkornbrot betrug jetzt die Hälfte des gesamten Brotkonsums – beim ersten Mal war es etwa ein Drittel der Gesamtmenge. Da ihm nichts verboten, sondern alles erklärt und verdeutlicht worden war, habe er sich nicht gedrängt gefühlt und habe an den ihm einsichtigen Aspekten gearbeitet. Reinhold vermisste weder Brot noch alkoholische Getränke, obwohl oder weil ihm letztere durchaus nicht verboten worden waren.

Weiteres Vorgehen und langfristiges Ergebnis

Reinhold führte freiwillig regelmäßig Essprotokolle, wodurch er sich selbst kontrollieren wollte.

Sein Gewicht reduzierte sich im Laufe von wenigen Monaten um 20 kg. Er konnte sich besser bewegen, Asthma und Blutdruck besserten sich deutlich, er konnte seinen Medikamentenbedarf nahezu halbieren. Wichtig waren ihm regelmäßige, monatliche Beratungstermine. Er konnte sein Gewicht über viele Jahre relativ stabil halten.

Kommentar: Reinhold erwies sich als sehr kontrollbedürftiger Patient. Sobald Termine urlaubs- oder krankheitsbedingt ausfallen mussten, stagnierte die Gewichtsabnahme bzw. nahm er bis zu 5 kg wieder zu.

Reinhold ist das Beispiel eines „Alles oder nichts"-Essers, der an sich selbst hohe Forderungen stellt und unnötige Verbote ausspricht. Dies kann in der Regel nicht dauerhaft eingehalten und verinnerlicht

Brot		Summe
Graubrot	Scheibe (40 g)	22
Weißbrot, Toast	Scheibe	
½ Brötchen	Stück	2
½ Vollkornbrötchen	Stück	
Vollkornbrot	Scheibe (45 g)	30
Knäcke, Zwieback	Scheibe	5

Brotbelag		Summe
Butter	TL	
Butter, halbfett	TL	
Margarine	TL	4
Margarine, halbfett	TL	
Wurst	Scheibe (25 g)	14
Streichwurst	TL (15 g)	3
Schinken, roh	10 g	3
Schinken, gekocht	30 g	9
Käse unter 20 % Fett i. Tr.	30 g	5
Käse 20–40 % Fett i. Tr.	30 g	
Käse über 40 % Fett i. Tr.	30 g	
Frischkäse (Rahmstufe)	TL (15 g)	
Frischkäse (Doppelrahm)	TL (15 g)	
Marmelade, Gelee	gehäufter TL	6
Honig	gehäufter TL	
Nussnougatcreme	gehäufter TL	
Magerquark < 3 % Fett i. Tr.	EL	1
Speisequark 10 % Fett i. Tr.	EL	1
Eier (M)	Stück	3

Frühstücksflocken (bitte Sorte dazuschreiben)		Summe
Haferflocken, trocken	EL	
Müsli, trocken	EL	17
Cornflakes, trocken	EL	

Kaffee, Milch		Summe
Kaffee	Tasse	
Tee, schwarz	Tasse	
Kräutertee	Tasse	
Dosenmilch	TL	
Zucker	TL	
Süßstoff	Tablette/Tropfen	

Kaffee, Milch		Summe
Trinkmilch 3,5 %	Glas 0,2 l	1
Trinkmilch 1,5 %	Glas 0,2 l	
Kakao	Tasse	
Buttermilch	Glas 0,2 l	
Joghurt 3,5 % Fett	Becher 150 g	2
Joghurt 1,5 % Fett	Becher 150 g	3
Fruchtjoghurt 3,5 %	Becher 150 g	
Fruchtjoghurt 1,5 %	Becher 150 g	

Fleisch		Summe
Kotelett, Schnitzel paniert	150 g	1
Steak, Schnitzel natur	150 g	
Putenschnitzel	150 g	2
Hähnchenbrustfilet	125 g	
Braten	50 g	2
Gulasch, Ragout	Tasse	
Bratwurst	150 g	
Currywurst	150 g	
Bockwurst/Brühwurst	100 g	3
Fleischsalat	Tasse	
Frikadelle, Klops	100 g	
Hamburger	150 g	
Hackfleischsoße	EL	
½ Hähnchen	Portion, klein	
Leber, Herz, Niere	80 g	
Mett, Gehacktes	80 g	
Speck, Bauchfleisch	50 g	

Fisch (bitte Sorte dazuschreiben)		Summe
Fisch, gekocht/gedünstet	150 g	1
Fisch, gebraten	150 g	1
Fisch, paniert	150 g	
Fischstäbchen	Stück	
Fischkonserve	Dose	1
Fisch, geräuchert	Stück	
Rollmops, Matjes	Stück	3
Heringssalat	Tasse	
Krustentiere o. Schale	100 g	

Suppen		Summe
Bouillon	Suppentasse	1
Gemüseeintopf o. Fleisch	Suppentasse	3
Hülsenfrüchte o. Fleisch	Suppentasse	
Reis-/Nudelsuppe	Suppentasse	

Gemüse, gegart		Summe
Kohlgemüse	Tasse	
Hülsenfrüchte	Tasse	
Möhren, Rüben o. Ä.	Tasse	
Spinat	Tasse	
Pilze	Tasse	

Salat/Rohkost		Summe
Blattsalate, gemischt	Tasse	13
Paprika	Stück	
Mohrrübe	Stück	
Tomaten/Salatgurke	75 g	3
Mais/Bohnen	Tasse	
Radieschen	Stück	
Essig/Öl-Dressing	EL	6
Joghurt-Dressing	EL	
Sahne-/Mayonnaisesoße	EL	

Beilagen, Soßen (Vollkornprodukte kennzeichnen)		Summe
Nudeln, gekocht	Tasse	6
Reis, gekocht	Stück 80 g	30
Kartoffeln, gekocht	Tasse	
Kartoffelpüree	Stück	2
Klöße, Knödel	Tasse	
Kartoffelsalat	Tasse	4
Bratkartoffeln	dünn	
Reibekuchen	Portion, klein	
Pommes frites	EL	
Ketchup	EL	
Mayonnaise	EL	11
Bratensoße	EL	
Sahnesoße	Tasse	
Pizza, mittelgroß	300 g	1
Pfannkuchen	dünn	

Abb. 6.13 Ernährungsprotokoll Reinhold G. 5 Wochen nach Beginn der Therapie.

Getränke		Summe
Fruchtsaft (100%)	Glas 0,2 l	2
Gemüsesaft (100%)	Glas 0,2 l	
Limonade, Cola	Glas 0,2 l	
Light-Getränke	Glas 0,2 l	
Mineralwasser	Glas 0,2 l	25
Leitungswasser/Sodastreamer	Glas 0,2 l	3
Bier, alkoholfrei	Glas 0,2 l	
Malzbier	Glas 0,2 l	
Bier	Glas 0,2 l	
Wein, Sekt	Glas 0,2 l	
Spirituosen	Schnapsglas	
Likör	Schnapsglas	

Obst		Summe
Apfel	Stück	12
Birne	Stück	
Banane	Stück	8
Trauben	100 g	6
Kiwi	Stück	1
Mandarine, Clementine	Stück	2
Apfelsine	Stück	
Melone	150 g	
Kirschen	125 g	
Pfirsich/Aprikose	Stück	
Pflaumen	125 g	
Erdbeeren	125 g	
Beeren, gemischt	125 g	

Kuchen, Dessert		Summe
Obstkuchen	Stück	
Trockenkuchen	Stück	
Waffel	50 g	
Sahne-, Cremetorte	Stück	
Schlagsahne	EL	
Eis	Kugel	
Pudding	150 g	
Kompott, Apfelmus	150 g	

Süßwaren, Snacks		Summe
Bonbon	Stück	4
Bonbon, zuckerfrei	Stück	
Kekse	Stück	
Müsliriegel	Stück	
Schokolade	Stückchen	
Mars, Nuts etc.	Stück	
Pralinen	Stück	
Nüsse, frisch	EL	
Nüsse, gesalzen	EL	
Chips	Tasse	

Für Lebensmittel, die **nicht in obiger Liste** aufgeführt sind, z. B. Diätprodukte! **Schätzen Sie bitte Ihre verzehrte Menge!**

Lebensmittel	Menge in Gramm
Gemischtes Gemüse	5 Tassen
Rohkostsalat	3 Tassen
Walnüsse	20 Stück

Wie viele Tage haben Sie aufgeschrieben?

8

Abb. 6.13 (Forts.) Ernährungsprotokoll Reinhold G. 5 Wochen nach Beginn der Therapie.

Stoff	DGE-Empfehlung	Istmenge/Tag	Wert
Energie u. Hauptnährstoffe			
Energie	2040 kcal	2620 kcal	0,55
Energie	8520 kJ	11.000 kJ	
Fett, Anteil	30 %	28 %	0,99
Fett	69,1 g	82,7 g	
Kohlenhydrate, Anteil	55 %	53 %	0,98
Kohlenhydrate	276 g	339 g	
Eiweiß, Anteil	16 %	19 %	0,93
Eiweiß	80 g	119 g	
Eiweiß/Körpergewicht	0,8 g/kg	1,19 g/kg	
Wasser	2,25 l	2,7 l	0,99
Vitamine			
Retinoläquivalent	1 mg	2,1 mg	1
Vitamin A (Retinol)	< 3 mg	0,224 mg	1
Vitamin D (Calciferol)	5 µg	10,2 µg	1
Vitamin E (Tocopherol)	13 mg	15,1 mg	1
Vitamin K	80 µg	829 µg	1
Vitamin B_1 (Thiamin)	1,1 mg	2,32 mg	1
Vitamin B_2 (Ribofloavin)	1,3 mg	2,02 mg	1
Niacinäquivalent	15 mg	45,3 mg	0,7
Pantothensäure	6 mg	7,64 mg	1
Vitamin B_6 (Pyridoxin)	1,5 mg	3,89 mg	1
Biotin	60 µg	61,6 µg	1
Gesamte Folsäure	0,4 mg	0,465 mg	1
Vitamin B_{12} (Cobalamin)	3 µg	7,5 µg	1
Vitamin C (Ascorbinsäure)	0,1 g	0,236 g	0,99
Mineralstoffe			
Natrium	> 0,55 g	4,41 g	0,73
Kalium	> 2 g	6,05 g	0,9
Calcium	1 g	1,07 g	1
Magnesium	0,35 g	0,647 g	0,93
Phosphor	0,7 g	2,1 g	0,62
Eisen	10 mg	22,2 mg	0,83
Zink	10 mg	18,5 mg	0,81
Kupfer	1–1,5 mg	3,22 mg	0,88
Mangan	2–5 mg	9,38 mg	0,92
Fluoride	3,8 mg	1,26 mg	0,96
Jod	0,18 mg	0,185 mg	1
Spezielle Inhaltsstoffe			
Ballaststoffe	30 g	55,5 g	0,93
Saccharose, Anteil		6,2 %	
Saccharose (Rübenzucker)		40,1 g	
Cholesterin	< 0,3 g	0,305 g	0,89
Alkohol	< 20 g	0 g	1
Fettsäuren und Lipide			
Gesättigte Fettsäuren, Anteil	< 10 %	8,4 %	0,98
Gesättigte Fettsäuren	< 23,1 g	24,9 g	
n-3 Fettsäuren, Anteil	0,5 %	1,1 %	0,8
n-6 Fettsäuren, Anteil	2,5 %	6,5 %	0,52

Abb. 6.14 Ernährungsanalyse Reinhold G. 5 Wochen nach Beginn der Therapie.

werden. Damit ist er extrem anfällig für Störungen im normalen Alltag, die seine starren Verbote unterhöhlen und zu wiederholten Gewichtszunahmen bzw. Schwankungen führen können.

6.3.3 Fallbeispiel III: Renate W.

Indikationen
Übergewicht, Depression

Befund

58-jährige verheiratete depressive Patientin		
Größe: 160 cm	Gewicht: 73,0 kg	BMI 28,5 kg/m²

Renate W. erscheint zusammen mit ihrem Mann.

Eigenanamnese
Patientin versucht verzweifelt seit Jahren abzunehmen, hat bereits alle möglichen Diäten ohne Erfolg bzw. mit nachfolgenden Jo-Jo-Effekten durchgeführt und ist darüber depressiv geworden. Sie nimmt keine Einladungen wahr, geht mit ihrem Mann nicht auswärts essen und isst während der gemeinsamen Mahlzeiten nur ein bis zwei Butterbrote, da sie „mit den warmen Hauptgerichten zunehmen würde". Dieser Besuch sei ihr letzter Versuch, dann würde sie sich aufgeben … Sie geht täglich mit ihrem Mann etwa 45 Minuten spazieren.

Therapieziele
Gewichtsreduktion um 8 bis 10 kg, Lebensqualität wiedergewinnen und ohne schlechtes Gewissen, ohne Diäten oder Kalorienzählen essen können.

Diagnostisches Vorgehen
7-tägiges Essprotokoll in food-frequency-Form mit PC-gestützter Analyse (DGE-PC), Umfangmaße für WHR (waist-hip-ratio), Körperfettmessungen (BIA-Methode)

Ergebnisse
Ernährungsprotokoll ➤ Abb. 6.15 zu Beginn der Therapie und Ernährungsanalyse ➤ Abb. 6.16. zu Beginn der Therapie.

Ernährungstherapeutische Empfehlungen
- Die Patientin wurde dazu animiert, mit ihrem Mann gemeinsam täglich eine warme Mahlzeit zu sich zu nehmen. Dabei solle sie unter anderem 1 bis 2 mal Fisch pro Woche essen, was sie sehr gerne tat.
- Die Patientin sollte die Überzeugung verlieren, dass man mit warmen Mahlzeiten schneller dick wird, Butterbrote dagegen nur „etwas Kleines" sind. Ihr wurde vorgerechnet, dass zwei belegte „Butterbrote" durchaus 500 kcal enthalten können. Eine Mahlzeit bestehend aus Fisch, Reis und Gemüse weist maximal genauso viele Kalorien auf, ist dazu vielseitiger bezüglich ihrer Inhaltsstoffe und sättigender. Dies war der Patientin nicht bewusst gewesen. Ihr wurde empfohlen, 2 bis 3 Portionen Obst am Tag zu essen.
- Es wurde vorgeschlagen, den Kaffee statt mit Dosenmilch mit (warmer) Frischmilch zu trinken und täglich einen Joghurt zu essen.
- Besonders ans Herz gelegt wurde ihr, ihren inneren Druck abzubauen, der sie täglich zweimal auf die Waage trieb und sie ständig an Kalorien und ihr Gewicht denken ließ. Ihr wurde erklärt, dass ihr Körper angesichts dieser für ihn stressbelasteten Situation offensichtlich alles dagegen unternimmt, Gewicht zu verlieren.
- Sie sollte sich nur noch einmal pro Woche wiegen, ihre Mahlzeiten mehr genießen und sich klar werden, dass ihr Körper gewisse Mengen an Nährstoffen benötigt, um richtig „feuern" zu können.

Nach 3 Monaten erneute Protokollführung mit Analyse und Besprechung (➤ Abb. 6.17), (➤ Abb. 6.18).

Die Patientin hatte 5 kg abgenommen (5 kg Körperfett), nahm mittlerweile ca. 1 200 kcal täglich zu sich im Gegensatz zu knapp 900 kcal beim ersten Protokoll. Sie wirkte entspannt und zufrieden. Das ursprüngliche Bestreben mindestens 8 kg abzunehmen, war gesunken: Sie fühlte sich jetzt wohl und setzte sich gerne wieder an den Tisch zu den gemeinsamen Mahlzeiten.

Weiteres Vorgehen
Die Patientin benötigte keinen weiteren Beratungstermin. Sie entwickelte im Laufe der nächsten Monate ein stärkeres Selbstbewusstsein, wurde aktiver

6

Brot		Summe
Graubrot	Scheibe (40 g)	
Weißbrot, Toast	Scheibe	10
½ Brötchen	Stück	
½ Vollkornbrötchen	Stück	
Vollkornbrot	Scheibe (45 g)	8
Knäcke, Zwieback	Scheibe	

Brotbelag		Summe
Butter	TL	
Butter, halbfett	TL	
Margarine	TL	
Margarine, halbfett	TL	
Wurst	Scheibe (25 g)	12
Streichwurst	TL (15 g)	
Schinken, roh	10 g	
Schinken, gekocht	30 g	
Käse unter 20 % Fett i. Tr.	30 g	4
Käse 20–40 % Fett i. Tr.	30 g	2
Käse über 40 % Fett i. Tr.	30 g	
Frischkäse (Rahmstufe)	TL (15 g)	
Frischkäse (Doppelrahm)	TL (15 g)	
Marmelade, Gelee	gehäufter TL	4
Honig	gehäufter TL	3
Nussnougatcreme	gehäufter TL	
Magerquark < 3 % Fett i. Tr.	EL	2
Speisequark 10 % Fett i. Tr.	EL	
Eier (M)	Stück	3

Frühstücksflocken (bitte Sorte dazuschreiben)		Summe
Haferflocken, trocken	EL	
Müsli, trocken	EL	
Cornflakes, trocken	EL	

Kaffee, Milch		Summe
Kaffee	Tasse	50
Tee, schwarz	Tasse	
Kräutertee	Tasse	
Dosenmilch	TL	25
Zucker	TL	
Süßstoff	Tablette/Tropfen	

Kaffee, Milch		Summe
Trinkmilch 3,5 %	Glas 0,2 l	
Trinkmilch 1,5 %	Glas 0,2 l	1
Kakao	Tasse	
Buttermilch	Glas 0,2 l	
Joghurt 3,5 % Fett	Becher 150 g	2
Joghurt 1,5 % Fett	Becher 150 g	
Fruchtjoghurt 3,5 %	Becher 150 g	
Fruchtjoghurt 1,5 %	Becher 150 g	

Fleisch		Summe
Kotelett, Schnitzel paniert	150 g	
Steak, Schnitzel natur	150 g	
Putenschnitzel	150 g	
Hähnchenbrustfilet	125 g	
Braten	50 g	1
Gulasch, Ragout	Tasse	
Bratwurst	150 g	
Currywurst	150 g	
Bockwurst/Brühwurst	100 g	
Fleischsalat	Tasse	
Frikadelle, Klops	100 g	
Hamburger	150 g	
Hackfleischsoße	EL	3
½ Hähnchen	Portion, klein	
Leber, Herz, Niere	80 g	
Mett, Gehacktes	80 g	1
Speck, Bauchfleisch	50 g	

Fisch (bitte Sorte dazuschreiben)		Summe
Fisch, gekocht/gedünstet	150 g	
Fisch, gebraten	150 g	
Fisch, paniert	150 g	
Fischstäbchen	Stück	
Fischkonserve	Dose	
Fisch, geräuchert	Stück	
Rollmops, Matjes	Stück	
Heringssalat	Tasse	
Krustentiere o. Schale	100 g	

Suppen		Summe
Bouillon	Suppentasse	3
Gemüseeintopf o. Fleisch	Suppentasse	2
Hülsenfrüchte o. Fleisch	Suppentasse	
Reis-/Nudelsuppe	Suppentasse	

Gemüse, gegart		Summe
Kohlgemüse	Tasse	
Hülsenfrüchte	Tasse	
Möhren, Rüben o. Ä.	Tasse	
Spinat	Tasse	
Pilze	Tasse	

Salat/Rohkost		Summe
Blattsalate, gemischt	Tasse	2
Paprika	Stück	
Möhrrübe	Stück	
Tomaten/Salatgurke	75 g	7
Mais/Bohnen	Tasse	
Radieschen	Stück	
Essig/Öl-Dressing	EL	
Joghurt-Dressing	EL	2
Sahne-/Mayonnaisesoße	EL	

Beilagen, Soßen (Vollkornprodukte kennzeichnen)		Summe
Nudeln, gekocht	Tasse	
Reis, gekocht	Tasse	6
Kartoffeln, gekocht	Stück 80 g	
Kartoffelpüree	Tasse	
Klöße, Knödel	Stück	
Kartoffelsalat	Tasse	
Bratkartoffeln	Tasse	2
Reibekuchen	dünn	
Pommes frites	Portion, klein	
Ketchup	EL	
Mayonnaise	EL	
Bratensoße	EL	2
Sahnesoße	EL	
Pizza, mittelgroß	300 g	
Pfannkuchen	dünn	

Abb. 6.15 Ernährungsprotokoll Renate W. zu Beginn der Therapie.

Getränke		Summe
Fruchtsaft (100%)	Glas 0,2 l	
Gemüsesaft (100%)	Glas 0,2 l	
Limonade, Cola	Glas 0,2 l	
Light-Getränke	Glas 0,2 l	
Mineralwasser	Glas 0,2 l	60
Leitungswasser/Sodastreamer	Glas 0,2 l	
Bier, alkoholfrei	Glas 0,2 l	
Malzbier	Glas 0,2 l	
Bier	Glas 0,2 l	
Wein, Sekt	Glas 0,2 l	
Spirituosen	Schnapsglas	
Likör	Schnapsglas	

Süßwaren, Snacks		Summe
Bonbon	Stück	
Bonbon, zuckerfrei	Stück	
Kekse	Stück	
Müsliriegel	Stück	
Schokolade	Stückchen	
Mars, Nuts etc.	Stück	
Pralinen	Stück	
Nüsse, frisch	EL	1
Nüsse, gesalzen	EL	
Chips	Tasse	

Für Lebensmittel, die **nicht in obiger Liste** aufgeführt sind, z. B. Diätprodukte! **Schätzen Sie bitte Ihre verzehrte Menge!**

Lebensmittel	Menge in Gramm
Rohkostsalat	2 Tassen
gemischtes Gemüse	10 Tassen
gebundene Suppe	2 Suppentassen

Obst		Summe
Apfel	Stück	3
Birne	Stück	1
Banane	Stück	1
Trauben	100 g	2
Kiwi	Stück	
Mandarine, Clementine	Stück	
Apfelsine	Stück	
Melone	150 g	
Kirschen	125 g	
Pfirsich/Aprikose	Stück	
Pflaumen	125 g	
Erdbeeren	125 g	
Beeren, gemischt	125 g	

Kuchen, Dessert		Summe
Obstkuchen	Stück	1
Trockenkuchen	Stück	2
Waffel	50 g	
Sahne-, Cremetorte	Stück	
Schlagsahne	EL	
Eis	Kugel	
Pudding	150 g	
Kompott, Apfelmus	150 g	1

Abb. 6.15 (Forts.) Ernährungsprotokoll Renate W. zu Beginn der Therapie.

6

Stoff	DGE-Empfehlung	Istmenge/Tag	Wert
Energie u. Hauptnährstoffe			
Energie	1980 kcal	880 kcal	0,21
Energie	8280 kJ	3680 kJ	
Fett, Anteil	30 %	32 %	0,99
Fett	67,1 g	31,7 g	
Kohlenhydrate, Anteil	55 %	47 %	0,79
Kohlenhydrate	268 g	102 g	
Eiweiß, Anteil	12 %	21 %	0,91
Eiweiß	58,4 g	44,6 g	
Eiweiß/Körpergewicht	0,8 g/kg	0,611 g/kg	
Wasser	2,25 l	2,62 l	1
Vitamine			
Retinoläquivalent	0,8 mg	1,24 mg	1
Vitamin A (Retinol)	< 3 mg	0,148 mg	1
Vitamin D (Calciferol)	5 µg	0,8 µg	0,033
Vitamin E (Tocopherol)	12 mg	5,15 mg	0,37
Vitamin K	65 µg	312 µg	1
Vitamin B_1 (Thiamin)	1 mg	0,77 mg	0,79
Vitamin B_2 (Ribofloavin)	1,2 mg	0,87 mg	0,81
Niacinäquivalent	13 mg	20,4 mg	0,93
Pantothensäure	6 mg	3,01 mg	0,61
Vitamin B_6 (Pyridoxin)	1,2 mg	1,02 mg	0,95
Biotin	60 µg	24,6 µg	0,79
Gesamte Folsäure	0,4 mg	0,166 mg	0,2
Vitamin B_{12} (Cobalamin)	3 µg	3 µg	1
Vitamin C (Ascorbinsäure)	0,1 g	0,139 g	1
Mineralstoffe			
Natrium	> 0,55 g	1,54 g	1
Kalium	> 2 g	2,32 g	0,96
Calcium	1 g	0,764 g	0,73
Magnesium	0,3 g	0,328 g	1
Phosphor	0,7 g	0,721 g	1
Eisen	10 mg	9,41 mg	0,99
Zink	7 mg	7,52 mg	1
Kupfer	1–1,5 mg	1,67 mg	1
Mangan	2–5 mg	2,82 mg	0,99
Fluoride	3,1 mg	0,536 mg	0,87
Jod	0,18 mg	0,056 mg	0,17
Spezielle Inhaltsstoffe			
Ballaststoffe	30 g	17,6 g	0,81
Saccharose, Anteil		9,2 %	
Saccharose (Rübenzucker)		19,9 g	
Cholesterin	< 0,3 g	0,18 g	0,99
Alkohol	< 10 g	0 g	1
Fettsäuren und Lipide			
Gesättigte Fettsäuren, Anteil	< 10 %	12 %	0,7
Gesättigte Fettsäuren	< 22,4 g	12,3 g	
n-3 Fettsäuren, Anteil	0,5 %	0,69 %	0,99
n-6 Fettsäuren, Anteil	2,5 %	3,9 %	0,98

Abb. 6.16 Ernährungsanalyse Renate W. zu Beginn der Therapie.

Brot		Summe
Graubrot	Scheibe (40 g)	
Weißbrot, Toast	Scheibe	2
½ Brötchen	Stück	9
½ Vollkornbrötchen	Stück	
Vollkornbrot	Scheibe (45 g)	10
Knäcke, Zwieback	Scheibe	4

Brotbelag		Summe
Butter	TL	
Butter, halbfett	TL	
Margarine	TL	
Margarine, halbfett	TL	
Wurst	Scheibe (25 g)	17
Streichwurst	TL (15 g)	
Schinken, roh	10 g	
Schinken, gekocht	30 g	
Käse unter 20 % Fett i. Tr.	30 g	2
Käse 20–40 % Fett i. Tr.	30 g	
Käse über 40 % Fett i. Tr.	30 g	
Frischkäse (Rahmstufe)	TL (15 g)	
Frischkäse (Doppelrahm)	TL (15 g)	
Marmelade, Gelee	gehäufter TL	5
Honig	gehäufter TL	
Nussnougatcreme	gehäufter TL	
Magerquark < 3 % Fett i. Tr.	EL	
Speisequark 10 % Fett i. Tr.	EL	
Eier (M)	Stück	3

Frühstücksflocken (bitte Sorte dazuschreiben)		Summe
Haferflocken, trocken	EL	
Müsli, trocken	EL	
Cornflakes, trocken	EL	

Kaffee, Milch		Summe
Kaffee	Tasse	40
Tee, schwarz	Tasse	
Kräutertee	Tasse	
Dosenmilch	TL	15
Zucker	TL	
Süßstoff	Tablette/Tropfen	

Kaffee, Milch		Summe
Trinkmilch 3,5 %	Glas 0,2 l	
Trinkmilch 1,5 %	Glas 0,2 l	5
Kakao	Tasse	
Buttermilch	Glas 0,2 l	10
Joghurt 3,5 % Fett	Becher 150 g	
Joghurt 1,5 % Fett	Becher 150 g	4
Fruchtjoghurt 3,5 %	Becher 150 g	
Fruchtjoghurt 1,5 %	Becher 150 g	

Fleisch		Summe
Kotelett, Schnitzel paniert	150 g	
Steak, Schnitzel natur	150 g	1
Putenschnitzel	150 g	
Hähnchenbrustfilet	125 g	
Braten	50 g	
Gulasch, Ragout	Tasse	1
Bratwurst	150 g	
Currywurst	150 g	
Bockwurst/Brühwurst	100 g	
Fleischsalat	Tasse	
Frikadelle, Klops	100 g	
Hamburger	150 g	
Hackfleischsoße	EL	2
½ Hähnchen	Portion, klein	
Leber, Herz, Niere	150 g	
Mett, Gehacktes	80 g	
Speck, Bauchfleisch	50 g	

Fisch (bitte Sorte dazuschreiben)		Summe
Fisch, gekocht/gedünstet	150 g	
Fisch, gebraten	150 g	4
Fisch, paniert	150 g	
Fischstäbchen	Stück	
Fischkonserve	Dose	
Fisch, geräuchert	Stück	
Rollmops, Matjes	Stück	2
Heringssalat	Tasse	
Krustentiere o. Schale	100 g	

Suppen		Summe
Bouillon	Suppentasse	
Gemüseeintopf o. Fleisch	Suppentasse	2
Hülsenfrüchte o. Fleisch	Suppentasse	
Reis-/Nudelsuppe	Suppentasse	

Gemüse, gegart		Summe
Kohlgemüse	Tasse	
Hülsenfrüchte	Tasse	
Möhren, Rüben o. Ä.	Tasse	
Spinat	Tasse	
Pilze	Tasse	

Salat/Rohkost		Summe
Blattsalate, gemischt	Tasse	5
Paprika	Stück	
Mohrrübe	Stück	
Tomaten/Salatgurke	75 g	13
Mais/Bohnen	Tasse	
Radieschen	Stück	
Essig/Öl-Dressing	EL	4
Joghurt-Dressing	EL	
Sahne-/Mayonnaisesoße	EL	

Beilagen, Soßen (Vollkornprodukte kennzeichnen)		Summe
Nudeln, gekocht	Tasse	6
Reis, gekocht	Tasse	3
Kartoffeln, gekocht	Stück 80 g	2
Kartoffelpüree	Tasse	2
Klöße, Knödel	Stück	
Kartoffelsalat	Tasse	
Bratkartoffeln	Tasse	2
Reibekuchen	dünn	
Pommes frites	Portion, klein	
Ketchup	EL	
Mayonnaise	EL	
Bratensoße	EL	3
Sahnesoße	EL	
Pizza, mittelgroß	300 g	
Pfannkuchen	dünn	

Abb. 6.17 Ernährungsprotokoll Renate W. 3 Monate nach Beginn der Therapie.

Süßwaren, Snacks		Summe
Bonbon	Stück	
Bonbon, zuckerfrei	Stück	
Kekse	Stück	
Müsliriegel	Stück	
Schokolade	Stückchen	
Mars, Nuts etc.	Stück	
Pralinen	Stück	
Nüsse, frisch	EL	1
Nüsse, gesalzen	EL	
Chips	Tasse	

Für Lebensmittel, die **nicht in obiger Liste** aufgeführt sind, z. B. Diätprodukte! **Schätzen Sie bitte Ihre verzehrte Menge!**

Lebensmittel	Menge in Gramm
Rohkostsalat	2 Tassen
gemischtes Gemüse	10 Tassen
gebundene Suppe	2 Suppentassen

Getränke		Summe
Fruchtsaft (100%)	Glas 0,2 l	
Gemüsesaft (100%)	Glas 0,2 l	
Limonade, Cola	Glas 0,2 l	
Light-Getränke	Glas 0,2 l	
Mineralwasser	Glas 0,2 l	76
Leitungswasser/Sodastreamer	Glas 0,2 l	
Bier, alkoholfrei	Glas 0,2 l	
Malzbier	Glas 0,2 l	
Bier	Glas 0,2 l	
Wein, Sekt	Glas 0,2 l	
Spirituosen	Schnapsglas	
Likör	Schnapsglas	

Obst		Summe
Apfel	Stück	3
Birne	Stück	1
Banane	Stück	1
Trauben	100 g	2
Kiwi	Stück	
Mandarine, Clementine	Stück	
Apfelsine	Stück	
Melone	150 g	
Kirschen	125 g	
Pfirsich/Aprikose	Stück	
Pflaumen	125 g	
Erdbeeren	125 g	
Beeren, gemischt	125 g	

Kuchen, Dessert		Summe
Obstkuchen	Stück	1
Trockenkuchen	Stück	2
Waffel	50 g	
Sahne-, Cremetorte	Stück	
Schlagsahne	EL	
Eis	Kugel	
Pudding	150 g	
Kompott, Apfelmus	150 g	1

Abb. 6.17 (Forts.) Ernährungsprotokoll Renate W. 3 Monate nach Beginn der Therapie.

Stoff	DGE-Empfehlung	Istmenge/Tag	Wert
Energie u. Hauptnährstoffe			
Energie	1980 kcal	1170 kcal	0,37
Energie	8280 kJ	4880 kJ	
Fett, Anteil	30 %	28 %	0,98
Fett	67,1 g	36,8 g	
Kohlenhydrate, Anteil	55 %	46 %	0,76
Kohlenhydrate	268 g	132 g	
Eiweiß, Anteil	11 %	25 %	0,96
Eiweiß	54,4 g	72,2 g	
Eiweiß/Körpergewicht	0,8 g/kg	1,06 g/kg	
Wasser	2,25 l	2,53 l	1
Vitamine			
Retinoläquivalent	0,8 mg	1,51 mg	1
Vitamin A (Retinol)	< 3 mg	0,143 mg	1
Vitamin D (Calciferol)	5 µg	6,6 µg	1
Vitamin E (Tocopherol)	12 mg	6,76 mg	0,64
Vitamin K	65 µg	404 µg	1
Vitamin B$_1$ (Thiamin)	1 mg	1,17 mg	1
Vitamin B$_2$ (Ribofloavin)	1,2 mg	1,44 mg	1
Niacinäquivalent	13 mg	29,7 mg	0,81
Pantothensäure	6 mg	4,86 mg	0,98
Vitamin B$_6$ (Pyridoxin)	1,2 mg	1,75 mg	1
Biotin	60 µg	37,9 µg	0,96
Gesamte Folsäure	0,4 mg	0,239 mg	0,42
Vitamin B$_{12}$ (Cobalamin)	3 µg	5,2 µg	1
Vitamin C (Ascorbinsäure)	0,1 g	0,17 g	1
Mineralstoffe			
Natrium	> 0,55 g	2,07 g	1
Kalium	> 2 g	3,42 g	1
Calcium	1 g	0,923 g	0,98
Magnesium	0,3 g	0,388 g	0,99
Phosphor	0,7 g	1,15 g	0,95
Eisen	10 mg	11,6 mg	1
Zink	7 mg	9,02 mg	0,97
Kupfer	1–1,5 mg	1,9 mg	0,99
Mangan	2–5 mg	3,64 mg	1
Fluoride	3,1 mg	0,631 mg	0,89
Jod	0,18 mg	0,154 mg	0,97
Spezielle Inhaltsstoffe			
Ballaststoffe	30 g	21,3 g	0,87
Saccharose, Anteil		4,7 %	
Saccharose (Rübenzucker)		13,4 g	
Cholesterin	< 0,3 g	0,239 g	0,96
Alkohol	< 10 g	0 g	1
Fettsäuren und Lipide			
Gesättigte Fettsäuren, Anteil	< 10 %	9,8 %	0,91
Gesättigte Fettsäuren	< 22,4 g	12,9 g	
n-3 Fettsäuren, Anteil	0,5 %	0,83 %	0,97
n-6 Fettsäuren, Anteil	2,5 %	3,8 %	0,98

Abb. 6.18 Ernährungsanalyse Renate W. 3 Monate nach Beginn der Therapie.

und hatte wieder Interesse an sozialen Kontakten. Ihr Gewicht stabilisierte sich und hält sich seit mittlerweile etwa 3 Jahren konstant.

Kommentar: Diese Patientin ist ein typisches Beispiel für Frauen, die seit Jahren verzweifelt versuchen abzunehmen, die „wie ein Vögelchen essen" und damit keinen Erfolg haben. Solche Frauen müssen über die Bedeutung ihrer Anspannung und ihres Drucks für den Misserfolg ihrer Gewichtsbemühungen aufgeklärt werden. Ziel der Behandlung ist nicht eine weitere Kalorienreduktion und damit eine noch schlechtere Nährstoffversorgung. Sinnvoll sind Entspannungsverfahren und ein Verhaltenstraining, um einen gelasseneren Umgang mit dem eigenen Körper zu lernen.

6.3.4 Fallbeispiel IV: Helmut W.

(Ehemann von Renate W., Fallbeispiel III)

Indikationen
Übergewicht, insulinpflichtiger Diabetes mellitus II b

Befund

60-Jähriger, verheiratet	
Größe 1,70 m	BMI 27,7 kg/m²
Gewicht: 80 kg	
Insulinpflichtiger Diabetes Typ II b	

Eigenanamnese
Er habe schon immer etwas Übergewicht gehabt, seit Umstellung der Diabetes-Medikation auf Insulin seien in den letzten zwei Jahren 6 bis 7 kg dazugekommen.

Therapieziel
Als Begleiter seiner Frau (Fallbeispiel III) sei er zwar auch an Empfehlungen zum gesunden Abnehmen interessiert, sein Gewicht störe ihn aber nicht besonders.

Diagnostisches Vorgehen
Aus Solidarität zu seiner Frau wolle er ebenfalls ein Essprotokoll führen.

Ergebnisse
Ernährungsprotokoll ➤ Abb. 6.19 zu Beginn der Therapie und Ernährungsanalyse ➤ Abb. 6.20. zu Beginn der Therapie.

Ernährungstherapeutische Empfehlungen
• Er wurde gebeten, den Süßstoff im Kaffee weg zu lassen, stattdessen eventuell (warme) Milch zum Süßen zu benutzen.
• Wenn möglich sollte er seinen Brotkonsum, insbesondere die Streichfette und den Wurstbelag, reduzieren bzw. abwechseln. Er mag keinen Käse, so dass ihm vorgeschlagen wird, seine morgendlichen Brote mit Marmelade zu essen und den Wurstverzehr auf abends zu begrenzen. Alternativ sollte er versuchen, eine Brotmahlzeit durch Müsli zu ersetzen, was ihm allerdings nicht behagte.

Erfolgskontrolle
Nach 3 Monaten erneute Protokollführung mit Analyse und Besprechung (➤ Abb. 6.21), (➤ Abb. 6.22).

Helmut W. hatte 8 kg abgenommen, dabei an seinem Essverhalten kaum etwas geändert. Allerdings hatte er Süßstoff komplett gemieden und stattdessen Milch im Kaffee verwendet.

Kommentar: Bei fast gleicher Kalorienzahl und fast gleichem Nährstoffverhältnis ergab das Weglassen von Süßstoff einen Gewichtsverlust von 8 kg. Der Insulinbedarf des Patienten war um etwa ein Drittel gesunken (Bestätigung durch den Hausarzt). Anders als im Fall von Martina M. (➤ Kap. 6.3.1) war bei diesem Patienten nicht der Heißhunger nach Süßem das Problem gewesen. Hunger und Appetit hatten sich in den drei Monaten nicht offensichtlich geändert. Der einzige Unterschied bestand im Weglassen der enormen Süßstoffmengen. Dies ist kein Einzelfall in der ernährungsmedizinischen Schwerpunktpraxis Hajeck-Lang (Aachen) und lässt sich vorerst nicht erklären.

Brot		Summe
Graubrot	Scheibe (40 g)	19
Weißbrot, Toast	Scheibe	
½ Brötchen	Stück	4
½ Vollkornbrötchen	Stück	2
Vollkornbrot	Scheibe (45 g)	36
Knäcke, Zwieback	Scheibe	

Brotbelag		Summe
Butter	TL	3
Butter, halbfett	TL	
Margarine	TL	26
Margarine, halbfett	TL	20
Wurst	Scheibe (25 g)	37
Streichwurst	TL (15 g)	
Schinken, roh	10 g	
Schinken, gekocht	30 g	
Käse unter 20 % Fett i. Tr.	30 g	
Käse 20–40 % Fett i. Tr.	30 g	
Käse über 40 % Fett i. Tr.	30 g	
Frischkäse (Rahmstufe)	TL (15 g)	
Frischkäse (Doppelrahm)	TL (15 g)	
Marmelade, Gelee	gehäufter TL	
Honig	gehäufter TL	
Nussnougatcreme	gehäufter TL	
Magerquark < 3 % Fett i. Tr.	EL	
Speisequark 10 % Fett i. Tr.	EL	
Eier (M)	Stück	3

Frühstücksflocken (bitte Sorte dazuschreiben)		Summe
Haferflocken, trocken	EL	
Müsli, trocken	EL	
Cornflakes, trocken	EL	

Kaffee, Milch		Summe
Kaffee	Tasse	50
Tee, schwarz	Tasse	
Kräutertee	Tasse	
Dosenmilch	TL	
Zucker	TL	
Süßstoff	Tablette/Tropfen	50

Kaffee, Milch		Summe
Trinkmilch 3,5 %	Glas 0,2 l	
Trinkmilch 1,5 %	Glas 0,2 l	
Kakao	Tasse	
Buttermilch	Glas 0,2 l	
Joghurt 3,5 % Fett	Becher 150 g	
Joghurt 1,5 % Fett	Becher 150 g	
Fruchtjoghurt 3,5 %	Becher 150 g	
Fruchtjoghurt 1,5 %	Becher 150 g	

Fleisch		Summe
Kotelett, Schnitzel paniert	150 g	
Steak, Schnitzel natur	150 g	
Putenschnitzel	150 g	1
Hähnchenbrustfilet	125 g	
Braten	50 g	1
Gulasch, Ragout	Tasse	
Bratwurst	150 g	
Currywurst	150 g	
Bockwurst/Brühwurst	100 g	
Fleischsalat	Tasse	
Frikadelle, Klops	100 g	
Hamburger	150 g	
Hackfleischsoße	EL	3
½ Hähnchen		
Leber, Herz, Niere	Portion, klein	
Mett, Gehacktes	80 g	4
Speck, Bauchfleisch	50 g	

Fisch (bitte Sorte dazuschreiben)		Summe
Fisch, gekocht/gedünstet	150 g	
Fisch, gebraten	150 g	2
Fisch, paniert	150 g	
Fischstäbchen	Stück	
Fischkonserve	Dose	
Fisch, geräuchert	Stück	
Rollmops, Matjes	Stück	
Heringssalat	Tasse	
Krustentiere o. Schale	100 g	

Suppen		Summe
Bouillon	Suppentasse	
Gemüseeintopf o. Fleisch	Suppentasse	
Hülsenfrüchte o. Fleisch	Suppentasse	
Reis-/Nudelsuppe	Suppentasse	

Gemüse, gegart		Summe
Kohlgemüse	Tasse	
Hülsenfrüchte	Tasse	
Möhren, Rüben o. Ä.	Tasse	
Spinat	Tasse	
Pilze	Tasse	

Salat/Rohkost		Summe
Blattsalate, gemischt	Tasse	15
Paprika	Stück	
Mohrrübe	Stück	
Tomaten/Salatgurke	75 g	25
Mais/Bohnen	Tasse	
Radieschen	Stück	
Essig/Öl-Dressing	EL	8
Joghurt-Dressing	EL	
Sahne-/Mayonnaisesoße	EL	

Beilagen, Soßen (Vollkornprodukte kennzeichnen)		Summe
Nudeln, gekocht	EL	3
Reis, gekocht	Tasse	
Kartoffeln, gekocht	Stück 80 g	20
Kartoffelpüree	Tasse	
Klöße, Knödel	Stück	
Kartoffelsalat	Tasse	
Bratkartoffeln	Tasse	
Reibekuchen	dünn	
Pommes frites	Portion, klein	
Ketchup	EL	
Mayonnaise	EL	
Bratensoße	EL	
Sahnesoße	EL	
Pizza, mittelgroß	300 g	
Pfannkuchen	dünn	1

Abb. 6.19 Ernährungsprotokoll Helmut W. zu Beginn der Therapie.

Getränke		Summe
Fruchtsaft (100%)	Glas 0,2 l	
Gemüsesaft (100%)	Glas 0,2 l	
Limonade, Cola	Glas 0,2 l	
Light-Getränke	Glas 0,2 l	
Mineralwasser	Glas 0,2 l	76
Leitungswasser/Sodastreamer	Glas 0,2 l	
Bier, alkoholfrei	Glas 0,2 l	
Malzbier	Glas 0,2 l	
Bier	Glas 0,2 l	
Wein, Sekt	Glas 0,2 l	
Spirituosen	Schnapsglas	
Likör	Schnapsglas	

Süßwaren, Snacks		Summe
Bonbon	Stück	
Bonbon, zuckerfrei	Stück	
Kekse	Stück	
Müsliriegel	Stück	
Schokolade	Stückchen	
Mars, Nuts etc.	Stück	
Pralinen	Stück	
Nüsse, frisch	EL	
Nüsse, gesalzen	EL	
Chips	Tasse	

Für Lebensmittel, die **nicht in obiger Liste** aufgeführt sind, z. B. Diätprodukte! **Schätzen Sie bitte Ihre verzehrte Menge!**

Lebensmittel	Menge in Gramm
gemischtes Gemüse	10 Tassen
Rohkostsalat	4 Tassen

Obst		Summe
Apfel	Stück	12
Birne	Stück	
Banane	Stück	3
Trauben	100 g	4
Kiwi	Stück	
Mandarine, Clementine	Stück	
Apfelsine	Stück	
Melone	150 g	
Kirschen	125 g	
Pfirsich/Aprikose	Stück	
Pflaumen	125 g	
Erdbeeren	125 g	
Beeren, gemischt	125 g	

Kuchen, Dessert		Summe
Obstkuchen	Stück	1
Trockenkuchen	Stück	2
Waffel	50 g	
Sahne-, Cremetorte	Stück	
Schlagsahne	EL	
Eis	Kugel	
Pudding	150 g	
Kompott, Apfelmus	150 g	1

Abb. 6.19 (Forts.) Ernährungsprotokoll Helmut W. zu Beginn der Therapie.

Stoff	DGE-Empfehlung	Istmenge/Tag	0 - 0,2 0,5 0,8 - 1 + 0,8 0,5 0,2 + 0
Energie u. Hauptnährstoffe			
Energie	2070 kcal	1710 kcal	0,73
Energie	8650 kJ	7170 kJ	
Fett, Anteil	30 %	36%	0,87
Fett	70,2 g	68,9 g	
Kohlenhydrate, Anteil	55 %	47 %	0,79
Kohlenhydrate	0,28 kg	0,197 kg	
Eiweiß, Anteil	13 %	17 %	0,99
Eiweiß	64 g	71,5 g	
Eiweiß/Körpergewicht	0,8 g/kg	0,894 g/kg	
Wasser	2,25 l	3,35 l	0,96
Vitamine			
Retinoläquivalent	1 mg	2,01 mg	1
Vitamin A (Retinol)	< 3 mg	0,231 mg	1
Vitamin D (Calciferol)	5 µg	2,6 µg	0,41
Vitamin E (Tocopherol)	13 mg	12,2 mg	1
Vitamin K	80 µg	597 µg	1
Vitamin B$_1$ (Thiamin)	1,1 mg	1,57 mg	1
Vitamin B$_2$ (Ribofloavin)	1,3 mg	1,2 mg	0,99
Niacinäquivalent	15 mg	31,8 mg	0,84
Pantothensäure	6 mg	5,01 mg	0,98
Vitamin B$_6$ (Pyridoxin)	1,5 mg	2,08 mg	1
Biotin	60 µg	39,6 µg	0,97
Gesamte Folsäure	0,4 mg	0,33 mg	0,8
Vitamin B$_{12}$ (Cobalamin)	3 µg	3,5 µg	1
Vitamin C (Ascorbinsäure)	0,1 g	0,203 g	0,99
Mineralstoffe			
Natrium	> 0,55 g	3,33 g	0,92
Kalium	> 2 g	4,08 g	0,99
Calcium	1 g	0,833 g	0,87
Magnesium	0,35 g	0,539 g	0,97
Phosphor	0,7 g	1,23 g	0,93
Eisen	10 mg	17,7 mg	0,95
Zink	10 mg	12,5 mg	0,98
Kupfer	1–1,5 mg	2,63 mg	0,94
Mangan	2–5 mg	7,51 mg	0,97
Fluoride	3,8 mg	0,946 mg	0,93
Jod	0,18 mg	0,134 mg	0,89
Spezielle Inhaltsstoffe			
Ballaststoffe	30 g	38 g	0,99
Saccharose, Anteil		5,3 %	
Saccharose (Rübenzucker)		22,2 g	
Cholesterin	< 0,3 g	0,224 g	0,97
Alkohol	< 20 g	0 g	1
Fettsäuren und Lipide			
Gesättigte Fettsäuren, Anteil	< 10 %	11 %	0,78
Gesättigte Fettsäuren	< 23,4 g	22,2 g	
n-3 Fettsäuren, Anteil	0,5 %	1 %	0,88
n-6 Fettsäuren, Anteil	2,5 %	6,6 %	0,5

Abb. 6.20 Ernährungsanalyse Helmut W. zu Beginn der Therapie.

Brot		Summe
Graubrot	Scheibe (40 g)	4
Weißbrot, Toast	Scheibe	4
½ Brötchen	Stück	5
½ Vollkornbrötchen	Stück	11
Vollkornbrot	Scheibe (45 g)	30
Knäcke, Zwieback	Scheibe	2

Brotbelag		Summe
Butter	TL	2
Butter, halbfett	TL	
Margarine	TL	
Margarine, halbfett	TL	
Wurst	Scheibe (25 g)	40
Streichwurst	TL (15 g)	
Schinken, roh	10 g	
Schinken, gekocht	30 g	
Käse unter 20 % Fett i. Tr.	30 g	
Käse 20–40 % Fett i. Tr.	30 g	
Käse über 40 % Fett i. Tr.	30 g	
Frischkäse (Rahmstufe)	TL (15 g)	
Frischkäse (Doppelrahm)	TL (15 g)	
Marmelade, Gelee	gehäufter TL	6
Honig	gehäufter TL	
Nussnougatcreme	gehäufter TL	
Magerquark < 3 % Fett i. Tr.	EL	
Speisequark 10 % Fett i. Tr.	EL	
Eier (M)	Stück	4

Frühstücksflocken (bitte Sorte dazuschreiben)		Summe
Haferflocken, trocken	EL	
Müsli, trocken	EL	
Cornflakes, trocken	EL	

Kaffee, Milch		Summe
Kaffee	Tasse	37
Tee, schwarz	Tasse	
Kräutertee	Tasse	
Dosenmilch	TL	36
Zucker	TL	
Süßstoff	Tablette/Tropfen	

Kaffee, Milch		Summe
Trinkmilch 3,5 %	Glas 0,2 l	3
Trinkmilch 1,5 %	Glas 0,2 l	8
Kakao	Tasse	
Buttermilch	Glas 0,2 l	
Joghurt 3,5 % Fett	Becher 150 g	
Joghurt 1,5 % Fett	Becher 150 g	
Fruchtjoghurt 3,5 %	Becher 150 g	
Fruchtjoghurt 1,5 %	Becher 150 g	

Fleisch		Summe
Kotelett, Schnitzel paniert	150 g	
Steak, Schnitzel natur	150 g	
Putenschnitzel	150 g	
Hähnchenbrustfilet	125 g	
Braten	50 g	
Gulasch, Ragout	Tasse	3
Bratwurst	150 g	
Currywurst	150 g	
Bockwurst/Brühwurst	100 g	
Fleischsalat	Tasse	
Frikadelle, Klops	100 g	
Hamburger	150 g	
Hackfleischsoße	EL	2
½ Hähnchen	Portion, klein	
Leber, Herz, Niere	80 g	
Mett, Gehacktes	80 g	
Speck, Bauchfleisch	50 g	

Fisch (bitte Sorte dazuschreiben)		Summe
Fisch, gekocht/gedünstet	150 g	
Fisch, gebraten	150 g	4
Fisch, paniert	150 g	
Fischstäbchen	Stück	
Fischkonserve	Dose	
Fisch, geräuchert	Stück	
Rollmops, Matjes	Stück	3
Heringssalat	Tasse	
Krustentier o. Schale	100 g	

Suppen		Summe
Bouillon	Suppentasse	3
Gemüseeintopf o. Fleisch	Suppentasse	8
Hülsenfrüchte o. Fleisch	Suppentasse	
Reis/Nudelsuppe	Suppentasse	

Gemüse, gegart		Summe
Kohlgemüse	Tasse	
Hülsenfrüchte	Tasse	
Möhren, Rüben o. Ä.	Tasse	
Spinat	Tasse	
Pilze	Tasse	

Salat/Rohkost		Summe
Blattsalate, gemischt	Tasse	24
Paprika	Stück	
Mohrrübe	Stück	1
Tomaten/Salatgurke	75 g	6
Mais/Bohnen	Tasse	
Radieschen	Stück	7
Essig/Öl-Dressing	EL	12
Joghurt-Dressing	EL	
Sahne-/Mayonnaisesoße	EL	

Beilagen, Soßen (Vollkornprodukte kennzeichnen)		Summe
Nudeln, gekocht	Tasse	3
Reis, gekocht	Tasse	2
Kartoffeln, gekocht	Stück 80 g	9
Kartoffelpüree	Tasse	3
Klöße, Knödel	Stück	
Kartoffelsalat	Tasse	
Bratkartoffeln	Tasse	2
Reibekuchen	dünn	
Pommes frites	Portion, klein	
Ketchup	EL	
Mayonnaise	EL	
Bratensoße	EL	
Sahnesoße	EL	
Pizza, mittelgroß	300 g	
Pfannkuchen	dünn	

Abb. 6.21 Ernährungsprotokoll Helmut W. 3 Monate nach Beginn der Therapie.

Getränke		Summe
Fruchtsaft (100%)	Glas 0,2 l	
Gemüsesaft (100%)	Glas 0,2 l	
Limonade, Cola	Glas 0,2 l	
Light-Getränke	Glas 0,2 l	
Mineralwasser	Glas 0,2 l	40
Leitungswasser/Sodastreamer	Glas 0,2 l	
Bier, alkoholfrei	Glas 0,2 l	
Malzbier	Glas 0,2 l	
Bier	Glas 0,2 l	
Wein, Sekt	Glas 0,2 l	
Spirituosen	Schnapsglas	
Likör	Schnapsglas	

Obst		Summe
Apfel	Stück	6
Birne	Stück	1
Banane	Stück	5
Trauben	100 g	
Kiwi	Stück	
Mandarine, Clementine	Stück	
Apfelsine	Stück	
Melone	150 g	
Kirschen	125 g	
Pfirsich/Aprikose	Stück	
Pflaumen	125 g	
Erdbeeren	125 g	
Beeren, gemischt	125 g	7

Kuchen, Dessert		Summe
Obstkuchen	Stück	
Trockenkuchen	Stück	
Waffel	50 g	
Sahne-, Cremetorte	Stück	
Schlagsahne	EL	
Eis	Kugel	
Pudding	150 g	
Kompott, Apfelmus	150 g	

Süßwaren, Snacks		Summe
Bonbon	Stück	
Bonbon, zuckerfrei	Stück	
Kekse	Stück	
Müsliriegel	Stück	
Schokolade	Stückchen	
Mars, Nuts etc.	Stück	
Pralinen	Stück	
Nüsse, frisch	EL	
Nüsse, gesalzen	EL	
Chips	Tasse	

Für Lebensmittel, die **nicht in obiger Liste** aufgeführt sind, z. B. Diätprodukte! **Schätzen Sie bitte Ihre verzehrte Menge!**

Lebensmittel	Menge in Gramm
gemischtes Gemüse	10 Tassen
Rohkostsalat	20

Abb. 6.21 (Forts.) Ernährungsprotokoll Helmut W. 3 Monate nach Beginn der Therapie.

6

Stoff	DGE-Empfehlung	Istmenge/Tag	0- 0,2 0,5 0,8 -1+ 0,8 0,5 0,2 +0
Energie u. Hauptnährstoffe			
Energie	2070 kcal	1810 kcal	0,82
Energie	8650 kJ	7560 kJ	
Fett, Anteil	30 %	33 %	0,96
Fett	70,2 g	68,2 g	
Kohlenhydrate, Anteil	55 %	44 %	0,68
Kohlenhydrate	280 g	194 g	
Eiweiß, Anteil	11 %	22 %	0,9
Eiweiß	57,6 g	98,8 g	
Eiweiß/Körpergewicht	0,8 g/kg	1,37 g/kg	
Wasser	2,25 l	3,54 l	0,94
Vitamine			
Retinoläquivalent	1 mg	3,01 mg	1
Vitamin A (Retinol)	< 3 mg	0,171 mg	1
Vitamin D (Calciferol)	5 µg	10,7 µg	1
Vitamin E (Tocopherol)	13 mg	11,3 mg	0,98
Vitamin K	80 µg	882 µg	1
Vitamin B$_1$ (Thiamin)	1,1 mg	1,79 mg	1
Vitamin B$_2$ (Ribofloavin)	1,3 mg	1,9 mg	1
Niacinäquivalent	15 mg	41,4 mg	0,74
Pantothensäure	6 mg	7,01 mg	1
Vitamin B$_6$ (Pyridoxin)	1,5 mg	2,72 mg	1
Biotin	60 µg	54,8 µg	1
Gesamte Folsäure	0,4 mg	0,397 mg	1
Vitamin B$_{12}$ (Cobalamin)	3 µg	8,5 µg	1
Vitamin C (Ascorbinsäure)	0,1 g	0,242 g	0,99
Mineralstoffe			
Natrium	> 0,55 g	4,23 g	0,76
Kalium	> 2 g	5,17 g	0,95
Calcium	1 g	1,26 g	0,99
Magnesium	0,35 g	0,619 g	0,94
Phosphor	0,7 g	1,7 g	0,76
Eisen	10 mg	20,8 mg	0,88
Zink	10 mg	16,1 mg	0,88
Kupfer	1–1,5 mg	2,62 mg	0,94
Mangan	2–5 mg	7,31 mg	0,97
Fluoride	3,8 mg	1,13 mg	0,95
Jod	0,18 mg	0,228 mg	0,97
Spezielle Inhaltsstoffe			
Ballaststoffe	30 g	39,3 g	0,99
Saccharose, Anteil		4,9 %	
Saccharose (Rübenzucker)		21,7 g	
Cholesterin	< 0,3 g	0,323 g	0,87
Alkohol	< 20 g	0 g	1
Fettsäuren und Lipide			
Gesättigte Fettsäuren, Anteil	< 10 %	11 %	0,79
Gesättigte Fettsäuren	< 23,4 g	23 g	
n-3 Fettsäuren, Anteil	0,5 %	1,3 %	0,53
n-6 Fettsäuren, Anteil	2,5 %	5,5 %	0,83

Abb. 6.22 Ernährungsanalyse Helmut W. 3 Monate nach Beginn der Therapie.

Ein Fazit: Verhaltenstherapeutische Aspekte und Protokolleffekte in der Ernährungsberatung

Psychologisch sinnvoll und wichtig ist eine Gesprächsführung, die den Patienten entspannt und ihm vermittelt, dass er zukünftig nicht auf alles verzichten muss:

Der Patient wird im Analysegespräch von Anfang an aktiv eingebunden und befragt, ob und was ihm beim Schreiben des Protokolls aufgefallen ist. Viele Patienten realisieren erstmals, dass sie sich anders verhalten, als sie zuvor geglaubt hatten: Sie haben zwar „immer ein Glas Wasser herumstehen" oder essen „gerne Obst", nehmen es jedoch de facto kaum zu sich. Der Protokolleffekt führt andererseits häufig zu einem bewussteren und besser kontrollierten Umgang mit problematischen Lebensmitteln. Fachleute monieren, dass das Protokollieren zu verfälschten und wenig aussagekräftigen Ergebnissen bezüglich des Essverhaltens der Patienten führe. Auch die Mengen würden bei der food-frequency-Methode viel zu ungenau erfasst.

Dieser Kritik kann entgegengehalten werden: Die Beobachtung des eigenen Verhaltens ist der erste Schritt jeder Verhaltenstherapie. Die dabei auftretende Sensibilisierung des Patienten und das infolgedessen oft einsetzende kontrolliertere Verhalten ist bereits ein aktiver Schritt des Patienten im Bemühen um eine positive Verhaltensänderung. Dies ist erwünscht und sollte nicht als Verfälschung beurteilt werden.

Motivierte Patienten, die freiwillig zu einer Gewichtsreduktion in die Sprechstunde kommen, dürften äußerst selten bewusst und gewollt ihre Protokolle verfälschen. Die food-frequency-Methode ist das beste und praktikabelste Arbeitsinstrument in der Praxis der Ernährungsberatung. Die hierdurch mögliche Visualisierung der Lebensmittelauswahl und ihrer Mengen ist psychologisch und lerntheoretisch äußerst wertvoll und ermöglicht Beratern wie Patienten ein strukturiertes Vorgehen bei der Analyse und erlaubt adäquate Änderungsvorschläge. Die tatsächlichen Lebensmittelmengen mögen während des Protokollierens durchaus fehlerhaft erfasst werden. Für den weiteren Beratungsverlauf sind diese Fehler jedoch akzeptabel, oft auch vollkommen irrelevant. Beim Schritt-für-Schritt-Vorgehen

kann eine relativ konstante Fehlerquote beim Protokollieren angenommen werden, die eine Beurteilung von Veränderungen im Essverhalten in keiner Weise behindert.

- Der Patient wird gelobt hinsichtlich seiner bisherigen „guten" Lebensmittelauswahl.
- Die Besprechung des Protokolls beginnt sinnvollerweise mit den „gesunden" Lebensmitteln, von denen in der Regel zu wenig konsumiert werden, und zwar Wasser, Obst, Gemüse, Salat und Rohkost. Der Patient erfährt, was er mehr zu sich nehmen soll und darf. Erst danach folgen kritischere Lebensmittelgruppen. Mittlerweile ist der Patient entspannter und erleichtert, da er bislang auf nichts verzichten muss.
- Der Patient erhält schriftliche Notizen zu dem Gespräch und die Analyse seines Ernährungsprotokolls.
- Bei Fragen zu konkreten Produkten in seinem Haushalt (z. B. Margarinesorte oder „Müsli") wird er gebeten, zum nächsten Gespräch eine (leere) Packung zwecks Interpretation der Zutatenliste mitzubringen.

Bei einem derartigen Gesprächsverlauf bekommt der Patient in der Regel nicht den Eindruck, dass er alles „umstellen" soll oder auf alles verzichten muss. Er wird gebeten, einige Wochen an den besprochenen Aspekten zu arbeiten und nach ca. 4 Wochen seine neue Lebensmittelauswahl erneut zu dokumentieren. Auf diese Weise ist ein systematisches Schritt für Schritt-Vorgehen möglich.

Bezuschussung durch die gesetzlichen Krankenkassen (Stand 2010)

Man unterscheidet im gesetzlichen Krankenkassenwesen einerseits Leistungen zur Prävention (SGB V, § 20) von ergänzenden Maßnahmen zur Rehabilitation (SGB V, § 43), andererseits individuelle Ernährungsberatungen von Gruppenschulungen:

Als bezuschussungswürdig gelten Beratungen einer Einzelperson oder von Kleingruppen mit demselben Krankheitsbild, die aufgrund einer medizinischen Notwendigkeitsbescheinigung durchgeführt werden. Gemäß SGB V § 43 können dabei bis zu 5 Sitzungen bezuschusst werden. Nach Ablauf eines Jahres wird, falls erforderlich, in der Regel noch einmal eine gleichartige Beratung bezuschusst.

Im Rahmen der Prävention werden gemäß SGB V § 20 ausschließlich Gruppenberatungen bezuschusst, in der Regel mit 75 € pro Kurs. Neben Ernährungsberatungen werden anerkannte Maßnahmen im Bereich Bewegung, z.B. Rückenschule oder Wassergymnastik, und zur Stressbewältigung bzw. zum Verhaltenstraining ebenfalls mit jeweils 75 € finanziert. Damit können Patienten mit Gewichtsproblemen bei bis zu 3 Gruppenschulungen pro Jahr unterstützt werden. Inhaltlich werden im Rahmen der Prävention zwei Felder zum Thema Ernährung unterschieden: „Gesund essen" und „gesund abnehmen". Kochkurse werden in der Regel nicht bezuschusst.

Die Patienten sind zahlungspflichtig gegenüber dem Anbieter und erhalten den Zuschuss erst nach regelmäßiger Teilnahme bei Abschluss der Schulung. Die bekanntesten und anerkannten Gruppenschulungsprogramme werden in Kapitel 3 vorgestellt.

7

Marina Albrecht, Brigitte Hajeck-Lang, Daniela Lo Cicero, Andreas Rüffer

Indikationsbezogene Diäten

7.1	Einführung	231
7.2	DGE-Ernährungsempfehlungen	232
7.3	Die Bedeutung der Darmflora für die menschliche Gesundheit	233
7.4	Indikationen von A-Z	235

7.1 Einführung

In diesem Kapitel werden Diäten bzw. Ernährungsempfehlungen vorgestellt, die neben der klassischen schulmedizinischen Behandlung als ernährungstherapeutische Optionen bei verschiedenen Erkrankungen gelten.

Die derzeitigen Ernährungsempfehlungen für die meisten Erkrankungen unterscheiden sich wesentlich von denen vor 10 Jahren und entsprechen weitgehend den Empfehlungen für gesunde Erwachsene. Der „größte gemeinsame Nenner" sind die **Empfehlungen der DGE für gesunde Erwachsene** (➤ Kap. 7.2). Sie stellen die Basis der Ernährungstherapie bei allen Indikationen dar. So stimmen auch die Ernährungsempfehlungen für Hypertoniker, Diabetiker und Cholesterinpatienten weitestgehend mit diesen Empfehlungen überein. Darüber hinaus gibt es einige Feinheiten, die zu berücksichtigt sind: Im Falle des Diabetes bei der Verwendung von Obst und Süßigkeiten, beim Cholesterinpatienten zur Verwendung von Fetten, bei Hypertonie eventuell zur Salzzufuhr. Im Rationalisierungsschema der deutschen Fachgesellschaften (Kluthe et al. 2004) wird die so genannte Vollkost von der leichten Vollkost, der Reduktionskost und verschiedenen Sonderdiäten (statt der früher üblichen Schonkostformen) unterschieden. Auch hier liegen die Empfehlungen der DGE zugrunde.

Vor der Bearbeitung der einzelnen Krankheitsbilder werden die DGE-Empfehlungen für eine gesunde Ernährung zusammengefasst. Die Vorstellung der Krankheitsbilder selbst beinhaltet die besonderen bzw. abweichenden Empfehlungen zu denen der DGE. Obwohl sich die ernährungstherapeutischen Maßnahmen vereinfacht haben und weiter standardisiert wurden, gibt es immer wieder Missverständnisse und Probleme bei der **praktischen Umsetzung** der Empfehlungen.

Der gezielte Einsatz von **Nahrungsergänzungsmitteln** als therapeutisches Mittel ist zunehmend im Gespräch: So soll es sinnvoll sein, bei verschiedenen Krankheiten mit hoch dosierten so genannten Antioxidantien den Stoffwechsel zu entlasten. Da hier jedoch Vieles noch kontrovers diskutiert wird und auch in den Lehrbüchern der Ernährungsmedizin zum Teil unterschiedliche Angaben zu finden sind, werden die jeweiligen Nahrungsergänzungsmittel zwar erwähnt und ihr möglicher Nutzen erläutert, verbindliche Dosierungen aber nur bei den wissenschaftlich gut untersuchten Nährstoffen angegeben.

Die empfehlenswerten **Dosierungen** abzuschätzen ist ein grundsätzliches Problem bei der Prophylaxe und Therapie mit Nahrungsergänzungsmitteln. In der Praxis ist es vor allem aus Zeitgründen nicht möglich und üblich, die über das Essen zugeführten Nährstoffmengen zu erfassen und bei der (therapeutischen) Dosierung der Nahrungsergänzungsmittel zu berücksichtigen. So ist es für die Substitution von Kalzium bei Osteoporose ein großer Unterschied, ob ein Patient angemessene Mengen von Milchprodukten und Mineralwasser zu sich nimmt oder ob es sich um einen Softdrinker und Wurst- und Fleischesser handelt. Aus pragmatischen Gründen wird in der Regel der komplette Nährstoffbedarf für die Dosierung der Nahrungsergänzungsmittel angegeben. Individuelle Analysen könnten dagegen wesentlich geringere Substitutionsmengen ergeben.

Es werden (meist naturheilkundliche) Tipps genannt, die sich in der Praxis als sinnvoll erweisen (z. B. Heilerde bei Sodbrennen), ohne dass es hierzu wissenschaftliche Untersuchungen gibt.

➕ **Standardisierte Checklisten** für jedes Krankheitsbild sollen dem Leser ein strukturiertes und ökonomisches Vorgehen in der Beratungspraxis ermöglichen. Dafür wird vorausgesetzt, dass der Patient ein in der Regel siebentägiges Essprotokoll (➤ Kap. 6.3.1) (eventuell mit Symptomen) führt, welches anschließend mit einem Auswertungsprogramm (zum Beispiel DGE-PC) analysiert wird. Die protokollierten Lebensmittel und die berechneten Nährstoffanalysen bilden die Basis für eine (mit Hilfe der Checkliste mögliche) systematische individuelle Ernährungstherapie.

Es ist erkennbar, dass eine erfolgreiche Ernährungstherapie neben der Berücksichtigung des aktuellen Rationalisierungsschemas (Kluthe et al. 2004) die **individuellen Vorlieben, Intoleranzen** und **sonstigen Reaktionen** des Patienten auf die Nahrung einbeziehen muss. Dies wird besonders deutlich bei der Therapie beispielsweise von Lebensmittel-Unverträglichkeiten, Magen- und Darmerkrankungen sowie von Nierenerkrankungen (insbesondere hinsichtlich der Proteinzufuhr). Nicht zuletzt aus diesem Grund ist für die Erfassung, Auswertung, Interpretation und die individuellen Ernährungsempfehlungen ein Essprotokoll des Patienten Voraussetzung. Ohne dies sind lediglich pauschale Empfehlungen möglich, die dem Einzelnen selten eine konkrete Hilfe für seine Probleme sein dürfte.

Für die ernährungstherapeutischen Empfehlungen z. B. bei Magen-Darm-Störungen und Lebensmittel-Unverträglichkeiten sind die Erkenntnisse zur **Bedeutung der Darmflora** (➤ Kap. 7.3) für das jeweilige Krankheitsbild von großer Wichtigkeit. Dabei spielen unter anderem die Zusammenhänge zwischen der Zusammensetzung der Nahrung und insbesondere dem pH-Wert des Stuhls sowie dem Besiedlungsstatus der verschiedenen Bakteri-

enstämme eine wichtige Rolle für die möglichen Konsequenzen der Ernährungstherapie.

Die Krankheitsbilder sind alphabetisch geordnet. In der Regel werden die deutschen Namen (Bluthochdruck) bzw. allgemeine übliche Fachbegriffe (Diabetes) verwendet. Folgende Literatur wurde für die Bearbeitung der Indikationen verwandt und wird in den einzelnen Beiträgen nicht gesondert erwähnt:

LITERATUR

Biesalski HK, Fürst P, Kasper H, Kluthe R, Pölert W, Puchstein C, Stähelin HB (2004). Ernährungsmedizin. Nach dem Curriculum Ernährungsmedizin der Bundesärztekammer. 3. Auflage. Stuttgart: Georg Thieme Verlag.

Burgerstein L (2000). Burgersteins Handbuch Nährstoffe. Vorbeugen und heilen durch ausgewogene Ernährung. 9. Auflage. Heidelberg: Karl F. Haug Verlag.

Hahn A (2001). Nahrungsergänzungsmittel. Stuttgart: Wissenschaftliche Verlagsgesellschaft mbH.

Hoffmann P (1993). Wegweiser Lebensmittel. Frankfurt am Main: pmi Verlagsgruppe.

Kaspar H (2004). Ernährungsmedizin und Diätetik. 10. Auflage. München: Urban & Fischer Verlag.

Kluthe R et al. (2004). Das Rationalisierungsschema. Aktuelle Ernährungsmedizin; 29: 245–253.

Koula-Jenik H, Kraft M, Miko M, Schulz RJ (Hrsg.) (2006). Leitfaden Ernährungsmedizin. München: Elsevier GmbH, Urban & Fischer Verlag.

7.2 DGE-Ernährungsempfehlungen

Als Basis für die hier folgenden „Diäten" gelten die DGE-Empfehlungen zur Lebensmittel-Auswahl und ihre Mengenangaben für gesunde Erwachsene (➤ Tab. 7.1). Dabei werden die 10 Regeln einer vollwertigen Ernährung der DGE sowie die 5-am-Tag-Regel berücksichtigt. Da die meisten krankheitsbezogenen Diäten im Kern auf die DGE-Empfehlungen ausgerichtet werden (sollten), um gesundheitliche Defizite zu vermeiden, werden diese Empfehlungen vorab zusammengefasst.

Bei den jeweiligen Diäten werden die Besonderheiten in der Ernährungstherapie bzw. die Abweichungen gegenüber den DGE-Empfehlungen vorgestellt, wobei viel Wert auf **konkrete Handlungsan-**

Tab. 7.1 DGE-Empfehlungen zur Lebensmittelauswahl bei gesunden Erwachsenen.

Lebensmittel-Auswahl und empfohlene Tagesmengen für gesunde Erwachsene (mit Ausnahme der 5. Gruppe, die in Wochenportionen angegeben wird)	
1. Gruppe: Getreide und Getreideerzeugnisse, Kartoffeln, Teigwaren, Reis (möglichst Vollkornprodukte)	• 200 bis 300 g Brot bzw. 4 bis 6 Scheiben oder 150 bis 250 g Brot (3 bis 5 Scheiben) und 50 bis 60 g Getreideflocken **und** • 200 bis 250 g gegarte Kartoffeln oder gegarte Teigwaren oder 150 bis 180 g gegarter Reis
2. und 3. Gruppe: Gemüse/Salat und Obst	• „5-am-Tag"-Regel, also 5 Portionen (= Handvoll) täglich: 400 g Gemüse (gegart), davon mindestens 100 g Rohkost **und** • 250 g Obst (2 bis 3 Portionen) → besser 2-mal Obst und 3-mal Gemüse als umgekehrt wegen der Zucker- und Kaloriengehalte
4. Gruppe: Milch und Milchprodukte	• 200 bis 250 g Milch/Joghurt **und** • 50 bis 60 g Käse → d. h. 3 Portionen täglich, z. B. 1 Scheibe Käse (25–30 g), 1 Joghurt (150 g), 1 Glas Milch (200 ml)
5. Gruppe: Fleisch, Wurst, Fisch, Eier (pro Woche)	• 300 bis 600 g möglichst magere Fleisch- und Wurstsorten (einschließlich Brotbeläge) **und** • 80 bis 150 g fettarmer Fisch/Seefisch, 70 g fettreicher Seefisch **und** • 2 bis 3 Eier (einschließlich verarbeitetem Ei) → d. h. 1- bis 2-mal Fleisch und 1 bis 2 Fischmahlzeiten sowie 2 bis 3 Eier pro Woche
6. Gruppe: Fette und Öle	• 15 bis 30 g Butter/Margarine • 10 bis 15 g Öl → 20 g Butter/Margarine entsprechen dem Belag für 2 bis 3 Brotscheiben
7. Gruppe: Getränke	Mindestens 1,5 Liter möglichst kalorienfreie bzw. kalorienarme Getränke, wobei 3 bis 4 Tassen koffeinhaltiger Getränke mit einbezogen werden können

weisungen mit **genauen Mengenangaben** gelegt wird. Nahrungsergänzungsmittel, deren Wirkungen bei verschiedenen Krankheitsbildern gut untersucht bzw. derzeit noch diskutiert werden, werden vorgestellt.

Süße und fette **Zwischenmahlzeiten** werden nicht in die obigen DGE-Empfehlungen aufgenommen. Sie sind dennoch nicht verboten, sondern werden im Rahmen einer tolerierbaren Energiezufuhr bzw. bedarfsgerechten Energiebilanz akzeptiert: Für Diabetiker sind maximal 10 Prozent des täglichen Energiebedarfs in Form von Zucker zulässig (DGE 2004), was immerhin bis zu 50 g Zucker am Tag bedeuten kann. Alternativ dazu können im Rahmen der flexiblen Kontrolle individuelle Mengen je nach Ausgangssituation vereinbart werden.

LITERATUR
DGE: 10 Regeln für eine vollwertige Ernährung. Internetseite der DGE www.dge.de
Kluthe R et al. (Hrsg.) (2004). Das Rationalisierungsschema. Aktuelle Ernährungsmedizin; 29: 245–253.

7.3 Die Bedeutung der Darmflora für die menschliche Gesundheit
Andreas Rüffer

Jahrzehntelang wurde die Darmflora-Analyse lediglich in der **Naturheilkunde** als ein wichtiges diagnostisches Instrument genutzt. Mittlerweile hat auch die Ernährungsmedizin die Zusammenhänge zwischen der Darmflora und vielen Krankheitsbildern erkannt (z. B Kasper 2008, Frieling 2008, Bischoff, Manns 2005, McFarland 2007).

Physiologische Funktionen der Darmflora
Die wichtigsten Funktionen der Darmflora sind folgende:
• *Schutzfunktion:* Die Darmflora verhindert, dass sich fremde, möglicherweise krankmachende Mikroorganismen im Darm ansiedeln, die beispielsweise mit der Nahrung in den Darm gelangen (sog. **Kolonisationsresistenz**).

- *Immuntraining:* Von den Darmbakterien freigesetzte Signalsubstanzen (Peptide, Zellwandantigene) trainieren nach der Aufnahme über spezialisierte Epithelzellen (sog. M-Zellen) permanent unser Immunsystem. Der Darm ist das größte Trainingscamp und der zentrale Verteiler unserer Immunabwehr.
- *Energieversorgung der Dickdarmschleimhaut:* Durch den mikrobiellen Umsatz der für uns unverdaulichen Ballaststoffe erschließt uns die Darmflora eine zusätzliche Energiequelle. Die dabei entstehenden kurzkettigen Fettsäuren (v. a. Butyrat, Acetat und Propionat) decken etwa 70 Prozent des Energiebedarfs der Dickdarmschleimhaut und schätzungsweise 5–10 Prozent des Gesamtenergiebedarfs des Menschen. Insbesondere das mikrobiell produzierte **Butyrat** hat **entzündungshemmende** und **antikanzerogene** Eigenschaften.
- *Anregung der Darmmotilität:* Die von der Darmflora aus Ballaststoffen produzierten kurzkettigen Fettsäuren sind ein wesentlicher Stimulus für die Darmmuskulatur und sorgen – neben dem Dehnungsreiz des Darminhaltes – für die Aufrechterhaltung der Darmmotilität.

Auslöser von Störungen der Darmflora

Verschiedene Einflüsse können das mikrobielle Gleichgewicht und die vielfältigen Funktionen einer intakten Darmflora stören:

- Mangelnder Ballaststoffgehalt der Nahrung
- Überangebot an Fetten und/oder Eiweißen im Darm, z. B. durch einseitige Ernährungsweisen
- Maldigestion (Pankreasinsuffizienz, Gallensäuresekretionsstörungen) (➤ Kap. 7.4.33, ➤ Kap. 7.4.14)
- Malabsorption (z. B. Kurzdarm-Syndrom) (➤ Kap. 7.4.22)
- Chemotherapeutika (z. B. Antibiotika, Cortison)
- Entzündungen der Darmschleimhaut (➤ Kap. 7.4.7)

Hauptenergiequelle der meisten Darmmikroben sind **Ballaststoffe**. Ein entsprechendes Unterangebot stört daher das mikrobielle Gleichgewicht. Daraus resultiert nicht nur eine Einschränkung der mikrobiellen Barriere sondern auch eine unzureichende Produktion kurzkettiger Fettsäuren im Dickdarm. Folgen können u. a. Störungen der Darmmotilität (**Obstipation**), eine erhöhte Gefahr für **entzündliche Darmerkrankungen** sowie ein gesteigertes **Darmkrebsrisiko** (➤ Kap. 7.4.21) sein.

Ein Überangebot an Eiweißen und/oder Fetten im Dickdarm fördert die Vermehrung verschiedener „**Fäulniskeime**", die normalerweise nur einen geringen Anteil der Darmflora ausmachen (z. B. Clostridium spp.). Bei dem mikrobiellen Umsatz dieser Substrate entstehen u. a. Ammoniak, biogene Amine und verschiedene Gase, was sich in einem erhöhten (alkalischen) pH-Wert des Dickdarminhaltes bzw. des Stuhls äußert.

Mögliche Folgen von Störungen der Darmflora

Die Auswirkungen von Darmflorastörungen sind aufgrund der zentralen Bedeutung der Darmmikroökologie entsprechend vielfältig:

- Magen-Darm-Beschwerden
- Infektanfälligkeit
- Störung der Darmschleimhautbarriere (Leaky gut-Syndrom)
- Gesteigertes Allergierisiko bzw. Verstärkung allergischer Erkrankungen
- Grundlage von Nahrungsmittelallergien und -unverträglichkeiten
- Beteiligung an Migräne
- Möglicher Faktor bei rheumatoiden Erkrankungen
- (Chronisch-)entzündliche Darmerkrankungen
- Erhöhtes Darmkrebsrisiko.

Die aus Darmflora-Dysbalancen resultierenden klinischen Beschwerden beschränken sich nicht nur auf Darmsymptome wie Blähungen, Bauchschmerzen, Durchfälle oder Verstopfung. Aufgrund der gestörten Barrieresituation können vermehrt potenzielle Schadstoffe die Darmschleimhaut passieren (sog. Leaky gut-Syndrom). Dies gilt auch für Allergene. Daher steigt die Gefahr von immunologischen Überreaktionen, insbesondere auf Nahrungsmittel. Auch bei Erkrankungen des rheumatischen Formenkreises und Migräne wird häufig eine erhöhte Darmschleimhautpermeabilität beobachtet.

Der Nachweis dieser Störungen innerhalb der Darmmikroökologie ist über eine Stuhluntersuchung möglich. Neben einer quantitativen Darmflora-Analyse stehen dazu verschiedene Schleimhaut-, Immun- und Verdauungsparameter zur Verfügung. Dazu gehören:

- Entzündungs- und Schleimhautmarker:
  - Calprotectin
  - Lactoferrin
  - Lysozym
  - PMN-Elastase
  - Alpha 1-Antitrypsin.
- Marker für den lokalen Immunstatus:
  - Sekretorisches Immunglobulin A
  - β-Defensin-2.
- Verdauungsparameter:
  - Verdauungsrückstände
  - Pankreas-Elastase 1
  - Gallensäuren
  - Fett, Fettsäuren
  - Stickstoff.

LITERATURAUSWAHL

Bartlett JG, Kaspar DL, Cisneros RL; Onderdonk AB (1977). Etiology of clindamycin associated colitis. Interscience Conference on Antimicrobial Agents and Chemotherapy (ICAAC) 17th. Abstr. No. 198.

Beckmann G, Rüffer A (2007). Mikroökologie des Darmes. Grundlagen, Diagnostik, Therapie. Bad Bocklet: Labor L+S AG.

Bischoff SC, Manns MP (2005). Probiotika, Präbiotika und Synbiotika. Stellenwert in Klinik und Praxis. Deutsches Ärzteblatt; 102: A 752-A 759.

Björstein B, Sepp E, Julge K, Voort T, Mikelsaar M (2001). Allergy development and the intestinal microflora during the first year of life. The Journal of Allergy and Clinical Immunology; 108: 516–520.

Brandtzaeg P (2002). Current understanding of gastrointestinal immunoregulation and its relation to food allergy. Annals of the New York Academy of Science; 964: 13–45.

Clausen MR, Bonnhén H, Mortensen PB (1991). Colonic fermentation of dietary fibre to short chain fatty acids in patients with adenomatous polyps and colonic cancer. Gut; 32: 923–928.

Druml W, Meier R, Koletzko B (2006). Umgeschrieben. Das Drehbuch der Immunabwehr. Aktuelle Ernährungsmedizin; 31: Supplement 2.

Frieling T (2008). Therapie bei Reizdarmsyndrom. Probiotika im Kommen. CME; 11: 23.

Haenel H (1965). Gesetzmäßigkeiten in der Zusammensetzung der fäkalen Mikroflora. Eubiose und Dysbiose der menschlichen Darmbesiedlung. Ernährungsforschung; 10/65: 289–301.

Hartley MG; Hudson MJ; Swarbrick ET; Hill MJ; Gent AE, Hellier MD; Grace RH (1992). The rectal mucosa-associated microflora in patients with ulcerative colitis. Journal of Medical Microbiology; 36: 96–103.

Hentges DJ (1983) (Hrsg.). Human intestinal microflora in health and disease. New York, London, Paris: Academic Press.

Hickson M, D'Souza AL, Muthu N, Rogers TR, Want S, Rajhumar C, Bulpitt CJ (2007). Use of probiotic Lactobacillus preparation to prevent diarrhoea associate with antibiotics. Randomised double blind placebo controlled trial; BMJ 335: 80–83.

Ionescu G; Kiehl R; Ona L, Schuler R (1990). Abnormal fecal microflora and malabsorption phenomena in atopic eczema patients. J. Adv. Med.; 3 (2): 71–91.

Kasper H (2008). Darmflora und Reizdarmsyndrom – Therapie mit Probiotika. Der Ernährungsmediziner; 3: 2–3.

Kirjavanainen PV, Gibson GR (1999). Healthy gut microflora and allergy factors influencing development of the microbiota. Annals of Medicine; 31: 288–292.

Knoke M, Bernhardt H (1986). Mikroökologie des Menschen. Mikroflora bei Gesunden und Kranken. Weinheim: VCH Verlagsgesellschaft.

McFarland L (2007). Diarrhoea associated with antibiotic use. Evidence supports the use of probiotics, but effectiveness depends on the strain, BMJ; 335: 54–55.

Ruseler-van-Embden JGH, Both-Patoir HC (1983). Anaerobic gram-negative faecal flora in patients with Crohn's disease and healthy subjects. Antonie van Leeuwenhoek; 49: 125–132.

Savage DC (1977). Microbial ecology of the gastrointestinal tract. Annual Review of Microbiology; 31: 107–133.

Schulze J, Bock W (Hrsg.) (1993). Aktuelle Aspekte der Ballaststofforschung. Hamburg: Behr's Verlag.

Simon GL, Gorbach S.L. (1982). Intestinal microflora. The Medical Clinics of North America; 66: 557–574.

Simon GL, Gorbach S.L. (1984). Intestinal flora in health and disease. Gastroenterology; 86: 174–193.

Van der Merwe JP, Stegemann JH, Hazenberg MP (1983). The resident faecal flora is determined by genetic characteristics of the host. Implications for Crohn's disease? Antonie van Leeuwenhoek; 49: 119–124.

Van der Merwe JP; Schröder AM, Wensinck F, Hazenberg MP (1988). The obligate anaerobic faecal flora of patients with Crohn's disease and their first-degree relatives. Scandinavian Journal of Gastroenterology; 23: 1.125–1.131.

Van der Waaij D, Berghuis-de-Vries JM, Lekkerk-van der Wees (1971). Colonization resistance of the digestive tract in conventional and antibiotic-treated mice. The Journal of Hygiene; 69: 405–411.

7.4 Indikationen von A-Z

7.4.1 Anorexia nervosa, Magersucht

Medizinische Hintergründe

Diäten werden als Einstiegsdroge für Essstörungen, insbesondere Anorexie, betrachtet. Dabei stellt Anorexie mit etwa einem Prozent der Frauen zwischen 12 und 20 Jahren zwar nicht die häufigste, aber die gefährlichste Essstörung dar. Sie liefert die höchste Sterblichkeitsrate bei Jugendlichen, jede zehnte Magersüchtige stirbt an Nieren- oder Herzversagen oder Infekten. 5 Prozent der Betroffenen bekommen eine Niereninsuffizienz, die nicht selten an der Dialyse endet. Als kritische Gewichtsgrenze wird ein **BMI unter 15** betrachtet, ein Wert unter 14 erfordert in der Regel spätestens eine stationäre, notfalls zwangsweise Einweisung (zum Beispiel 1,70 m große Patientin mit 40 kg Körpergewicht).

Häufige Symptome sind neben einer (fast) immer bestehenden Amenorrhoe Haarausfall, Elektrolyt- bzw. Herzleistungsstörungen, Anämie und Osteoporose. Oft liegen depressive Symptome sowie Angst- und Zwangsstörungen mit einhergehender Suizidalität vor. Eine ergänzende antidepressive Medikation mit Serotonin-Wiederaufnahmehemmern (SSRI) ist manchmal unumgänglich, wenn sie auch einen relativ geringen Stellenwert bei der Therapie besitzt.

Anorektikerinnen sind meist angepasste, leistungsorientierte, selbstunsichere Menschen mit einem mangelnden Selbstwertgefühl. Die **rigiden Verhaltensmuster** haben sich oft aus einer zurückliegenden strengen Diät entwickelt. Hinzu kommen Probleme mit ihrem Rollenverständnis in der Familie bzw. bei der Ablösung von Mutter oder Eltern. Anorexie-Patienten sind meist als **„braves Musterkind"** bekannt. Somatische Ursachen für diese Erkrankung sind bislang nicht gefunden, eventuell gibt es Veränderungen im Gehirn, die mit der Ausprägung des Krankheitsbildes in Zusammenhang stehen.

Zusammenhänge zwischen Essstörungen und Gehirnstoffwechsel sind noch nicht lange Gegenstand von wissenschaftlichen Untersuchungen. Eine Studie zur Supplementation von Zink erbrachte Hinweise, dass bei Patienten mit Essstörungen/Anorexie das Neurotransmittergeschehen gestört ist (Birmingham 2006).

Die Therapie der Anorexie muss **ganzheitlich** und **interdisziplinär** erfolgen: Ärzte und Ernährungstherapeuten, Psychotherapeuten und Sozialpädagogen mit Einbeziehung der Eltern sind unverzichtbar, um bei dieser Erkrankung mit ihrer schlechten Prognose Therapieerfolge zu erlangen. Erschwerend wirken die **fehlende Krankheitseinsicht** und der **fehlende Leidensdruck**. Angesichts

ihrer gestörten Körperwahrnehmung sind Anorexie-Patienten in der Regel nicht zu einer Therapie bereit. Jugendliche werden meist von ihren Eltern **zum Arzt gezwungen**. Oft kasteien sich die Betroffenen zusätzlich durch **stundenlange Bewegungsprogramme**, um möglichst viele Kalorien zusätzlich zu verbrennen. Wesentliche Unterschiede zwischen Anorexie und Bulimie zeigt (➤ Tab. 7.2).

Ernährungstherapie

Erstgespräch

Im Gegensatz zu somatischen Krankheitsbildern wie Diabetes oder Hypertonie steht bei Anorexie am An-

Tab. 7.2 Unterschiede zwischen Anorexie und Bulimie hinsichtlich Essverhalten, somatischer und psychischer Befunde, verändert nach Hajeck-Lang (Kühl, Schütze 2001).

Körperliches Symptom/ psychischer Befund	Anorexie	Bulimie
Somatische Befunde	• Deutliches Untergewicht • Amenorrhoe (obligatorisch) • Medikamentenabusus selten (aktive Form der Anorexie)	• Suboptimales Gewicht • Amenorrhoe (fakultativ, ca. 45 Prozent) • Medikamentenabusus (Laxanzien, Appetitzügler, Diuretika)
Essverhalten	• Nahrungsverweigerung • Eventuell selbstindiziertes Erbrechen ohne Fressanfälle	• Fressanfälle mit hochkalorischer Nahrungszufuhr • Selbstindiziertes, reflektorisches Erbrechen nach Fressanfällen
Psychische Befunde	• Störung der Körperwahrnehmung und des Körperbildes • Überzeugung, dick zu sein • Stolz über die Leistung der Gewichtsabnahme • Verleugnung von Hunger	• Weitgehend realistische Wahrnehmung des Körpers • Ständige Angst vor Gewichtszunahme • Scham- und Schuldgefühle im Bezug auf die Symptomatik • Angst nicht mehr mit dem Essen aufhören zu können

fang meist die Therapie des eventuell lebensbedrohlichen Untergewichts mit allen seinen somatischen Komplikationen. Um eine – von den Patienten meist abgelehnte – stationäre Einweisung zu vermeiden, steht das Bemühen im Vordergrund, die Patienten zum Zunehmen zu bewegen und sie gleichzeitig davon zu überzeugen, dass sie nicht „explodieren" werden.

In der Regel besteht zu Beginn der Behandlung keinerlei **Krankheitseinsicht**. Deshalb muss zunächst ein Vertrauensverhältnis geschaffen und über die Essstörung und ihre möglichen Komplikationen und Spätschäden aufgeklärt werden. Oft helfen bei vollkommen uneinsichtigen Frauen, die in der Regel von ihren Eltern bzw. Müttern zur Beratung gezwungen werden, nur die Androhung einer stationären Einweisung und Voraussagen zu gesundheitlichen Spätschäden in Form einer Amenorrhoe mit der Folge einer eventuellen Sterilität und des Auftretens einer Osteoporose.

Die größte Sorge der Patienten ist eine zu **schnelle Gewichtszunahme** während der Behandlung. Es sollte gemeinsam über ein realistisches Zielgewicht verhandelt werden. Die Patienten werden gefragt, welches maximale Gewicht sie akzeptieren können und wie viel Zeit sie sich dafür nehmen möchten. Die von Therapeuten oft geforderte Gewichtszunahme von einem Pfund bis einem Kilogramm pro Woche ist zumindest unter ambulanten Bedingungen unrealistisch und schreckt die Patienten ab. Obwohl die meisten Anorexie-Patienten sich bestens mit den Kalorien- und Fettgehalten von Lebensmitteln auskennen, weiß kaum eine, wie viele zusätzliche Kalorien für die Zunahme von einem Kilogramm Körperfett notwendig sind. Sobald sie erfahren, dass sie zusätzlich mindestens ca. 7 000 kcal essen müssen, bevor sie ein Kilogramm an Gewicht zulegen, sind die Patienten schnell **erleichtert** und **entspannter**. Auf diese Weise kann ihnen ihre Hauptsorge genommen werden und sie sind aufgeschlossener gegenüber dem weiteren Procedere. Auch Hinweise zu der geringen Bedeutung von kleinen **Gewichtsschwankungen** auf der Waage helfen oft bei den Patienten die Angst vor einem schnellen Zunehmen zu verringern:

Tägliches oder gar mehrfach tägliches Wiegen ist unsinnig und stresst die Patienten unnötig. Gewichtsschwankungen von plus minus 1 kg innerhalb von wenigen Tagen geben keine Auskünfte über eine tatsächliche Fettgewebsreduktion. Derartige Schwankungen sind auf Wassereinlagerungen (z. B. hormonell bedingt) oder auf unregelmäßige Darmentleerungen zurückzuführen. Das **einmalige Wiegen pro Woche** erlaubt langfristig Aussagen zu einer realistischen Gewichtsveränderung.

Im zweiten Teil des Erstgesprächs wird ein **Vertrag** zur weiteren **Zusammenarbeit** geschlossen: Zielgewicht, Gewichtszunahme, wöchentliches Wiegen sind wichtige Bestandteile der Vereinbarung (✚ Checkliste zum Erstgespräch). Einer Psychotherapie wollen die meisten Patienten nicht zustimmen: Aufgrund der fehlenden Krankheitseinsicht wollen sie keinen „Seelendoktor", sie seien doch nicht verrückt … Je nach Dringlichkeit und Krankheitseinsicht der Patienten muss hier entschieden werden. Zum Abschluss des Gesprächs wird das Führen eines **Food frequency-Protokolls** veranlasst, mit dessen Hilfe gemeinsam geschaut werden soll, wie gesund die Patientin tatsächlich isst und welche Nährstoffe ihr fehlen. Die Patienten werden nach ein oder zwei Wochen (je nach medizinischer Dringlichkeit) wieder einbestellt zur Besprechung des ersten Essprotokolls.

Folgegespräch

Im ersten Folgegespräch (✚ Checkliste Analysegespräch) stehen **das Essprotokoll** und die **PC-gestützte Nährstoffanalyse** (➤ Kap. 6.3) im Vordergrund. Die Patienten sollten aktiv in die Besprechung des Protokolls eingebunden werden. In der Regel sind Anorektiker intelligente, mathematisch interessierte, sehr gute Schülerinnen, die an der Analyse des Essprotokolls interessiert sind und sich von Zahlen und Fakten beeindrucken und auch leiten lassen.

Als erstes werden die **Nährstoffdefizite** aufgezeigt und erklärt, welche und wie viele Lebensmittel zum Ausgleich benötigt werden. In diesem Zusammenhang hat es sich bewährt, Hochrechnungen mit den Kaloriengehalten der betreffenden Lebensmittel anzustellen: So wird gemeinsam berechnet, dass zum Beispiel ein zusätzlicher Joghurt am Tag mit etwa 100 kcal angesichts der 7 000 kcal-Erkenntnis (s. o.) erst nach über zwei Monaten zu einer Gewichtszunahme von einem Kilogramm führen würde. Auf diese Weise lernen die Patienten mehr **Ge-**

lassenheit und verlieren etwas von ihrer vordringlichen Sorge. Eine zusätzliche Zufuhr von etwa 200 kcal am Tag würde knapp ein Kilogramm im Monat bedeuten. Auf dieser Basis kann ein entsprechender Essensplan erstellt und in der Regel von den Patienten akzeptiert werden ➤ Tab. 7.3.

Je nach Vertrauensverhältnis und Zugewandtheit der Patientin kann überlegt werden, ob und welches Lebensmittel sie sich „gönnen" will, auf das sie die letzte Wochen und Monate eventuell verzichtet hat. Zu diesem Zeitpunkt ist sie in der Regel bereits entspannter als zu Beginn der Therapie und eventuell bereit, täglich oder wöchentlich eines ihrer Lieblingslebensmittel, meist eine **Süßigkeit**, zu genießen – ohne schlechtes Gewissen.

Besondere Ängste bestehen in der Regel vor **Fett im Essen** – hierzu sind ausführliche Erklärungen zur Bedeutung von Fett für die Gesundheit erforderlich. Vielen Patienten ist bis dato nicht bewusst gewesen, dass sie zum Beispiel Fett, speziell Cholesterin, für ihren Hormonhaushalt benötigen und dass der Verzicht auf möglichst alle fetten Lebensmittel einen Grund für die **Amenorrhoe** darstellt. Obwohl Anorexie-Patienten in der Regel über gesundes Essen sehr gut informiert sind, klammern sie fast alle Lebensmittel außer Obst, Gemüse, Brot und fettar-

men Joghurt aus ihrem Speiseplan aus. Hier ist Geduld gefragt bei der Beratung und Aufklärung über den gesundheitlichen Wert einer abwechslungsreichen Mischkost.

Mit Hilfe der Lebensmittelliste ➤ Tab. 7.3 kann unter Berücksichtigung der individuellen Vorlieben und Zugeständnisse mit den Patienten ein **Essens-** und ein **Zeitplan** für die **Schritt-für-Schritt-Gewichtszunahme** erstellt werden. Weitere Themen dabei sind der Sinn und Unsinn von Light-Produkten, essen und genießen, essen ohne schlechtes Gewissen und so weiter.

Die Beratungstermine werden je nach klinischem Zustand anfangs für jede Woche, später für zwei oder alle vier Wochen vereinbart. Von Termin zu Termin erhalten die Patienten jeweils eine **Hausaufgabe**, die sie üben und erledigen sollen, zum Beispiel größere Portionen zu essen, neue Lebensmittel zu integrieren. Es wird jeweils gemeinsam festgelegt, ob ein weiteres Essprotokoll geführt wird.

LITERATUR
Birmingham CL, Gritzner S (2006). How does zinc supplementation benefit anorexia nervosa? Eating and Weight Disorders; 11 (4): 109–11.
Golder W (2008). Anorexia competitiva. Die jüngste Variante der Essstörungen. Phoenix; 3: 6–8.
Kühl R, Schütze G (2001). Essstörungen im Kindes- und Jugendalter. Nervenheilkunde; 5: 13–19.
Wewetzer C (2008). Höhere Heilungsraten durch neues Behandlungskonzept. MMW-Fortschritte der Medizin; 44: 29–32.
Weitere Literatur (➤ Kap. 7.4.11) Essstörungen.

7.4.2 Arteriosklerose, KHK, Apoplex, periphere arterielle Durchblutungsstörungen

Medizinische Hintergründe

Gefäßveränderungen und Durchblutungsstörungen wie bei Arteriosklerose, KHK und Apoplex sind in einem hohen Maße durch Fehlernährung und Bewegungsmangel bedingt. Herz-Kreislauf-Erkrankungen stellen in Deutschland noch immer die Todesursache Nummer 1 mit etwa 50 Prozent aller Todesfälle dar (Metabolisches Syndrom/Bluthochdruck).

Neben Rauchen und Übergewicht sind dabei erhöhte Blutfett- und Blutzuckerwerte von entschei-

Tab. 7.3 Kalorienaufbau mit Lebensmitteln in 200 kcal-Schritten.
200 kcal entsprechen in etwa:
1 Scheibe Brot plus Butter (10 g)
1 Scheibe Brot plus Quark und Marmelade
1 Scheibe Brot plus Frischkäse (Rahmstufe)
1 Scheibe Brot plus 1 Scheibe Käse (25 g)
2 mittelgroße Obstportionen (à 150–200 g)
1 kg Möhren
1 gemischter Salatteller plus Dressing und ein paar Schinken- oder Käsestreifen oder etwas Thunfisch
ca. 700 g–1 000 g Rohkost
200–250 g Schweine-/Rinderfilet
200–250 g Scholle, Kabeljau, Forelle und andere fettarme Sorten
2–3 Eier (für Omelett z. B)
60 g (trocken) Reis = 1 Portion als Beilage
75 g (trocken) Nudeln = 1 Portion als Beilage
2–3 Kartoffeln = 1 Portion als Beilage

dender Bedeutung. Im Rahmen der so genannten Basis- oder Allgemeinmaßnahmen sollten Bewegungstherapie, Stressbewältigungsmaßnahmen und Ernährungstherapie im Fokus der Behandlung stehen.

Die Beipackzettel aller Antidiabetika, Lipidsenker, Harnsäure- und Blutdrucksenkenden Medikamente enthalten Hinweise auf die Ausschöpfung aller Allgemeinmaßnahmen über drei bis sechs Monate, bevor Medikamente eingesetzt werden. Angesichts der oft mangelnden Selbstdisziplin und -kontrolle beim Patienten fällt die Entscheidung des Arztes schnell zugunsten der Medikamentenverschreibung, nicht zuletzt auch aus Zeit- und Kompetenzgründen hinsichtlich einer aufwändigen Lebensstilberatung.

Die Ausschöpfung der ernährungstherapeutischen Optionen würde nach derzeitiger Studienlage dazu beitragen, einen Großteil der Ausgaben im Gesundheitssystem zu begrenzen bzw. zu minimieren. Im Praxisalltag jedoch spielt die Ernährungstherapie eine nur geringe Rolle und wird häufig noch immer als sanftes Zubrot zur klassischen schulmedizinischen Intervention betrachtet.

Besonderheiten/Abweichungen gegenüber der DGE

Für Gefäßerkrankungen gelten alle die unter **Fettstoffwechselstörungen** (➤ Kap. 7.4.12).

Diabetes (➤ Kap. 7.4.8) und **Hypertonie** (➤ Kap. 7.4.4) sowie unter **Rheuma** (➤ Kap. 7.4.39) (insbesondere hinsichtlich der antiinflammatorischen und antioxidativen Effekte) aufgeführten ernährungstherapeutischen Maßnahmen. Sie tragen dazu bei, die klassischen Zivilisationskrankheiten wirkungsvoll zu bekämpfen bzw. zu vermeiden. Sie wirken im Sinne des **Gefäßschutzes**, **auch in der Sekundärprophylaxe** nach Herzinfarkt, vor allem auf folgenden Ebenen:

- Lipidsenkend
- Blutdrucksenkend
- Antioxidativ
- Fließeigenschaften des Blutes verbessernd (fibrinogensenkend, antithrombotisch)
- Antiarrrhytmisch
- Anti-inflammatorisch.

Folgende ernährungstherapeutische Empfehlungen sind durch zahlreiche wissenschaftliche Studien gut abgesichert:

1. Fettoptimierte Kost: Reich an Monoensäuren und Omega-3-Fettsäuren, arm an gesättigten Fettsäuren (Schacky 2007).
2. Reich an Obst und Gemüse: entsprechend der (mindestens) 5-am-Tag-Regel, damit reich an antioxidativen Substanzen (Rupp et al. 2006).

Für die **praktische Ernährungstherapie** bedeutet das:

Zu (1.): Weniger die Menge an Fett ist ausschlaggebend, sondern die **Qualität und Auswahl der Fette** entscheidet über positive oder negative Auswirkungen des Fettkonsums. So ist die mediterrane Kost empfohlen zur Prävention und Therapie von Gefäßerkrankungen, relativ fettreich. Dabei handelt es sich jedoch vorwiegend um Olivenöl und Fischöle. Insbesondere letztere, die Omega-3-Fettsäuren, stehen seit Jahren im Focus zahlreicher Studien hinsichtlich ihrer vielen „guten" Eigenschaften (z. B. Schacky 2007, Albert et al. 2002, GISSI 1999, Hu et al. 2002). Die negativen Auswirkungen von gesättigten Fettsäuren werden gelegentlich in Frage gestellt z. B. durch (Worm 2008).

Fest steht in jedem Fall, dass die genannten „guten Fette" auf den vielfältigsten Ebenen die Fließeigenschaften des Blutes, die Blutfette und einen Bluthochdruck positiv beeinflussen sowie antientzündlich wirken. **Protektive Wirkung** haben:

- Raps- und Olivenöl
- Nüsse, insbesondere Walnüsse (Brehme 2002)
- Fischöle bzw
- Pflanzliche Omega-3-Fettsäuren (in Leinöl) (Schacky 2007, Rupp et al. 2006).

Zu (2.): Obst und Gemüse liefern reichlich Vitamine und so genannte sekundäre Pflanzenstoffe, die antioxidativ wirken und **anti-inflammatorische Wirkungen** an der Gefäßwand ausüben (Bitsch 2004).

Widersprüchlich bzw. nicht abschließend geklärt sind die Erkenntnisse zur Bedeutung einer **Homozysteinsenkung** durch B-Vitamine für den Gefäßschutz, insbesondere für das Auftreten eines Schlaganfalls (Boushy et al. 1995, Till 2005).

Stressbewältigungsmaßnahmen und **Bewegungstherapie** stellen zwei weitere so genannte Basismaßnahmen zur Eindämmung dieser Krankheitsbilder dar. Ein Fünftel aller Herztode wird auf die Belastung durch Dauerstress zurückgeführt.

LITERATUR

Albert CM et al. (2008). Effect of Folic Acid and B Vitamins on Risk of Cardiovascular Events and Total Mortality Among Women at High Risk for Cardiovascular Disease. Journal of the American Medical Association; 299: 2.027–36.

Albert CM et al. (2002). Blood levels of long chain n-3-fatty acids and the risk of sudden death. The New England Journal of Medicine; 346: 1.113–18.

Bitsch R (2004). In: Rotkohl und Holunder: Die Anthocyane. Phoenix; 4: 14–15.

Bonaa KH et al. (2006). Homocysteine Lowering and Cardiovascular Events after Acute Myocardial Infarction. The New England Journal of Medicine; 254 (15): 1.578–88.

Boushy C et al. (1995). A quantitative assessment of plasma homocysteine as a risk factor for vascular disease. Journal of The American Medical Association ; 274: 1.049–57.

Brehme U (2002). Stellenwert von Nüssen in der Ernährung für die Prävention von Herz-Kreislauf-Erkrankungen. Sonderdruck aus Ernährungs-Umschau; 49 (2): 1–5.

Burr ML et al. (1989). Effects of changes in fat, fish, and fibre intakes on death and myocardial reinfarction: Diet and Reinfarction Trial (DART). Lancet; 2: 757–61.

DGE et al. (2007). Evidenzbasierte Leitlinie. Prävention und Therapie der Adipositas.

GISSI-Prevenzione Investigators (1999). Dietary supplementation with n-3 polyunsaturated fatty acids and vitamin E after myocardial infarction: Results of the GISSI-Prevenzione trial. Lancet; 354: 447–55.

Gross M (2002). Ernährung bei chronisch entzündlichen Darmerkrankungen. Erlaubt ist, was Ihr Patient verträgt. MMW-Fortschritte der Medizin; 3–4: 40–41.

Hu FB et al. (2002). Fish and omega-3 fatty acid intake and risk of coronary heart disease in women. Journal of the AmericanMedical Association; 287(14): 1.815–21.

Lonn E (2008). Homocysteine-Lowering B Vitamin Therapy in Cardiovascular Prevention-Wrong Again? Journal of the American Medical Association; 299: 2.086–87.

Rupp H, Rupp TP, Alter P, Maisch B (2006). Acute heart failure-basic pathomechanism and new drug targets. Herz; 31 (8): 727–35.

Schacky C (2007). Omega-3 fatty acids and cardiovascular disease. Current Opinion in Clinical Nutrition and Metabolic Care; 10 (2): 129–35.

Stanger O (2004). Homocystein-Grundlagen, Klinik, Therapie, Prävention. Wien, München, Bern: Verlag Wilhelm Maudrich.

Till U et al. (2005). Decrease of carotid intima-media thickness in patients at risk to cerebral ischemia after supplementation with folic acid, Vitamins B6 and B12. Atherosclerosis; 181 (1): 131–35.

Wald DS, Law M, Morris JK (2002). Homocysteine and cardiovascular disease: evidence on causality from a meta analysis. BMJ; 325: 1.202–08.

Wang X et al. (2007). Efficacy of folic acid supplementation in stroke prevention: a meta-analysis. Lancet; 369: 1.876–82.

Worm N. (2008). Gesättigte Fettsäuren und Herzerkrankungen, Kongressbericht im April 2008. Ernährungsinformation CMA 03/2008.

7.4.3 Binge Eating Disorder (BED)

Medizinische Hintergründe

Gemäß den DSM IV-Kriterien (Saß HU et al. 2003) handelt es sich um eine Essstörung, bei der mindestens zweimal wöchentlich über einen Zeitraum von mindestens 6 Monaten **Heißhungerattacken** bei einem vollständigen **Kontrollverlust** mit Einnahme von großen Nahrungsmengen in kurzer Zeit auftreten. Die Patienten essen allein und sehr schnell, ohne hungrig zu sein, fühlen sich dabei schuldig und sehr unwohl, ekeln sich vor sich selbst und sind danach meist depressiv und verzweifelt. Im Gegensatz zur Bulimie werden anschließend keine **Gegenmaßnahmen** ergriffen wie Erbrechen oder eine Laxanzieneinnahme.

BED wird oft nicht erkannt, die Grenze zwischen Übergewicht/Adipositas und einer manifesten Essstörung ist für Außenstehende nicht zu erkennen. Die Patienten sind verzweifelt und haben einen sehr hohen Leidensdruck. Sie haben mangelnde Selbstwertgefühle, einen hohen Leistungsanspruch und kommen oft aus Familien mit mangelnder Zuwendung und wenigen Emotionen. Essen ist für sie ein Instrument, mit dem sie ihre Probleme und Enttäuschungen kompensieren, ihren „emotionalen Hunger" stillen wollen. In den Essanfällen werden jeweils 500 bis zu 3 000 kcal zugeführt. Da anschließend keine Entleerung stattfindet, wird das körperliche Befinden bei schnell steigendem Gewicht immer schlechter, die Verzweiflung immer größer.

Eine Kombination von Psycho- und Verhaltenstherapie und einer ernährungsmedizinischen Betreuung in enger Abstimmung mit dem Hausarzt ist angeraten. Zwar sind Verzweiflung und Leidensdruck bei Binge-Eatern sehr groß und insofern die Bereitschaft zur Therapie meist vorhanden, andererseits zögern die Patienten oft angesichts ihrer großen Scham, sich in eine langfristige ärztliche Behandlung zu begeben.

Ernährungstherapie

Vordringliches Ziel ist die **Reduktion** der **Essanfälle**, die Gewichtsreduktion erfolgt sekundär.

Einzelgespräche sind im Gegensatz zur Behandlung von Anorexie und Bulimie wahrscheinlich weniger effektiv als **Gruppengespräche**. Dort lernen die oft vereinsamten Patienten andere Leidensgenossen kennen und erhalten dadurch eine zusätzliche **Motivation für die Therapie**.

In die **Ernährungstherapie** sollten **Entspannungsverfahren** wie Progressive Muskelentspannung nach Jacobson, Autogenes Training oder Yoga eingebunden werden. Auf der Basis eines entspannteren, ruhigeren und entkrampfteren Umgangs mit seinem Körper können statt(d)essen Strategien erarbeitet und eingeübt, positive Formeln entwickelt und ein gesünderer Umgang mit dem eigenen Körper erlernt werden. Weitere **Inhalte** der **Ernährungstherapie** sind:

- Essensplanung und Mahlzeitenfolge
- Schaffung einer angenehmen Atmosphäre mit ausreichend Zeit für die Einnahme der Mahlzeiten im Sitzen
- Vorschläge zur Begrenzung des Esstempos.

Aufgabe der Psychoanalyse bzw. -therapie ist es, die Wurzeln der Erkrankung zu erkennen und das mangelnde Selbstwertgefühl der Patienten zu stärken.

LITERATUR

Goeldel A (2008). „Nur" Übergewicht oder manifeste Essstörung? Binge Eating Disorder wird oft nicht erkannt. Der Hausarzt. Medizin in der Praxis; 15/08: 42–43.

Herpertz S, Munsch S (2008). Die Binge-Eating-Störung im Kindes- und Erwachsenenalter. Diagnostische und therapeutische Überlegungen. Adipositas; 3: 160–62.

Saß HU, Wittchen HU, Zaudig M, Houben I (2003). Diagnostisches und Statistisches Manual Psychischer Störungen, Textrevision (DSM-IV-TR). Göttingen: Hogrefe.

Weitere Literatur (➤ Kap. 7.4.11) Essstörungen.

7.4.4 Bluthochdruck/Hypertonie

Medizinische Hintergründe

Bei der Entstehung beziehungsweise Manifestation einer Hypertonie spielen neben erblichen auch weitere Faktoren eine Rolle, z. B. **Übergewicht oder**

Adipositas. Eine hyperkalorische, unausgewogene oder mangelhafte Ernährungsweise, insbesondere die Kochsalzzufuhr und der Alkoholkonsum sowie psychische Belastungen sind bekannte Einflussfaktoren für den Blutdruck. Bei Übergewicht ist daher eine Gewichtsnormalisierung anzustreben. Auch auf ausreichende körperliche Bewegung und **Stressprophylaxe** ist zu achten.

Die **Bedeutung** von **Kochsalz** für den Blutdruck wird seit Jahren kontrovers diskutiert. Während einerseits deutliche Zusammenhänge belegt werden, gibt es ebenso Studien, die dagegen sprechen (DASH-Studien, Apple et al. 1997, Sacks et al. 2001, TOPH-Studien, 1997). Fest steht, dass es kochsalzsensitive und kochsalz-nicht-sensitive Personen gibt. Erstere sollen etwa 50 Prozent aller Hypertoniker bzw. 20 bis 30 Prozent der Normotoniker ausmachen. Damit ist der Versuch, mit einer begrenzten Kochsalzzufuhr den Blutdruck zu optimieren, gerechtfertigt. Dazu kommt, dass die Kochsalzzufuhr in versteckter Form in der Regel mit einer hohen Fett- und Eiweißzufuhr einhergeht (Fertiggerichte, Brotbeläge). Hyperkalorische Ernährung wiederum stellt – unabhängig vom Kochsalzkonsum – einen eigenständigen Risikofaktor für Bluthochdruck bei Übergewicht dar.

Besonderheiten/Abweichungen gegenüber der DGE

Gewichtsnormalisierung ist die Empfehlung Nummer eins bei Übergewicht mit Hypertonie. Mittels einer kalorienreduzierten Mischkost sollte bestehendes Übergewicht reduziert werden. Unabhängig vom Körpergewicht sollte eine **kochsalzmoderate Ernährung** mit etwa 5 bis 6 g Natriumchlorid am Tag empfohlen werden (entsprechend den DGE-Empfehlungen).

Die Kochsalzzufuhr in Deutschland erfolgt zum überwiegenden Teil durch den **Konsum in versteckter Form** (ca. 80 Prozent). Die Empfehlung, möglichst wenig zuzusalzen, wird demzufolge unter Umständen wirkungslos sein. Nicht zu vernachlässigen ist beim deutschen „Butterbrotesser" die versteckte Zufuhr in Brot und insbesondere Käse und Wurst, zum Teil auch in Margarine. Bei mehr als drei Käse- oder Wurstbroten täglich kann eine Auswirkung auf den Blutdruck möglich sein. **Alternati-**

7

ve **Brotbeläge** zu Wurst und Käse wie z. B. Avocado- oder Möhrencreme liefern zusätzliche Vitamine und Mineralstoffe.

Ein Müsli kann eine Butterbrotmahlzeit ersetzen. Hierunter werden nicht die diversen aufgepoppten und gewalzten „gesunden Frühstückscerealien" verstanden. Stattdessen mischt man Flocken mit frischem Obst und Milch oder Joghurt und fügt ganz nach Belieben und Kalorienbewusstsein Nüsse oder Samen dazu. Fertiggerichte, Backmischungen, Fertigsoßen und Gewürzmischungen oder geräucherte und gepökelte Lebensmittel sollten möglichst gemieden werden. **Alternativ zum Kochsalz** können bei der Zubereitung der Mahlzeiten Paprika, Curry, Pfeffer, Kräuter, Zwiebeln, Knoblauch, Fenchel und Kümmel eingesetzt und eigene Pesto-, Marinade- und Dressingvarianten hergestellt werden.

Kochsalzersatzmittel mit einem hohen Kalium-, Kalzium- und/oder Magnesiumanteil in Verbindung mit organischen Säuren können hilfreich sein: So kann die blutdrucksteigernde Wirkung der Natriumchloridzufuhr herabgesetzt beziehungsweise die Natrium- und Wasserausscheidung erhöht werden. Nicht alle Diätsalze sind völlig natriumfrei. Die Verwendung von (jodhaltigen) Kochsalzersatzmitteln muss deklariert werden. Sie werden jedoch häufig wegen ihres bitteren Bei- und Nachgeschmacks abgelehnt.

Diätetische Lebensmittel sind als kochsalzreduzierte, kochsalzarme und kochsalzfreie Produkte zu erhalten. Alternativ werden sie auch „natriumreduziert" usw. genannt.

Entgegen früherer Meinungen können **natriumhaltige Mineral- und Heilwässer** (➤ Tab. 7.21) durchaus empfohlen werden. Wirksam hinsichtlich einer Blutdruckerhöhung ist (bei sensitiven Patienten) die Natrium-**Chlorid**-Verbindung, nicht das Natrium allein. Als unbedenklich gelten Wässer mit einem Chloridgehalt unter 300 mg pro Liter. Positiv, das heißt blutdrucksenkend, können **hydrogenbikarbonatreiche Wässer** wirken (mehr als 1,5 g pro Liter). Auch ein **hoher Magnesiumgehalt im Wasser** beeinflusst den Blutdruck positiv

Mittelfetter Fisch in Form von Hering, Makrele, Lachs und Thunfisch liefert reichlich Omega-3-Fettsäuren, welche die Fließeigenschaften des Blutes positiv beeinflussen. Mindestens ein, besser zwei Portionen dieser Fischarten à 150 g pro Woche werden

empfohlen. Ein **Kaffeekonsum** im Rahmen von drei bis vier Tassen täglich wirkt weder diuretisch noch blutdrucksteigernd und ist unbedenklich. **Tee** aus Birkenblättern, Brennnessel, Schachtelhalm, Löwenzahn oder Brunnenkresse fördert die Wasserausscheidung und können mit insgesamt drei Tassen täglich (außer bei herz- oder nierenbedingten Ödemen) empfohlen werden.

Gemüse bietet sich als natürliches und gesundes Diuretikum an. Besonders entwässernd wirken beispielsweise Gurken, Brunnenkresse, weiße Bohnen, Sojabohnen und Petersilie. Hier können bedenkenlos auch mehr als die gemäß der 5-am-Tag-Regel empfohlenen zwei bis drei Portionen gegessen werden. Auch hinsichtlich der Vitamin- und Mineralstoff-Versorgung kann reichlich Gemüse nur Vorteile bringen.

Ein **moderater Alkoholkonsum** gemäß den DGE-Empfehlungen kann eine Blutdrucksenkung erzielen. Ein deutlich höherer Alkoholkonsum wirkt dagegen blutdrucksteigernd. Ansonsten sollten hinsichtlich der Zufuhr von Ballaststoffen und ungesättigten Fettsäuren sowie an Kalium, Magnesium und Kalzium die üblichen Ernährungsempfehlungen der DGE für Gesunde umgesetzt werden.

Nahrungsergänzungsmittel (NEM)

Magnesium kann, sofern in nicht ausreichender Menge im Essen oder in Getränken vorhanden, substituiert werden mit 300 bis 500 mg täglich. Es reduziert die Vasospasmen und kann so zu einer Blutdrucksenkung beitragen.

Kalium als Gegenspieler zu Natrium sollte gegebenenfalls mit 600 bis 1 000 mg zugeführt werden (je nach Nährstoffanalyse des Essprotokolls). **Omega-3-Fettsäuren** werden vorgeschlagen zur Verbesserung der Fließeigenschaften des Blutes (1 bis 5 g täglich). **Antioxidative Maßnahmen** durch Stoffe wie Zink, Selen und Vitamin E sollen schützend auf entzündliche Membranprozesse wirken. Die Mengenempfehlungen liegen zwischen 20 und 30 µg (Zink), 50 und 200 µg (Selen) und 100 bis 300 µg (Vitamin E).

Vitamin-B-Supplemente können derzeit für die Prävention kardiovaskulärer Erkrankungen nicht empfohlen werden. Obwohl hohe Homozysteinspiegel mit kardiovaskulären Erkrankungen assoziiert sind, konnte eine Behandlung mit Folsäure, Vitamin

B_6 und B_{12} trotz signifikanter Homozysteinsenkung keinen Schutz davor bringen.

TIPP

Sinnvoll und sehr wirkungsvoll können Maßnahmen zur **Stressbewältigung** sein. Autogenes Training, Yoga oder progressive Muskelrelaxation nach Jacobson (PMR) sind anerkannte Entspannungsverfahren. Speziell beim Autogenen Training kombiniert mit PMR lassen sich Herz, Atmung und Blutdruck effektiv ansprechen und positiv beeinflussen. **Kochsalzfreie Tage** (1-mal pro Woche) können eine wirkungsvolle Blutdrucksenkung bewirken:
• Kartoffeltage mit täglich 1 kg Kartoffeln ohne Salz
• Entlastungstage mit Obst oder Saft (ca. 1,5 bis 2 Liter, bzw. kg) oder auch Rohkost mit Gemüse ad libitum.
Schnell lässt sich feststellen, ob ein Hypertoniker **salzsensitiv** ist:
Der Patient sollte über drei bis vier Tage möglichst keine Käse- oder Wurstbrote essen, stattdessen Müsli, Marmeladen- oder Honigbrote, Quark, Joghurt sowie reichlich Obst und Gemüse verzehren. Gewürzt werden kann mit Kräutern. Ein kochsalzsensitiver Hypertoniker wird in dieser Zeit mit einer deutlichen Diurese und Blutdrucksenkung reagieren. Bei **stressbedingtem** oder **-abhängigem Bluthochdruck** empfehlen sich Arnika, Melisse, Johanniskraut, Weißdorn, Mistel und Ehrenpreis. Sie können, als Tee getrunken, beruhigend und entspannend und damit indirekt blutdrucksenkend wirken.

✚ Hypertonie: Prävention und Therapie. Checkliste für den Schreibtisch.

LITERATUR

Albert CM et al. (2008). Effect of Folic Acid and B Vitamins on Risk of Cardiovascular Events and Total Mortality among Women at High Risk for Cardiovascular Disease. Journal of the American Medical Association; 299: 2.027–36.

Brehme U (2002). Stellenwert von Nüssen in der Ernährung für die Prävention von Herz-Kreislauf-Erkrankungen. Sonderdruck aus Ernährungs-Umschau; 49 (2): 1–5.

Bonaa KH et al. (2006). Homocysteine Lowering and Cardiovascular Events after Acute Myocardial Infarction. The New England Journal of Medicine; 254 (15): 1578–88.

Boushy C et al. (1995). A quantitative assessment of plasma homocysteine as a risk factor for vascular disease. Journal of the American Medical Association; 274: 1.049–57.

Campese VM (1994). Salt sensitivity in hypertension. Hypertension; 23: 531–50.

Capuccio FP et al. (1997). Double-blind randomised trial of modest salt restriction in older people. Lancet; 350: 850–54.

DASH Collaborative Research Group, The New England Journal of Medicine; 336: 1.117–24.

Elliott P et al., Intersalt Cooperative Research Group (1996). The food industry fights for salt. BMJ; 312: 1.249–53.

Haberl P (2009). Frisch, fettarm und vielseitig. Ernährung bei Hochdruck, KHK und nach Herzinfarkt. Der Hausarzt; 6: 34–35.

Lonn E (2008). Homocysteine-Lowering B-Vitamin Therapy in Cardiovascular Prevention-Wrong Again? Journal of the American Medical Association; 299: 2.086–87.

Luft FC (1999). Cum grano salis, Deutsche medizinische Wochenschrift; 124: 1.351–55.

Skrabal F (1999). Einschränkung der Kochsalzzufuhr zur Prävention und Behandlung der Hochdruckkrankheit. Deutsche medizinische Wochenschrift; 124: 1.342–50.

Sacks FM, Svetkey LP et al. (2001). Effects on Blood Pressure of Reduced Dietary Sodium and the Dietary Approaches to Stop Hypertension (DASH) Diet. The New England Journal of Medicine; 344: 3–10.

Till U et al. (2005). Decrease of carotid intima-media thickness in patients at risk to cerebral ischemia after supplementation with folic acid, Vitamins B6 and B12. Atherosclerosis; 181 (1): 131–35.

Trials of Hypertension Prevention (TOHP). Collaborative Research Group (1997). Effects of weight loss and sodium reduction intervention on blood pressure and hypertension incidence in overweight people with high-normal blood pressure. Archives of Internal Medicine; 157: 657–67.

Wang X et al. (2007). Efficacy of folic acid supplementation in stroke prevention: a meta-analysis. Lancet; 369: 1.876–82.

Wald DS, Law M, Morris JK (2002). Homocysteine and cardiovascular disease: evidence on causality from a meta analysis. BMJ; 325: 1.202–08.

7.4.5 Bulimia nervosa

Medizinische Hintergründe

Im Gegensatz zur Anorexia nervosa sind sich Bulimiker ihrer Essstörung voll bewusst und leiden sehr darunter. Ihre Körperwahrnehmung ist weitestgehend nicht gestört, sie haben jedoch panische Angst zuzunehmen.

Heißhungerattacken, in denen die Patienten große Nahrungsmengen verschlingen, werden gefolgt von Erbrechen und/oder einem Abusus von Laxanzien, Appetitzüglern oder Schilddrüsenpräparaten. Mit zunehmender Dauer der Erkrankung treten Zahnschäden („Mäusezähnchen"), Halsentzündungen und Elektrolytentgleisungen auf, die schließlich zu Herz- und Nierenfunktionsstörungen führen können. Oft lässt sich in der Vorgeschichte eine Anorexie nachweisen. Wesentliche Unterschiede zwischen Anorexie und Bulimie zeigt (➤ Tab. 7.2).

Es werden soziokulturelle und familiäre sowie individuelle und biologisch-genetische Faktoren als **Ursachen** bzw. Auslöser für **Bulimie** beschrieben. In der Regel haben die Patienten ein eher negatives Selbstbild und halten sich trotz objektiv hoher Leistungskraft für unzureichend und schlecht und schämen sich. Mit zunehmender Krankheitsdauer verschließen sie sich immer mehr. Essen außer Haus und in Gesellschaft wird unmöglich.

Die Essstörung bleibt lange **unerkannt**, da sich das Gewicht stets im Normalbereich bewegt. Die Patienten verlieren immer mehr das Gefühl für normale Nahrungsmengen und suchen aufgrund ihrer **Schuld-** und **Schamgefühle** oft erst nach vielen Jahren therapeutische Hilfe. Eine **interdisziplinäre Behandlung**, zumindest durch Psychologen-, Verhaltens- und Ernährungstherapeuten ist erforderlich, um den Patienten Hilfe bei der Bearbeitung ihrer psychischen und sozialen Probleme und bei dem Erlernen eines neuen Essverhaltens geben zu können.

Ernährungstherapie

Die meisten Patienten kommen aufgrund ihres hohen Leidensdrucks und ihrer Krankheitseinsicht **freiwillig** zur Therapie. Sie leiden unter dem vollständigen Kontrollverlust hinsichtlich ihres Essverhaltens, einer möglichen Gewichtszunahme und benötigen konkrete Anleitungen für Lebensmittelmengen, Mahlzeitenfolgen, Informationen über „gute" und „schlechte" Lebensmittel. Außerdem möchten sie die Sicherheit haben, nicht zuzunehmen während ihrer Bemühungen wieder gesund essen zu lernen. Die Patienten werden gebeten, ein **Essprotokoll** über **7 Tage** zu führen und dabei zu notieren:

- Ob sie bzw. welche Auslöser sie für ihre Heißhungerattacken erkennen
- Wie oft sie gegenregulatorische Maßnahmen ergreifen
- Welche Lebensmittel sie sich verbieten
- Wo und mit wem sie ihre Mahlzeiten einnehmen
- Wie sie sich vor und nach den Mahlzeiten jeweils fühlen.

Im Lauf der Therapie werden individuell an die Bedürfnisse der Patienten angepasst im **Schritt-für-Schritt-Vorgehen** Warenkunde, Abschätzen von üblichen Portionsmengen, Mahlzeitenplanung, Umgang mit „schlechten" oder „verbotenen" Lebensmitteln, Statt(d)essen – Strategien, Hunger und Sättigung erlernt bzw. trainiert.

Die Patienten sollten aktiv in die Erstellung der Pläne und das Erarbeiten neuer Strategien eingebunden sein. Ganz entscheidend für den Therapieerfolg ist ein **vertrauensvolles Arzt-Patienten-Verhältnis**, in dem die Patienten sich wohl fühlen und bei dem sie sich mit ihrer Scham und ihrem Ekel vor sich selbst aufgehoben fühlen.

Sie sollten sich, ebenso wie Anorexie-(➤ Kap. 7.4.1)Patienten, maximal nur einmal pro Woche wiegen. Sie müssen wissen, dass häufigere Gewichtskontrollen keine eindeutigen Informationen liefern, sondern vielmehr den Patienten irritieren und unnötigerweise psychisch belasten. Ein enger Kontakt und Austausch zwischen den Therapeuten ist Voraussetzung für den Therapieerfolg.

Eine weitere unterstützende Maßnahme ist die Teilnahme an einer **Selbsthilfegruppe** bzw. einer Gruppe mit anderen Bulimikern, die der Ernährungstherapeut betreut. Der Kontakt mit anderen Betroffenen ist eine unschätzbare Hilfe für den Einzelnen, da sie – gerade nach oft monatelangem oder jahrelangem sozialem Rückzugsverhalten – ihre eigenen Ängste und Schamgefühle auch bei den Anderen erleben und durch Austausch von Erlebnissen und Erfahrungen wertvolle Hilfe erfahren können.

In der Regel sind derart engmaschige Wiedereinbestellungen wie bei Anorexie-Patienten nicht notwendig. Den Patienten kann durchaus ein Zeitraum von etwa vier Wochen eingeräumt werden, in dem sie die besprochenen „Hausaufgaben" trainieren und ihren Gewichtsverlauf beobachten.

Autogenes Training und Muskelentspannung nach Jacobson (PMJ) helfen den Patienten dabei, ihren Körper entspannter wahrzunehmen, Hunger- und Sättigungsgefühle (wieder) unterscheiden zu können und einen „normalen" Umgang mit Essen zu erlernen.

➕ Bulimie: Checkliste für den Schreibtisch.

LITERATUR
Kühl R, Schütze G (2001). Essstörungen im Kindes- und Jugendalter. Nervenheilkunde; 5: 13–19.
Sipos V, Schweiger U (2006). Orthorexia nervosa. Phoenix; 4: 11–13.
Weitere Literatur (➤ Kap. 7.4.11) Essstörungen.

7.4.6 Chronisch obstrukive Lungenerkrankung (COPD)

Medizinische Hintergründe

Die COPD ist die vierthäufigste Todesursache weltweit mit steigender Tendenz. Medikamentöse und physikalische Therapien stehen im Vordergrund der Behandlung. Der Frage, welche Bedeutung der Ernährung zukommt, widmen sich Ernährungsmediziner zunehmend: Gewichtsverlust und Mangelernährung sind bei Patienten mit einer COPD eng mit einer schlechten Krankheitsdiagnose assoziiert.

Eine pulmonale Kachexie – das Untergewicht steht in direktem Zusammenhang mit der verminderten Sauerstoffaufnahme/Kapazität und der schlechten Lungenfunktion – kann auf vielfältige Weise erklärt werden:

- Erhöhter Energieumsatz durch systemische Inflammation und erhöhte Atemarbeit
- Positive Korrelation erhöhter Entzündungsfaktoren zum Gewichtsverlust
- Verringerte Nahrungsaufnahme durch schnellere Erschöpfung und verändertes Sättigungsverhalten
- Medikamenten-Nebenwirkungen
- Nikotinabusus.

Der BMI ist ein wichtiger, unabhängiger Prognosefaktor für COPD-Patienten. Etwa ein Drittel von ihnen ist untergewichtig. Unter- und Mangelernährung führen nicht nur zu Kaloriendefiziten, sondern auch zu einer Immunabwehrschwäche. Auch ein ausgeprägter Nikotinabusus bringt in der Regel eine Mangelversorgung an Kalorien, Vitaminen und Mineralstoffen mit sich: „Die Tabakentwöhnung ist und bleibt die wichtigste Therapiemaßnahme bei der COPD (wie auch kardiovaskulären Erkrankung)" (Andreas 2010).

Besonderheiten/Abweichungen gegenüber der DGE

Bei Untergewicht und ganz allgemein zur Vermeidung von Dyspnoe nach den Mahlzeiten sind häufige Mahlzeiten, mindestens 5 täglich, sinnvoll, wobei der Fettanteil entgegen den üblichen Empfehlungen für Gesunde deutlich, nach Bedarf bis auf 50 oder 60 Kalorienprozent gesteigert werden kann.

Natürlich muss auch der Eiweißbedarf gedeckt werden, die Kohlenhydratzufuhr soll dagegen geringer sein als üblich. Damit soll eine zu hohe Atemarbeit durch zuviel CO^2-Anflutung vermieden werden. Es muss immer im Einzelfall geprüft werden, welche Nährstoffzusammensetzungen und Mahlzeitenfolgen optimal sind. Maßgebliche Kriterien sind:

- Gewichtsverlauf
- Dyspnoe nach dem Essen
- Völlegefühl nach dem Essen.

Je nach Bedarf kann eine Zusatznahrung sinnvoll sein. Weitere Empfehlungen finden sich bei der Behandlung von Untergewicht (➤ Kap. 7.4.41). Eine antiinflammatorische Ernährung ist ähnlich wie bei Rheuma und Gefäßerkrankungen (KHK, Arteriosklerose) erstrebenswert: Die Wirkung der beim Entzündungsgeschehen der COPD beteiligten Leukotriene kann durch Omega-3-Fettsäuren in fetten Fischen wie Lachs, Thunfisch und Hering sowie Lein- oder Rapsöl herabgesetzt werden. Auch die antioxidativen Stoffe in Obst und Gemüse (v. a. in den grünen Sorten) beeinflussen den Krankheitsverlaufverlauf positiv.

Nahrungsergänzungsmittel (NEM)

Zwar gibt es positive Krankheitsverläufe mit der Ergänzung von Vitamin C und E und mit Fischölen, doch ist der wissenschaftliche Nachweis dieser Behandlungserfolge noch nicht fundiert genug.

TIPP
Muskelaufbau bzw. -training zur Stärkung der Atemhilfsmuskulatur und des gesamten Muskelapparats.

VORSICHT
Der Therapeut muss den Patienten ausdrücklich nach seinem Nikotinkonsum befragen. Dieser wird eventuell verneint, die Abstinenz fällt Patienten mit COPD sehr schwer.

Ein fortbestehender Nikotinabusus kann sämtliche ernährungsmedizinischen Empfehlungen zunichte machen. Den Patienten sollte ein multimodales Behandlungssystem angeboten werden mit der entsprechenden Dringlichkeit.

➕ COPD: Prävention und Therapie. Checkliste für den Schreibtisch.

LITERATUR
Andreas St (2010). Pneumologie-Kongress Hannover, 19.3.2010.
Boehringer Ingelheim, Pfizer Pharma (2007) „COPD schränkt ein. Sie können was bewegen". Informationsbroschüre für Patienten.
Gillissen A (2002). Nachmittagssymposium „Ernährung bei COPD" anlässlich des 43. DGP-Kongresses, 13. März 2002, Pfrimmer Nutricia GmbH. Internetportal unter http://www.copd-aktuell.de
Koula-Jenik H, Kraft M, Miko M, Schulz RJ (2006). Leitfaden Ernährungsmedizin. München: Elsevier GmbH, Urban & Fischer Verlag; 597–601.
Selbsthilfegruppe COPD Deutschland e. V. http://www.copd-deutschland.de (aufgerufen 7.5.2010).

7.4.7 Chronisch entzündliche Darmerkrankungen (CED), Morbus Crohn und Colitis ulcerosa

Medizinische Hintergründe

Bei Morbus Crohn und Colitis ulcerosa handelt es sich um chronische Entzündungen der Darmschleimhaut, wobei es zu Stenosen, zu einem Darmverschluss oder auch zu Dickdarmkrebs kommen kann. Bei Morbus Crohn sind häufig auch extraintestinale Organe mit betroffen und schmerzhafte Fisteln nachzuweisen. Folgende Symptome werden beobachtet:

- Beeinträchtigungen am Nervensystem mit eventueller Entwicklung einer Neuropathie
- Beschwerden an den Gelenken
- Augenerkrankungen
- Hautveränderungen
- Sehr seltene Mitbeteiligung von Leber, Galle und Pankreas
- Nierensteine.

Erhöhtes Darmkrebsrisiko bei über 10 Jahren persistierendem Morbus Crohn. Bei beiden Darmerkrankungen liegen Nährstoffdefizite und oft Gewichts-verluste vor, resultierend aus den Symptomen wie Inappetenz, Erbrechen, Diarrhoe und abdominellen Schmerzen. Bedingt durch die ständige Angst vor Intoleranzen und damit verbundenen länger andauernden bzw. rezidivierenden Schmerzen verzichten die Patienten auf viele Lebensmittel.

Patienten mit Colitis ulcerosa leiden häufiger (verglichen mit Morbus Crohn-Patienten) an starken Blutungen beziehungsweise an einer Blutarmut (Eisenmangelanämie). Oft liegen auch ein Kalium- und ein Magnesiummangel vor. Morbus Crohn-Patienten weisen (häufiger als Colitis ulcerosa-Patienten) Nährstoffdefizite an den Vitaminen D, A, B_{12}, Folsäure sowie an Selen und Zink auf. Auch Medikamente, die bei Morbus Crohn und/oder Colitis ulcerosa eingesetzt werden, können diverse Nährstoffdefizite bzw. Resorptionsstörungen begünstigen, z. B. einen Mangel an den Vitaminen C, B_6 und E.

Möglich ist auch die Entwicklung einer Osteoporose, bedingt durch die bei Morbus Crohn häufig anzutreffende Laktoseintoleranz, sofern diese nicht behandelt wird. Die Ursachen für die Entstehung beider chronisch entzündlichen Darmerkrankungen sind nicht bekannt. Neben einer genetischen Prädisposition, Infektionen und Überreaktionen des Immunsystems werden Lebensmittel-Unverträglichkeiten und eine ballaststoffarme Ernährung diskutiert.

Besonderheiten/Abweichungen gegenüber der DGE

Für beide Erkrankungen gelten prinzipiell dieselben Ernährungsempfehlungen. Spezielle Diäten gibt es nicht. Die Patienten sollen essen, was ihnen bekommt (Boehringer Ingelheim, Pfitzer Pharma 2007). Man unterscheidet grundsätzlich zwischen den Empfehlungen für beschwerdefreie Phasen und denen für die akuten Phasen:

- In akuten Phasen sollte insbesondere bei Morbus Crohn mit einer künstlichen, also parenteralen oder enteralen Ernährung weitergeholfen werden: Ein Mangel an den genannten Nährstoffen und auch einhergehende Gewichtsabnahmen können so in extremen Fällen verhindert werden.
- In nicht-akuten Phasen, bei abklingender Entzündungsaktivität und nahezu beschwerdefreien Zuständen ist die leichte Vollkost anzuwenden, um individuelle Intoleranzen möglichst zu vermeiden.

Eine Erhöhung der Ballaststoffzufuhr nach Abklingen der akuten Phasen muss langsam und vorsichtig erfolgen: Zu bevorzugen sind fein gemahlene Vollkornprodukte und bekömmliche Obst- und Gemüsesorten. Besonders bekömmlich sind Dinkelprodukte. Gegartes Gemüse sollte Rohkost vorgezogen werden, außerdem können dadurch größere Mengen an wertvollen Nährstoffen aufgenommen werden.

Auf eine ausreichende Flüssigkeitszufuhr ist ebenfalls zu achten: hinsichtlich der Symptome wie Durchfall und Erbrechen muss der Flüssigkeitsverlust mit mindestens 2–3 Liter Flüssigkeit, am besten durch stilles Mineralwasser oder Kräutertees, ausgeglichen werden. Früchtetees werden häufig aufgrund ihres Säuregehalts nicht vertragen.

Bei einer bestehenden Steatorrhoe ist dementsprechend auf fettreiche Lebensmittel zu verzichten, eine eiweißreiche und fettarme Ernährung ist hier ratsamer. Zwar ergibt eine prospektive Ernährungsanamnese in Form eines Essprotokolls immer hilfreiche Hinweise für individuelle Ernährungsempfehlungen, doch fehlen (in der Regel) Informationen über die tatsächliche Resorption der verschiedenen Nährstoffe aus den konsumierten Lebensmitteln. Dafür sind gezielte Laboranalysen angezeigt. Aus diesem Grund ist ein Zusammenspiel von Ernährungstherapie und Labordiagnostik notwendig, um eine mögliche Mangelernährung gezielt behandeln zu können.

Nahrungsergänzungsmittel (NEM)

Je nach Nährstoffdefiziten können diverse Nährstoffpräparate individuell nach Absprache mit dem Therapeuten eingesetzt werden. Der Einsatz von Prä- und Probiotika wird zunehmend befürwortet.

TIPP

Heilerde kann das Entzündungsgeschehen entscheidend verbessern und die Flatulenzen minimieren.
Anerkannte Entspannungsverfahren wie das Autogene Training (insbesondere die Bauchübung), Yoga und Progressive Muskelentspannung sind sehr hilfreich sowohl in den akuten Schüben als auch prophylaktisch in den Ruhephasen.

VORSICHT

Liegen Stenosen vor, so ist auf ballaststoffreiche Lebensmittel möglichst zu verzichten. Es besteht die Gefahr eines Darmverschlusses.
Zur Vermeidung weiterer Gewichtsverluste kann bei einer Steatorrhoe statt einer Fettsenkung im Essen auch ein MCT-Fettersatz erfolgen.

➕ Darmentzündungen. Checkliste für den Schreibtisch.

LITERATUR
Bischoff SC (2006). Ein Trio führt Regie. Zusammenspiel von intestinalem Immunsystem, Darmflora und Ernährung als Faktoren für Gesundheit und gesundheitliches Wohlbefinden. Aktuelle Ernährungsmedizin; 31 (2): 112–114.
Druml W, Meier R, Koletzko B (2006). Umgeschrieben. Das Drehbuch der Immunabwehr. Aktuelle Ernährungsmedizin; 31, Supplement 2.
Gross M (2002). Ernährung bei chronisch entzündlichen Darmerkrankungen. Erlaubt ist, was Ihr Patient verträgt. MMW-Fortschritte der Medizin; 3–4: 40–41.
Stange EF (2006). Wenn die Abwehr wackelt. Pathogenese entzündlicher Darmerkrankungen. Aktuelle Ernährungsmedizin; 31: 133–36.

7.4.8 Diabetes mellitus

Medizinische Hintergründe

Etwa 6–8 Prozent der Deutschen haben Diabetes, Tendenz steigend. Bei ca. 95 Prozent der Diabetiker handelt es sich um Typ II, wobei Übergewichtige den Hauptanteil bestreiten (Typ II b). Früher sprach man von Altersdiabetes. Aber auch jüngere Menschen sind zunehmend betroffen, sogar Kinder unter 10 Jahren. Diabetes als typische Wohlstandserkrankung wird in erster Linie verursacht durch Übergewicht, unausgewogene Ernährung und mangelnde Bewegung.

Trotz Unterschieden in ihren Ursachen ist bei allen Diabetes-Typen (Typ 1, Typ 2 oder dem Gestationsdiabetes) bis auf die Mahlzeitenfolge die gleiche Ernährungstherapie indiziert. Diese basiert auf den gleichen DGE-Empfehlungen (hinsichtlich Nährstoffverhältnis, Lebensmittelauswahl und -mengen) wie für die Allgemeinbevölkerung. Darüber hinaus lassen sich einige spezielle Hinweise formulieren.

Die Ernährungstherapie ist in der Behandlung des Diabetes von zentraler Bedeutung.

Aufgrund der in der Regel vorliegenden Multi-Morbidität von Diabetikern muss besonderer Wert auf Nährstoffe gelegt werden, die neben dem Glukose-Stoffwechsel auch den der Lipide sowie (kardio-) vaskuläre Erkrankungen, Neuropathien und den vermehrten oxidativen Stress beeinflussen.

Parallel zu den Ernährungsempfehlungen sollte der Diabetiker alle Alltagsbewegungen wie Treppensteigen, viele Wege zu Fuß, Fahrrad – statt Autofahren ausschöpfen. Aerobes Ausdauertraining sowie Krafttraining verbessern die Stoffwechselaktivität auch ohne eine deutliche Gewichtsreduktion.

Besonderheiten/Abweichungen gegenüber der DGE

Gemäß evidenzbasierter Leitlinie von 2007 der Europäischen Diabetes Gesellschaft und der Deutschen Diabetes Gesellschaft wird Diabetikern folgende Nährstoffverteilung empfohlen:

- 45–60 % insbesondere komplexe Kohlenhydrate
- 30–35 % Fett
- 10–20 % Proteine.

Zunehmend sprechen Ergebnisse aus Studien mit kohlenhydratarmer Kost mit einer Reduktion von 55 auf 40 Prozent Kohlenhydrate bei gleichzeitiger Erhöhung der Eiweißzufuhr aufgrund der positiven Effekte auf Blutzucker- und Triglyceridwerte für eine entsprechende Modifikation der bisherigen Empfehlungen. Eine Eiweißzufuhr von bis zu 30 Prozent der Gesamtenergie kann Vorteile für Diabetiker bringen.

Dabei müssen eventuelle Nephropathien berücksichtigt werden: Bei entsprechenden Schädigungen soll die Eiweißzufuhr moderat im Rahmen der bisherigen Empfehlungen individuell angepasst werden (Hauner 2008). Übergewicht ist bei über 90 Prozent der Diabetiker ein eigenständiger Risikofaktor, der vermieden bzw. reduziert werden sollte.

Diabetes- bzw. Diätprodukte sind ungeeignet oder sogar kontraproduktiv: Einerseits sind sie nicht unbedingt kalorienärmer, wenn statt Saccharose Fructose als Zuckeraustauschstoff verwendet wird, zum Beispiel bei Diabetikerschokoladen. Andererseits vermitteln sie ein pseudogutes Gewissen,

etwas für die Gesundheit zu tun, und lenken ab von wesentlich sinnvolleren und tiefgreifenderen Maßnahmen bei der Lebensmittelauswahl (zum Beispiel Auswahl von Fetten, Zufuhr von Ballaststoffen usw.).

Zuckeraustauschstoffe (zum Beispiel Fruktose, Isomalt, Maltit, Sorbit, Mannit) werden im Vergleich zu Haushaltszucker relativ langsam vom Körper aufgenommen und führen zu einem geringeren Blutzuckeranstieg. Sie sind jedoch ebenfalls kalorienhaltig und daher hinsichtlich einer Gewichtsabnahme beziehungsweise einer kalorienreduzierten Ernährung nicht geeignet (2,5 kcal pro Gramm gegenüber 4,1 kcal pro Gramm Zucker). Zudem können große Mengen an Zuckeraustauschstoffen abführend wirken und zu Flatulenzen führen.

Kalorienfreie Süßstoffe (zum Beispiel Saccharin, Acesulfam, Cyclamat) liefern keine Kohlenhydrate, eine Blutzuckererhöhung wird daher vermieden. Sie können in Getränken für eine kalorienreduzierte Ernährung in Einzelfällen nützlich sein. Ihre sehr hohe Süßkraft (bis zum 500-fachen der von Saccharose) ist jedoch kritisch zu beurteilen, da sie das Süßempfinden beeinflussen und damit zu einem erhöhten Bedarf an Zucker ganz allgemein führen kann (> Tab. 4.11). Daher sollte man besser auf neue Gewohnheiten hinarbeiten, zum Beispiel Kaffee mit (warmer!) Milch (schmeckt süß) statt mit Zucker und Dosenmilch trinken oder die Süßungsmenge Schritt für Schritt reduzieren. Da die Zunge ein relativ kurzes Gedächtnis für erworbene Geschmacksempfindungen hat, lassen sich derartige Umgewöhnungen relativ schnell innerhalb von zwei Wochen erreichen.

Die Zufuhr von Haushaltszucker und weiterer freier Zucker kann in der gleichen Größenordnung wie bei Nicht-Diabetikern (bis 10 Prozent der Gesamtenergie) erfolgen und somit durchaus bis zu 50 g am Tag betragen. Allerdings sollte Zucker ebenso wie Obst „in möglichst verpackter" Form, zusammen mit oder nach einer Mahlzeit gegessen werden: Der Blutzuckeranstieg erfolgt langsamer, die Insulinantwort moderater. Obst sollte in fester Form zugeführt werden (nicht über Säfte), und es sollten möglichst nur zwei Obstteile (neben mindestens drei Gemüseportionen) am Tag im Rahmen der 5-am-Tag-Regel verzehrt werden. Dabei sind alle Obstsorten erlaubt. Es gibt keine Verbote zum Beispiel für Bananen oder Weintrauben, sofern generell eine abwechslungsreiche Obstzufuhr erfolgt. Die Gemüse- und Rohkostzufuhr sollte mindestens drei Portionen täglich, besser mehr umfassen. Je mehr Gemüse, umso besser die Zufuhr antioxidativer und weiterer wichtiger Mikronährstoffe sowie von Flüssigkeit.

Ballaststoffe: Alle Mahlzeiten sollten sehr ballaststoffreich sein, um die postprandialen Blutzuckerwerte möglichst gering zu halten. Es werden 40 g täglich bzw. 20 g/1 000 kcal täglich empfohlen, wobei u. a. drei Portionen Hülsenfrüchte pro Woche konsumiert werden sollen (u. a. auch wegen des hohen Vitamin-B-Gehalts). Beim Verzehr von Vollkornprodukten und Hülsenfrüchten sollte auf eine reichliche Getränkezufuhr geachtet werden. Bei der Umsetzung von mehr als fünf Portionen Obst und Gemüse wird automatisch auch viel Wasser zugeführt.

Bei der Auswahl von Vollkornbrot sollte so genanntes Schwarzbrot gemieden werden: Die Farbe wird durch Zugabe von Zuckercouleur, Rübenkraut oder Malzextrakt erreicht und soll „gesundes Brot" bedeuten. Auch schreckt der meist sehr grob geschrotete Teig viele Patienten aufgrund der nachfolgenden Blähungen und eventuellen Bauchkrämpfen ab. Besser kann fein gemahlenes Vollkornbrot, am besten Dinkelbrot ohne Farb- bzw. Zuckerzusätze, empfohlen werden.

Fette: Im Hinblick auf meist gleichzeitig vorliegende Fettstoffwechselstörungen (➤ Kap. 7.4.12) und angesichts der Prävention von arteriosklerotischen Veränderungen als Folgekomplikation des Diabetes sollten hochwertige Fette wie Omega-3-Fettsäure-reiche Lebensmittel und einfach ungesättigte Öle wie Raps-, Oliven-, Sojaöl bevorzugt werden. Diese Öle können problemlos auch bei hohen Gartemperaturen eingesetzt werden. Die positiven Wirkungen von Olivenöl auf den Fetthaushalt (und den Blutzuckerspiegel) werden nicht nur auf das günstige Fettsäuremuster, sondern auch auf den hohen Gehalt an Triterpenen (sekundären Pflanzenstoffen), speziell Oleanolsäure, zurückgeführt (Schmandtke 2009). Über die Bedeutung und eventuellen Konsequenzen dieser Erkenntnisse fehlen weiterführende Untersuchungen. Die Triterpene werden u. a. auch für den Einsatz in der Krebsprävention diskutiert.

Zwei bis drei Fischmahlzeiten pro Woche und 30 g Walnüsse täglich werden empfohlen, wobei letztere angesichts der Kalorienzufuhr mit Bedacht verwendet werden sollten. Sie sind jedoch für viele Patienten eine willkommene Alternative zu Süßigkeiten und deshalb in dieser Menge durchaus zu empfehlen (Kalorienzufuhr bis etwa 200 kcal bzw. 10 Prozent der Gesamtenergiezufuhr).

Einer aktuellen Studie zufolge profitieren Diabetiker, die mindestens zweimal pro Woche Fisch essen, auch hinsichtlich einer Nephropathie: Sie entwickeln signifikant seltener eine Makroalbuminurie als Patienten, die maximal eine Portion Fisch pro Woche essen (Lee et al. 2008). Konkrete Empfehlungen für Menge, Art der Fische und Zubereitung liegen zwar nicht vor. Doch sprechen auch die positiven Wirkungen von Fischölen auf den Fettstoffwechsel und das Gefäßrisiko für die Empfehlung der mittelfetten Fische wie Lachs, Hering, Makrele und Thunfisch.

Proteinreiche Mahlzeiten wie z.B. ein großes Steak oder eine große Quarkmahlzeit zusammen mit eiweißreichen Hülsenfrüchten sollten vermieden werden, da sie noch Stunden später zu einem Blutzuckeranstieg (hohe Nüchternwerte) morgens führen können. Der Diabetiker sollte dem nicht durch zusätzliche Insulingaben entgegenwirken, sondern darauf achten, nicht zu große Mengen an Proteinlieferanten und diese nicht auf ein Mal zu verzehren: Ein 200-Gramm-Steak mit 250 Gramm Bohnen wäre somit zu vermeiden, zusammen mit 250 Gramm Salat dagegen zu empfehlen. Kartoffeln mit Quark und Salat sind sinnvoller als ein Steak mit Bohnen und Tsatziki.

Wie auch bei anderen Stoffwechselstörungen sinnvoll, sollte möglichst viel getrunken werden, um den Zucker- und Fettstoffwechsel zu unterstützen. Nach dem Motto „je mehr, desto besser" sollten im Rahmen von zwei bis drei Liter am Tag reichlich hydrogenkarbonat- und magnesiumreiches **Wasser**, bis zu drei Tassen koffeinhaltiger Tee oder Kaffee und eventuell ein bis zwei alkoholische Getränke konsumiert werden. Die Praxis zeigt, dass bei reichhaltiger Flüssigkeitszufuhr, insbesondere auch bei älteren Patienten, die Zuckerwerte sinken, das Befinden besser und die Leistungskraft größer werden.

Beim Alkoholkonsum gilt auf Grund der Hypoglykämie-Gefahr und des Kaloriengehaltes die 2-Gläser-

7

Regel, d. h. pro Tag sind maximal zwei Gläser Wein (à 0,1 l) oder Bier (à 0,2 l) erlaubt. Zudem ist es wichtig, dass gleichzeitig eine sinnvolle Kohlenhydratzufuhr erfolgt, da die hepatische Glukoneogenese bei der Alkoholaufnahme gehemmt wird. Kontraindikationen zum Alkoholgenuss sind periphere Neuropathien, Leber- und Pankreaserkrankungen.

Nicht-insulinpflichtige Typ II b Diabetiker (ca. 95 Prozent aller Diabetiker) sollten ihre Nahrungszufuhr auf drei bis vier Mahlzeiten am Tag begrenzen und sich damit wie alle Übergewichtige verhalten: Der Insulinspiegel soll möglichst selten angehoben werden und damit die Lipolyse möglichst wenig stören.

Bei insulinpflichtigen Diabetikern können **Zwischenmahlzeiten** notwendig sein, wobei es hierzu keine offiziellen festen Vorschriften gibt. Die Mahlzeitenfolge und ihre Abstände sollten mit jedem Diabetiker **individuell** besprochen werden. Ziel ist eine kalorienbewusste, dabei bedarfsgerechte Versorgung ohne **Hypoglykämien** und **hyperglykämische Gegenregulationen**. Bei (oft) gleichzeitig bestehender **Hypertonie** sind die dafür sinnvollen Empfehlungen z. B. zum Kochsalzkonsum ebenfalls zu berücksichtigen (➤ Kap. 7.4.4).

Nahrungsergänzungsmittel (NEM)

Generell werden von der Deutschen Diabetiker Gesellschaft keine NEM zur Prävention empfohlen: Bei Einhaltung aller bekannten gesunden Ernährungsempfehlungen sollten sie nicht notwendig sein. Andererseits entspricht das Essverhalten der Deutschen und auch der Diabetiker nicht den empfohlenen Vorgaben. Besonders kritisch für Diabetiker ist die Unterversorgung mit folgenden Mikronährstoffen (Brämswig, Pietrzig 2005):

- B-Vitamine, insbesondere Thiamin (Neuro-, Nephro- oder Retinopathien) und Folsäure (Hyperhomozysteinämie)
- Vitamine C und E, Karotinoide und Bioflavonoide (oxidativer Stress, Gefäßerkrankungen)
- Chrom (Insulinresistenz)
- Zink (oxidativer Stress, Insulinfreisetzung)
- Omega-3-Fettsäuren (Gefäßerkrankungen).

Der Einsatz dieser Mikronährstoffe als NEM sollte nur gezielt präventiv bei entsprechendem Risikoprofil (z. B. Hyperhomozysteinämie), bzw. therapeutisch bei nachgewiesenen Schäden erfolgen.

TIPP

Obst/Süßigkeiten „verpackt" essen.
Das relativ schwachpotente Antidiabetikum **Acarbose** kann eine hilfreiche Ergänzung in der Ernährungstherapie bei Diabetes und Adipositas sein (Hamann 2009).
Obwohl es keine Studien gibt, die einen sicheren Zusammenhang zwischen erhöhten Blutzuckerwerten und **Stress** beweist, berichten Diabetiker immer wieder darüber.
Stressbewältigungsmaßnahmen wie Autogenes Training oder Yoga können sinnvoll sein, vor allem bei gleichzeitig vorhandenem Bluthochdruck.
Regelmäßige **Alltagsbewegungen** wie spazieren oder schwimmen gehen und Wassergymnastik beeinflussen den Blutzucker positiv. Von Leistungssport ist abzusehen, da Hypoglykämien auftreten können.

VORSICHT

Vorsicht bei Alkohol und proteinreichen Mahlzeiten.

✚ Diabetes mellitus: Prävention und Therapie, Checkliste für den Schreibtisch.

LITERATUR
Brämswig S, Pietrzik K (2005). Zur Bedeutung ausgewählter Vitamine (B-Vitamine, Vitamin C, Vitamin E) bei Patienten mit Typ-2-Diabetes. Aktuelle Ernährungsmedizin; 30: 311–22. Stuttgart: Georg Thieme Verlag.
Hamann A (2009). Antidiabetische Therapie und Gewichtskontrolle. Adipositas; 2: 77–81.
Hauner H (2008). Typ-2-Diabetes. Wie viel Eiweiß darf verzehrt werden? Ernährung aktuell, Phoenix; 4: 4–5.
Lee C, Adler A et al. (2008). Cross-sectional Association Between Fish Consumption and Albuminuria. The European Prospective Investigation of Cancer-Norfolk Study, American Journal of Kidney Disorder; 52: 876–86.
Lopez-Ridaura R. et al (2004). Diabetes Care ; 27: 134–40.
Rodríguez-Morán M, Guerrero-Romero F (2003). Oral magnesium supplementation improves insulin sensitivity and metabolic control in type 2 diabetic subjects. A randomized double-blind controlled trial. Diabetes care; 26 (4):1147–52.
Schmandke H (2009). Triterpenoide in Oliven. Ernährungs-Umschau; 2: 92–95.

7.4.9 Diarrhoe

Medizinische Hintergründe

Diarrhoe als Symptom kann unterschiedliche Ursachen haben und sich als Leitsymptom bei Darmentzündungen erweisen: Lebensmittel-Unverträglichkeiten und -Intoxikationen (Fischvergiftung), intestinale Infekte (Bakterien, Viren, Protozoen/Parasiten, Pilze) und Medikamente (Antibiotika) können ebenso wie psychische Belastungen in Stresssituationen die Verursacher sein. Je nach Laborbefunden sowie Ernährungs- und Stressanalysen sind die Therapieziele festzulegen:

* Das konsequente **Meiden** eines **auslösenden Lebensmittels**
* Die **Behandlung** von **Keimen**
* Ein **Therapiewechsel** bei **medikamenteninduzierter Diarrhoe**.

Besonderheiten/Abweichungen gegenüber der DGE

Zum **Ausgleich** des **Flüssigkeits- und Elektrolytverlusts** und zur verbesserten Resorption muss besonders viel (mehr als 2,5 Liter täglich) getrunken werden. Empfohlen werden **Wässer ohne Kohlensäure** und **schwarzer** und **grüner Tee** wegen ihres hohen Gerbsäuregehalts. Dieser kann durch langes Ziehen lassen des Tees genutzt werden (8 bis 10 Minuten).

Fenchel-, Kamille- oder Pfefferminztee oder eine Teemischung aus Anis, Kümmel und Fenchel (Mengenverhältnis 1:1:1) wirken beruhigend, antibakteriell und krampflösend. Unverdauliche Kohlenhydrate (Pektin, Johannisbrotkernmehl etc.) binden Wasser und quellen dadurch auf, wodurch die Passagezeit verzögert und die Stuhlkonsistenz verbessert werden kann. Durch den bakteriellen Abbau im Dickdarm und dem daraus resultierenden vermehrten Anfall organischer Säuren kommt es zu einer Absenkung des ph-Wertes. Dadurch kann das Wachstum pathogener Keime gehemmt werden.

Stopfende Lebensmittel wie Banane, Zwieback, Quark, Schokolade und Kakaopulver können die Darmpassage **verlangsamen** und dadurch die **Stuhlkonsistenz erhöhen**. Kochwasser, das zum Garen von weißem Reis verwendet wird, so genanntes „Reiswasser", kann den Flüssigkeits- und Elektrolytverlust ausgleichen, wirkt zudem beruhigend und erhöht die Stuhlkonsistenz.

Süßstoffe und **Zuckeraustauschstoffe** sollten gemieden werden. Insbesondere Zuckeraustauschstoffe, enthalten in zuckerfreien Süßigkeiten (Bonbons, Kaugummi), führen – je nach Menge – zu Meteorismus und Durchfällen. **Glucose-Elektrolytlösungen**

wirken dem Wasser- und Elektrolytverlust sowie einer Ketonkörperanflutung entgegen.

Bei einer akuten Diarrhoe ist ein **zweitägiges Teefasten** mit oben erwähnten Sorten (etwa 3 Liter täglich) empfehlenswert. Damit kann eine schnelle Reinigung und Entgiftung des Darms erreicht werden. Außerdem beruhigen warme Tees und wirken krampflösend.

Der anschließende **Nahrungsaufbau** erfolgt mit stopfend wirkenden Lebensmitteln wie reifen Bananen, Magerquark, Zwieback und geriebenen Äpfeln (drei Äpfel täglich) oder mit pürierter Karottensuppe (1 Pfund Karotten mit Wasser). Fettreiche Lebensmittel sollten vorerst gemieden werden.

Je nach Befinden des Patienten und Dringlichkeit einer Behandlung kann versucht werden, über ein Essprotokoll die möglichen Ursachen des Durchfalls zu eruieren. Dieser Versuch sollte in jedem Fall unternommen werden, wenn es sich um eine wochen-, monate- oder jahrelange Symptomatik handelt. Parallel sollte eine **Darmflora-Analyse** (➤ Kap. 7.3) erfolgen, um nach einer möglichen Fehlbesiedelung oder einer Darmmykose zu suchen. Ein alkalischer pH-Wert mit einer unterdrückten Säuerungsflora erlaubt außerdem Hinweise auf eine entsprechende Fehlernährung (eiweiß- und/oder fettreich, ballaststoffarm). Bei Vorliegen eines solchen Darmflora-Befundes und der Nährstoffanalyse des Essprotokolls können gezielte Ernährungsempfehlungen zur Behandlung ausgesprochen werden.

Nahrungsergänzungsmittel (NEM)

Bierhefe (Saccharomyus boulardii bzw. cerevisiae) kann Krankheitserreger binden, unschädlich machen und ausscheiden helfen. Begleitend zu einer Antibiotikatherapie kann sie auch Durchfällen vorbeugen (z. B. Yomogi® und Perenterol®).

TIPP

Heilerde (Pulver, Kapseln) beruhigt den Darm, bindet Flüssigkeit und festigt den Stuhl. Ähnliche Wirkungen, wenn auch in abgeschwächter Form, zeigen Apfel- und Karottenpulver oder Johannisbrotkernmehl.
Der sich einer Diarrhoe anschließende Aufbau der Darmflora kann mit Produkten wie Mutaflor® (E. coli Lebenskulturen) oder Symbiolact (Säuerungsbakterien wie Lakto- und Bifidobakterien) unterstützt werden (McFarland 2007, Hickson 2007).

Je nach Dauer und Intensität einer Diarrhoe kann es sinnvoll sein, neben den geschilderten ernährungstherapeutischen Maßnahmen die Entzündungshemmung und Erholung der Darmschleimhaut zu unterstützen. Colibiogen® ist dafür ein bewährtes Mittel (lysierter E. coli-Extrakt).

VORSICHT

Laxanzienabusus (insbesondere bei Frauen) kann Diarrhoe verursachen. Er geschieht oft im Rahmen von Gewichtsreduktionsmaßnahmen, auch bei Essstörungen, und sollte abgeklärt werden.
Fettreiche Mahlzeiten können der erfolgreichen Behandlung einer Diarrhoe entgegenwirken.

✚ Diarrhoe: Prävention und Therapie. Checkliste für den Schreibtisch.

LITERATUR
Hickson M, D'Souza AL et al. (2007). Use of probiotic Lactobacillus preparation to prevent diarrhoea associate with antibiotics. Randomised double blind placebo controlled trial, BMJ; 335: 80–83.
Lock G (2009). Durchfall beim immungeschwächten Patienten. Schattauer: Medizinische Welt; 3–4: 75–78.
McFarland L (2007). Diarrhoea associated with antibiotic use. Evidence supports the use of probiotics, but effectiveness depends on the strain, BMJ; 335: 54–55.

7.4.10 Divertikulose/Divertikulitis

Medizinische Hintergründe

Am häufigsten von einer Divertikulose betroffen ist das Colon sigmoideum, in ca. 80 Prozent aller Fälle. Auch in anderen Bereichen des Colon sind Divertikel zu finden. Seltener ist der gesamte Dickdarm betroffen. Die Häufigkeit steigt mit zunehmendem Alter. Männer sind häufiger betroffen als Frauen. Eine Divertikulose verläuft meist **asymptomatisch**. Nur bei etwa 30 Prozent der Patienten mit Divertikeln treten Symptome auf. Sie können Stunden bis Tage anhalten, nehmen in der Regel nach den Mahlzeiten zu und klingen nach dem Stuhlgang ab.

Der typische Patient mit einer Divertikulitis hat **Schmerzen** im linken Unterbauch und **Fieber** und es liegt eine Leukozytose vor. Eine familiäre Disposition wird angenommen. Reißen Divertikel auf, kann sich die Infektion auf den ganzen Bauchraum ausbreiten und eine **Peritonitis** zur Folge haben. Eine spontane Rückbildung von Divertikeln ist auszuschließen aufgrund der fehlenden Muskelschichten. Dagegen sind zahlreiche **präventive Maßnahmen** möglich, die helfen, einer Divertikulose und/oder einer Divertikulitis vorzubeugen. Der Stuhl sollte immer weich (und geformt) sein und regelmäßig erfolgen. Eine **Obstipation** begünstigt das Entstehen von Divertikeln bzw. das Auftreten einer Divertikulitis.

Besonderheiten/Abweichungen gegenüber der DGE

Die effektivste ernährungstherapeutische Maßnahme ist die Empfehlung von reichlich Flüssigkeit bei einer ballaststoffreichen Kost. **Ballaststoffreiche Ernährung** beugt Komplikationen wie auch der Bildung weiterer Divertikel vor und wird deshalb zur Primär- und Sekundärprävention empfohlen. Dabei gilt jedoch eine **grundsätzliche Regel**:

- Im **symptomfreien Intervall** sollte eine ballaststoffreiche Kost zur Unterstützung und dem Trainieren der Darmwandmuskeln eingehalten werden.
- Sie sollte alle entsprechend gut verträglichen Lebensmittel wie Obst, Gemüse und Vollkornprodukte enthalten.
- In **akuten Phasen** einer Divertikulitis muss die Ballaststoffzufuhr drastisch reduziert werden.
- Alle Lebensmittel, die eine hohe Motilität des Darms erfordern, zum Beispiel grob gemahlenes Vollkornbrot und rohes Gemüse, müssen gemieden werden.

Eine faserreiche Ernährung erhöht das Volumen des Darminhaltes. Der Darm reagiert auf das größere Volumen mit regelmäßigen Muskelkontraktionen, die den Darminhalt weiterbefördern und die Divertikel entleeren.

Es wird eine tägliche Aufnahme von mindestens **30 g Ballaststoffen** empfohlen. **Reichlich trinken** ist besonders wichtig, damit den Ballaststoffen ausreichend Flüssigkeit zur Verfügung steht. Dadurch wird der Stuhl weicher und kann den Darm leichter passieren. Als **Faustregel** kann gelten: Bei 20 g bzw. 40 g Ballaststoffen am Tag sollten 2 bzw. 4 Liter getrunken werden. Diese Empfehlung sollte zumindest in der ersten Phase einer Umstellung von ballaststoffarmer auf ballaststoffreiche Ernährung befolgt werden. Durch den bakteriellen Abbau der Ballaststoffe im

Dickdarm ist eine vermehrte Gasbildung möglich, welche Blähungen verursacht. Vor allem die Kombination von einfachen Zuckern oder süßen Getränken mit Vollkornprodukten wirkt sehr blähend. Der Darm sollte sich daher langsam an eine solche Kost gewöhnen und die Umstellung sollte **schrittweise** erfolgen.

Der Verzehr von **Weizenkleie** soll zum Schwinden der abdominellen Symptomatik und einem Rückgang der Komplikationsrate führen. Weizenkleie steigert das Stuhlvolumen deutlich und ist bei Divertikulose besonders geeignet (Kirwan, Smith 1977). Der erwünschte therapeutische Effekt ist in erheblichem Maße von der Partikelgröße der Kleie abhängig. Grobe Partikel mit einem Durchmesser von mehr als 1 mm haben die beste Wirkung. Berücksichtigt werden muss, dass sich der positive Effekt erst nach ca. **zwei** bis **vier** Wochen einstellt.

Die tägliche Nahrungsmenge sollte am besten auf **5–6 kleine Mahlzeiten** aufgeteilt werden. Die Speisen und Getränke sollten weder zu **heiß** noch zu **kalt** eingenommen werden. Im **akuten Schub** einer **Divertikulitis** soll die Ballaststoffzufuhr drastisch reduziert werden. Je nach Entzündungsgrad sollte eventuell eine zweitägige Trinkkur zur Entlastung durchgeführt werden. Ansonsten ist eine leicht bekömmliche Kost ohne Vollkornprodukte und ohne Rohkost einzuhalten. Bekömmlich sind in der Regel Weißmehlprodukte wie Weißbrot oder -brötchen, Nudeln, Zwieback, püriertes zartes, nicht blähendes Gemüse (Möhren, Zucchini, Fenchel), gedünsteter Fisch und gedünstetes Obst, weich gekochte Eier oder Omeletts. An Getränken bieten sich beruhigende Tees wie Fenchel- und Anistee an.

Nahrungsergänzungsmittel (NEM)

Quellmittel wie Flohsamen erhöhen das Stuhlvolumen und können die Stuhlkonsistenz verbessern.

TIPP
Zum **Stressabbau** sind Entspannungsübungen wie Autogenes Training oder Yoga bestens geeignet. Sie können zudem die Bauchbeschwerden lindern, insbesondere die **Bauchübung** des **Autogenen Trainings.**
Heilerde beruhigt den Darm nach einem Divertikulitisschub und sollte niedrig dosiert werden.
Zur Erholung der Schleimhaut kann Colibiogen® (lysierter E. coli-Extrakt) empfohlen werden.

VORSICHT
Die Beschwerden bei einer Divertikulitis sind oft uncharakteristisch und werden gelegentlich mit einem **Reizdarm-Syndrom** verwechselt.

✚ Divertikulose/Divertikulitis: Prävention und Therapie. Checkliste für den Schreibtisch.

LITERATUR
Kirwan WO, Smith AN (1977). Kolonic propulsion in diverticular disease, idiopathic constipation, and the irritable colon syndrome. Scandinavian Journal of Gastroenterology; 12: 311.
Wechsler JG et al. (1984). Ballaststoffe vom Typ Weizenkleie senken Lithogenität der Galle. Deutsche medizinische Wochenschrift; 109: 1.284–88.

7.4.11 Essstörungen

In den letzten zwei Jahrzehnten haben Essstörungen in alarmierender Weise zugenommen. Neben den schon lange beschriebenen Essstörungen Anorexie (➤ Kap. 7.4.1) und Bulimie (➤ Kap. 7.4.5) tritt parallel zur Zunahme von Übergewicht und Adipositas zunehmend die Binge Eating Disorder (BED) (➤ Kap. 1.2.3), (➤ Kap. 7.4.3) auf. Weitere Essstörungen wie das Night Eating Syndrom (NES) (➤ Kap. 1.2.3), die Orthorexia nervosa (Fixierung auf richtiges Essen) oder die jüngste Variante der Essstörungen, die Anorexia competitiva (perfektes Aussehen für Anerkennung im Beruf bzw. Sport werden beobachtet (Sipos 2006, Golder 2008). Die Inzidenzzahlen in Deutschland können nur geschätzt werden, die Dunkelziffern dürften deutlich höher liegen:

Anorexie	ca. 1 Prozent der Frauen zwischen 12 und 20 Jahren
Bulimie	1 bis 3 Prozent der Frauen zwischen 18 und 35 Jahren
Binge-Eating	2 bis 5 Prozent der Bevölkerung bzw. 15 bis 30 Prozent der Adipösen

Der Anteil der männlichen Betroffenen wird auf 5 Prozent bei Anorexie, 1 Prozent bei Bulimie und etwa 40 Prozent bei BES geschätzt. Die Betroffenen werden immer jünger: So geraten heute schon

11-Jährige vor der ersten Menstruation in die Magersucht (eigene Beobachtung Hajeck-Lang).

Besonders in den Wohlstandgesellschaften (Nahrung in ausreichender Menge vorhanden) sind psychisch labile Menschen gefährdet, Essen als Strategie zu ihren persönlichen Problemlösungen (gegen Ängste, Selbstwertprobleme etc.) einzusetzen. Die Manipulation von Stimmungen und Gefühlen durch Essen kann zu einer völligen Überlagerung der an der normalen Regulation von Hunger und Sättigung beteiligten physiologischen Mechanismen führen: Die betreffenden Personen essen nicht, weil sie hungrig sind, und sie hören nicht auf zu essen, wenn sie satt sind.

Im Zusammenhang mit dem **gestörten Körperbild**, dem **Mangel** an **Selbstbewusstsein** und den oft **depressiven Symptomen** spielt neben äußeren Einflüssen (z. B. Schönheitsideale, Werbung für Diätprodukte) das familiäre Umfeld eine große Rolle. Dabei werden unter anderem die **Erziehungsstile** der Eltern in ihrer Wirkung auf die psychische Entwicklung der Kinder und die Entstehung von Essstörungen untersucht (Enten, Golan 2007). Die verschiedenen Essstörungen werden nach den **DSM IV-Kriterien** der American Association of Psychiatry diagnostiziert (Saß et al. 2003). Es gibt Unter- und Zwischenformen, z. B. eine bulimische Form der Anorexie. ➤ Tab. 7.4 enthält einige Kriterien zur Unterscheidung von Essstörungen.

Lange Zeit führte die **Ernährungstherapie** ein Schattendasein bei der Behandlung von Essstörungen. Das Essverhalten sei nur ein Symptom des zugrunde liegenden psychischen Erkrankungsbildes, das eine Indikation ausschließlich für die Psychotherapie darstelle.

Heute erfolgt die professionelle Therapie von Essstörungen **interdisziplinär.** Psychotherapeutisch, medizinisch und ernährungsmedizinisch sowie soziopädagogisch sollen Essgestörte betreut werden. Während Psychologen und Sozialpädagogen an den Selbstwertproblemen und Körperschema-Störungen bzw. den sozialen Kompetenzen arbeiten, beschäftigt sich die Ernährungstherapie mit der Aufklärung zu Lebensmitteln, Mahlzeitenstrukturen, Hunger-/Satt-Symptomen usw. Genaue Ernährungsanamnesen sollen helfen, den Betroffenen individuelle **Hilfestellungen** für das **Erlernen** eines **gesunden Essverhaltens** zu geben. Teilweise ist auch eine medikamentöse Therapie notwendig, zum Beispiel bei Depressionen, Suizidalität oder somatischen Beschwerden.

Adipositas wird nicht einheitlich als Essstörung behandelt, in der Regel steht hier **Ernährungstherapie** an erster Stelle. Allerdings halten Übergewichtige und Adipöse nur selten ihr reduziertes Gewicht und kehren oft in alte Verhaltensmuster zurück. Psychotherapie und Verhaltenstherapie werden daher oft als ergänzende Therapieoptionen empfohlen und von den Betroffenen auch gerne in Anspruch genommen.

LITERATUR

Brenn J (2000). Wenn Essen nicht mehr Leib und Seele zusammenhält. Rheinisches Ärzteblatt; 12: 23.

Enten RS, Golan M (2007). Parenting styles and weight-related symptoms and behaviours with recommendations for practice. Nutrition Review; 66: 65–75.

Golder W (2008). Anorexia competitiva. Die jüngste Variante der Essstörungen. Phoenix; 3: 6–8.

Krebs B (2001). Diäten sind die „Einstiegsdroge". MMW-Fortschritte der Medizin; 4: 4–6.

Saß HU, Wittchen HU, Zaudig M., Houben I (2003). Diagnostisches und Statistisches Manual Psychischer Störungen, Textrevision (DSM-IV-TR). Göttingen: Hogrefe.

Sipos V, Schweiger U (2006). Orthorexia nervosa. Phoenix; 4: 11–13.

Wunderer E, Schnebel A, Baumer V, Müller E, Pecho L, Schönburg S (2008). Interdisziplinäre Essstörungstherapie. Weinheim: Beltz-Verlag.

Wernze H (2008). Essstörungen: Weit verbreitet, dennoch (oft) schwer erkennbar. Notfall & Hausarztmedizin; 34 (5): 268–73.

Tab. 7.4 Übersicht zu verschiedenen Essstörungen und ihren Unterscheidungskriterien, (Darstellung Hajeck-Lang).

Krankheitsform	Körpergewicht	Essverhalten	Leidensdruck
Anorexia	Niedrig	Gezügelt	Niedrig bis nicht vorhanden
Bulimie	Normal/niedrig	Unkontrolliert	Hoch
Binge Eating	Hoch	Unkontrolliert	Sehr hoch bis verzweifelt

7.4.12 Fettstoffwechselstörungen

Medizinische Hintergründe

Die Entwicklung einer **Arteriosklerose** ist ein multifaktorielles Geschehen, bei dem der Fettstoffwechsel nur einen Faktor neben vielen anderen (Homozystein, Lipoprotein, Apolipoproteine, CRP sensitiv usw.) darstellt (➤ Kap. 7.4.2).

Ca. 90 Prozent aller Fettstoffwechselstörungen sind sekundärer Genese. Erhöhte Cholesterin- und Triglyzeridwerte sind häufige Symptome bei Übergewicht und/oder Fehlernährung bzw. Begleitsymptome bei Diabetes. Die Behandlung von Fettstoffwechselstörungen ist ein wichtiger Baustein in der Therapie des Metabolischen Syndroms. Die Bedeutung diätetischer Maßnahmen bei Cholesterinerhöhungen wird in der Regel überbewertet:

Ca. 70 Prozent des Serum-Cholesterins werden (endogen) durch die Leber produziert, nur etwa 30 Prozent werden typischerweise mit der Nahrung (exogen) zugeführt. Hinzu kommt die Beobachtung, dass es hinsichtlich der **Stoffwechselstörungen** beeinflussbare Faktoren wie Bewegung und verschiedene Lebensmittel-Inhaltsstoffe (z. B. Ballaststoffe) gibt, die den Cholesterinhaushalt positiv beeinflussen können. Auch hinsichtlich der regulatorischen Kompetenz gibt es große Unterschiede: Bei zwei Drittel bis drei Viertel der Menschen wird die Cholesterinkonzentration im Blut unabhängig von der Nahrungszufuhr geregelt **(Non-Responder).** Die anderen reagieren auf eine hohe exogene Cholesterinzufuhr mit einer erniedrigten endogenen Synthese **(Responder)** oder erreichen einschließlich ihrer „normalen" endogenen Synthese überhöhte Serumwerte **(Hyperresponder).** Diese unterschiedlichen „Cholesterintypen" lassen sich durch eine gezielte Ernährungstherapie innerhalb von nur einem Monat ausfindig machen und entsprechende Konsequenzen sind möglich.

Zusammengefasst gesagt, ist eine maximale Cholesterinsenkung durch eine lipidsenkende Kost in nur 15 bis 25 Prozent der Fälle möglich. Im Gegensatz zum Cholesterinspiegel lässt sich der Gehalt an Triglyzeriden und Homozystein im Blut sehr wirkungsvoll durch die Ernährung beeinflussen.

Besonderheiten/Abweichungen gegenüber der DGE

Übergewicht ist eine bedeutsame Ursache für erhöhte Fettwerte und sollte, professionell begleitet, reduziert werden. Allerdings ist auch schon bei einer geringen oder gar keiner Gewichtsreduktion durch eine qualitative Verbesserung der Ernährung eine positive Beeinflussung des Fettstoffwechsels möglich. Auch **Anorexie** kann zu erhöhten Cholesterinwerten führen. Neben der Psychotherapie sollten im Rahmen einer strukturierten Ernährungstherapie alle Kriterien einer gesunden Ernährung besprochen werden.

Bei der **Bewertung** der **Nahrungsfette** für verschiedene gesundheitliche Risiken ist die **Qualität der Fette** entscheidender als ihre **Menge**. So gilt die mediterrane bzw. „Kreta"-Kost als ideale Ernährungsform sowohl für die Prävention als auch für die Therapie von insbesondere Herz-Kreislauf-Erkrankungen: Sie enthält relativ viel Fett, besteht aber vorwiegend aus „guten Fetten" wie in Form von Olivenöl und Fisch, ist also reich an (einfach ungesättigten) Ölsäuren und (mehrfach ungesättigten) Omega-3-Fettsäuren. Die **Auswahl der Nahrungsfette** steht im Mittelpunkt einer cholesterin- bzw. triglyceridbewussten Ernährung.

Sichtbare Fette wie Butter, Margarine und Öle lassen sich mengenmäßig genau steuern:

Insbesondere unter Streichwurst, Quark oder Streich-/Frischkäse können **Streichfette** eingespart werden. Bei der Wahl einer **Margarine** sollte auf die Zutaten geachtet werden, die den Fettstoffwechsel beeinflussen (und mögliche Allergene beinhalten) können. Pflanzliche Öle und Fette (nicht gehärtet!), Wasser und Emulgatoren sind notwendige Inhaltsstoffe zur Herstellung einer Margarine. Halbfett- bzw. Diät-Produkte enthalten zwangsläufig weit mehr Stoffe, die für die Konsistenz, Haltbarkeit und den Geschmack notwendig sind.

Der **Cholesteringehalt** von **Margarine** kann aufgrund von zugesetzten Milchprodukten, z. B. durch Magermilchpulver und durch Joghurtkulturen, durchaus halb so hoch sein wie der in Butter. Die Wahl von Margarine statt Butter zur Cholesterinsenkung führt aus den genannten Gründen äußerst selten zu einer Cholesterinsenkung im Blut. **Sterine**, sekundäre Pflanzenstoffe, die Margarinen zugefügt und beworben werden wegen ihrer Cholesterin- senkenden Wirkung, sollten nicht dazu verleiten, mehr Streichfette als notwendig zu verwenden. Man findet Sterine natürlicherweise auch in Nüssen, Sonnenblumenkernen und Ölen.

Öle sollten abwechslungsreich und ganz nach Geschmack und Verwendungszweck eingesetzt wer-

7

den. Für die warme Küche eignen sich nur Öle mit wenigen mehrfach bzw. mit reichlich einfach ungesättigten Fettsäuren wie Oliven-, Raps-, Sesam- und Erdnussöl (➤ Tab. 7.5).

Nicht raffinierte, extra-virgine-Qualitäts-Öle sind nicht dafür geeignet: Der relativ hohe Anteil an Schwebstoffen aus der jeweiligen Ölpflanze kann beim Braten zu kanzerogenen Stoffen führen. Pragmatisch gesprochen ist es paradox, ein teures, hochwertiges, nicht raffiniertes Extra-virgin-Öl, bei dem bei der Herstellung auf geringe Temperaturen geachtet wird, für die warme Küche zu verwenden. Für die kalte Küche kann jedes Öl, ganz nach Geschmack und Geldbeutel, verwendet werden. Leinöl als wertvoller Omega-3-Fettsäuren-Lieferant wird aus geschmacklicher Sicht schlecht toleriert, kann aber mit einem Esslöffel pro Tag zu einer signifikanten Cholesterinsenkung führen.

Neben Oliven-, Raps- und Erdnussöl liefern Avocados und Walnüsse reichlich einfach ungesättigte Fettsäuren, sie sind allerdings aus Kaloriengründen und wegen möglicher Triglyzeriderhöhungen mengenmäßig zu begrenzen: 30 g Walnüsse am Tag sind empfohlen (Mukkuden-Petersen et al. 2005). Avocados sollten je nach Einzelfall in sinnvollen Mengen dosiert werden. Versteckte tierische Fette stellen den Großteil der Fettzufuhr in Deutschland dar. Fleisch, Fisch, Wurst und Käse sowie viele Fertigprodukte enthalten Fette unterschiedlicher Qualität und Wirkung.

Die Fleischproduktion zielt zwar entsprechend der Verbrauchererwartungen seit Jahren auf geringere Fettgehalte und damit weniger gesättigte Fettsäuren in Fleisch und Wurst ab. Dies bedeutet allerdings mehr Wasser, weniger Geschmack und in Wurst mehr Emulgatoren, Salz und andere Zutaten.

Ein niedriger Gesamtfettgehalt bedeutet übrigens nicht zwangsläufig einen niedrigeren Cholesteringehalt im Fleisch (Beispiele: Wild, Garnelen, Schweinefilet) (➤ Tab. 7.6). Sinnvoller ist die Entscheidung für hochwertiges, eventuell etwas fettreicheres Fleisch aus Bio-Produktion, am besten bei einem insgesamt moderaten Fleischkonsum von ein- bis zweimal in der Woche.

Fette bzw. **mittelfette Fische** wie Lachs, Hering, Thunfisch und Makrele enthalten große Mengen an Omega-3-Fettsäuren, welche die Fließeigenschaft des Blutes positiv beeinflussen und triglyzeridsenkend wirken. **Zwei bis drei Portionen Fisch** sowie eine oder zwei Portion Fleisch pro Woche gelten als sinnvoll für eine ausgewogene Zufuhr von gesättigten und ungesättigten Fetten. **Zwei bis drei Eier** pro Woche sind unbedenklich auch für Risikopatienten. Zusammen mit Kartoffeln, Milchprodukten und Gemüse (Kartoffelbrei, Omelett oder Spiegeleier und Rahmspinat) sind sie eine gut sättigende **Alternati-**

Tab. 7.5 Zusammensetzung verschiedener Speiseöle, nach Bockisch 1993, für die heiße Küche geeignet, siehe*.

Speiseöle	Einfach ungesättigte Fettsäuren	Mehrfach ungesättigte Fettsäuren	Gesättigte Fettsäuren
Olivenöl*	78	12	10
Rapsöl*	62	30	8
Erdnussöl*	50	31	19
Palmöl*	43	8	49
Sesamöl*	40	43	17
Maiskeimöl	29	56	15
Sojaöl	25	61	14
Sonnenblumenöl	24	64	12
Distelöl (Safloröl)	15	75	10

Tab. 7.6 Fett und Cholesteringehalte von Fisch, Fleisch und Meeresfrüchten.

Sorte	Fett (% abs.)	Cholesterin (mg/100 g)
Rind	2 (Tatar) bis 20 (Brust)	60 bis 70
Schwein	2 (Filet) bis 30 (Hack)	60 bis 70
Kalb	1 (Filet) bis 10 (Bug)	ca. 70
Hammel	3 (Filet) bis 20 (Kotelett)	ca. 70
Wild	1 (Rehkeule) bis 8 (Kaninchen)	60 bis 90
Innereien	3 (Herz, Leber, Niere) bis 15 (Zunge)	100 (Zunge), 130 (Herz) 300 bis 400 (Leber, Niere)
Geflügel	5 (Flugente) bis 30 (Gans)	60–85
Fisch	• 3 (Forelle) • 18 (Hering) • 17 (Thunfisch) • 25 (Aal)	• ca. 60 • 55 bis 100 • 80 • 150
Sonstige	• 1 (Miesmuschel) • 1 (Garnele)	• 125 • 150

7

ve zu einem **Fleisch- oder Fischgericht**. Ein erhöhtes KHK-Risiko durch vermehrten Eierkonsum wurde bislang nicht nachgewiesen.

Die wichtigsten und wirksamsten ernährungstherapeutischen Maßnahmen hinsichtlich einer fettoptimierten Ernährung lassen sich – in Anlehnung u. a. an die so genannte **Halb-Pfund-Regel** (Kluthe 1996) – mit folgenden Empfehlungen zur Gestaltung eines **Wochen-Speiseplans** zusammenfassen:

2-mal Fisch (mindestens 1- bis 3-mal)
1- bis 2-mal Fleisch
3 Eier pro Woche (Omelett, Pfannkuchen, Rührei usw.)
1- bis 2-mal Gemüse- bzw. Hülsenfrüchteeintopf
1-mal Nudel-, Reis- oder Kartoffel-Gemüse-Gericht, zum Beispiel Aufläufe, Gerichte à la Nasi oder Bami Goreng oder Pizza
Verwendung von 250 bis 300 g Ölen

Die **Lebensmittel pro Tag** sollten wie folgt zusammengestellt werden:

Bis zu 3 „Butterbrote" mit Wurst, Käse oder Marmelade
Bis zu jeweils 1 bis 2 Scheiben Käse und Wurst
Streichfette lassen sich unter streichbaren Wurst- und Käsesorten leicht einsparen
2 Teile Obst
3 Teile Gemüse, Salat, Rohkost
3 Milchprodukte: 1 Scheibe Käse, 1 Joghurt oder 1 Glas Buttermilch bzw. ein Glas Milch zu Kaffee oder Müsli
„Hauptgericht": Fisch oder Fleisch oder Eiern oder als Gemüsegericht (s. o.)
Getränke: 2 Liter am Tag als Wasser, bis 3 Tassen Kaffee oder schwarzer/grüner Tee, evtl. 1 Glas Saft (als Alternative oder Ergänzung des Obstverzehrs), 1 Glas Milch zum Kaffee oder Müsli

Alternative zur Brotmahlzeit: „Müsli" in Form von Flockenmischungen, Obst, Nüssen und Samen sowie 1 Milchprodukt incl. Zugeständnissen an süßen Zutaten wie Schokostreuseln, „Schokopops" und so genannten „Crunchies" (süß geröstete Flocken oder Mais).

Eine **hohe Ballaststoffzufuhr** verbessert das Lipidprofil im Blut: Im Rahmen der 5-am-Tag- Regel sowie durch Vollkornprodukte ist bereits eine gewisse Basis geschaffen. Die Zufuhr kann aber durch Zufuhr von Haferkleie oder Flohsamen ergänzt und aufgewertet werden und dadurch zur Optimierung des Fettstoffwechsels beitragen.

Süßigkeiten führen, bei deutlich über 50 g Zucker täglich, zu erhöhten Triglyzeridwerten im Blut. Dies kann zwar theoretisch auch durch Obst passieren, das aber im Rahmen von zwei bis drei Obstportionen täglich aus den verschiedensten gesundheitlichen Vorteilen gegessen werden soll.

Ähnlich wie bei Diabetes gilt auch hier die Empfehlung, süße Lebensmittel möglichst zu oder nach einer Hauptmahlzeit **„verpackt" zu essen** und am Abend besser zu meiden.

Alkohol kann je nach Veranlagung schnell zu erhöhten Triglyzeridwerten führen. Je nach Risikoprofil des Patienten sollte er gegebenenfalls ganz gemieden oder maximal im Rahmen der 2-Gläser-Regel konsumiert werden.

Nahrungsergänzungsmittel (NEM)

Omega-3-Fettsäuren als Nahrungsergänzungsmittel werden zwar nicht pauschal bei Fettstoffwechselstörungen empfohlen, sie können aber im Einzelfall wirkungsvoll zu einer Senkung der Blutwerte beitragen. Pflanzliche Omega-3-Fettsäuren können Alternativen zu Fischölen sein. **Antioxidative Substanzen** (zum Beispiel auch in Form von Rote-Trauben-Extrakten) werden trotz vieler positiver Studienergebnisse bislang nicht pauschal zur Prävention oder Therapie von Gefäßschäden empfohlen.

TIPP

Autogenes Training kann zur **Stressbewältigung** beitragen und damit den Cholesterinspiegel senken helfen. Dies kann auch bei Patienten mit einem zwanghaften Trieb zur Senkung ihrer Cholesterinwerte hilfreich sein:
Hoher Stress kann den Cholesterinspiegel um bis zu 60 Prozent erhöhen (Kasper 1987).
Ein Esslöffel Leinöl morgens kann den Cholesterinspiegel um ca. 20 Prozent senken.
Haferkleie in Joghurt oder Müsli kann den Cholesterinspiegel senken (Welcher 1984, Eisele 1992, Anderson 1990, Bell 1990, Jenkins 1975).

Flohsamen wirken sättigend, fördern den Stuhlgang und senken den Cholesterinspiegel um bis zu 15 Prozent (Vetter 2006).

Roter Reis, rotes Reismehl bzw. das darin enthaltene Monacolin kann das Gesamt-Cholesterin und das LDL-Cholesterin um bis zu 30 Prozent, die Triglyzeride um bis zu 50 Prozent senken sowie das HDL um bis zu 40 Prozent anheben:

Die **wirksame Substanz Monacolin** ist den modernen Statinen vergleichbar. Sie wird durch Fermentation aus dem roten Reis, angebaut in China, gewonnen. Sie wird in China seit Jahrhunderten als roter Farbstoff verwendet. Umfangreiche Studien liegen vor, jedoch fast ausschließlich in chinesischer Sprache (Ziegler 2001). Sie wird in den USA als Nahrungsergänzungsmittel angeboten.

Während der **Schwangerschaft** steigt relativ häufig der Cholesterinspiegel an, sinkt aber in der Regel nach der Geburt wieder in den Normalbereich ab. Um den Regulationstyp eines Cholesterinpatienten zu bestimmen, kann nach bereits drei Wochen lipidsenkender Kost unter kontrollierten Bedingungen (Essprotokoll vorher-nachher im Vergleich) eine entsprechende Labordiagnostik durchgeführt werden.

VORSICHT

Stark erhöhte Triglyzeridwerte können unter anderem eine **Pankreatitis** begünstigen. **Gehärtete Fette** (in Margarine, vielen Fertigprodukten, Chips, Schokolade …) und **Transfettsäuren** bei der Erhitzung von Ölen, die reich an mehrfach ungesättigten Fettsäuren sind, können den Cholesterinspiegel und das Gefäß- und Krebsrisiko erhöhen. **Ausdauersport** im aeroben Leistungsbereich trägt zu einer Verbesserung des LDL/HDL-Verhältnisses bei.

Für Menschen mit erhöhten Cholesterinwerten stellt **Rauchen** einen besonders hohen Risikofaktor dar. Neben den ohnehin gesundheitsschädlichen Wirkungen können freie Radikale aus dem Rauch LDL-Cholesterin weiter oxidieren, wodurch eine Plaquebildung und inflammatorische Prozesse im Gefäß beschleunigt werden. Einige der zahlreichen reizenden und toxischen Substanzen im Tabak schädigen auch direkt die Gefäße.

➕ Fettstoffwechselstörungen: Prävention und Therapie. Checkliste für den Schreibtisch.

LITERATUR

Anderson JW et al. (1990). Oatbran cereal lowers serum total and LDL-cholesterol in hypercholesterolemic men. American Journal of Clinical Nutrition; 52: 495–99.

Bell LP, Hector KJ, Reynolds H, Hunninghake DB (1990). Cholesterol lowering effects of soluble-fiber cereals as part of a prudent diet for patients with mild to moderate hypercholesterolemia. American Journal of Clinical Nutrition; 52: 1.020–26.

Bockisch M (1993). Nahrungsfette und -öle. Stuttgart: Ulmer Eugen Verlag.

Eisele A, Wechsler JG, Wenzel H et al. (1992). Einfluss von Haferkleie auf den Lipidstoffwechsel bei diätetischer Cholesterinbelastung. Vortrag anläßlich des 29. Wissenschaftlichen Kongresses der Deutschen Gesellschaft für Ernährung. Stuttgart: 26. und 27. März 1992.

Hu FB et al. (2000). Prospective study of major dietary patterns and risk of coronary heart disease in men. The American Journal of Clinical Nutrition; 72: 912–21.

Jenkins DJA, Leeds AR, Newton C, Cummings JH (1975). Effect of pectin, guar gums, and wheat fibre on serum-cholesterol. Lancet; 1: 1.116–17.

Kasper H (1987). Ernährungsmedizin und Diätetik. 6. Auflage. München: Verlag Urban und Schwarzenberg: 309.

Kluthe R (1996). Ernährungsberatung in der Praxis des niedergelassenen Arztes. Köln: Deutscher Ärzte Verlag ; 25–27.

Küpper C (2007). Fette in der wissenschaftlichen Bewertung. Kongressbericht, Ernährung & Medizin; 1: 43–47.

Mukkuden-Petersen I et al. (2005). A systematic review of the effects of nuts on blood lipid pro files in humans. The Journal of Nutrition; 135: 2.082–8.

Schwandt P, Richter W (1995). Handbuch der Fettstoffwechselstörungen. Stuttgart: Schattauer.

Steptoe A, Brydon L (2005). Associations Between Acute Lipid Stress Responses and Fasting Lipid Levels 3 Years Later. Health Psychology; 24 (6): 601–07.

Vetter C (2006). Mit Plantago ovata Samenschalen das Lipidprofil bessern. Falk Foundation, Aktuelle Wissenschaft für Klinik und Praxis.

Wechsler JG et al. (1984). Ballaststoffe vom Typ Weizenkleie senken Lithogenität der Galle. Deutsche medizinische Wochenschrift; 109: 1.284–88.

Ziegler R (2001). Natürliche Cholesterinsenker in der Praxis. Vortrag anlässlich des 2. Europäischen Anti-Aging-Kongresses am 1./11. November 2001, Baden-Baden.

7.4.13 Fruktose-Malabsorption, Fruktose-Intoleranz

Medizinische Hintergründe

Man unterscheidet die relativ häufige **Fruktose-Malabsorption** (Angaben von 2 bis 5 bis zu 30 und 40 Prozent der deutschen Bevölkerung) von der sehr seltenen hereditären **Fruktose-Intoleranz** (Angaben 1:20 000 bis 1:130 000). Letztere beruht auf einem Enzymdefekt und erfordert ein lebenslanges striktes Vermeiden von Fruktose.

Bei der **Malabsorption** kommt es zu Unverträglichkeitsreaktionen aufgrund einer Störung des Transportsystems im Dünndarm, wodurch die Aufnahme von Fruktose ins Blut verhindert wird. Beim bakteriellen Abbau im Dickdarm entstehen Gase und kurzkettige Fettsäuren, welche die klassischen gastrointestinalen Symptome wie **Blähungen**, **Krämpfe** oder **Durchfall** auslösen. Während Sorbit die Aufnahme von Fruktose zusätzlich blockiert und selbst meist nicht vertragen wird, verbessert Glukose die Transportkapazität für Fruktose. Der **diagnostische Nachweis** gelingt durch eine gründliche Anamnese, ein Ess- und Symptomprotokoll sowie den H_2-Atemtest. Die hereditäre Form wird durch einen entsprechenden Gentest nachgewiesen.

Fruktosearme Ernährung

Zur Symptomlinderung sollte über etwa vier Wochen eine streng fruktosearme und möglichst sorbitfreie Kost verzehrt werden (➤ Tab. 7.7). Es sollten auch alle üblichen **Zuckeralkohole** (Mannit E 421, Xylit E 967, Isomalt E 953, Laktit E 966, Maltrit E 965) und **Haushaltszucker** gemieden werden.

Der Kostaufbau erfolgt mit langsamer **Austestung** der individuellen **Toleranzgrenze** mit Führen eines Ess- und Symptomprotokolls. Man beginnt mit saccharosehaltigen Produkten und gut verträglichen fruktosearmen Gemüsesorten sowie fruktose- und sorbitarmen Obstsorten. Fruktosehaltige Lebensmittel mit einem höheren Anteil an Glukose als Fruktose (➤ Tab. 7.7) werden häufig vertragen. Alternativ kann etwas **Traubenzucker, vorab gegessen**, zu einer besseren Fruktosetoleranz führen. Fruktosehaltige Lebensmittel sind besser verträglich über den Tag und in kleinen Mengen verteilt als beim einmaligen Verzehr großer Mengen. Infolge des verminderten Obst- und Gemüsekonsums kann es zu erheblichen **Mangelzuständen** kommen: Folsäure und Vitamin C werden in der Regel zu wenig aufgenommen und müssen gegebenenfalls substituiert werden.

Der Folsäurebedarf kann alternativ eventuell durch reichlich Vollkornprodukte (die jedoch die Blähsymptomatik verstärken können), Milchprodukte und Eier abgedeckt werden. Ein niedriger Folsäurespiegel im Blut kann auch im Zusammenhang mit einer veränderten Darmflora infolge der ständi-

Tab. 7.7 Glukose-, Fruktose und Ballaststoffgehalt verschiedener Lebensmittel.

Lebens-mittel	Menge in [g]	Glucose, Saccha-rose [g]	Fructo-se, Sor-bit [g]	Ballast-stoffe [g]
Apfel	100	4,6	6,3	2,0
Apfel, ge-trocknet	100	12,6	2,6	11,1
Ananas	100	9,9	2,5	1,5
Banane	100	13,9	3,4	1,8
Birne	100	3,5	8,9	3,2
Blumenkohl, roh	100	1,2	0,9	2,9
Bohne, grün, roh	100	1,4	1,4	1,9
Endiviensalat	100	0,4	0,2	1,6
Erbsen	100	1,2	+	4,3
Erdbeere	100	3,2	2,3	1,6
Feldsalat, roh	100	0,4	0,2	1,6
Grapefruit	100	5,3	2,1	1,6
Honigmelone	100	11,1	1,3	0,7
Kartoffeln, roh	100	0,7	0,2	2,1
Kiwi	100	4,5	4,6	2,1
Kohlrabi	100	2,5	1,3	1,4
Kopfsalat	100	0,4	0,4	1,6
Mandarine	100	8,8	1,3	1,7
Möhren	100	3,5	1,3	3,6
Pfirsich	100	6,7	2,1	1,9
Pflaumen	100	6,7	3,4	1,6
Pflaumen, getr.	100	31,4	16,0	17,7
Porree (Lauch)	100	1,9	1,5	2,3
Rettich	100	1,5	0,6	2,5
Rosenkohl,	100	2,0	0,8	4,4
Rote Beete	100	8,2	0,4	2,3
Schwarzwur-zel	100	2,0	0,1	18,3
Spargel	100	1,0	1,0	1,5
Tomaten	100	1,2	1,6	1,0
Weißkohl	100	2,4	1,8	3,0
Wirsing	100	1,6	1,1	2,6

gen Anflutung von nicht resorbierter Fruktose interpretiert werden (Ledochowski et al. 1999).

Nahrungsergänzungsmittel (NEM)

Ein **Folsäuremangel** sollte, insbesondere bei Frauen, die schwanger werden möchten, mit entsprechenden Präparaten substituiert werden. Bei unzureichender **Vitamin C-Zufuhr** sollte eine Substitution erfolgen. Auch ein **Zinkmangel** wird bei Patienten mit Fruktosemalnutrition beobachtet. Je nach Risikoprofil des Patienten und Zufuhr über die Nahrung kann eine Substitution (zum Beispiel bei häufigen Infekten) sinnvoll sein (Ledochowski et al. 2001).

TIPP

Die Patienten sollten informiert sein, dass nicht immer die absolute Fruktosemenge eines Lebensmittels ausschlaggebend ist, sondern das **Glukose-Fruktose-Verhältnis**: Je höher dieser Wert (möglichst über 1,0), desto verträglicher das Lebensmittel.
Ein Stück Traubenzucker vor einem fruktosehaltigen Lebensmittel kann dessen Verträglichkeit wesentlich steigern.
Einem so genannten **Reizdarm-Syndrom** liegen häufig eine Fruktose-Malabsorption und/oder eine Laktose-Intoleranz zugrunde.

VORSICHT

Ein oraler Funktionstest wie der H_2-Atemtest darf nur bei ausgeschlossener hereditärer Fruktose-Intoleranz durchgeführt werden, da es ansonsten zu gefährlichen Hypoglykämien kommen kann.
Zuckerfreie Produkte (Bonbons, Kaugummis) enthalten in der Regel Zuckeralkohole, unter anderem Sorbit, und sollten gemieden werden.

LITERATUR
Ledochowski M, Überall F, Propst T, Fuchs D (1999). Fructose malabsorption is associated with lower plasma folic acid concentration in middle aged subjects. Clinical Chemistry; 45: 2.013–14.
Ledochowski M, Widner B, Fuchs D (2000). Fruktosemalabsorption. Journal für Ernährungsmedizin (Ausgabe für Österreich); 2 (3): 10–14.
Ledochowski M, Widner B, Weiss G, Fuchs D (2001). Decreased Serum Zinc in Fructose Malabsorbers. Clinical Chemistry, 47: 745–747.

7.4.14 Gallensteine (Cholelithiasis)

Medizinische Hintergründe

Die Gallensteinbildung beruht auf einer Veränderung der Gallenzusammensetzung: die Neigung ist erhöht, wenn hohe Cholesterinspiegel in der Galle nicht durch eine entsprechend hohe Bildung von Gallensäure ausgeglichen werden. Bei den meisten Gallensteinen handelt es sich um **Cholesterinsteine (70–90 Prozent)**. Sie entstehen häufig in der Gallenblase und wandern manchmal in den Gallengang ein, wo im Überschuss vorhandenes Cholesterin von den Gallensäuren nicht mehr in Lösung gehalten werden kann und verklumpt. Auch erhöhte Gallensäureverluste des terminalen Ileums **bei Morbus Crohn** können zu Cholesterinsteinen führen. Die Risikofaktoren für die Entstehung von Gallensteinen lassen sich mit der **6-F-Regel** zusammenfassen: female-forty-fertile-fat-fair-family. Auch die **4-F-Regel** wird verwendet: female-fat-forty-fecund. Außerdem können **Fasten**, **Diabetes** mellitus Typ 2 und **Hyperlipoproteinämie** Typ IV die Wahrscheinlichkeit der Gallensteinbildung erhöhen.

Das typische Beschwerdebild einer Gallenkolik äußert sich mit Schmerzen im rechten Oberbauch und Ausstrahlung in den Rücken und die rechte Schulter. Lediglich ein Viertel aller Patienten mit Gallensteinen entwickelt die typischen Krankheitszeichen. Ob die Beschwerden durch Gallensteine zum Vorschein kommen, ist abhängig von der Lage des Steins (Gallenblase, Gallengang). Eine Verfärbung des Urins kann auftreten (tee- oder kaffeefarben). Frauen sind häufiger betroffen als Männer, da Östrogene den Cholesterinanteil in der Galle erhöhen und die Gallenblasenmotilität vermindern.

Besonderheiten/Abweichungen gegenüber der DGE

Angesichts der 6-F-Regel haben Ernährung und Gewicht einen großen Einfluss auf die Bildung von Gallensteinen. Zur Primärprophylaxe sollten eine **ballaststoffreiche**, **fettbewusste**, **zuckerarme Kost** und ein normaler BMI angestrebt werden.

Bei Übergewicht ist eine **allmähliche Gewichtsreduktion** anzustreben, am besten durch eine leicht kalorienreduzierte Ernährung mit viel Gemüse und

Obst und reichlich Bewegung. Dagegen können ein schnelles Abnehmen, zu strenge Diäten oder Fasten zu Gallensteinen führen. Da der Gallensaft kaum zur Verdauung gebraucht wird, verbleibt der Gallensaft in der Gallenblase und wird stark eingedickt. Andererseits wird durch den Körperfettabbau viel Cholesterin frei und gelangt über das Blut in die Leber. Die Leber hat ein Überangebot an Cholesterin, was zu einem Ungleichgewicht in der Zusammensetzung des Gallensaftes führt.

Ballaststoffreiche Kost mit insbesondere viel Gemüse wirkt der Steinbildung entgegen, **Weizenkleie** (20–40 g) und Laktulose setzen den lithogenen Index herab (Wechsler 1984). **Haferkleie** kann als Cholesterin senkendes Mittel eingesetzt werden. Allerdings vertragen nicht alle Betroffenen viele Ballaststoffe in der Nahrung und leiden unter Blähungen und Völlegefühl. Gut verträglich sind die **löslichen Ballaststoffe** in Obst und Gemüse sowie fein gemahlene Vollkornprodukte.

Blähende Nahrungsmittel sollten aufgrund des Drucks auf die Gallenblase generell gemieden werden: Kohlarten, Schwarzwurzeln und Hülsenfrüchte sind besonders blähend. Zwiebeln und Knoblauch gelten ebenfalls als blähend, aber sie lassen die Luft aus dem Darm entweichen. Sie können sogar dafür sorgen, dass die Blähungen durch Kohl und Hülsenfrüchte leichter abgehen und daher weniger Probleme machen. Gegen Blähungen haben sich **Kümmel, Liebstöckelsamen, Fenchel und Anis** bewährt. Die Samen kann man über das Essen streuen, mit kochen oder als Tee trinken. Die Verträglichkeit von blähenden Lebensmitteln ist individuell verschieden und sollte für jeden Patienten ausgetestet werden. **Hülsenfrüchte** erhöhen die Cholesterinkonzentration in der Gallenflüssigkeit und können somit die Entstehung von Cholesteringallensteinen begünstigen.

Ein übermäßiger **Fettkonsum** zwingt die Gallenblase, sich zusammenzuziehen und möglichst viel Gallensaft auszuschütten, und kann dadurch Gallenkoliken auslösen. Besonders problematisch sind **tierische Fette**, die **reich an Cholesterin** sind. Pflanzliche Fette sind dagegen leichter verträglich. Auch die **Art der Fettsäuren** ist für die Therapie von Bedeutung. Einfach ungesättigte Fettsäuren kommen hauptsächlich im Olivenöl vor, diese senken LDL-Cholesterin und Triglyceride und erhöhen das HDL-Cholesterin.

Bei Eiern ist die Art der Zubereitung wichtig. Hartgekochte Eier sind schwer verdaulich. Weich gekocht oder als Omelett zubereitet kann auch ein Gallenpatient Eier oder eihaltige Speisen in den üblichen Mengen essen. Bei **Cholestase** ist die Gabe von mittelkettigen Triglyceriden (MCT-Fette) erforderlich, da diese unabhängig von den Gallensäuren verdaut werden. Bei einer **Gallenkolik** sollte 24 Stunden eine Nahrungskarenz eingehalten und anschließend auf eine gesunde Ernährung geachtet werden. Die Fettaufnahme ist auf 50–60 g/d zu begrenzen.

Für Gallenkranke ist es besonders wichtig, dass sie **reichlich trinken**, mindestens 2,5 Liter Wasser oder Kräutertees täglich. Wassermangel hat zahlreiche gesundheitliche Nachteile auf die Galle wie ein stark eingedickter Gallensaft und die Neigung zu Verstopfung. Natriumhydrogenkarbonatreiche Mineral- bzw. Heilwässer regen die Gallensäureschüttung und damit die Fettverdauung an, was unter anderem zu niedrigen Cholesterinwerten führen kann. **Süßigkeiten** sollten weitestgehend gemieden werden, maximal 15 g Saccharose am Tag wird empfohlen.

Nahrungsergänzungsmittel (NEM)

Zur Senkung der Cholesterinkonzentration in der Gallenflüssigkeit bzw. zur Prävention von Gallensteinen wird die Substitution von Fischölen bzw. von Vitamin C und E sowie der Aminosäure Taurin empfohlen. Verbindliche Dosierungen gibt es bislang nicht.

TIPP

Sinnvoll kann eine Tasse **warmer Milch** vor dem Zubettgehen sein: Es regt die Kontraktion der Gallenblase an, die Galle entleert sich und die Eindickung der Gallenflüssigkeit wird vermindert.

Bei einer geplanten Gewichtsreduktion, unter anderem auch im Zusammenhang mit bariatrischen Verfahren, hat die Einnahme von mindestens 500 mg **Ursodesoxycholsäure** am Tag präventive Effekte hinsichtlich einer Gallensteinbildung. Sie sollte bis zur Gewichtsstabilisierung erfolgen. Für den therapeutischen Einsatz hat sich Ursodesoxycholsäure dagegen nicht bewährt (Lammert 2008).

7

VORSICHT

Die „Antibaby-Pille" kann das Risiko für die Entwicklung von Gallensteinen erhöhen.

Das Risiko, Gallensteine zu bilden, ist um 30 bis 50 Prozent erhöht, wenn die Gewichtsabnahme mehr als 5 kg im Monat beträgt.

Gallensteine stellen neben Alkoholmissbrauch die häufigste Ursache einer Pankreatitis dar.

➕ Gallensteine: Prävention und Therapie. Checkliste für den Schreibtisch.

LITERATUR

Diätfehler und Gendefekte sind oft Ursachen für Gallensteine. Artikel aus der Ärzte Zeitung Nr. 215, 12; 29.11.2005.

Lammert F (2008). Vortrag zur Therapie bei Gallensteinen im Rahmen der Deutschen Gesellschaft für Verdauungs- und Stoffwechselkrankheiten (DGVS) – Tagung in Berlin 10/2008.

Sackmann M (2008). Was Sie über Gallenstein-Behandlung wissen sollten. Broschüre für Patienten. Falk Foundation e. V., 21. Auflage.

Wechsler JG et al. (1984). Ballaststoffe vom Typ Weizenkleie senken Lithogenität der Galle. Deutsche medizinische Wochenschrift; 109: 1.284–88.

7.4.15 Gastritis, Ulcus ventriculi und Ulcus duodeni, Reizmagen

Medizinische Hintergründe

Man unterscheidet zwischen akuter und chronischer Gastritis: Eine **akute Gastritis** dauert in der Regel nur wenige Tage an, sie entsteht entweder durch lokale Einwirkung von Alkohol, bakteriellen Toxinen beziehungsweise Lebensmitteln, die verdorben waren und nicht vertragen wurden, oder durch Medikamente, wie z. B. größere Mengen von Acetylsalicylsäure (ASS), welche die Magenschleimhaut schädigen. So kommt es zu Reizungen der Schleimhaut mit der Folge einer Entzündung sowie eventuell einer Schleimhautatrophie, einer Anazidität des Magensaftes und Symptomen wie Oberbauchschmerzen, Brechreiz und Inappetenz.

Die **chronische Gastritis** ist häufiger anzutreffen und kann sich entweder wie eine akute Gastritis oder auch asymptomatisch entwickeln. Es gibt **drei Typen** einer chronischen Gastritis:

- Typ A: Bei der Autoimmun-Gastritis produziert der Körper Antikörper gegen die eigene Magenschleimhaut: Folge ist das Ausbleiben der Intrinsic-Faktor-Produktion und damit eine Hinderung der Vitamin B_{12}-Resorption sowie eine perniziöse Anämie.
- Typ B: Eine Schädigung der Magenschleimhaut durch Helicobacter pylori ist in den meisten Fällen die Ursache.
- Typ C: Eine chemisch-toxische Gastritis, verursacht durch Toxine, ist seltener.

Eine Gastritis kann sich so sehr vertiefen, dass auch der Zwölffingerdarm angegriffen wird und sich **blutige Magen- und Zwölffingerdarmgeschwüre** bilden – mit identischer Symptomatik einer Gastritis. Es kann beim Ulcus zu einem Durchbruch der Magenwand oder in ein benachbartes Organ kommen. Jedes **Geschwür** hinterlässt narbige Veränderungen, die Dehnbarkeit und die Speisebrei-Verdauung sind verschlechtert und zudem ist mit der Zellwucherung und Zellfunktionsstörung ein **erhöhtes Krebsrisiko** verbunden.

Ein **Reizmagen** ohne die klassischen Zeichen einer Entzündung oder eines Geschwürs kann Beschwerden auslösen wie typischerweise Oberbauchschmerzen, Druckgefühle, Inappetenz oder Brechreiz. Objektiv sind (endoskopisch) in der Regel Hypermotilität, Tonussteigerung und Hypersekretion nachweisbar ohne weitere pathologische Befunde. In allen Fällen ist neben einer medikamentösen Therapie und **Maßnahmen zur Stressprophylaxe** eine deutliche Linderung durch eine bewusste, gut verträgliche Ernährung zu erwarten. Letztere kann beim Reizmagen eine medikamentöse Therapie ganz überflüssig machen.

Die häufige **Besserung der Beschwerden im Urlaub** spricht für den engen Zusammenhang zwischen einem Reizmagen und der nervlichen und psychischen Belastung. Als sinnvolle Entspannungstechnik kann insbesondere das **Autogenes Training** empfohlen werden, mit dem nicht nur im Sinne einer allgemeinen Tiefen-Entspannung und langfristigen Beruhigung geholfen, sondern auch gezielt mit der so genannten **Bauchübung** Beschwerden wirkungsvoll gelindert werden können.

Besonderheiten/Abweichungen gegenüber der DGE

Es gibt keine Ulcusdiät. Es wird die so genannte **„leichte Vollkost"**, auch Schonkost oder blande Kost (nicht gewürzt), empfohlen (Kluthe et al. 2004, Rottka 1978). Unverträgliche Lebensmittel und Getränke, welche die Beschwerden auslösen bzw. verstärken, müssen ermittelt und gemieden werden. Dies bedarf einer genauen Beobachtung des individuellen Essverhaltens, wofür ein **Essprotokoll** über sieben oder besser 14 Tage mit Angaben zur Befindlichkeit geschrieben werden muss. Ergibt das Essprotokoll Hinweise auf spezielle Lebensmittel-Unverträglichkeiten, zum Beispiel eine Histamin- oder Glutamat-Unverträglichkeit, wird entsprechend vorgegangen.

Häufige Auslöser von Unverträglichkeiten sind Hülsenfrüchte, Kohl- und Paprikagemüse, frittierte und fette Speisen sowie kohlensäurehaltige Getränke. Auf diese Lebensmittel sollte jeder Betroffene achten, da sie von 20 bis 30 Prozent der Bevölkerung nicht toleriert werden. Scharf gewürzte und zu heiße oder zu kalte Speisen können Probleme machen und sollten ebenso wie (große Mengen an) Kaffee gemieden werden. Koffeinfreier Kaffee kann aufgrund der Röststoffe ebenso Beschwerden auslösen. Fertiggerichte sollten komplett gemieden werden. Die Zahl der zugefügten Stoffe ist in der Regel unüberschaubar und erschwert eine gezielte Suche nach Unverträglichkeiten. Auf einen moderaten Alkoholkonsum ist zu achten, er sollte (als „Säure-locker") eventuell ganz eingeschränkt werden.

Hydrogenkarbonatreiche Heilwässer (> 1500mg/l) und Kamillentee können den Magen beruhigen und die Säure abpuffern. Bei einem Reizmagen mit Verdauungsproblemen und Völlegefühl besonders bei fetthaltiger Kost kann **Centaurium-Tee** hilfreich sein. **Kleine Mahlzeiten**, die langsam gekaut und gut verdaut werden, sind verträglicher als mächtige, in Eile gegessene Speisen. Sie können und sollen durchaus **ballaststoffreich** sein (Obst, Gemüse, fein gemahlene Vollkornprodukte). Eine hohe Ballaststoffzufuhr kann sich positiv auf die Magenschleimhaut auswirken und die Bildung von Geschwüren reduzieren.

Bei der Zufuhr ballaststoffhaltiger Lebensmittel muss **auf eine gute Verträglichkeit geachtet** werden: Grob gemahlenes Vollkornbrot ist gegen fein gemahlenes Brot auszutauschen. Besonders bekömmlich ist Dinkelbrot. Obst und Gemüse sollten leicht gegart gegessen werden. Rohkost ist – zumindest in der Akutphase – nicht zu empfehlen. Sehr gut verträglich sind Gemüse- und Kartoffel-, Reis- und Nudelsuppen. Dabei ist auf eine salzarme Zubereitung zu achten. **Haferschleim** morgens oder als letzte Mahlzeit des Tages beruhigt den Magen und lindert Schmerzen. Spätmahlzeiten sollten wegen der weiteren pH-Absenkung gemieden werden, insbesondere bei einer Therapie mit H_2-Blockern.

Bei einem **akut-schmerzhaften Ulcus ventriculi und Ulcus duodeni** sollten am besten erst einmal eine zweitägige Nullkost oder Reisschleim-Tee-Tage eingehalten werden. Danach erfolgt ein langsamer Kostaufbau: Reisgerichte, Grießspeisen und Haferschleim bzw. leicht verdauliche Kohlenhydratträger wie Kartoffeln und Nudeln, dazu gegartes Gemüse, mageres Fleisch und Fisch (wobei Fisch besser verdaulich und bekömmlicher ist aufgrund des geringen Bindegewebsanteils) sowie gegartes Obst als Kompott sind empfehlenswert. Der Patient soll alles essen, was ihm keine Beschwerden macht. **6 bis 8 kleine Mahlzeiten** über den Tag verteilt sind bekömmlicher als 3 oder 4 größere.

Nahrungsergänzungsmittel (NEM)

Neben einer leichten Vollkost sind probiotische Keime empfehlenswert.

> **TIPP**
>
> **Heilerde** kann, wie bei Sodbrennen, die (Magen-) Säure abpuffern und die Beschwerden lindern.
> Patienten mit Reizmagen erfahren oft eine deutliche Linderung ihrer Beschwerden, wenn sie etwas essen. Dieses **Paradoxon** weist auf eine zu hohe Säurebildung im Magen hin, die durch die Mahlzeit zumindest vorübergehend abgepuffert wird. Die Patienten sind infolge der hohen Säureproduktion fast immer hungrig. Der klassische (morgendliche) **Nüchternschmerz** mit Besserung nach der Nahrungsaufnahme spricht für das Vorliegen eines Ulcus duodeni.

7

VORSICHT

Pfefferminztee kann zwar bei vielen Menschen Magenbeschwerden lindern, bewirkt aber häufig genau das Gegenteil. Hier muss individuell die Verträglichkeit getestet werden.

Nikotinkonsum reizt Speiseröhre und Magen und sollte minimiert werden.

✚ Gastritis: Prävention und Therapie. Checkliste für den Schreibtisch.

LITERATUR

Rottka H (1978). Leichte Vollkost (anstelle von Galle-, Leber-, Magen-, Darm-„Schon"-Kost). Aktuelle Ernährungsmedizin; 4: 3–7.

Kluthe R et al. (2004). Das Rationalisierungsschema. Aktuelle Ernährungsmedizin; 29: 245–253.

7.4.16 Gicht/Hyperurikämie/Hyperurikosurie/Harnsteine

Medizinische Hintergründe

Man unterscheidet im Wesentlichen zwei Formen der Gicht: Die angeborene und häufiger anzutreffende **primäre Hyperurikämie** entsteht vorwiegend durch eine verminderte renale Harnsäureausscheidung bei Nierenfunktionsstörungen infolge einer hohen Purinzufuhr. Wesentlich seltener ist eine erhöhte endogene Harnsäure-Synthese zu finden (ca. ein Prozent).

Bei der **sekundären Form** sind verschiedene Begleit- bzw. Stoffwechselerkrankungen oder Medikamente (Zytostatika) die Auslöser für die Entwicklung einer Hyperurikämie. Insulinresistenz gilt als eigenständiger Risikofaktor bei Gicht: Insulin behindert die Harnsäure-Ausscheidung. Folgende Stoffwechselerkrankungen begünstigen die Entstehung beziehungsweise die klinische Manifestation von Gicht:

- Nierenerkrankungen
- Diabetes mellitus Typ 2
- Hypertonie
- Fettstoffwechselstörungen
- Übergewicht/Adipositas.

In Deutschland leiden etwa 2 Prozent der Bevölkerung an erhöhten Harnsäurewerten, wobei Männer etwa 10mal häufiger als Frauen betroffen sind. Die Häufigkeit nimmt im Alter zu. Eine Gicht äußert sich durch Harnsäureablagerungen in Gelenken und im Bindegewebe sowie durch **Gichtknoten (Tophi)** oder eine **Gichtniere**. Bei manifester Gicht muss bei bis zu 40 Prozent der Patienten mit einer **Harnsäure-Steinbildung** gerechnet werden. Chronisch rezidivierende Gichtanfälle können Gelenke und Knochen langfristig schädigen und die Beweglichkeit stark einschränken. Eine Gichtniere kann infolge der Steinablagerungen zu **Bluthochdruck** und **Nierenversagen** führen.

Harnsäuresteine stellen etwa 10 bis 15 Prozent aller Harnsteine dar. Auch sie treten bei Männern wesentlich häufiger auf als bei Frauen. Eine Alkalisierung des Harns auf pH-Werte über 6,5 bei gleichzeitiger reichlicher Harndilution von deutlich mehr als 2 Litern am Tag kann zur Auflösung von Harnsteinen führen. Die **Ernährung** ist ein gut beeinflussbarer Faktor bei der Entstehung und der Therapie einer Hyperurikämie. Je höher die Purinzufuhr über die Nahrung, desto größer die Gefahr eines Gichtanfalls.

Übergewicht als bedeutender Risikofaktor für eine Hyperurikämie und eine Hyperurikosurie ist einer der wichtigsten Indikationen für die Ernährungstherapie. Erhöhte Harnsäurewerte gelten nicht mehr nur als Risikofaktor für Gichtanfälle, sondern stellen nach neuesten Erkenntnissen einen unabhängigen kardiovaskulären Risikofaktor dar (Jfeig et al. 2008).

Besonderheiten/Abweichungen gegenüber der DGE

Neben der Behandlung von Übergewicht ist eine purinarme Ernährung (> Tab. 7.8) das grundlegende Ziel der Ernährungstherapie bei Hyperurikämie. Dies erreicht man am besten durch eine ovo-lakto-vegetabile Kost, vorwiegend bestehend aus Getreideprodukten, Obst und Gemüse sowie Milch und Milchprodukten.

Übergewichtige Patienten sollten mit einer entsprechend energiereduzierten Kost behandelt werden. Handelt es sich um eine sekundäre Form von Gicht in Zusammenhang mit zum Beispiel Diabetes oder Hypertonie, müssen die entsprechenden Ernährungsempfehlungen ebenfalls beachtet werden

(➤ Kap. 7.4.8), (➤ Kap. 7.4.4). Ungeeignet bezüglich der Purin- bzw. Harnsäurewerte sind vor allem:

- Innereien (Leber, Herz, Niere, Bries) und Produkte daraus (Pasteten)
- Meeresfrüchte, geräucherte Fische, Makrelen, Hering, Thunfisch, Sardellen, Ölsardinen, Forelle
- Fleisch
- Haut tierischer Lebensmittel (Geflügel, Fisch)
- (Geräucherte) Fleisch- und Wurstwaren
- Fleischextrakte (Brühwürfel, Fertigsuppen).

In Maßen geeignet sind (etwa einmal pro Woche):

- Hülsenfrüchte, z. B. Erbsen, Linsen, Sojabohnen und diverse Sojaprodukte

Tab. 7.8 Purinreiche Lebensmittel mit Harnsäureangaben pro verzehrsüblicher Portionsmenge (Husemeyer 1999).

Lebensmittel	Harnsäure (mg/100 g)	Harnsäure (mg/Portion)
Schweineleber	300	450/150 g
Schweineniere	255	383/150 g
Sprotten	500	500/100 g
Anchovis	260	130/50 g
Ölsardinen	350	350/100 g
Hering ohne Haut mit Haut	190 320	285/150 g 480/150 g
Heilbutt ohne Haut	170	255/170 g
Rotbarsch ohne Haut	130	195/150 g
Schweineschnitzel	170	255/150 g
Hähnchenkeule	160	240/150 g
Rindfleisch	140	210/150 g
Putenschnitzel	120	180/150 g
Lachsschinken	180	54/30 g
Leberwurst	140	42/30 g
Schinken (gekocht)	130	39/30 g
Bockwurst	110	33/30 g
Erbsen frisch	150	300/200 g
Tofu	70	105/150 g
Bohnen frisch	42	84/200 g
Schwarzwurzeln	70	140/200 g
Rosenkohl	60	120/200 g
Brokkoli	50	100/200 g
Spinat	50	100/200 g
Bäckerhefe (in Brotbelägen, anteilig)	450	45/10 g in Brotbelag

- Relativ purinreiche pflanzliche Nahrungsmittel wie zum Beispiel Schwarzwurzel, Brokkoli, Rosenkohl und Spinat
- Hefepasten als Brotbeläge.

Eine **purinarme Kost** sollte maximal 500 mg Harnsäure pro Tag beziehungsweise 3 g pro Woche enthalten. Eine **streng purinarme Kost** mit täglich maximal 300 mg bzw. wöchentlich maximal 2 g ist schwer einzuhalten, wird jedoch besonders in der Zeit während und nach einem Gichtanfall unbedingt empfohlen. Da aus 1 mg Purin knapp 3 mg Harnsäure entstehen, sollte die **tägliche Purinzufuhr nicht über 170 mg** liegen.

Bei einer streng purinarmen Kost ist die Purinzufuhr somit auf 100 mg am Tag zu begrenzen. Das bedeutet, dass ein bis zwei Fleisch-, Wurst- oder Fischmahlzeiten à 100 g pro Woche angemessen sind. Alle sonstigen purinreichen Lebensmittel, insbesondere Innereien und Krustentiere sowie Alkohol sollten gemieden werden. Gichtkranke sollten außerdem auf eine möglichst **fettarme Ernährung** achten, da bei fettreicher Ernährung vermehrt Ketonkörper anfallen, welche die Harnsäureausscheidung über die Niere hemmen und somit die Harnsäurewerte im Blut erhöhen. Dies gilt auch für fettreiche Süßigkeiten. Nicht nur bei der Fleisch- und Wurstauswahl ist es für Gichtkranke wichtig, auf magere Sorten wie Filet oder Schinken zu achten; auch bei der Fischauswahl sollten fettarme Fischsorten wie Scholle, Kabeljau oder Forelle bevorzugt werden.

Statt Fleisch- und Fischmahlzeiten können Gichtkranke fettarme Milch- und Milchprodukte zur Begrenzung der Purinzufuhr nutzen. Milchprodukte enthalten keine Purine und sind sinnvolle und schmackhafte Alternativen. So kann z. B. der Wurstbelag durch Käse ersetzt, der Gemüseeintopf mit Milch oder Sahne abgerundet, für den Gemüseauflauf Milch oder Käse verwendet oder eine Kartoffel-Quark-Mahlzeit eingeplant werden.

Außerdem sollte man **Hülsenfrüchte** nur **alternativ** zu **Fleisch- und Fischmahlzeiten** einplanen und nicht beides gleichzeitig in einer Mahlzeit konsumieren. Drei Eier die Woche können ebenfalls als fleisch- und fischlose Mahlzeiten eingeplant werden. Neben der Lagerung verändert das Zubereitungsverfahren den Puringehalt, da hierbei Purine zum Teil

7

austreten: Es ist ratsam, die Nahrungsmittel zu kochen statt zu braten.

Gelagertes Fleisch und gelagerter Fisch erhöhen den Harnsäurespiegel im Blut stärker als frische Ware. Zwar werden während der Lagerung Purine teilweise abgebaut, doch erhöhen die leichter resorbierbaren Abbauprodukte die Harnsäure im Blut wesentlich stärker. Geräucherte Ware, z. B. geräucherte Forelle, hat einen höheren Puringehalt als das native Lebensmittel.

Die Harnsäureausscheidung über die Niere sollte durch eine gesteigerte Diurese forciert werden. Deshalb ist es für den Gichtkranken besonders wichtig, auf eine reichliche Flüssigkeitszufuhr zu achten (mindestens 2,5 l pro Tag), möglichst in kalorienfreier Form beziehungsweise als kalorienarme Getränke.

Besonders geeignet sind hydrogenkarbonatreiche Mineral- und Heilwässer (➤ Tab. 7.21), die durch Neutralisation des Urins einer Steinbildung entgegen wirken können. Kaffee und schwarzer Tee können bis zu drei Tassen täglich getrunken und bei der Flüssigkeitsmenge einberechnet werden. Mit Fruktose gesüßte Getränke bzw. Fruchtsäfte und die Zuckeraustauschstoffe Xylit und Sorbit können zu einer Erhöhung der Serumharnsäure führen. Die üblichen Verzehrsmengen an Fruktose vor allem im Obst sind allerdings unbedenklich.

Alkohol sollte nur mäßig konsumiert werden (ein Glas Wein oder Bier zur Hauptmahlzeit ist akzeptabel), da Alkohol die Harnsäureausscheidung über die Nieren hemmt und zusätzlich die Harnsäurebildung in der Leber erhöht. Auch alkoholfreies Bier ist purinreich und muss berücksichtigt werden. Wein hingegen ist purinfrei.

Entgegen früheren Empfehlungen sind Kaffee, Tee, Kakao und Schokolade in gesundheitlichen bzw. gewichtsadäquaten Mengen erlaubt, da die enthaltenen Xanthinbasen keine Erhöhung der Harnsäurekonzentration im Blut bewirken. Kaffee kann sogar, vermutlich aufgrund seiner diuretischen Wirkung, die Harnsäurewerte senken (Kioyara 1999).

Nahrungsergänzungsmittel (NEM)

Vitamin C vermehrt die Ausscheidung von Harnsäure. Wissenschaftlich fundierte Empfehlungen zur therapeutischen Dosis fehlen allerdings. Die **Aminosäuren Glycin und Threonin**, enthalten in fast allen eiweißreichen Lebensmitteln, fördern ebenfalls die Harnsäureausscheidung. Der durchschnittliche Bedarf beträgt 3 bis 5 g täglich, Supplemente enthalten zwischen 1 und 4 g. Ihr therapeutischer Einsatz ist allerdings bislang unüblich.

> **TIPP**
> - **Körperliche Bewegung**, insbesondere Ausdauertraining, regt den Stoffwechsel an und senkt den Harnsäurespiegel.
> - Je kleiner ein Tier, desto höher sein Puringehalt (Sardellen, Anchovis reichhaltiger als Forelle oder Scholle).
> - **Brottrunk** kann den Harnsäuregehalt im Blut senken.

> **VORSICHT**
> **Fastenkuren zur Gewichtsreduktion** sollten nur unter ärztlicher Leitung durchgeführt werden: Eventuell anfallende Ketonkörper können die Harnsäureausscheidung über die Niere hemmen und die Werte im Blut erhöhen. Dies lässt sich mit einem individuell angepassten, proteinsparenden Fastenplan vermeiden.
> Fruktose (Xylit und Sorbit) als **Zuckeraustauschstoffe** können zu einer Erhöhung der Harnsäurewerte (im Serum) führen (cave zuckerfreie Süßigkeiten).
> Vergleichbare Effekte wurden für Süßstoffe bislang nicht nachgewiesen.

⊞ Gicht/Hyperurikämie: Prävention und Therapie. Checkliste für den Schreibtisch.

LITERATUR
Wolfram G, Husemeyer I (1999). Ernährung bei Gicht. Stuttgart: Trias-Verlag.
Jfeig DI, Soletsky B, Johnson R (2008). Effect of allopurinol on blood pressure of adolescents with newly diagnosed essential hypertension. A randomised trial. The Journal of the American Medical association; 300: 924–32.
Kiyohara C et al (1999). Inverse association between coffee drinking and serum uric acid concentrations in middle-aged Japanese males. The British Journal of Nutrition; Vol. 82: 125–130.

7.4.17 Glutamat-Unverträglichkeit

Medizinische Hintergründe

Glutaminsäure (E620) wird, ebenso wie ihre Salze, die Glutamate, als **Geschmacksverstärker** verwendet, vor allem in der asiatischen Küche. Sie sorgt für einen würzigen Geschmack, der in der Regel als angenehm empfunden wird. Bei empfindlichen Menschen können Herzklopfen und Atemprobleme, Kopf- und Gliederschmerzen, Schwäche und Übelkeit auftreten. Typisch ist das Gefühl, einen komprimierenden Eisenring um den Kopf zu tragen. Diese Symptome, bekannt als **„Chinarestaurant-Syndrom"**, treten besonders häufig nach chinesischem Essen auf, das in der Regel viel Sojasoße und Glutamat als Salz enthält. Neuerdings wird nicht Glutamat direkt, sondern als Trigger für eine vermehrte Histaminausschüttung als Verursacher der Beschwerden diskutiert. Weiterhin sind eventuelle allergische oder pseudoallergische Mechanismen beteiligt.

Glutamatarme Ernährung

Glutaminsäure ist als Aminosäure Grundbaustein aller Eiweiße und findet sich somit in allen natürlichen Lebensmitteln. Täglich werden bei uns etwa 0,3 g verzehrt.

Glutaminsäure bzw. ihre Salze befinden sich natürlicherweise in großen Mengen in Soja, Spinat, Tomaten, Leber, Getreide, Mais, Hühnerfleisch, Seetang und Roquefort. Zugesetzt wird Glutamat in den meisten Fertigprodukten, Konserven, Tomatenmark, Parmesan, Brühextrakten, Chips, ganzen Fertiggerichten usw. Die Glutamate werden als Natrium- (E621), Kalium- (E622), Kalzium- (E623), Ammonium- (E624) und Magnesiumglutamat (E625) eingesetzt. **Natriumglutamat** ist die am häufigsten verwendete Form (90 Prozent der Glutaminproduktion). Kaliumglutamat findet auch als **Kochsalzersatz** Verwendung.

Betroffenen bleibt nichts anderes zu tun, als Glutamat zumindest als deklarationspflichtigen Zusatzstoff zu meiden und alle Zutatenlisten entsprechend zu prüfen. Wie bei Lebensmittel-Unverträglichkeiten üblich, können geringe Mengen eventuell gut vertragen werden. Die entsprechenden Toleranzschwellen sind individuell sehr unterschiedlich. Die Zuordnung der Symptome zum Essen ist aufgrund der schnell auftretenden Symptome in der Regel problemlos möglich und erlaubt das entsprechende Weglassen des Produkts.

TIPP

Betroffene sollten die Zutatenlisten aller verpackten Lebensmittel studieren und in Restaurants nach der Verwendung von Glutamat fragen. Insbesondere beim Verzehr ganzer Fertiggerichte können große Mengen an Glutamat zugeführt werden.

7.4.18 Gluten-Unverträglichkeit, Zöliakie, Sprue

Medizinische Hintergründe

Gluten-Unverträglichkeit führt unbehandelt zu einer chronischen Dünndarmentzündung mit Zottenatrophie und verschiedenen Malassimilationserscheinungen. Dabei werden Antikörper gegen Gluten (Gliadin), dem Klebereiweiß der in Deutschland üblichen Getreidearten (Hafer, Weizen, Gerste, Roggen), sowie gegen körpereigene Strukturen wie Transglutaminase und Endomysium gebildet.

Im Kindes- und Jugendalter spricht man von **Zöliakie**, bei Erwachsenen von **Sprue**. Aufgrund der eher uncharakteristischen Symptome bei Erwachsenen (Anämie, Osteoporose, immunologische Erkrankungen, Haut- und Gelenkbeschwerden) oft ohne Beteiligung des Magen-Darm-Trakts ist die Diagnosestellung meist langwierig und erschwert. Dagegen bilden Diarrhoe und Gewichtsverlust mit gelegentlichen Bauchkrämpfen die **klassischen Leitsymptome im Kindesalter**.

Die **Prävalenzzahlen** schwanken. So soll einer von 250 bis 500 Deutschen betroffen sein bzw. jeder 100. Patient in einer Arztpraxis, vorwiegend Frauen. Früher ging man von 1 : 10 000 aus, was mit einer Verschiebung der klinischen Symptome von charakteristischen vorwiegend gastroenteralen hin zu heute bei Erwachsenen eher verschleierten Formen teilweise ganz ohne enterale Beschwerden erklärt wird. Das Verhältnis von diagnostizierten zu nicht diagnostizierten Patienten wird auf 1 : 50 geschätzt. Häufige Trigger zur Auslösung der genetisch fixierten Krankheit sind Stress, Traumata, Schwangerschaft und virale Infekte. Neben dem Antikörpernachweis im Blut (Anti-Endomysium lg A, Anti-Transglutaminase lgA) gilt die **Dünndarmbiopsie** als Goldstandard der Diagnostik einer Zöliakie.

Die Bestimmung der Gliadin-Antikörper ist am wenigsten spezifisch. Wichtig ist die Bestimmung der IgA-, nicht der IgG-Antikörper. Sie dienen auch zur Verlaufskontrolle und sind drei bis sechs Monate nach Beginn der Elimination negativ. Eine genetische Prädisposition ist im Blut über **entsprechende Risikogene** nachweisbar, 98 Prozent der entsprechenden Genträger entwickeln keine Sprue (silent/latente Gluten-Unverträglichkeit). Oft entsteht im Verlauf einer mangelnden oder unzureichenden Glutenabstinenz eine **sekundäre Laktose-Intoleranz**. Als Therapie bei Gluten-Unverträglichkeit gilt heute das konsequente und **lebenslange Meiden glutenhaltiger Lebensmittel**, was früher und auch heute noch gelegentlich bestritten wird (z. B. Deutsch 2008).

Glutenfreie Ernährung

Die Ernährung muss **streng glutenfrei** sein: Bereits kleine Mengen Gluten genügen, um den Zottenaufbau zu stoppen oder ganz zu zerstören. Es muss strikt auf Weizen, Hafer, Gerste, Roggen, Dinkel und Grünkern sowie sämtliche Lebensmittel, die daraus hergestellt sind, verzichtet werden. Das gleiche gilt für Kamut, Emmer und Einkorn, die ältesten kultivierten Weizensorten. Auch das in der chinesischen Küche verwendete Seitan, ein aus Weizeneiweiß hergestelltes Produkt mit fleischähnlicher Konsistenz, ist glutenhaltig. Die Ernährung kann durch andere Getreidearten bzw. unschädliche pflanzliche Lebensmittel wie Reis, Mais, Hülsenfrüchte, Kartoffeln, Soja oder Teff, ein altes traditionelles äthiopisches Getreide, erweitert werden.

Dazu gibt es immer mehr glutenfreie Brote und sonstige Produkte, die von spezialisierten Firmen hergestellt werden. Die Deutsche Zöliakiegesellschaft **DZG** aktualisiert jährlich eine Aufstellung aller im Handel erhältlichen glutenfreien Lebensmittel. Gute Alternativen zu Gluten beim Backen sind Eiereiweiß und Johannisbrotkernmehl. Weitere **Bindemittel** sind Kartoffelpüreepulver, Guarkern-, Reis-, Soja- oder Quinoamehl. Es sollte nach entsprechenden Rezepten gearbeitet werden, da die Verarbeitung glutenfreier Mehle mehr Wasser benötigt als die der üblichen Mehle. Viele Lebensmittel, die primär nichts mit Getreide zu tun haben, können Gluten enthalten, da es bei ihrer Herstellung verwendet wird: Bei Pommes, Schokolade, Wurst, Cornflakes oder Senf wird Gluten zur Emulgation, Wasserbindung oder Stabilisierung eingesetzt.

Es besteht bislang keine Pflicht, Gluten als Zusatzstoff anzugeben. Als glutenfrei deklarierte Diätprodukte mit (glutenfreier) Weizenstärke (Suppen, Kartoffelprodukte) können trotzdem Gluten enthalten: Bis zu 0,3 Prozent Eiweiß kann bzw. darf enthalten sein, ohne dass es entsprechend deklariert werden muss.

Die **Fettverdauung** kann besonders im Akutstadium bzw. bei unbehandelter Gluten-Unverträglichkeit problematisch sein und zu Bauchschmerzen und Fettstühlen führen. Sekundär wird die Versorgung mit fettlöslichen Vitaminen unzureichend. Die Fettzufuhr sollte auf etwa 25 Kalorien-Prozent begrenzt sein bzw. je nach Verträglichkeit angepasst werden. Eventuell ist es sinnvoll, solange MCT-Fette zu benutzen, bis sich die Zotten regeneriert haben. Zöliakie-Kranke mit einer **sekundär entwickelten Laktose-Intoleranz** (➤ Kap. 7.4.23) sollten auch diesbezüglich konsequent sein. Der Laktasemangel kann durchaus reversibel sein.

Nahrungsergänzungsmittel (NEM)

Bei einer Laktose-Intoleranz helfen **Laktase-Tabletten** aus der Apotheke. Je nach Ernährungszustand und Ausprägung der Schleimhautentzündung ist die **Substitution von fettlöslichen Vitaminen** notwendig.

TIPP

Zöliakie-Kinder sollten behutsam aufgeklärt werden und nicht als Außenseiter mit speziellen Ernährungsvorschriften aufwachsen.
Im engen Familienkreis kann eine für alle glutenfreie Ernährung umgesetzt werden, so dass betroffene Kinder zusammen mit ihren wichtigsten Bezugspersonen mit einer „normalen" glutenfreien Kost aufwachsen.

VORSICHT

Backpulver kann Mehl und somit Gluten enthalten. Medikamente können glutenhaltig sein. Entsprechende Listen werden von der DZG regelmäßig veröffentlicht. Chronische Infekte können Folge einer lang dauernden unerkannten Gluten-Unverträglichkeit sein.
Bier enthält geringe Mengen an Gluten und wird oft nicht vertragen. Wein dagegen ist glutenfrei.

LITERATUR

Baldassarre M et al. (2008). Celiac disease: Pathogenesis and novel therapeutic strategies. Endocrine, metabolic & immune disorders drug targets; 8: 152–158.

Deutsch J (2008). Brauchen Zöliakie-Patienten eine lebenslange Gluten-freie Diät? Nutrition-News; 10: 23–24.

Deutsche Zöliakie-Gesellschaft e. V., Kupferstr. 36, D-70565 Stuttgart. E-Mail: Info@dzg-online.de, Tel.: 0711/459981, Fax: 0711/459981-50.

Krieger T (2009). Zöliakie Update. Deamidierte Gliadin-Antikörper verbessern die Diagnostik. Medizinische Welt; 3–4: 83–86.

7.4.19 Hepatitis

Medizinische Hintergründe

Neben den verschiedenen Hepatitisformen wird die Hepatitis nach ihrem Verlauf in **akut und chronisch** unterschieden. **Hepatitis B und C** stellen die häufigste Ursache einer chronischen Hepatitis mit Übergang in Zirrhose und die Gefahr des hepatozellulären Karzinoms (HCC) dar. Es werden zwei Verlaufsformen der chronischen Hepatitis unterschieden, die **chronisch persistierende** und die **chronisch aggressive**. Die chronisch persistierende Form heilt bei den meisten Betroffenen nach mehreren Jahren aus. Die chronisch aggressive geht meist in eine **Leberzirrhose** über. **Gastrointestinale Symptome** sind Appetitlosigkeit, Übelkeit, Leberkapselschmerz im rechten Oberbauch. Extrahepatische Manifestationen wie Exantheme, Arthralgien, Kryoglobulinämie (Hepatitis C) und Autoimmunerkrankungen (autoimmune Thyreoditis) werden beobachtet.

Besonderheiten/Abweichungen gegenüber der DGE

Eine spezifische Ernährung ist nicht notwendig. Es sollte eine leichte Vollkost eingehalten werden unter Berücksichtigung spezifischer Nahrungsmittelintoleranzen, besonders in der frühen Phase auftretende Intoleranzen sind zu berücksichtigen. Weitere Hinweise sind unter Untergewicht (➤ Kap. 7.4.41) und Reizmagen zu finden.

7.4.20 Histamin-Intoleranz

Medizinische Hintergründe

Histamin als Gewebshormon und Mediatorsubstanz bei Allergien entsteht **endogen** im Verlauf der Eiweißverdauung aus der Aminosäure Histidin und wird andererseits durch histaminhaltige Lebensmittel **exogen** zugeführt. Ursachen einer Histamin-Intoleranz sind ein Mangel oder eine Hemmung (u. a. durch Vitamin B_6-Mangel) des histaminabbauenden Enzyms Diaminooxidase (DAO) oder eine Überbelastung des Körpers mit Histamin. Die Symptome sind vielfältig und ähneln denen einer echten Allergie: Urtikaria, Schwellungen, Pruritus, Gesichtsrötung, Migräne und Blutdruckabfall sind häufig.

Ein **DAO-Mangel** tritt in Deutschland mit einer Wahrscheinlichkeit von etwa einem Prozent auf, wobei etwa 75 Prozent der Betroffenen weiblich sind. Insbesondere bei Frauen im mittleren Alter ist der Histaminabbau verringert. **Schwangere** dagegen weisen durch die Bildung von DAO in der Plazenta 500- bis 1 000-fach höhere DAO-Werte auf. Sie sind während der Schwangerschaft in der Regel beschwerdefrei, was sich nach der Geburt sofort ändern kann.

Biogene Amine wie Histamin (Tyramin, Serotonin und Phenylalanin) als Abbauprodukte von Aminosäuren sind natürliche Bestandteile von Lebensmitteln, in denen sie sich, abhängig von Lagerung und Reifung, sehr stark anreichern können. Sehr hohe Histaminmengen durch mikrobiellen Verderb von Lebensmitteln können bei allen Menschen zu Vergiftungserscheinungen führen. Die klassischen Symptome treten kurzfristig innerhalb von 15 bis 30 Minuten nach dem Verzehr auf. Histaminintolerante Menschen überschreiten schnell ihre individuelle niedrige Toleranzschwelle, die bereits durch übliche histaminarme Lebensmittel erreicht werden kann.

Die **Diagnosestellung** einer Histamin-Intoleranz gelingt über eine gründliche Anamnese, das Vorliegen typischer allergener Beschwerden durch histaminreiche Lebensmittel und die Bestätigung durch entsprechende Weglassversuche. Die **Labordiagnostik** wie die Bestimmung der DAO-Aktivität oder des Histaminspiegels im Blut oder Urin ist bislang nicht hundertprozentig verlässlich aufgrund der Instabilität von Histamin und der notwendigen vorherigen

Provokation. Sie erlaubt jedoch bei positivem Befund einen zusätzlichen Hinweis für die Verdachtsdiagnose Histamin-Intoleranz. Viele Zusatzstoffe und Medikamente wirken als Histamin-Liberatoren bzw. hemmen die DAO (➤ Tab. 7.9), (➤ Tab. 7.10).

Histaminarme Ernährung

Bei konkretem Verdacht wird zunächst eine **Eliminationsdiät** durchgeführt: Es sollten frische und tiefgekühlte natürliche Lebensmittel mit niedrigem Histamingehalt bevorzugt werden (➤ Tab. 7.11).

Tab. 7.9 Histamin freisetzende Substanzen in Lebens- und Arzneimitteln.

Stoffgruppe	Einzelstoffe	E-Nr.
Konservierungsmittel	Na-, K- oder Ca-Benzoat	E 210–213
	Parahydroxybenzoesäure	E 214–219
	Sorbinsäure	E 200–203
	Sulfite	E 221–228
Farbstoffe	Amaranth	E 123
	Chinolingelb	E 104
	Cochenille-Rot	E 120
	Erythrosin	E 127
	Indigotin	E 132
	Kurkumin	E 100
	Lactoflavin	E 101
	Patentblau	E 131
	Tartrazin	E 102
Sonstige Zusatzstoffe	Glutamat	E 620–625
Arzneimittel	Acetylsalicylsäure	
	Nicht-steroidale Antirheumatika	
	Muskelrelaxanzien	

Tab. 7.10 Auswahl von Medikamenten, welche die Diaminoxidase hemmen.

DAO Blocker (Auswahl)	
NAC	Aeromuc, Pulmovent
Ambroxol	Ambrobene, Mucosolvan
Aminophyllin	Euphyllin, Myocardon
Amitriptylin	Saroten, Tryptizol
Metamizol	Buscopan comp.
Verapamil	Isoptin

Vorsicht gilt beim Verzehr von Erdbeeren: Obwohl sie selbst kaum Histamin enthalten, gelten sie als Histamin-Liberatoren. Sie können Histamin aus basophilen Granulozyten und Mastzellen freisetzen. Auch andere Lebensmittel enthalten Histamin freisetzende Stoffe (➤ Tab. 7.12).

Der Histamingehalt von Lebensmitteln kann sehr stark **schwanken**, abhängig von der Sorte, der Frische, dem Reifungsgrad und der Lagerungsdauer.

Tab. 7.11 Histaminreiche und -arme Lebensmittel.

Histaminarm	Histaminreich
Frischer Fisch und frisches Fleisch Tiefgefrorener Fisch und Fleisch	Geräuchertes, Gepökeltes, Getrocknetes, Verdorbenes, schlecht Gelagertes, Mariniertes
Dorsch, Seelachs, Scholle, Kabeljau	Hering, Sardellen, Thunfisch, Makrelen, Selchfleisch, Salami
Frisches Gemüse und Obst	Sauerkraut, Tomate, Spinat, Banane, Orange, Kiwi, Erdbeere, Apfel, Kürbis, Karotte
Grüner Salat, Kirschen, Zitrone, Kohl, Bohne	
Frische Milch und -produkte, Butter, Kefir, Topfen, Cottage Cheese, Joghurt	Lang gereifter Käse wie Gouda, Camembert, Emmentaler, schimmelgereifter Käse
Schnaps, Weißwein, saure Weine	Alte Rotweine, Liköre, Sekt, Champagner
Gemüsesäfte, Bohnen, Malzkaffee	Brennnesseltee, schwarzer Tee
	Schokolade, Nougat, Kakao, Rotweinessig, Knabbergebäck

Tab. 7.12 Histaminreiche und Histamin freisetzende Nahrungsmittel (Maritz et al. 2006).

Histaminreiche Nahrungsmittel		Histamin freisetzende Nahrungsmittel	
Thunfisch	Räucherschinken	Erdbeeren	Schwein
Makrele	Spinat	Zitrusfrüchte	Fisch
Hering	Sauerkraut	Ananas	Schalentiere
Sardine	Aubergine	Papaya	Eiweiß
Emmentaler	Ketchup	Tomaten	Gewürze
Cheddar	Rotweinessig	Spinat	
Gouda	Rot-/Weißwein	Nüsse	
Parmesan	Bier	Schokolade	
Salami	Champagner	Lakritz	

Entsprechende Tabellen können daher nur ungefähre Orientierungswerte liefern (> Tab. 7.13).

Mikrobiell hergestellte Lebensmittel wie Rotwein, Weizenbier, Rohmilch und alter Hartkäse oder Sauerkraut sollten komplett gemieden werden. Der mikrobielle Reifungsprozess bei Käse und Hartwurst mit den dabei entstehenden biogenen Aminen liefert eine wesentliche (so gewollte) Geschmackskomponente. Doch sind die Übergänge zwischen Reifung und Fäulnis fließend wie z. B. bei Camembert.

Fisch und Meeresfrüchte neigen zu rascher Histaminbildung durch mikrobiellen Verderb, insbesondere Thunfisch: Die so genannte **Scombroid-Intoxikation** durch den Verzehr verdorbener entsprechender Fischarten gilt als klassisches Beispiel für den gefährlichen Verlauf einer Histaminvergiftung. **Geräucherte** und getrocknete **Produkte** können während der langen Herstellungsdauer besonders viel Histamin anreichern.

Alkoholische Getränke sind aus mehreren Gründen problematisch. Zum einen können sie relativ viel Histamin durch die mikrobielle Umwandlung von Obst enthalten (> Tab. 7.13), außerdem erhöhen sie die Histaminaufnahme über eine Permeabilitätssteigerung der Darmschleimhaut. Weiterhin hemmt Alkohol die DAO (über Acetaldehydbildung) und wirkt als Histamin-Liberator. Auch **alkoholfreie Biere** sind **histaminhaltig**. Kritisch kann der gleichzeitige Verzehr histaminhaltiger Lebensmittel und Alkohol werden, wobei das entsprechende Lebensmittel allein gegessen oft problemlos vertragen wird. Migräne kann zum Beispiel durch Käse mit Rotwein ausgelöst werden.

Viele **Zutatenstoffe** verarbeiteter Lebensmittel können Histamin freisetzen (> Tab. 7.12). Histamin-Intolerante sollten Zutatenlisten sorgfältig prüfen. Viele **Medikamente** wirken als Histamin-Liberatoren bzw. hemmen die DAO (> Tab. 7.10). Nach der Eliminationsphase erfolgt das schrittweise Austesten histaminhaltiger Lebensmittel bis hin zur **individuellen Toleranzschwelle**.

Nahrungsergänzungsmittel (NEM)

Kupfer, Vitamin B_6 und Vitamin C sind Co-Faktoren der DAO und können so den Histaminabbau unterstützen. Seit einigen Jahren gibt es **DAO-haltige Produkte** wie PelLind, DAOsin und Daopure, die allerdings zum Teil sehr ungenaue Angaben zur Dosierung enthalten, aber Betroffenen gut helfen können.

Tab. 7.13 Histaminreiche und potenziell Histamin freisetzende Nahrungsmittel mit Angabe des Amingehaltes (Maritz et al. 2006).

Biogenes Amin	Lebensmittel	Amingehalt [mg/kg]
Histamin	Thunfisch	0,1–13 000
	Sardine	110–1 500
	Hefeextrakt	260–2 830
	Sauerkraut	6–200
	Spinat	38
	Tomaten	22
	Salami	0,1–279
	Westfäl. Schinken	38,2–159
	Rotwein	0,6–3,8
	Emmentaler Käse	0,1–555
	Harzer Käse	390
	Gouda	29,5–180
Tyramin	Fisch	0–500
	Hefeextrakt	66–2 256
	Wurst	85–244
	Sauerkraut	0–95
	Avocado	23
	Himbeeren	13–93
	Bananen	7–11
	Chianti-Wein	2–25
	Bier	2
	Käse	0–953
	Orangen	0–25

TIPP

Bei einer Histamin-Intoleranz sollte auch an eine Fruktose-Intoleranz (> Kap. 7.4.13) gedacht werden bzw. umgekehrt. Auch hier entstehen biogene Amine, welche die typischen allergischen Symptome auslösen können.
Eine Heilfastenkur über 7 bis 10 Tage kann zur Beruhigung der Darmschleimhaut beitragen und als Eliminationsdiät vor einem Provokationstest dienen.
Die Therapie der (u. U. entzündeten) Darmschleimhaut mit Heilerde, Myrrhe oder Colibiogen kann zu einer Symptomlinderung führen.
Patienten mit auffällig starken Reaktionen auf Insektenstiche sollten ihre Histamin-Toleranz untersuchen lassen. Es gibt passagere Formen einer Histamin-Intoleranz, z. B. nach einem Infekt, die später wieder verschwinden.

7

VORSICHT

Etwa 100 Medikamente sind bekannt, welche die DAO-Wirkung hemmen bzw. Histamin freisetzen. Zu den DAO-Blockern gehören viele häufig verordnete Medikamente wie Acetylcystein (ACC), Ambroxol und Verapamil (➤ Tab 7.10). Histamin-Liberatoren sind Acetylsalicylsäure (ASS), nicht-steroidale Antirheumatika und Muskelrelaxanzien (➤ Tab. 7.9). Eine entsprechende Patientenaufklärung sollte selbstverständlich sein.

Röntgen-Kontrastmittel können die Freisetzung von Histamin stimulieren. Vor einer entsprechenden Untersuchung sollte sicherheitshalber ein Antihistaminikum oder ein orales Glukosteroid verordnet werden.

Gastrointestinale **Candidosen und Parasitosen** können als Histamin-Liberatoren fungieren: Die Candidose wird in der Naturheilkunde als „roter Teppich für Allergien" bezeichnet.

Nikotin hemmt die DAO.

Ein **chronisch entzündeter Darm** kann über eine DAO-Hemmung zu einer erhöhten Histaminkonzentration führen.

➕ Histamin-Intoleranz: Prävention und Therapie. Checkliste für den Schreibtisch.

LITERATUR

Enterosan (2010). Histamin-Intoleranz, Diagnostik und Therapie, enterosan® Stuhldiagnostik. Verlag L + S AG Enterosan.

Heppt W, Renz H, Röcken M (1998). Allergologie, Heidelberg: Springer Verlag.

Maintz L, Bieber T, Novak N (2006). Die verschiedenen Gesichter der Histaminintoleranz. Deutsches Ärzteblatt; 103: A3.477–A3.483.

Stossier H (2003). Histaminintoleranz. Ernährungsheilkunde; 8: 514–518.

Weiß C (2009). Biogene Amine. Ernährungs-Umschau; 3: 172–179.

7.4.21 Kolonkarzinom

Medizinische Hintergründe

In Deutschland ist Kolonkarzinom bei Frauen und Männern nach Hautkrebs die zweithäufigste Krebserkrankung. Das kolorektale Karzinom entwickelt sich meist aus gutartigen Polypen (Adenomen) der Darmschleimhaut. Diese Geschwülste verursachen keine Krankheitszeichen, weshalb das (plötzliche) Auftreten von Beschwerden in der Regel für ein bereits fortgeschrittenes Krankheitsstadium spricht.

Betroffen sind in der Regel die Abschnitte Kolon und Rektum, wobei der Enddarm am häufigsten betroffen ist.

Je länger der Stuhl im Darm verweilt und je länger darin enthaltene krebserregende Substanzen – aus der Nahrung oder im Darm gebildet – die Darmschleimhaut berühren, desto größer ist das Risiko einer Entartung. Eine wichtige Vorsorgemaßnahme ist es, lange Passagezeiten und Verstopfungen zu vermeiden. Eine hohe **Fettzufuhr** begünstigt und ein hoher **Ballaststoffverzehr** verringert die Entwicklung von Darmkrebs.

Besonderheiten/Abweichungen gegenüber der DGE

Als besonders krebsvorbeugend gelten grünblättriges Gemüse (Feldsalat, grüne Kohlsorten), gelboranges Gemüse (Karotten und Kürbis) und diverse Kohlarten (Grünkohl, Blumenkohl, Brokkoli). Dabei kann eine Portion Obst oder Gemüse am Tag durch ein Glas 100 Prozentigen Obst- oder Gemüsesaft ersetzt werden. Eine erhöhte Ballaststoffzufuhr im Darm begünstigt den Abbau von Fäulnisbakterien und die Vermehrung von Säuerungsbakterien. Die daraus resultierende Umverteilung zugunsten z. B. der Bifidobakterien schützt den Darm vor den krebserzeugenden Eigenschaften der Fäulnisbakterien.

Die fermentative Verwertbarkeit durch gesunde Mikroorganismen ist von der Wasserlöslichkeit der Ballaststoffe abhängig, das heißt wasserlösliche Ballaststoffe können leichter fermentiert werden. Lösliche Ballaststoffe wie z.B. Pektin sind enthalten in frischem Obst (Pflaumen, Bananen, Äpfeln, Birnen, Zitrusfrüchte), Getreide (Weizenkleie) und Gemüse (Karotten, Kartoffeln, weiße Bohnen).

Der **Fettanteil** der Energiezufuhr sollte **unter 30 Prozent** liegen. Nach einer fettreichen Mahlzeit ist die Gallensekretion erhöht und die Gallensäuren treten in den Dickdarm über. Die dabei entstehenden Stoffwechselprodukte können als Karzinogene bzw. Cokarzinogene wirken.

Gesättigte Fette tierischen Ursprungs und mehrfach ungesättigte Omega-6-Fettsäuren (Maiskeimöl) gelten als stärkere Karzinogene als pflanzliche einfach ungesättigte Fette (Olivenöl). Die Omega-3-Fettsäuren, die vorwiegend im Fischöl enthalten sind, wirken protektiv, indem sie unter anderem die Bildung von Polypen in der Dickdarmschleimhaut hemmen können.

Bei einer hohen **Proteinzufuhr** treten mehr Proteine, Peptide und Harnstoff ins Kolon über.

Als Endprodukt des bakteriellen Metabolismus entstehen Ammoniumionen ($NH4^+$), die eine Belastung für die Leber bedeuten. Eine **ballaststoff- und stärkereiche Kost** resultiert in einer Vermehrung der (säurebildenden) Bakterienmasse. Demzufolge sinkt die luminale $NH4^+$-Konzentration, was eine Schutzwirkung im Darm bedeutet.

Besonders gefährdet sind Personen mit einem hohen **Fleischkonsum**. Der Fleischanteil an der Nahrung sollte ein Pfund pro Woche nicht übersteigen (3 Portionen). Epidemiologische Studien weisen darauf hin, dass lediglich rotes Fleisch (Schweine-, Rind- und Schaffleisch), nicht weißes Muskelfleisch, Fisch und pflanzliches Protein das Risiko für Darmkrebs steigern. Vor allem dunkel gebratenes Fleisch ist ein potenzieller Krebserreger. Dies ist zurückzuführen auf die beim Braten und Grillen anfallenden karzinogenen Pyrolyseprodukte und eine vermehrte Bildung freier Radikale im Darmlumen in Gegenwart von Eisen-(II)-Komplexen.

Die Lagerung und die Zubereitung von Lebensmitteln spielt bei der Krebsentstehung eine weitere maßgebliche Rolle. Bei gepökelten und geräucherten Lebensmitteln, können krebserzeugende Zerfallsprodukte (Nitrosamine) entstehen oder krebsauslösende Teerbestandteile gebildet werden. Auch von Schimmelpilzen geht bekannterweise eine krebserzeugende Wirkung aus. Zu den potenziellen Inhibitoren der Karzinogenese kommen vor allem die antioxidativen Nährstoffe wie Vitamin C, Vitamin E, Karotinoide und Selen sowie Kalzium in Frage (➤ Tab. 7.14)

Die antioxidativen Nährstoffe sind gute Radikalfänger. Eine hohe Kalziumzufuhr geht mit einem geringeren Risiko der kolorektalen Krebsentwicklung einher. Oral aufgenommenes Kalzium wird nur zu 30 Prozent resorbiert. Der Großteil gelangt ins Kolon, wo das Kalzium vermutlich mit potenziellen kanzerogenen Bindungen eingeht und deren Wirkung aufhebt.

Bei **Vegetariern** findet sich ein hoher Gehalt an **Pflanzensterinen** im Stuhl, was ebenfalls ein verringertes Risiko für Dickdarmkrebs bedeuten kann. Phy-

Tab. 7.14 Potenzielle Inhibitoren der Karzinogenese im Darm.

Inhibitor	Reichlich enthalten in
Vitamin C	Papaya, Brokkoli, Rosenkohl, Orange, Erdbeeren, grüne Paprikaschote, Grapefruit
Vitamin E	Sonnenblumensamen, Weizenkeime, süße Kartoffeln, Distelöl, Garnelen, Lachs, Hühnerei
Beta-Carotin	Süße Kartoffeln, Karotten, Honigmelone, Spinat, Aprikosen, Pfirsiche
Selen	Hering, Thunfisch, Sardinen, Nüsse, Samen, Sojabohnen, Pilzen, Getreide, Bananen
Kalzium	Käse (Tilsiter, 30 Prozent Fett i. Tr.), Ölsardinen, Sojabohnen (getrocknet), Grünkohl, Joghurt (natur), Vollmilch, Fenchel, Brokkoli, Lauch

tosterine kommen vor allem in fettreichen Pflanzen vor, daher enthalten Obst und fettarme Pflanzen vergleichsweise wenig Sterine. Besonders reich an Phytosterinen sind Sonnenblumenkerne und Sesamsaaten.

Grüner Tee ist besonders empfehlenswert, er enthält wertvolle Pflanzenstoffe (Epigallocatechingallat) (Mukhatar, Ahmad 1999). Bei Mengen ab 40 g **Alkohol** pro Tag steigt das Risiko für Darmkrebs. Ein Glas Wein enthält rund 20 g, ein halber Liter Bier rund 25 g Alkohol.

Nahrungsergänzungsmittel (NEM)

Die präventive Gabe von antioxidativen Substanzen wird bislang nicht empfohlen. Die präventive Wirkung von Selen ist gesichert (Duffield-Lillico et al. 2004).

TIPP
Regelmäßige **Bewegung** (Spazieren gehen, Fahrradfahren, Schwimmen) wirkt sich günstig auf die Darmperistaltik aus.
Der Wirkstoff von Aspirin (Acetylsalicylsäure) soll das Risiko, an Darmkrebs zu erkranken, um 37 Prozent senken. Bei den entsprechenden Studien wurden über 5 Jahre täglich 300 mg Aspirin eingenommen (Flossmann, Rothweil 2007).

VORSICHT
Die Aufnahme von **chloriertem Wasser** steht im Zusammenhang mit der Kolonkarzinominzidenz.

✚ Kolonkarzinom: Prävention und Therapie. Checkliste für den Schreibtisch.

LITERATUR

Bingham SA, Day NE, Luben R et al. (2003). Dietary fibre in food and protection against colorectal cancer in the European Prospective Investigation into Cancer and Nutrition (EPIC). An observational study. Lancet ; 361 (9368): 1.496–501.

Deutsche Krebsgesellschaft, Hanauer Landstr. 194, 60314 Frankfurt.

Deutsche Krebsgesellschaft (2009). Expertensprechstunde Darmkrebs. Ernährungs- Umschau; 2: 70.

Deutsche Krebshilfe, Thomas-Mann-Str. 40, 53111 Bonn.

Duffield-Lillico A, Shureiqi I, Lippman S (2004). Can Selenium Prevent Colorectal Cancer? A Signpost from Epidemiology. Journal of the National Cancer Institute; 96 (22): 1.645–1.647.

Felix-Burda-Stiftung, Rosenkavalierplatz 10, 81925 München.

Flossmann E, Rothwell P (2007). Effect of aspirin on long-term risk of colorectal cancer: Consistent evidence from randomised and observational studies. Lancet; 368: 1603–13.

Fung T, Frank B, Fuchs CH et al. (2003). Major Dietary Patterns and the Risk of Colorectal Cancer in Women. Archives of Internal Medicine; 163: 309–314.

Lebensblicke: Stiftung Früherkennung Darmkrebs, Bremserstr. 79, 67063 Ludwigshafen.

Mukhtar H, Ahmad N (1999). Green Tea in Chemoprevention of Cancer Toxicological Sciences; 52 (Supplement): 111–17.

Sinha R, Cross AJ, Graubard BI et al. (2009). Meat intake and mortality: A prospective study of over half a million people. Archives of Internal Medicine; 169: 562–71.

7.4.22 Kurzdarm-Syndrom

Medizinische Hintergründe

Patienten mit einem Kurzdarmsyndrom leiden unter einer chologenen bzw. osmotischen Diarrhoe, einer Steatorrhoe, einem oft massiven Gewichtsverlust und weisen in der Regel eine Mangelversorgung mit Wasser und diversen Makro- und Mikronährstoffen (insbesondere Vitamin B_{12}) auf.

Mit zunehmender Resektionslänge verringert sich die Möglichkeit einer optimalen oralen Deckung des Nährstoff-, Energie- und Wasserbedarfs. Eine Mangelernährung und Malabsorption ist bei einer Entfernung von mehr als 75 Prozent des Dünndarmes zu erwarten. Die postoperative orale Ernährung sollte so früh wie möglich beginnen, um die **maximale Adaptation des Restdarms schnell** zu erreichen. Es genügen 100 cm Rest Dünndarm, um nach ca. einem Jahr eine normale orale Nährstoffversorgung zu ermöglichen, vorausgesetzt die Ileozökalklappe und das Kolon sind intakt.

Das **Vorhandensein der Ileozökalklappe** und des Kolons sorgt für die Stabilität des Wasser- und Elektrolythaushaltes, optimiert die Energiebedarfsdeckung und reduziert Durchfälle. Das **Fehlen der Ileozökalklappe** verkürzt die Transitzeit des Nahrungsbreis, begünstigt eine bakterielle Überwucherung des Dünndarms durch die Dickdarm-Flora und reduziert die Aufnahmefähigkeit des Dünndarms für Wasser und Elektrolyte.

Besonderheiten/Abweichungen gegenüber der DGE

Am besten sollte die ernährungstherapeutische **Behandlung vor der (geplanten) Darmoperation** beginnen, indem eine eventuelle Fehl- oder Mangelernährung durch Trink- oder Sondennahrung ausgeglichen wird. Die **Therapie nach der OP** hängt sowohl vom Ausmaß als auch vom Ort der Resektion, vom zeitlichen Abstand nach der Operation sowie von Begleit-Erkrankungen und der Fähigkeit des Restdarmes, sich zu regenerieren und zu adaptieren, ab.

Die Durchführung muss an die **individuelle Situation des Patienten** angepasst werden, um ihm eine maximale Lebensqualität zu ermöglichen. Innerhalb des ersten Jahres nach einer Operation passt sich der Restdarm strukturell und funktionell den neuen Umständen an. Der Darm braucht einen **kontinuierlichen Nahrungskontakt**, damit die verbleibende Aufnahmekapazität maximal genutzt werden kann. Es ist deshalb vom Vorteil, bereits kurz nach der Operation mit einer enteralen Ernährung zu beginnen. Prinzipiell sollte langfristig eine **normale orale Ernährung** möglich sein. Bei einer Darmrestlänge von 110–115 cm ist die **ausschließliche orale Ernährung** noch möglich.

Patienten mit Kurzdarm-Syndrom müssen bei ihrer normalen Ernährung auf **verschiedene Faktoren** achten: Die **orale Ernährung** sollte hochkalorisch (50–60 kcal/kg/d), flüssigkeitsreich, nährstoffreich und ballaststoffarm sein. Die Zufuhr an langkettigen Fettsäuren ist möglichst zu begrenzen. Der Einsatz von **mittelkettigen Fettsäuren** (MCT-Fetten) zum Ausgleich von Fettverlusten infolge einer ausgeprägten Fettmalabsorption ist oft notwendig. Dabei ist auf eine **schrittweise Umstellung** der MCT-Fette zu achten, eine moderate Steigerung bis zu 150 g/d wird in der Regel gut vertragen. Allerdings ist der Bedarf an **essentiellen Fettsäuren** durch die Zugabe entsprechender Öle (zum Beispiel durch Rapsöl) zu decken. Der **Eiweißanteil** sollte ca. 20 Prozent der Energiezufuhr (1,5–2,0 g/kg/d) ausmachen. Milcheiweiß (Kalzium) ist erwünscht (Joghurt, Quark, Magerkäse).

Häufige (6–9) **kleinere Mahlzeiten** sind empfehlenswert. Bei einer Flüssigkeitsaufnahme zu den Mahlzeiten werden die Magenentleerung und die Dünndarmpassage beschleunigt. Deshalb sollte der Flüssigkeitsbedarf erst etwa **eine Stunde nach den Mahlzeiten** (durch isotone Getränke) gedeckt werden. Hyperosmolare Reisstärke-, Elektrolyt- sowie Glukoselösungen verringern Flüssigkeitsverluste und die Salzausscheidung über den Stuhl. **Ballaststoffe** sollten in eher geringen Mengen zugeführt werden (15 g/d), insbesondere bei Resektion der Ileozökalklappe. Mono- und Disaccharide werden gut toleriert. Eine **Laktoseunverträglichkeit** (➤ Kap. 7.4.23) nach teilweiser oder vollständiger Jejunumresektion ist häufig und muss entsprechend berücksichtigt werden. Kohlenhydrate in komplexer Form, zuckerreiche und salzreiche Lebensmittel und Getränke sind zu meiden. Ansonsten kann es zu einer metabolischen Azidose und verstärktem Durchfall kommen.

Die Adaptation des Restdarms ist unter oraler Ernährung in der Regel nach 2 bis 3 Monaten abgeschlossen. Eine **enterale Ernährung** ist angezeigt, wenn die orale Nahrungsaufnahme nicht ausreichend ist. Dabei erfolgt eine pumpengesteuerte Zufuhr mit verdünnten nährstoffdefinierten Formeldiäten bzw. Oligopeptiddiäten.

Bei einem sehr stark verkürzten Restdarm, einem unzureichenden Ernährungszustand und nach fehlender Stabilisierung des Ernährungszustandes bei enteraler Ernährung ist oft eine **parenterale Ernährung** notwendig. Trotzdem sollte immer versucht werden, gleichzeitig orale oder enterale Nahrung zuzuführen, um die Regeneration und Adaptation des Restdarms zu unterstützen ("Resorptionstraining").

Bei Dünndarmresektionen mit Restlängen, die keine ausreichende Nährstoffdeckung gewährleisten und somit einer **dauerhaften parenteralen Ernährung** bedürfen, kann die Adaptation des Darms wesentlich durch eine Kombination einer kohlenhydratreichen, fettarmen Diät mit der Gabe von L-Glutamin (0,6 g/kg/Tag) und Wachstumshormon (0,14 mg/kg/Tag) verbessert werden. Ein **Vitamin-B_{12}-Mangel und Gallensalzverluste** treten bereits bei 50 cm Resektion des terminalen Ileums auf. Nach Entfernung des kompletten terminalen Ileums sind intramuskuläre Vitamin-B_{12}-Substitutionen notwendig.

Der Verlust von Gallensäuren führt zu einer enteralen Hyperoxalurie mit der Gefahr der Nierensteinbildung. Geringe Gallensalzkonzentrationen im Darm verzögern die Aufnahme von Fettsäuren, so dass diese mit Kalzium unlösliche Kalkseifen bilden können. Gegen die **Entstehung von Gallen- und Nierensteinen** sind der Anionenaustauscher Colestyramin und die Gabe von Kalzium wirksam. **Gallensalzkonzentrationen** über 3 mmol/l führen im Kolon zur Erhöhung der Permiabilität der „tight junctions" mit einer gesteigerten Sekretion von Wasser- und Elektrolyten und wässrigen Diarrhoen als Folgekomplikationen.

Beim Kurzdarm-Syndrom kann es zur **Überproduktion** von **Magensäure** kommen: Es treten verstärkt Durchfälle, Fettstühle sowie Magengeschwüre auf. Es sollten alle bei einem Reizmagen bzw. einer Gastritis (➤ Kap. 7.4.15), eventuell auch einer Ösophagitis empfohlenen Maßnahmen ergriffen werden (➤ Kap. 7.4.37). Bei einer **Doudenumresektion** ist ein Mangel an Eisen, Kalzium, Magnesium und Folsäure zu erwarten, während bei einer **Jejunumresektion** eher eine reduzierte Wasser- und Elektrolytabsorption vorliegt. Ein Vitamin-B_{12}-Mangel und Gallensäurenverluste liegen bei **Ileumresektionen** häufig vor. Bei der Jejunumresektion übernimmt das Ileum die Nährstoffresorption, umgekehrt ist dies jedoch nicht möglich.

Zur Korrektur von Mangelzuständen ist kontinuierlich der Blutspiegel an Elektrolyten, Kalzium, Magnesium, Phosphat, Zink, Folsäure und Vitamin B_{12} zu überwachen und gegebenenfalls durch entsprechende vermehrte Gaben auszugleichen.

7

Nahrungsergänzungsmittel (NEM)

Ja nach Ausmaß des Mangelzustandes ist eine **Magnesium- und Kalziumsubstitution** angezeigt. Da die orale Gabe von Magnesium bestehende Diarrhoen verstärken kann, sollte der Ausgleich durch intravenöse Gaben erfolgen. Die **Substitution** mit **Wachstumsfaktoren und Glutamin** verbessert laut Studien die intestinale Absorption bei parenteraler Ernährung, allerdings ist der Einsatz in der Praxis (noch) nicht üblich. Eine mindestens halbjährliche (eventuell dreimonatige) **Vitamin-B$_{12}$-Supplementation** bei Ileumresektionen von mehr als 50 cm sind angezeigt. Allerdings müssen sie intramuskulär erfolgen.

T I P P

Möglicherweise kann der Prozess der Adaptation durch ein vermehrtes Angebot von Glutamin verbessert werden (s. o.). **Glukose-Kochsalzlösungen** (5 Prozent Glucose, 0,9 Prozent NaCl) können zur Stimulation der Adaptation beitragen.

✚ Kurzdarm-Syndrom. Checkliste für den Schreibtisch.

7.4.23 Laktose-Intoleranz

Medizinische Hintergründe

Man unterscheidet die primäre adulte und primär kongenitale Intoleranz von der sekundären Unverträglichkeit, die sich oft als Folge einer anderen Darmerkrankung wie Sprue (➤ Kap. 7.4.18) oder M. Crohn entwickelt. Ursache für die Unverträglichkeit des Zweifachzuckers Laktose ist ein **Laktase-Mangel**: Der Zucker in der Nahrung kann nicht aufgespalten und nicht resorbiert werden und gelangt in den Dickdarm. Dort wird er von der Flora abgebaut, wobei Gase und kurzkettige Fettsäuren entstehen. Diese lösen die typischen Symptome wie Blähungen, Krämpfe und/oder Durchfall aus. Es kann auch zu Übelkeit und Erbrechen oder Herz-Kreislauf-Beschwerden kommen.

Beim seltenen angeborenen Laktase-Mangel verträgt der Säugling von Anfang an keine Milch. Er zeigt massive Durchfälle, Blähungen, Austrocknung sowie Gedeihstörungen. Deshalb ist Laktose in diesem Fall strikt zu meiden. Der erworbene adulte Laktase-Mangel entwickelt sich schleichend und führt physiologischerweise in der Regel ab dem zweiten Lebensjahrzehnt allmählich zur Laktose-Unverträglichkeit, die graduell sehr unterschiedlich ausgeprägt sein kann. Als häufigste Variante liegt sie in Mitteleuropa bei ca. 15 Prozent der Bevölkerung (geschlechtsunspezifisch) vor. Sie zeigt weltweit ein Süd-Nord- bzw. ein Ost-West-Gefälle: In Asien und Afrika sind mehr als 90 Prozent laktose-intolerant.

Bevor die Verdachtsdiagnose **Laktose-Intoleranz** gestellt wird, vergehen oft Monate oder Jahre: die Symptome entwickeln sich oft schleichend und lassen sich **nicht immer eindeutig** auf den Konsum von Milchprodukten zurückführen. So können sie auch beim Verzehr von Koch- oder Brühwurst, denen oft Laktose zugesetzt wird, auftreten. Auch der Verzehr von Käse liefert, je nach Sorte, gegebenenfalls keine eindeutigen Hinweise. Das **Symptom „Blähbauch"** (➤ Kap. 7.4.38) kann außerdem durch eine Reihe weiterer Auslöser wie Pankreasinsuffizienz oder Darmmykosen bedingt sein, so dass nicht unbedingt ein spezielles Lebensmittel die Ursache sein muss.

Die **Diagnosestellung** erfolgt schließlich mittels H$_2$-Atemtest, Blutzuckertest oder Genanalyse. Sie kann auch im **Selbstversuch** durchgeführt werden: 500 ml Milch, morgens nüchtern bei Zimmertemperatur zügig getrunken, führt entweder zu den eindeutigen klassischen Symptomen oder bewirkt außer etwas Unruhe durch die Flüssigkeitsmenge keinerlei Spätreaktionen. Zum Vergleich: Der klassische Intoleranztest im Labor wird mit 50 g Laktose durchgeführt. Beim Selbstversuch werden etwa 25 g eingenommen.

Laktosearme Ernährung

Die Verträglichkeit von laktosehaltigen Lebensmitteln ist vom Ausmaß der verbleibenden Laktaseaktivität abhängig und lässt sich einfach durch schrittweise Steigerung laktosehaltiger Lebensmittel ermitteln: Ein **Weglassversuch** sämtlicher laktosehaltiger Lebensmittel gibt erste Hinweise, wobei diese laktosefreie Phase etwa **vier Wochen zur Erholung der Dünndarmzotten** dauern sollte. Danach werden **laktosefreie Käsesorten** wie Hart- oder Schnittkäse getestet, und anschließend laktosearme Produkte (weniger als 1 g/100 g) wie viele Sauermilchprodukte. Als letztes folgen Frischmilch, Frischkäse und sonstige laktosehaltige Produkte wie Wurst, Backwaren usw.

Ergänzend bzw. alternativ zur Auswahl laktosefreier Lebensmittel können **Laktase-Präperate** (Apotheke) empfohlen werden. Je nach Enzymdosis bzw. -aktivität sollte die individuell erforderliche Menge ausprobiert werden: Bei Restaurantessen oder Einladungen können prophylaktisch mehrere Tabletten eingenommen werden. Die Tabletten können **ab dem dritten Lebensjahr** eingesetzt werden.

Zunehmend werden laktosefreie Milchprodukte angeboten: Milch, Joghurt oder Sahne stehen zur Verfügung. Viele Käsesorten sind aufgrund ihres Herstellungsprozesses laktosefrei – was vielen Ärzten und ihren Patienten nicht bekannt ist (➤ Tab. 7.15) und zu unnötigem Verzicht auf alle Milchprodukte führt.

Nahrungsergänzungsmittel (NEM)

Das Enzym Laktase wird über **verschiedene Produkte** angeboten. Die Preise sind sehr unterschiedlich, allerdings auch die Menge an Enzymeinheiten (1 000 bis 9 000 I.E. pro Tablett). Hier sollte ein dementsprechender Vergleich vorgenommen werden.

T I P P

Wird **Milch auf etwa 70°C** erhitzt, wird die Laktose größtenteils gespalten (in Glukose und Galaktose). Sie wird von vielen Patienten gut vertragen.
Abgekühlte, zuvor erhitzte Milch kann **für Müsli oft problemlos** genutzt werden: Die Laktosespaltung in Glukose und Galaktose bleibt erhalten.
Erhitzte Milch (70°C) im Kaffee à la Café au lait schmeckt süß und erspart oft den Zucker (und Dosenmilch).
Bei Patienten mit **Refluxbeschwerden** sollte an eine Laktose-Intoleranz gedacht werden: Die Gasbildung im Bauch kann den Säurerückfluss unterstützen oder sogar hervorrufen.
Eine **plötzlich auftretende Laktose-Intoleranz** kann nach Reisen in ferne Länder und nach Antibiotika- oder Cortisontherapie beobachtet werden. Hier scheint eine außergewöhnliche Belastung des Dünndarms durch fremde Speisen bzw. Medikamente zur Reizung der Dünndarmschleimhaut und dabei zum Laktasemangel zu führen.

Tab. 7.15 Laktosegehalt von Milch und Milchprodukten.

Laktosegehalt von Milch- u. Milchprodukten		
Milch	(100 g)	(Pro Portion)
• Kuhmilch	• 4,8 g	• 9,6 g (200 g)
• Schaf-u. Ziegenmilch	• 4,7 g	• 9,4 g (200 g)
Milchprodukte div.	(100 g)	(Pro Portion)
• Buttermilch	• 4,0 g	• 8,0 (200 g)
• Dickmilch	• 4,0 g	• 8,0 (200 g)
• Joghurt	• 4,0 g	• 6,0 (150 g)
• Kondensmilch 4 %	• 13,3	• 1,0 (7,5 g)
• Kondensmilch 10 %	• 12,0	• 0,9 (7,5 g)
• Molke	• 4,0	• 9,4 (200 g)
• Sahne, süß 30 %	• 3,3	• 1,0 (30 g)
• Saure Sahne 10 %	• 3,6	• 1,1 (30 g)
• Schmand 24 %	• 3,3	• 1,0 (30 g)
• Crème fraîche 40 %	• 2,6	• 0,8 (30 g)
• Vollmilchpulver	• 55,5	• 11,1 (20 g)
• Magermilchpulver	• 74,0	• 14,8 (20 g)
Käse-Laktose-Frei	Laktosegehalt unter 1 g/100 g Käse	
• Edamer	• Bad Aiblinger Rahmkäse	• Parmesan
• Gouda	• Butterkäse	• Raclettekäse
• Kochkäse	• Chester	• Romadur
• Sauermilchkäse (Harzer, Mainzer, Handkäse)	• Emmentaler	• Weinkäse
• Schafskäse (echter)	• Havarti	• Räucherkäse
• Ziegenkäse (echter)	• Limburger	• Sandwich-Käsepastete
	• Münsterkäse	• Weißlacker
	• Brie	• Bei Schmelzkäse richtet sich der Laktosegehalt nach der verwendeten Käsesorte (0–1 g)
	• Camembert	
	• Edelpilzkäse	
	• Esrom	
	• Jerome	
	• Mozzarella	
	Laktosegehalt über 1 g/100 g Käse	
	• Frischkäse (Mager-, Rahm-, Doppelrahm-)	• Schichtkäse
	• Hüttenkäse	• Speisequark aller Fettstufen

7

7.4.24 Leberzirrhose

Medizinische Hintergründe

Die Leberzirrhose ist im Gegensatz zur häufiger vorkommenden Fettleber ein **irreversibler Vorgang**. Die Leber ist allerdings in der Lage, einen Verlust von bis zu 80 Prozent der aktiven Leberzellen auszugleichen und alle wichtigen Aufgaben zu erfüllen.

Der Körper ersetzt die zerstörten Zellen durch Bindegewebe, das die Funktionen der Leberzellen nicht übernehmen kann: Die Leber ist verhärtet und die Oberfläche mit Knoten und Narben übersät. **Ursachen der Leberzirrhose** können toxischen (Alkohol, Medikamente, Chemikalien) oder infektiösen Ursprungs sein (Hepatitis A, B, C durch Viren) oder können Autoimmunerkrankungen (primär biliäre Zirrhose) und metabolische Erkrankungen (Eisenspeicherkrankheit, Kupferspeicherkrankheit) sein. Sehr selten findet man eine kryptogene Leberzirrhose, eine Zirrhose ohne ersichtliche Ursachen.

Die **häufigste Ursache** für die Entstehung der Leberzirrhose ist der **Alkoholmissbrauch**. Eine langjährige tägliche Aufnahme von 60 g Alkohol bei Männern und 20 bis 40 g Alkohol bei Frauen schädigt die Leber. Die Gefahr einer Alkoholschädigung ist für Frauen deutlich höher als für Männer aufgrund der geringeren Aktivität des Enzyms Alkoholdehydrogenase.

Unabhängig davon, wodurch die Leberzirrhose hervorgerufen wird, fühlen sich die Betroffenen müde, abgeschlagen, klagen über Druck- und Völlegefühl im Oberbauch, verlieren an Gewicht und sind vermindert leistungsfähig. Zu den weiteren **charakteristischen Symptomen** einer Zirrhose zählen die Leberhautzeichen wie rot gefärbte Kleinfingerballen (Palmaerythmen), verminderte Körperbehaarung, Weißnägel, Gefäßspinnen (spider naevi) im Hals- und Oberkörperbereich sowie Blutungen. Die abnehmende Entgiftungsfunktion der Leber lässt zudem den **Ammoniakspiegel im Blut** ansteigen. Dies führt zur **Einschränkung der Gehirnfunktion** und zur hepatischen Enzephalopathie. **Wassereinlagerungen** wie Aszites und Ödeme sind typische Zeichen einer verminderten Eiweißsynthese. Es gibt bis jetzt keine Hinweise auf eine Heilung oder eine Besserung der Leberzirrhose, jedoch lässt sich mit einer differenzierten Ernährungstherapie das Voranschreiten verzögern.

Besonderheiten/Abweichungen gegenüber der DGE

Absolute Alkoholkarenz ist das wichtigste Ziel in der Zirrhosetherapie. Oft werden versteckte Alkohole in Nahrungsmitteln übersehen wie in Pralinen, Desserts und in mit Alkohol zubereiteten Soßen. Viele Medikamente enthalten große Mengen Alkohol. Je nach Bedarf sollte die tägliche **Nahrungsmenge in fünf bis sechs kleinere Mahlzeiten** aufgeteilt werden. Die Hauptmahlzeit sollte eher mittags eingenommen werden, da um die Mittagszeit die Gallenproduktion ihr Maximum erreicht und die Nahrung besser verdaut werden kann.

Die Leber als wärmebedürftiges Organ kann besser **warme** als kalte **Speisen** vertragen. **Gut gekaute**, in Ruhe und langsam gegessene Speisen erleichtern die Verdauungsarbeit. Als **Zubereitungsarten** sollte Kochen, Dünsten, Dämpfen, Garen bevorzugt, Braten, Schmoren, Rösten, Frittieren, Panieren und Backen eher gemieden werden. Gut verdauliche **Getreidesorten** wie Hirse, Reis und Mais (Polenta) sind zu bevorzugen. Es ist von Vorteil lange Einweich-, Koch- und Nachquellzeiten bei Getreide einzuhalten.

Die Basistherapie bei Aszites und Ödemen besteht in einer **Natrium-** und **Flüssigkeitsbeschränkung**. Die Flüssigkeitszufuhr sollte auf 0,5–1,0 l täglich begrenzt sein. Letzteres wird allerdings kontrovers diskutiert und sollte in jedem Fall dann durchgeführt werden, wenn eine Verdünnungshyponatriämie vorliegt. Andererseits ist eine wirkungsvolle Entgiftung der anflutenden Stoffwechselprodukte erwünscht, die bei unter einem Liter täglich nicht gesichert ist. Es sollten nur Getränke verwendet werden, die den Durst löschen wie Mineralwässer, die gleichzeitig den Kalziumbedarf decken. Anzustreben ist eine Restriktion auf **2 g bis 3 g Kochsalz pro Tag**. Dabei ist zu beachten, dass etwa 80 Prozent der Kochsalzzufuhr in Deutschland in versteckter Form erfolgen.

Zur **Beschleunigung der Wasserausscheidung** können Reis-Obst-Tage eingelegt werden, die naturgemäß natriumarm, kaliumreich und eiweißarm sind. Fertiggerichte, Salzheringe, fertig angemachte Salate, Gemüsekonserven und Knabbereien sind besonders salzreich und gehen immer mit einem verstärkten Durstgefühl einher. Um das Essen schmackhaft zu gestalten, kann man statt Salz verschiedene **Kräuter** und **Gewürze** verwenden. Zum Würzen eignen sich besonders Doldenblütler (Dill, Koriander, Kerbel, Kümmel), Lippenblütler (Rosmarin, Thymian, Majoran etc.), Kurkuma (wirkt leberunterstützend, lockt den Gallenfluss an und verhindert Steinbildungen) und Schizandra-Beeren (regen das Immunsystem an, leberunterstützend). Zimt, Pfeffer, Muskat und scharfer Curry sollen gemieden werden.

Bei Leberzirrhose ist eine **reichliche Kaliumaufnahme** besonders wichtig, da Kalium in Folge der Wasserausschwemmung bei der Aszitestherapie mit ausgeschieden wird. Kaliumreiche Lebensmittel sind Kohl, Kartoffeln, Spinat, Tomatenmark, Champignons und Pfifferlinge sowie Avocado, Bananen, Aprikosen, Marillen, Obstsäfte und Trockenobst.

Die **Eiweißzufuhr** sollte **1 g/kg täglich** nicht überschreiten. Der Bedarf wird am Besten durch pflanzliches Eiweiß in Form von Vollkorngetreide und Kartoffeln sowie gesäuerten Milchprodukten (Sauermilch, Joghurt) gedeckt. Je nach klinischem Bild wird eine streng eiweißarme Kost gefordert, die allmählich von 0,4 g auf 0,8 g pro kg Körpergewicht gesteigert wird. Eine lakto-vegetarische Ernährung ist somit zu bevorzugen. Sinnvoll ist es, ähnlich wie bei der Ernährungstherapie der Niereninsuffizienz (➤ Kap. 7.4.29), durch sinnvolle Lebensmittelkombinationen wie Milchprodukte und bestimmte pflanzliche Lebensmittel hohe biologische **Eiweißwertigkeiten** zu erreichen und dadurch an der Eiweißzufuhr sparen zu können (➤ Tab. 7.16).

Bei Leberzirrhosepatienten liegt ein Mangel an verzweigtkettigen und ein Überschuss an aromatischen Aminosäuren vor. Milch und Milchprodukte sowie pflanzliche Lebensmittel sind reich an **verzweigtkettigen Aminosäuren**. Aromatische Aminosäuren sind überwiegend in Fleisch und Fisch enthalten.

Eine beschleunigte Darmpassage und ein verstärkter bakterieller Abbau unverdaulicher Kohlenhydrate im Kolon wirken der Enzephalopathie entgegen, daher ist eine **hohe Ballaststoffaufnahme** mit pflanzlichen Proteinträgern erwünscht. Gemüse, Pilze sowie Obst und Obstprodukte (Marmelade) sind relativ arm an Eiweiß. Erbsen sind die eiweiß-

Tab. 7.16 Tabelle der hochwertigsten Eiweißkombinationen. Wertigkeit bezogen auf Vollei = 100*, Kombination mit Sojabohnen (Hülsenfrüchte) (Heepe 1998, Löffler, Petrides 2003).

	Milch M.-Produkte	Eier	Brot Getreide	Mais	Kartoffeln	Hülsenfrüchte	Nüsse Samen
Milch M-Produkte			X (125)	X	X 114	X	X
Eier			X (123)	X (114)	X (136)	X (108–9/124)*	
Brot Getreide	X (125)	X (123)				X	X
Mais	X	X (114)				X (99)	
Kartoffeln	X (114)	X (136)					
Hülsenfrüchte	X	X (108–9/124)*	X	X (99)			X
Nüsse Samen	X		X			X	

reichsten Gemüse. **Die Qualität der Fette** ist entscheidend: Es sollten überwiegend **pflanzliche Fette** eingesetzt werden wie kalt gepresste, nicht raffinierte Öle (Sonnenblumen-, Distel-, Oliven-, Leinöl). Fette und Öle sollten nicht erhitzt, besser erst nach dem Kochen hinzugefügt werden. An **Nüssen** sind süße Mandeln, Pinienkernen, Walnüsse und Sonnenblumenkerne zu empfehlen. Sie sollten frisch und nicht gesalzen sein. Haselnüsse werden oft nicht vertragen.

Nahrungsergänzungsmittel (NEM)

Es kann sinnvoll sein, je nach Ausmaß der Malnutrition, hochdosierte Vitamine und Mineralsäuren zuzufügen (Ausnahme: Vitamin A, eventuell D und E). **Mariendistel** wirkt leberschützend, leberstärkend, entgiftend und regt den Gallenfluss an (200 mg 3 × täglich). **Alfalfa** (Luzerne) ist eine gute Vitamin K-Quelle. Sie hilft Blutungen zu unterbinden, die infolge einer Leberzirrhose entstehen können. Sie kann in Tabletten- oder in flüssiger Form eingenommen werden. **Carnitin** sollte supplementiert werden, da die Biosynthese überwiegend in der Leber stattfindet, diese aber durch die Zirrhose oder Hepatitis beeinträchtigt sein kann. Die empfohlene Dosis liegt zwischen 500 und 1 000 mg am Tag. Carnitin ist für den Transport von Fettsäuren in die Mitochondrien zuständig. **Laktulose und Probiotika** werden mit Hilfe der Dickdarmbakterien zu Essig- und Milchsäure gespalten, die Ammoniak binden und ausscheiden können. Sie sollten der besseren Verträglichkeit wegen schrittweise einschleichend dosiert werden. Weiterhin können so genannte Prebiotika (z. B. Insulin) dazu beitragen, das Probiotika-Wachstum zu fördern und damit die Ammoniakausscheidung zu forcieren.

> **TIPP**
> **Artischocke** hat verdauungsfördernde Eigenschaften, fördert insbesondere die Fettverdauung und ist galletreibend. Besonders verträglich ist Artischocke, wenn sie kurz gekocht wird. Gekochte Artischocken sollen nicht lange aufbewahrt werden, da sie schnell Giftstoffe entwickeln. Stillende Mütter sollten keine Artischocken essen, da diese die Milchbildung hemmen

> **VORSICHT**
> Ranziges Fett und Schimmelpilze sind leberschädlich! Auf natriumarme Mineralwasser achten.

➕ Leberzirrhose: Prävention und Therapie. Checkliste für den Schreibtisch.

LITERATUR
Balch PA, Balch JF (1997). Prescription for nutritional healing. 3. Auflage. New York: Avery Verlag.
Heepe F (1998). Tabelle der hochwertigsten Eiweißergänzungen, Berlin Heidelberg.
Löffler, Petrides (2003). Biochemie und Pathobiochemie, 7. Auflage. Springer-Verlag; 685 ff.
Lübbecke F. (2009). Aszites. Pathophysiologische Fragen und therapeutische Antworten, Schattauer, Medizinische Welt; 3–4: 63–67.
Müller SD (1998). Wegweiser für den Leberkranken mit Richtlinien zur Ernährung. 10. Auflage. Falk Foundation e. V.

7.4.25 Lebensmittel-Allergien und Lebensmittel-Unverträglichkeiten

Medizinische Hintergründe

Immer mehr Patienten klagen in der Sprechstunde über „Allergien" gegen Lebensmittel. Die angegebenen Beschwerden sind diffus und umfassen Magen-Darm-Probleme ebenso wie zum Beispiel Müdigkeit und Kopfschmerzen. Seltener sind Haut und Atemwege betroffen. In den seltensten Fällen liegen echte, IgE-vermittelte Allergien gegen Lebensmittel vor. Meist treten sie dann als Kreuzreaktionen bei Pollenallergien auf. Häufige **Kreuzallergien** sind in (➤ Tab. 7.17) zusammengefasst.

Das häufigste Erscheinungsbild einer **pollenassoziierten Lebensmittel-Allergie** ist das Orale Allergie Syndrom (OAS): Insbesondere im Kopf- und Halsbereich sind Kribbeln, Jucken, Schwellungen bis zu Schluckstörungen und Atemnot zu beobachten. Vorteil dieser Soforttyp-Reaktionen und der eindeutigen Zuordnung zum auslösenden Allergen ist die erfolgreiche Therapie durch absolutes Meiden des Lebensmittels.

Bei **Lebensmittel-Unverträglichkeiten** werden selten eindeutige und zuzuordnende Symptome beobachtet.

Tab. 7.17 Die häufigsten Allergene, Kreuzreaktionen (Jäger et al. 2002).

Pollen	Häufige pollenassoziierte Lebensmittel
Baumpollen (Birke, Hasel, Erle)	
Hauptblütezeit *Februar – Mai*	• Frisches Obst wie Apfel, Pfirsich, Kirsche, Pflaume, Aprikose, Birne, Nektarine, Kiwi, Litschi, Mango, Maracuja • Nüsse (Hasel-, Walnuss) • Gemüse, wie Sellerie (roh), Karotte (roh), Fenchel, Kartoffel (roh; bei Berührung), Tomate, Paprika • Gewürze u. Kräuter, wie Anis, Kümmel, Petersilie, Dill
Gräser und Getreidepollen	
Hauptblütezeit *Juni – Juli*	• Getreide, wie Weizen, Roggen, Gerste • Hülsenfrüchte (bes. Soja, Erdnuss) • Tomate • Melone
Kräuterpollen (Beifuss und andere)	
Hauptblütezeit *August – September*	• Gewürze und Kräuter wie Beifuß, Kamille, Oregano, Pfefferminze, Anis, Koriander, Kümmel, Petersilie, Dill, grüner u. schwarzer Pfeffer • Gemüse, wie Sellerie (auch gekocht), Karotte, Fenchel, Kartoffel (roh bei Berührung), Tomate, Paprika

Die häufigsten Unverträglichkeiten sind Laktose- (➤ Kap. 7.4.23), Fruktose- (➤ Kap. 7.4.13), Histamin- (➤ Kap. 7.4.20), Glutamat- (➤ Kap. 7.4.17) und Gluten-Unverträglichkeiten (➤ 7.4.18). Sie werden an entsprechender alphabetischer Position vorgestellt. Man unterscheidet solche **echte Lebensmittel-Allergien** von nicht-immunologisch vermittelten **Lebensmittel-Unverträglichkeiten** und von **Pseudoallergien**(➤ Kap. 7.4.35). Echte Allergien auf Lebensmittel treten seltener auf als oft vermutet wird:

Ca. 4 Prozent der Kinder und etwa 2 Prozent der Erwachsenen leiden darunter, wobei der Sofort-Reaktions-Typ mit etwa 90 Prozent aller allergischen Formen der häufigste ist. In diesen Fällen weiß der Patient sehr genau, was er nicht verträgt und kann bzw. muss die Lebensmittel meiden. Alternativ dazu kann eine **Desensibilisierung** versucht werden.

Lebensmittel-Unverträglichkeiten werden bei etwa 10 Prozent der deutschen Bevölkerung angenommen. Die dabei auftretenden, unspezifischen,

oft verzögerten Symptome sind es, welche die Diagnostik zu einem Detektivspiel machen. „Ich vertrage immer weniger Lebensmittel" sind die typischen Worte von Betroffenen, deren Körper sich zunehmend gegen die Nahrung wendet. Die Diagnostik ist schwierig und vielschichtig, nur bei Pollenallergikern ist eine gezielte Suche aufgrund der häufigen Kreuzreaktionen mit bekannten Lebensmitteln möglich. Die Ergebnisse von Haut- und Bluttests stimmen häufig nicht überein, verzögerte Reaktionen lassen sich nur schwer, falls überhaupt, speziellen Lebensmitteln zuordnen. Dazu unterscheiden sich die Symptome bei echten Allergien und Unverträglichkeiten in der Regel nicht.

Letztlich ist **der Patient selbst gefordert**: Durch Elimination (Weglassversuche) bzw. diagnostische Diäten und Provokationstests (Reexposition) kann er meist relativ sicher den Verdacht einer speziellen Lebensmittelallergie bzw. häufiger einer Lebensmittel-Unverträglichkeit sichern und damit eine sinnvolle Therapie einleiten helfen. **Grundsätzlich gilt**: Bei echten Allergien ist ein konsequentes Meiden des Lebensmittels angezeigt. Bei Unverträglichkeiten und Pseudoallergien können geringe Mengen des betreffenden Lebensmittels relativ gut vertragen werden. Problematisch ist in jedem Fall die **eingeschränkte Lebensmittelauswahl**, die eine ausgewogene und **vollwertige Ernährung** nach DGE oft erschwert bzw. verhindert. Grundsätzlich sollten bei der Verdachtsdiagnose einer Lebensmittel-Unverträglichkeit mit dem Leitsymptom „Blähbauch" und/oder wechselnden Stuhlgewohnheiten eine **Pankreas-Insuffizienz** (➤ Kap. 7.4.33) und eine **gastrointestinale Mykose** ausgeschlossen werden und eine Stuhlanalyse erfolgen (➤ Kap. 7.3).

7

TIPP

Zur Eingrenzung des Verdachts auf eine spezielle (echte) Lebensmittel-Allergie kann **Cromoglicinsäure** (100 mg/200 mg) im Darm eingesetzt werden:
Mit möglichst maximaler Dosis (bis 2 000 mg täglich) kann (ab dem Alter von 15 Jahren) getestet werden, ob ein in Verdacht stehendes Lebensmittel tatsächlich allergen wirkt: Wenn es ohne Cromoglicinsäure Beschwerden verursacht, mit Cromoglicinsäure gut vertragen wird, gilt die Verdachtsdiagnose als weitgehend bestätigt. Allerdings muss dabei auf eine identische Zusammensetzung der Mahlzeiten geachtet werden.

Diagnostisches und ernährungstherapeutisches Vorgehen

Bevor aufwendige Diagnostik betrieben wird, sollte eine gründliche und **ausführliche Anamnese** erfolgen (✚ Checkliste). Dadurch sind wichtige Informationen über die Entstehung und die Entwicklung des Beschwerdebildes zu bekommen. Oft kann dadurch bereits auf konkrete Verdachtsdiagnosen geschlossen werden (Laktose-, Fruktose-, Glutamat-, Histamin-Intoleranz).

Der Patient wird gebeten, ein **7-tägiges Ess- und Symptomprotokoll** (➤ Kap. 6.2) zu führen, das anschließend im Analysengespräch weitere Hinweise liefern kann. Zu diesem Zeitpunkt liegen in der Regel bereits die ersten Laborergebnisse vor, zum Beispiel die Bestimmung der Pankreas-Elastase und verschiedene Darmcheckparameter wie sekretorisches IgA, Darmflora, Mykose usw. Je nach den bisherigen Ergebnissen kann gezielt auf bestimmte Unverträglichkeiten hin vorgegangen werden. Falls das noch nicht möglich ist, sollte mit einer **Suchdiät** begonnen werden. Prinzipiell sind zwei Wege möglich:
- Es werden stufenweise (wöchentlich) zum Beispiel nach Schema ➤ Tab. 7.18 Lebensmittelgruppen eliminiert, bis sich das Beschwerdebild bessert, um dann gezielter nach dem Auslöser für die Beschwerden zu suchen.
- Oder es wird mit einer etwa einwöchigen allergenfreien Basiskost oder Fastenkur begonnen und anschließend im Wochenrhythmus Lebensmittel für Lebensmittel wieder aufgebaut, bis die Beschwerden wieder auftauchen.

Dann wird gezielter innerhalb der jeweiligen Lebensmittelgruppe mit einzelnen Lebensmitteln „provoziert". In jedem Fall erfordert ein derartiges Vorgehen viel Zeit und Geduld. Die Einteilung und Unterscheidung von Lebensmittel-Unverträglichkeiten bzw. Lebensmittel-Allergien ist in mehreren Versionen vorgenommen worden.

Tab. 7.18 Standard-Eliminationsdiät (Biesalski et al. 2004).

Standard Eliminationsdiät
• Genussmittel
• Konservierungshaltige Nahrungsmittel
• Gewürze
• Nüsse
• Obst
• Hülsenfrüchte
• Fisch
• Kuhmilchprodukte
• Hühnereiprodukte
• Fleisch
• Getreideprodukte
• Kartoffel, Reis, Soja

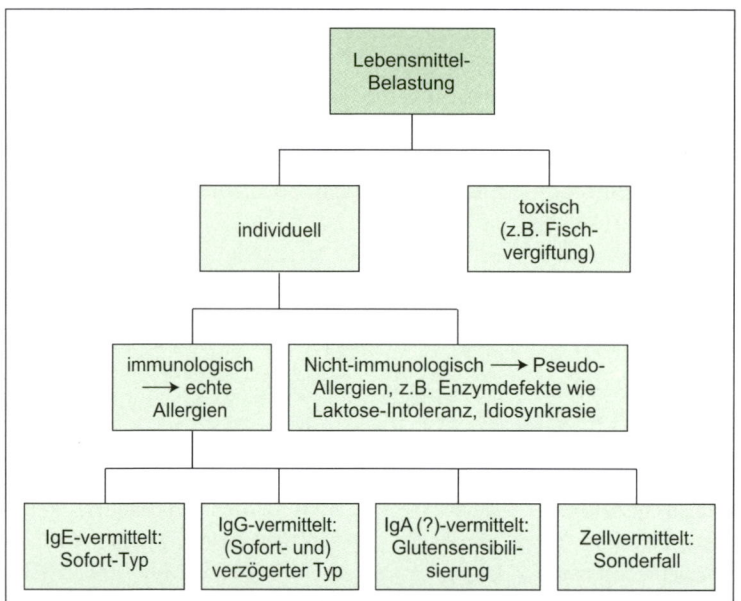

Abb. 7.1 Einteilung von Lebensmittelunverträglichkeiten. (Modifiziert nach Maleki, Burks [2007] und European Academy of Allergology and Clinical Immunology [2001]). [L143]

➤ Abb. 7.1 zeigt ein Schema nach **EAACI** (European Academy of Allergical and Clinical Immunology und Maleki, Burks 2007), welches das Schritt-für-Schritt-Vorgehen der Diagnostik veranschaulicht.

An diagnostischen Diäten gibt es Möglichkeiten einer Stufenelimination, allergenfreie und allergenarme Diäten vor der Provokation und die Reexposition in Form einer Stufen-Provokation Der Goldstandard der oralen Provokation ist die doppelblinde, plazebokontrollierte Lebensmittel-Provokation mit ärztlicher Aufsicht.

✚ Checkliste: Schritt-für-Schritt-Vorgehen bei Lebensmittelallergien/Lebensmittelunverträglichkeiten.

LITERATUR
Biesalski HK, Fürst P, Kasper H, Kluthe R, Pölert W, Puchstein C, Stähelin HB (2004). Ernährungsmedizin. Nach dem Curriculum Ernährungsmedizin der Bundesärztekammer. 3. Auflage. Stuttgart: Georg Thieme Verlag; 474, Tab. 34.4.

European Academy. European Academy of Allergology and Clinical Immunology (2001).

Jäger L, Wüthrich B, Ballmer-Weber BK (2002). Nahrungsmitterlallergien und – intoleranzen. München: Elsevier GmbH, Urban & Fischer Verlag.

Maleki SJ, Burks A W (2007). Food Allergie. Washington D.C.: ASM Press.

Reese I (2008). Lebensmittelunverträglichkeiten. Der Allgemeinarzt. Mainz: Kirchheim-Verlag.

7.4.26 Mukoviszidose (Cystische Fibrose, CF)

Medizinische Hintergründe

Mukoviszidose ist die häufigste angeborene **Stoffwechselkrankheit** (Erkrankungshäufigkeit 1: 3 500), das verantwortliche Gen ist seit etwa 20 Jahren bekannt. Mittlerweile hat sich die durchschnittliche Lebenserwartung der meist schon bei der Geburt Erkrankten von früher 7 auf über 18 Jahre erhöht. Es handelt sich um eine **Transportstörung** in den sekretorischen Drüsen. In deren Folge wird das Sekret zäh, lagert sich ab, verstopft die Drüsen und kann diese letztlich zerstören. Es findet ein zystisch-fibrotischer Umbau der Drüsen mit einer entsprechenden Funktionseinschränkung statt.

Besonders betroffen sind die Schleimdrüsen der Atemwege (insbesondere der Bronchien), die Bauchspeicheldrüse und der Schweißdrüsen. Bei einer Verdickung der Galle kann die Leber geschädigt werden. Die Hauptsymptome äußern sich in einer chronischen Bronchitis und obstruktiven Lungenerkrankung, einer chronischen Pankreatitis mit einer exokrinen Pankreasinsuffizienz (➤ Kap. 7.4.33) und in einem hohen Salzverlust über den Schweiß („Schweißtest"). Als Spätfolge kann es zu einem Diabetes mellitus (**C**ystic **F**ibrosis **R**elated **D**iabetes) kommen.

Infolge der fortschreitenden **Pankreasinsuffizienz** mit Blähungen und Bauchkrämpfen, Malnutrition und Fettstühlen drohen von Geburt an Dystrophie und Minderwuchs. Mehr als ein Drittel der Patienten sind untergewichtig. Neben einer intensiven Therapie der pulmonalen Symptome hat die Ernährung der Erkrankten eine entscheidende Bedeutung für ihre Prognose: Es gibt eine signifikante positive Korrelation zwischen **Lungenfunktion** und **Körpergewicht** beziehungsweise Ernährungszustand: Je geringer das Gewicht und je defizitärer die Ernährung, desto schlechter die Lungenfunktion und umgekehrt. Ein häufiges Begleitsymptom ist **Obstipation**, die meist mit einer Erhöhung der Enzymmenge gelindert werden kann.

Eine möglichst frühe ernährungsmedizinische Therapie mit hyperkalorischer Kost, adaptierter Substitution von Enzymen und fettlöslichen Vitaminen ist nachweislich erfolgreich für die Prognose der körperlichen Entwicklung (Walkowiak, Przyslawski 2003).

Besonderheiten/Abweichungen gegenüber der DGE

Der **erhöhte Energiebedarf** durch verstärkte Atemarbeit und chronische Atemwegsentzündungen lässt sich nur schwer durch eine entsprechend höhere Energieaufnahme decken infolge der **allgemeinen Malnutrition durch die Pankreasinsuffizienz**.

Zu jeder Mahlzeit müssen deshalb **Pankreasenzyme** gegeben werden. Die Dosierung der Enzympräparate richtet sich nach der Pankreas-Restaktivität und der individuellen Nahrungsaufnahme des Patienten. Zur Berechnung der notwendigen Dosis wird Lipase als Leitenzym benutzt: Im Schnitt werden 1 000 bis 2 000 I.E. pro Gramm Fett benötigt, der Bedarf kann jedoch zwischen 500 und 4 000 I.E. Lipase pro g Nahrungsfett variieren. Obwohl eine Dosierung pro aufgenommene Menge Fett am genauesten wäre, ist dies Vorgehen im Alltag oft schwierig umzusetzen.

Stattdessen werden in der Regel **Dosiermengen pro kg Körpergewicht** angegeben. Dabei reduziert sich die empfohlene Dosis mit zunehmendem Alter: Die Fettzufuhr sollte prozentual gesehen im Kleinkindalter höher sein (35–45 Kalorien Prozent) als bei älteren Kindern (30–35 Kalorien Prozent) und Erwachsenen (30 Kalorien Prozent). Andererseits muss je nach Gewicht, Konstitution und Verdauungsbeschwerden **im Einzelfall entschieden** werden, ob besser eine Erhöhung der Fettmenge oder eine bessere Verdauung und Verwertung der Nahrungsfette mit Hilfe gesteigerter Enzymgaben vorgenommen wird.

Die Dosierung sollte generell dem Befinden der Patienten angepasst werden: Subjektive Beschwerdefreiheit wie fehlende Bauchkrämpfe, gutes Allgemeinbefinden und normaler Stuhlgang sowie ein offensichtlich gutes Gedeihen bei Kindern geben Hinweise auf die richtige Enzymdosis.

Eine zu hohe Enzymsubstitution (mehrere Millionen Lipase-Einheiten pro Tag) gemäß dem Motto „Je mehr, desto besser" kann zu einer fibrosierenden Kolonpathie führen. Mehr als 10 000 Einheiten pro kg Körpergewicht und Tag werden nicht empfohlen. Neben der Versorgung mit Verdauungsenzymen sind der generell **erhöhte Energiebedarf**, die mangelhafte Versorgung mit insbesondere den **fettlöslichen Vitaminen** und eine **adäquate NaCl-Substitution** zu beachten.

Für eine positive Gewichtsentwicklung und ein altersgemäßes Wachstum kann anhand von **7-Tage-Essprotokollen** die Energieaufnahme und unter Berücksichtigung der dabei eventuell auftretenden Gewichtsveränderung der **tatsächliche Energiebedarf errechnet** werden. Die alternative Methode zur Bedarfsrechnung unter Einbeziehung der Lungenfunktion (FEV = forciertes exspiratorisches Volumen) und des PAL-Aktivitätsfaktors (PAL = physical activity level) kann aufgrund der individuellen Gegebenheiten der Patienten zu ungenau beziehungsweise fehlerhaft sein. Für Kinder werden 130 bis 150 Prozent der vom Forschungsinstitut für Kinderernährung normalerweise empfohlenen Energie angesetzt (Forschungsinstitut für Kinderernährung Dortmund). Um die eventuell sehr hohe Energiezufuhr über nicht zu große Mahlzeitenmengen abde-

cken zu müssen, kann der **Fettanteil** auf 40 bis 50 Kalorien-Prozent erhöht werden. Dabei sollen **pflanzliche Fette** wie Öle, Nüsse, Samen und Avocados bevorzugt werden.

Nicht nur die Menge, auch die **Qualität** der Fette bestimmen ihre Verträglichkeit. Schwer bekömmlich sind meist solche mit einem hohen Anteil gesättigter Fettsäuren. Hauptsächlich handelt es sich dabei um tierische Fette, enthalten in Fleisch-, Wurst- und Käsewaren. Aber auch einige pflanzliche Fette wie Kokosfett und Kakaopulver (Schokolade und Gebäck) enthalten einen hohen Anteil an gesättigten Fettsäuren und können schwer verdaulich sein. **Wertvolle Öle** wie Raps- und Sojaöl, Maiskeim-, Walnuss- oder Traubenkernöl liefern die oft nur unzureichend vorhandenen essentiellen Fettsäuren wie Linol- und Linolensäure. **Omega-3-Fettsäuren** sind besonders in mittelfetten Fischen wie Hering, Lachs, Thunfisch, Steinbutt und Makrele vorhanden.

Eventuell kann die Fettunverträglichkeit so hoch sein, dass der **Einsatz von MCT-Fetten** notwendig wird. Diese synthetisch hergestellten, mittelkettigen Triglyceride können zwar ohne Verdauungsenzyme verstoffwechselt werden, werden jedoch in der Regel schlecht toleriert wegen ihres Geschmacks und ihrer küchentechnischen Einschränkungen (hitzelabil). Prinzipiell kann ein höherer Energiebedarf auch durch gesteigerte Kohlenhydrat- und Proteinmengen ausgeglichen werden. Hier müssen individuelle Vorlieben bzw. Unverträglichkeiten berücksichtigt werden. Anhand von Essprotokollen können **gezielte Empfehlungen** zu sinnvollen **Lebensmittel- und Mahlzeitenergänzungen** gegeben werden.

Praktischerweise teilt der CF-Patient seinen Nahrungsbedarf in **5 bis 6 Mahlzeiten** ein. Die Enzymdosis sollte bei kleinen Mahlzeiten jeweils im ersten Viertel der Mahlzeit genommen, bei großen bis spätestens zur Mitte der Mahlzeit bzw. bei mehreren Kapseln über die ganze Mahlzeit verteilt werden. Die Enzyme dürfen nicht unter das Essen gemischt werden, da es sonst zu Geschmackseinbußen und Wirkverlusten kommt. Eventuell kann der Einsatz hochkalorischer Ernährung mit zusätzlicher „Astronautenkost" sinnvoll sein. **Kochsalzverluste über den Schweiß** besonders an heißen Tagen und bei anstrengender körperlicher Tätigkeit können bis zu 10 Gramm täglich betragen und müssen adäquat ausgeglichen werden. Meistens reichen **NaCl-reiche**

Mineral- bzw. Heilwässer (> Tab. 7.21). Mineralwässer ohne Kohlensäure werden in der Regel viel besser vertragen als solche mit Kohlensäure.

Nahrungsergänzungsmittel (NEM)

Der Bedarf an Mineralstoffen wird im Gegensatz zu dem an Vitaminen in der Regel über das Essen gut gedeckt. Lediglich **Kochsalz** muss bei Bedarf (Sport, Hitze) substituiert werden. Dafür eignen sich die so genannten **„Schweden-Tabletten"**. In der **Säuglingszeit** kann die Substitution mit Vitamin D, evtl. Vitamin A, K und E notwendig sein. Von den wasserlöslichen Vitaminen ist Folsäure der häufigste Mangelstoff. Der Vitaminhaushalt des Einzelnen ist viel zu **individuell** und dazu von seinen Resorptions- und Verdauungsleistungen insgesamt abhängig, so dass immer im Einzelfall analysiert und substituiert werden muss. Die Substitution von Magnesium, Kalzium, zink- und selenhaltigen Präparaten ist in der Regel überflüssig, sofern reichlich Mineralwasser und Getreide sowie Fleischprodukte gegessen werden.

TIPP

Patienten mit Leberzirrhose sollten **Ursodesoxycholsäure** abends einnehmen. Zusammen mit **Taurin** kann damit die Fettresorption erhöht und die kalorische Ausnutzung verbessert werden.
Bei zu viel Magensäure und Sodbrennen sollten **Säureblocker bzw. Antazida** genommen werden. Dadurch bleiben auch die Enzyme, insbesondere die Lipase, länger aktiv und fördern so die Verdauung.
Bei Obstipation kann neben einer Erhöhung der Enzymmenge (s. o.) eine vorsichtige Steigerung der Ballaststoffzufuhr in Form fein gemahlener Vollkornprodukte, Obst und Gemüse, eine Erhöhung der Getränkezufuhr oder die Einnahme von Laxanzien, z. B. Flohsamen-Präparate sinnvoll sein.
Auch **Prokinetika** können zur Förderung der Magenmotalität sinnvoll sein.
Wenn das Enzympräparat zum Essen vergessen wurde, soll es nicht anschließend noch genommen werden. Dann ist es wirkungslos.
Stress kann die Verdauung belasten. Hilfreich sind **Entspannungsmaßnahmen** wie Progressive Muskelentspannung nach Jacobson, Autogenes Training oder Yoga. Eine moderate Bewegungssteigerung kann die Verdauung positiv unterstützen, am besten in Form der so genannten Alltagsbewegung.

VORSICHT

Bei akuter Pankreatitis sind Enzyme kontraindiziert.
Bei sehr hohen Enzymgaben wird die Harnsäure-Ausscheidung im Urin erhöht. Es kann dadurch zu **Harnsäuresteinen** kommen.
Je nach Schädigung von Galle und Leber kann infolge einer verminderten Eiweiß-Synthese die Gerinnung gestört werden.

✚ Mukoviszidose: Prävention und Therapie. Checkliste für den Schreibtisch.

LITERATUR
Dockter G (1995). Grundlagen und Praxis der Ernährungstherapie bei Mukoviszidose. Forschungsgemeinschaft Medizin und Arbeitsgemeinschaft „Ernährung" der Deutschen Gesellschaft zur Bekämpfung der Mukoviszidose e. V., Kali-Chemie Pharma GmbH.
Henker J (1995). Diagnostik und Therapie bei exokriner Pankreasinsuffizienz. Monatsschrift Kinderheilkunde; 143: 385–94.
Koletzko S, Koletzko B (2001). Ernährung bei cystischer Fibrose, Cystische Fibrose. Heidelberg: Springer Verlag; 375.
Steinkamp G (2001). Energieumsatz bei Mukoviszidose. Stuttgart: Georg Thieme Verlag, Aktuelle Ernährungsmedizin; 26: 85–89.
Stern M (2006). Zystische Fibrose. Gastroenterologische Aspekte und Ernährungszustand. Stuttgart: Georg Thieme Verlag, Aktuelle Ernährungsmedizin; 31: 23–26.
Walkowiak J, Przyslawski J (2003). Five-year prospective analysis of dietary intake and clinical status in malnourished cystic fibrosis patients. Journal of human nutrition and dietetics; 16: 225–31.

7.4.27 Multiple Sklerose (MS)

Die Einflüsse der Ernährung auf das Krankheitsbild der MS sind bislang nicht eindeutig belegt. Es gibt lediglich Hinweise auf positive Auswirkungen einer **fettsäurebewussten Ernährung.**

Konsum gesättigter Fettsäuren auf unter 15 g am Tag. Omega-3-Fettsäuren möglichst in der Höhe von 5 g täglich zuführen in Form von Fisch (Hering, Lachs, Makrele, Forelle) und/oder Fischölkapseln und/oder Lebertran, polyensäurereiche Öle bevorzugen: Sonnenblumen-, Distel- und Keimöle. Beim Einsatz der Öle in der warmen Küche muss berücksichtigt werden, dass gerade mehrfach ungesättigte Fettsäuren hochreaktiv sind und nicht zum Braten bzw. hohen Erhitzen geeignet sind. Hierfür eignet sich lediglich Rapsöl, das relativ reich an Omega-3-Fettsäuren ist. In der täglichen Beratungspraxis stellt das parallel zur zunehmenden Immobilität auftretende **Übergewicht** die größte ernährungstherapeutische Herausforderung dar. Hier muss individuell auf den Patienten abgestimmt werden, welche Art der Gewichtsreduktion für jeden Einzelnen die sinnvollste und machbare ist. Bei der Durchführung einer modifizierten Fastenkur muss gewährleistet sein, dass die Höhe und Qualität der Eiweißzufuhr den Abbau von Muskulatur ausschließt.

LITERATUR

Kasper H (2004). Ernährungsmedizin und Diätetik. 10. Auflage. München: Urban & Fischer Verlag.

Kluthe R et al (2004). Das Rationalisierungsschema 2004. Aktuelle Ernährungsmedizin; 29: 245–253.

Swank RL, Dugan BB (1990). Effect of low saturated fat diet on early and late cases of multiple sclerosis. Lancet; 336: 37–39.

7.4.28 Neurodermitis (atopische Dermatitis)

Medizinische Hintergründe

Synonyme von Neurodermitis sind **atopisches Ekzem**, **endogenes Ekzem** und **atopische Dermatitis**. Neurodermitis zählt zu den häufigsten Hauterkrankungen, sie verläuft chronisch entzündlich oder chronisch rezidivierend und ist nicht ansteckend. Sie ist keine Erbkrankheit, jedoch wird die Veranlagung, Neurodermitis zu entwickeln weitergegeben. Das erste Indiz für eine später auftretende Neurodermitis ist häufig schon im Säuglingsalter durch den Milchschorf sichtbar, in Form schuppig-krustiger Kopfhautauflagerungen. Sie tritt meist zusammen mit anderen **atopischen Erkrankungen** auf. 10 Prozent der Patienten mit allergischem Schnupfen leiden unter Neurodermitis. Andererseits haben 30 Prozent der Menschen mit Neurodermitis auch einen allergischen Schnupfen. Neurodermitiker weisen einen Mangel des Enzyms **Delta-6-Desaturase** auf. Es ist ein Schlüsselenzym des Fettstoffwechsels, das die Überführung von Linolsäure in die Gamma-Linolensäure katalysiert. Die Gamma-Linolensäure stellt die Vorstufe der Dihomo-Gamma-Linolensäure dar. Letztere ist als Ausgangssubstanz von Prosta-glandin E1 an der Immunregulation und der Hemmung der Histaminfreisetzung beteiligt.

Das im Vordergrund stehende Symptom ist der Juckreiz. Die bevorzugten Hautstellen sind Kniekehlen, Ellenbeugen, Hand- und Fußrücken, Handgelenke sowie Gesicht (Wangen) und Hals. Bei ca. 50 Prozent der Kleinkinder heilen die Hauterscheinungen bis zum Ende des 2. Lebensjahres ab. Bei einigen Betroffenen manifestiert sich die atopische Dermatitis in Form eines Beugeekzems.

Das Krankheitsbild wird oft als „**Kinderkrankheit**" aufgefasst, da 60 Prozent der Patienten im ersten Lebensjahr bzw. 85 Prozent bis zum 5. Lebensjahr betroffen sind. Hinzu kommt, dass bei etwa der Hälfte der Patienten die Neurodermitis von selbst verschwindet. Zwar können die Symptome vorerst abklingen, doch tauchen sie oft im Erwachsenenalter gepaart mit anderen Allergien wieder auf.

Bei vielen Patienten finden sich **Störungen des Immunsystems** mit erhöhten IgE-Serumspiegeln. Die Überempfindlichkeiten können aber auch auf pseudoallergischen Reaktionen beruhen. Als **Auslöser von Pseudoallergien** (➤ Kap. 7.4.25) wurden bislang natürliche Lebensmittelinhaltsstoffe, Lebensmittel-Zusatzstoffe sowie speziell Geschmacksverstärker, Zitronensäure und Zitrusfrüchte identifiziert. Da die Darmschleimhaut eines Neugeborenen durchlässiger für Allergene ist als die eines Erwachsenen, ist die Möglichkeit des Allergenübertritts groß. Etwa die Hälfte der Säuglinge und Kleinkinder mit atopischer Dermatitis weist gleichzeitig eine Sensibilisierung gegen Nahrungsmittel auf.

Bei betroffenen Kindern besteht meist eine **Allergie gegen Grundnahrungsmittel** (Hühnerei, Kuhmilch, Fisch, Weizen, Sojaprodukte). Im fortgeschrittenen Alter neigen Kinder mit Neurodermitis dazu, allergisches Asthma oder Heuschnupfen zu entwickeln.

Zusammenfassend ist festzuhalten, dass entgegen entsprechender Hoffnungen vieler Neurodermitiker die Ernährung bei nur etwa 30 Prozent der Neurodermitis-Patienten ein starker Einflussfaktor ist. Bei weniger als 10 Prozent sind die Symptome auf klinisch relevante, echte Lebensmittel-Allergien zurückzuführen. Bei etwa 20 Prozent führen Zusatzstoffe in Form von **Pseudoallergien** zur Symptomatik. Die Ernährung ist nur einer von vielen Faktoren, die Neurodermitis auslösen oder unterhalten können. Auch **psychische Belastungen**, **Stress** und **Umwelteinflüsse** können bedeutsame Einflussfaktoren sein. Es muss auf jeden Fall verhindert werden, dass sich die Patienten unnötigerweise in ihrer Ernährung einschränken und auf Lebensmittel verzichten.

Besonderheiten/Abweichungen gegenüber der DGE

Die Ernährungstherapie stellt eine sichere ergänzende Behandlung zu den medikamentösen Maßnahmen dar. Die optimale Ernährung für Neurodermitispatienten muss ausgewogen, vollwertig, individuell und auf Unverträglichkeiten abgestimmt sein. Eine **Suchdiät** kann helfen Lebensmittel oder Lebensmittelinhaltsstoffe herauszufinden, die bei Neurodermitikern Überempfindlichkeiten hervorrufen. Unter ärztlicher Betreuung wird über 3 bis 4 Wochen mit allergenarmen Kost ausprobiert, ob sich das Hautbild verbessert. Anschließend wird im Abstand von 4 bis 7 Tagen jeweils ein weiteres Lebensmittel eingeführt. Bei eindeutiger Reaktion sollte das Lebensmittel aus dem Speiseplan verschwinden. Eine überflüssige Einschränkung kann zu unnötigen Stress- und Mangelsituationen beitragen (➤ Kap. 7.4.25).

Lebensmittel mit einem hohen Allergenpotenzial sind vor allem Milchprodukte, Eier, Schweinefleisch, Fisch, Geflügel, Nüsse, Lebensmittelfarbstoffe, Sojaprodukte, Weizen. Diese Lebensmittel sollten besonders im ersten Lebensjahr vermieden werden. Zitrusfrüchte, schwarzer Tee, Alkohol, Kaffee und scharfe Gewürze, die so genannten **Reizstoffe**, lösen keine echten Allergien aus, steigern jedoch die Durchblutung der Haut und können auf nicht-allergischem Weg zu vermehrtem Juckreiz und Rötungen der Haut führen.

Stillen stellt den entscheidenden Beitrag dar zur Prävention bei Neurodermitis gefährdeten Kindern. Die Muttermilch ist für die Säuglinge in den ersten 6 Monaten die beste Ernährung. Die oft empfohlene Sojamilch als Kuhmilchersatz führt in vielen Fällen ebenfalls zu Unverträglichkeitsreaktionen: Soja stellt für Mitteleuropäer ein relativ häufiges Allergen dar.

Die **Beikost** sollte im 4. bis 6. Monat eingeführt werden. Jede Woche sollte maximal ein neues Lebensmittel eingeführt und ausgetestet werden. Wenn es Beschwerden verursacht, wird das zuletzt getestete Lebensmittel weggelassen, bis die Symptome wieder abklingen. Zu beachten gilt, dass das allergische Potential auch von der **Zubereitungsart** abhängen kann. Viele Obst- und Gemüsesorten lösen durch kurzes Kochen (2 bis 4 Minuten) weniger Unverträglichkeitsreaktionen aus. Obst ist zudem oft geschält besser verträglich als frisches. Die bereits im Säuglingsalter gefütterten Karotten haben ein sehr hohes allergieauslösendes Potenzial wie auch Blumenkohl, Erbsen und Linsen. Zu empfehlen sind dagegen Spinat, Kartoffeln und Zucchini.

Bei einer **Kuhmilchallergie** ist es wichtig, nicht nur Milchprodukte zu meiden. Milchallergene sind oft Bestandteile in verarbeiteten Lebensmitteln (z. B. Wurstwaren, Gebäck, Suppen, Süßigkeiten). Als Milchersatz bietet sich die Verwendung von Ziegen-, Schafs- und Stutenmilch an. Um das Defizit an Milchprodukten weitgehend auszugleichen, bietet sich der Einsatz kalziumreicher Lebensmittel (Spinat, Mangold, diverse Kohlsorten, Vollkornprodukte) an. Hilfreich sind **Kuren** mit **milchsäurehaltigen Lebensmitteln** wie Gemüse, Sauerkraut oder milchsaure Enzymgetränke (Dinkula). Diese Produkte können den Darm sanieren und die Darmflora unterstützen. Bei einer **Hühnereiallergie** ist zu beachten, dass Hühnerei in vielen Lebensmittelprodukten als Bindemittel enthalten ist, zum Beispiel in Gebäck, Mayonnaise, Süßwaren, Wurstwaren und Eier-Nudeln. Alternativ können **AgarAgar**, **Johannisbrotkernmehl** und **Guarkernmehl** verwendet werden.

Bei einer **Zitrusfruchtallergie** sollten nicht nur die Zitrusfrüchte, sondern auch daraus zubereitete Limonaden und Säfte gemieden werden. Zitronensäure wird häufig Lebensmitteln als Säureregulator zugesetzt (E330 bis E333). Auch mit Zitronat und Orangeat zugesetzte Backwaren sind besser zu meiden. Eine **arachidonsäurearme Ernährungsweise** bietet eine Entlastung für den Stoffwechsel (➤ Kap. 7.4.39). Die Arachidonsäure ist ein Antagonist der Dihomo-Gamma-Linosäure. Außerdem wird der Arachidonsäurestoffwechsel durch schnell verwertbare Kohlenhydrate aktiviert.

Die Ernährung sollte zudem **wenig biogene Amine wie Histamin** (➤ Kap. 7.4.20), (➤ Tab. 7.11) enthalten. Histamin spielt eine zentrale Rolle bei allergischen Reaktionen und ist an der Abwehr körperfremder Stoffe beteiligt. Histaminreiche Lebensmittel sind vor allem Thunfisch (u. a. in Konserven), Käse und Salami (➤ Tab. 7.19).

7

Tab. 7.19 Histamingehalt verschiedener Lebensmittel nach (Heppt et al. 1998).

Biogenes Amin	Lebensmittel	Amingehalt [mg/kg]
Histamin	Thunfisch	0,1–13 000
	Sardine	110–1 500
	Hefeextrakt	260–2 830
	Sauerkraut	6–200
	Spinat	38
	Tomaten	22
	Salami	0,1–279
	Westfäl. Schinken	38,2–159
	Rotwein	0,6–3,8
	Emmentaler Käse	0,1–555
	Harzer Käse	390
	Gouda	29,5–180

Wichtig ist eine **reichliche Flüssigkeitszufuhr**, da bei Neurodermitis oft die Schweißabgabe gestört ist. Die **Zufuhr von Ölen** bewirkt bei vielen Neurodermitikern eine Linderung ihrer Symptome. Gut geeignet ist Nachtkerzensamenöl. Da Gamma-Linolensäure nur langsam in die Hautzelle eingebaut wird, ist eine konsequente und längere Einnahme notwendig. Diese Therapie kann weitgehend oder ganz den Einsatz anderer Medikamente (Kortison und Antihistaminika) ersetzen. Die rein **pflanzliche Gamma-Linolensäure-Therapie** kann ab dem vollendeten ersten Lebensjahr unabhängig vom Alter je nach Schweregrad der Neurodermitis durchgeführt werden. Sehr gut hilft auch **Hanföl**. Hanföl enthält viele mehrfach ungesättigte Fettsäuren. Aufgrund des Fettsäurespektrums gehört Hanföl in die Gruppe der ernährungsphysiologisch wertvollen Pflanzenöle.

Nahrungsergänzungsmittel (NEM)

Da **Kalzium** eine Antihistaminwirkung besitzt, kann eine Supplementation von 1 g täglich auch bei Neurodermitis versucht werden. 1,5–3 g **Glutamin** pro Tag unterstützen den Aufbau der Darmschleimhaut. **Vitamin C** 500–1 000 mg/d kann zur Wiederherstellung einer optimalen Hautbarriere substituiert werden.

TIPP

Brottrunk, ein milchsäurevergorenes Getränk aus Getreidewasser, kann zur Unterstützung der Behandlung getrunken werden. Sechswöchige Kuren mit ein bis zwei Gläsern täglich werden empfohlen.
Bei ausgeschlossener Milcheiweißallergie kann **Molke** insbesondere bei begleitender Obstipation hilfreich sein und die Darmflora aufwerten. Äußerlich angewendet wirkt sie beruhigend auf die gereizte Haut, lindert und kühlt Entzündungen. (CMA 2003).
Eine **Darmflora-Analyse** (➤ Kap. 7.3) kann wichtige Informationen zum pH-Wert des Stuhls, zur Besiedlung mit Pilzen und über einen eventuellen (häufigen) Mangel an Lakto- und Bifidobakterien liefern. Eine entsprechende Darmsanierung kann bei vielen Neurodermitis-Patienten zu Verbesserungen des Hautbildes beitragen.
Schwarzer Tee in Beuteln, appliziert auf betroffene Stellen, kann zur Linderung von Juckreiz und Rötung beitragen. Eventuell kann dieser Effekt auf die Polyphenole im Tee zurückgeführt werden.
Entspannungsmethoden erlernen, z. B. Autogenes Training.
Klimatische Veränderungen können sich positiv auf die Neurodermitis auswirken, besonders der Aufenthalt in einem Reizklima, wie Hochgebirge (über 1 500 m) oder Seeluft (Nordseeklima). **Wohnräume** sollen eine ausreichende Luftfeuchtigkeit haben (55 Prozent).

VORSICHT

Tierhaare können auch Schübe auslösen.

✚ Neurodermitis: Prävention und Therapie. Checkliste für den Schreibtisch.

LITERATUR
Bergmann K (2001). Neurodermitis und Ernährung. Ernährungsinformation der CMA; 4: 10–11.
CMA (2003). Molke – ein Plus für die Gesundheit. Ernährungsinformation der CMA, Kennwort Lebensmittel; 4: 7–8.
Deutsche Haut- und Allergiehilfe e. V.: Neurodermitis. http://www.dha-allergien.de/neurodermitis.html (aufgerufen 7.5.2010).
Hajeck-Lang B (2005). Ernährung und Hautkrankheiten. Handout zum 100-Stunden-Curriculum Ernährungsmedizin der BÄK in Monschau; März 2005.
Hermal (2007). Neurodermitis Ratgeber. Leben mit Neurodermitis. 3. Auflage. Reinbek: Hermal.
Heppt W, Renz H, Röcken M (1998). Allergologie. Heidelberg: Springer Verlag.
Ring J (1996). Expertise zur Problematik der gesundheitlichen Versorgung und Vorsorge bei Kindern mit atopischem Ekzem (Neurodermitis). Eine Studie im Auftrag des Bundesministeriums, 1. Auflage. Bonn: Eigenverlag des BMG.

7.4.29 Niereninsuffizienz

Medizinische Hintergründe

Bei der **chronischen Niereninsuffizienz** vollzieht sich der Funktionsverlust der Niere langsam und über einen längeren Zeitraum. Die chronische Form wird häufig zufällig oder erst in einem späten Stadium der Erkrankung entdeckt, da das gesunde Nierengewebe lange Zeit die Aufgaben des erkrankten Teils mit übernimmt. Das ausschlaggebende Kriterium für den **Grad der Niereninsuffizienz** ist die Bestimmung des Kreatinin- und des Harnstoffspiegels im Blut. Wenn die Behandlung der Niereninsuffizienz mittels Diät nicht ausreicht, muss als Nierenersatztherapie die **Dialysebehandlung** (Hämo- oder Peritonealdialyse) genommen werden. Die **häufigsten Ursachen für eine Niereninsuffizienz** in den Industrienationen sind Diabetes mellitus Typ 2 und Hypertonie (➤ Kap. 7.4.4). Zu den **typischen Symptomen** zählen Hyperkatabolismus, Urinverfärbung, vermindertes Wasserlassen, hoher Blutdruck, Ödeme in Beinen und Augenlidern, Blutarmut, Müdigkeit, Leistungsabfall und eine metabolische Azidose.

Besonderheiten/Abweichungen gegenüber der DGE

Die **Lebensqualität** und das Überleben der Betroffenen stehen in direktem Zusammenhang mit ihrem **Ernährungszustand**. Die Patienten sind oft von Angst geprägt, etwas Falsches zu essen, und essen so wenig, dass eine Mangelernährung die Folge ist. Eine **Protein-Energie-Mangelernährung** beschleunigt das Fortschreiten der nachlassenden Nierenfunktion und verschlechtert die Überlebensrate wesentlich. Auch die reduzierte Geruchswahrnehmung, die bei chronischer Niereninsuffizienz häufig ist, kann die Gefahr einer Mangelernährung begünstigen.

Einen erheblichen Einfluss auf die Entwicklung von chronischen Nierenerkrankungen hat die Menge der **Proteinzufuhr** mit der Nahrung. Die Eiweißzufuhr sollte bei 1,0 bis 1,2 g/kg Körpergewicht/Tag liegen, bei kachektischen, hyperkatabolen Patienten durchaus bei 1,5 bis 1,8 g Eiweiß pro kg und Tag. Sie sollte zu zwei Dritteln aus **biologisch hochwertigem** Eiweiß wie in Milch, Milchprodukten, Fisch etc. bestehen, wodurch eine möglichst geringe Menge an toxischen Eiweißabbauprodukten verursacht wird.

Hochwertige Proteinmischungen mit einer hohen biologischen Wertigkeit gewährleisten Kombinationen aus Kartoffel und Ei, Bohnen und Ei (1:1), Milch und Weizen (3:1) sowie Ei und Weizen (3:2). Durch diese Kombinationen ist eine wesentlich höhere Wertigkeit als mit ausschließlich tierischen Produkten zu erreichen und damit eine **wesentlich geringere Eiweißzufuhr notwendig** als bei isoliertem Konsum, wodurch die Nierentätigkeit deutlich entlastet wird (➤ Tab. 7.16), (➤ Tab. 7.20).

Zu beachten gilt, dass der Eiweißverlust bei der Peritonealdialyse stärker ist als bei der Hämodialyse. Nach den neuesten Bekanntgaben profitieren die Patienten von einer höheren Proteinzufuhr (1–1,2 g) gegenüber den früheren Empfehlungen von 0,6 bis maximal 0,8 g pro kg Körpergewicht trotz der höhe-

Tab. 7.20 Hochwertige Eiweißkombinationen – einige Beispiele (➤ Tab. 7.16).

Klassische Beispiele	
Getreide/Milchprodukte	• Vollkornbrot mit Käse/Quark • Vollkornbrot mit Butter • Müsli mit Milch oder Joghurt • Gerstensuppe mit Milch oder Sahne
Kartoffeln/Milchprodukte	• Pellkartoffeln mit Kräuterquark • Kartoffelrahmsuppe
Hülsenfrüchte/Getreide	Erbsen-/Linseneintopf mit Brot
Hülsenfrüchte/Milchprodukte	Eintopf mit Milch oder Sahne, dazu 1 Stück Brot. Vorab kann bei Bedarf 1 Stück Speck ausgelassen und die Suppe damit gewürzt werden
Mais/Milchprodukte	Mais, Käsestückchen, dazu rote Bohnen **z. B. als Salat,** anderes Gemüse wie Paprika oder Zwiebeln, das Ganze mit Öl- oder Joghurt-Dressing und 1 Scheibe Brot dazu
Milch/Nüsse, Samen	Joghurt mit Sonnenblumenkernen, Sesam, Haselnüssen dazu Getreidesprossen wie z. B. Weizenkeime
Kartoffeln/Eier	In jeder Variation, dazu klassisch Spinat oder anderes Gemüse nach Geschmack. Besonders sättigend mit Erbsen als „Beilage"

ren Dialysehäufigkeit (Roth 2008). Bei einem Serumkreatininwert bis zu 6 mg/dl wird Protein am besten in Form einer lakto-ovo-vegetabilen Kost zugeführt. In der Regel geht eine **eiweißreiche Ernährung** gleichzeitig mit einer hohen Zufuhr an **Phosphat** einher. Die tägliche Phosphatzufuhr mit der Nahrung sollte nicht über 0,8–1,2 g/Tag liegen, um negative Einflüsse auf den Knochenstoffwechsel zu vermeiden. Dabei ist ein **günstiges Verhältnis von Eiweiß zu Phosphat** (viel Eiweiß, wenig Phosphat) zu berücksichtigen.

Ungeeignet bezüglich der Phosphatgehalte sind: Innereien, Nüsse, Weizenkleie, Erbsen, Bohnen und Wurst sowie Lebensmittelprodukte mit den Zusätzen E 338, E 339, E 340, E 341, E 450 a, b, c (Stabilisatoren, Säuerungsmittel, Säureregulatoren). Lebensmittel mit einem **günstigen Protein/Phosphat-Verhältnis** sind Eiklar, Quark mit bis zu 20 Prozent Fett i. Tr., Limburger mit 40 Prozent Fett i. Tr., Camembert mit 45 Prozent Fett i. Tr., Fisch einmal pro Woche, je nach Fleisch- und Wurstkonsum auch häufiger. Einer Studie zufolge profitieren Diabetiker, die mindestens zweimal pro Woche Fisch essen, auch hinsichtlich einer Nephropathie: Sie entwickeln signifikant seltener eine Makroalbuminurie als Patienten, die maximal eine Portion Fisch pro Woche aßen (Lee et al. 2008). Konkrete Empfehlungen für Menge, Art der Fische und Zubereitung liegen zwar nicht vor. Doch sprechen auch die positiven Wirkungen von Fischölen auf den Fettstoffwechsel und das Gefäßrisiko für die Empfehlung gerade der mittelfetten Fische wie Lachs, Hering, Makrele und Thunfisch. Die Ergebnisse der Studie können die Empfehlung untermauern, neben den genannten hochwertigen Eiweißkombinationen den **Fischverzehr gegenüber dem Fleischverzehr zu bevorzugen**.

Eine Hyperphosphatämie kann zu **Überfunktionen der Nebenschilddrüse** führen. Folge sind ein verstärkter Kalziumabbau aus den Knochen und eine erhöhte Gefahr an Knochenfrakturen und Gefäßschäden. Phosphat lässt sich weder durch Wässern noch durch andere Verfahren aus den Nahrungsmitteln eliminieren. Wichtig ist daher **phosphatarme Lebensmittel** vorzuziehen oder eventuell Phosphatbinder einzusetzen. Die **tägliche Trinkmenge** sollte sich nach der individuell vorhandenen Restausscheidung richten. Als Faustregel gilt: Urinausscheidung vom Vortag plus 500 ml. Bei einer höheren

Flüssigkeitsaufnahme verlängert sich die **Dialysedauer**, und in Extremfällen kommt es zu Lungen- und Hirnödemen. Aufgrund der Volumenbelastung wird langfristig die Entwicklung einer Linksherzinsuffizienz begünstigt. Ein hoher Verzehr an Soßen oder Suppen kann die erlaubte Flüssigkeitsmenge leicht überschreiten. Der **Durst** kann durch saure Drops, Eiswürfel mit Zitronensaft und Mundspülungen gelindert werden. Warme Getränke sind bessere Durstlöscher als kalte.

Eine Natrium- bzw. Kochsalzrestriktion ist vor allem bei bestehender Hypertonie und Ödemen notwendig und hilft das Durstgefühl zu vermeiden. Anderenfalls sollte die **Natriumzufuhr** ca. 2 000 mg bzw. 5 g Kochsalz pro Tag nicht überschreiten (cave: versteckte Salze).

Aufgrund der verminderten renalen Kaliumausscheidung muss die tägliche **Kaliumzufuhr** auf 1 500 bis 2 000 mg/Tag beschränkt werden. Zu hohe Kaliumkonzentrationen können zusätzliche Störungen im Muskel-, Nerven- und Herzbereich bewirken. Hyperkaliämie stellt eine lebensbedrohliche Komplikation der Niereninsuffizienz dar und ist bei Dialysepatienten eine häufige akute Todesursache. **Hohe Kaliumgehalte** findet man in Schokolade, Obst, Nüssen, Wein und Fruchtsäften, Hülsenfrüchten, Diätsalzen, Müsli, Obst- und Gemüsesäften, Haferflocken, Bananen, Aprikosen und Pilzen. Relativ **kaliumarm** sind Kopfsalat, Gurken, Karotten, Lauch, Paprika, Spargel, Weißkohl, Zwiebeln, Radieschen, Ananas, Äpfel, Birnen, Erdbeeren, Orangen, Sauerkirschen und Weintrauben. Absolut kontraindiziert sind getrocknete Lebensmittel (Dörrobst, Trockengemüse, Gerichte aus getrockneten Kartoffeln). Etwa zwei Drittel des Kaliumgehalts in Lebensmitteln lassen sich durch das Weggießen des Kochwassers bzw. Wässern oder Kochen gut reduzieren.

Die **Energiezufuhr** sollte bei 30–35 kcal/kg Körpergewicht und Tag liegen, um einer Hyperkatabolie vorzubeugen. Das entspricht im Mittel einer täglichen Kalorienzahl von ca. 2 000 bis 2 800 kcal/Tag. Diese sollten ausreichend Kohlenhydrate und Fette enthalten, damit kein Eiweiß für die Gluconeogenese verwendet werden muss. Dabei sollte der **Kohlenhydratanteil bei 40 bis 50 Prozent der Energiezufuhr** liegen, das sind etwa 200 bis 300 g/Tag. Es können leicht resorbierbare Kohlenhydrate herangezogen werden (cave Diabetes mellitus!), da ballaststoffreiche Kohlenhydratträger meist sehr kaliumhaltig sind.

Fleisch hat einen relativ hohen Anteil an schwefelhaltigen Aminosäuren, welche zu einer Azidose führen können. Demgegenüber enthält eine **vegetarische Diät** wesentlich weniger saure Valenzen und wirkt damit antiazidotisch. Es kann zudem zu einer **Mangelversorgung mit wasserlöslichen Vitaminen** insbesondere von denen des B-Komplexes kommen, da diese wie die Aminosäuren in die Dialyseflüssigkeit übergehen. Der oft vorkommende **Folsäuremangel** geht mit einer Erhöhung der Homocysteinkonzentration im Serum einher.

Bei chronischer Niereninsuffizienz finden sich auch Störungen des Vitamin-A- und Vitamin D-Stoffwechsels. Aus dem Mangel an biologisch aktivem Vitamin D resultiert die nicht seltene **Osteomalazie**. Auch aus diesem Grund sollte Fisch gegenüber Fleisch bevorzugt werden.

Eine erhöhte Aufnahme von **Advanced Glycation Endproducts (AGEs)** sollte gemieden werden. Die AGEs entstehen beim Erhitzen, Backen, Braten und Grillen in allen Lebensmitteln, insbesondere in den Krusten von Brot- und Backwaren, aber auch durch die Röstung des Kaffees und beim Erhitzen von Milch. Bei einer gestörten Nierentätigkeit können die AGEs durch die Niere nicht genügend eliminiert werden und reichern sich vermehrt im Körper an. Die Folgen einer dauerhaft hohen AGE-Aufnahme sind unter anderem Arterienverkalkungen (> Kap. 7.4.2). Deshalb ist es vorteilhaft, insbesondere Rohkost, kurzes Dämpfen oder Dünsten und Kochen gegenüber Braten, Backen, Toasten und Grillen zu bevorzugen sowie den Kaffeekonsum auf ein bis zwei Tassen täglich zu begrenzen.

Nahrungsergänzungsmittel (NEM)

Eine Substitution mit B-Vitaminen, insbesondere von Folsäure, kann sinnvoll sein. Je nach Befund des Knochengerüsts muss eine **Kalzium- und Vitamin-D-Substitution** erfolgen.

TIPP
Für eine gute Luftfeuchtigkeit in Innenräumen ist zu sorgen, um Durst vorzubeugen.

VORSICHT
Bei aluminiumhaltigen Phosphatbindern (Aludrox, Phosphonorm) ist mit mehr Nebenwirkungen zu rechnen als bei kalziumhaltigen Phosphatbindern (Calciumacetat).
Kochwasser bei der Zubereitung von Kartoffeln, Reis und Nudeln sowie Gemüse enthält in der Regel viel Kalium.

✚ Niereninsuffizienz: Prävention und Therapie. Checkliste für den Schreibtisch.

LITERATUR
Gretz N, Strauch M (1993). Diätetisch konservative Therapie des Nierenkranken. Aktuelle Ernährungsmedizin; 18 (6): 407–490.
Kiss D (2005). Intradialytische Ernährungstherapie. Aktuelle Ernährungsmedizin; 30: 307–10.
Lee C, Adler A. et al (2008). Cross-sectional Association between Fish Consumption and Albuminuria. The European Prospective Investigation of Cancer-Norfolk Study. American journal of kidney diseases; 52: 876–86.
Roth E (2008). Ist der Proteinbedarf bei Gesunden/Kranken wesentlich höher als bisher angenommen? Nutrition News; 1.
Sloth B et al. (2004). „No difference in body weight decrease between a low-glycemic-index and a high-gylcemic-index diet but reduced LDL cholesterol after 10-wk ad libitum intake of the low-glycemic-index diet". The American Journal of Clinical Nutrition; 80: 337–347.
Schwiegelshohn B (2000). Diätetische Therapie der Niereninsuffizienz. Report Naturheilkunde; 4: 2–4.
Wolfe R. (2008). Protein Summit. The American Journal of Clinical Nutrition; 87 (5), 1.543–1.583.

7.4.30 Nierensteine (Nephrolithiasis)

Medizinische Hintergründe

Risikofaktoren für die Steinbildung in Niere und Harnwegen sind u. a. eine zu geringe Flüssigkeitszufuhr, hohe Flüssigkeitsverluste durch Saunagänge oder Sonnenbaden, Übergewicht und Fehlernährung (eiweiß- bzw. fleischreich, kochsalzreich). Dazu kommen lithogene Substanzen im Harn, Änderungen des pH-Wertes, Abflussbehinderungen und Infekte.

Man findet unterschiedliche Größen und Zusammenstellungen an Steinen: Die Mehrzahl der Nierensteine besteht aus Kalziumverbindungen (75 bis

85 Prozent). Zu den weiteren Steinarten zählen Infektionssteine (Struvitsteine mit Phosphatverbindungen von 10 bis 15 Prozent) und Urinsteine (Harnsäureverbindungen 5 bis 8 Prozent). Von Nierensteinen betroffen sind **Männer doppelt so häufig wie Frauen**. Im Gegensatz zu Frauen, die eher von Infektionssteinen betroffen sind, leiden die Männer häufig an Kalzium- und Harnsäuresteinen. Die Steine machen sich in der Regel erst dann bemerkbar und können Schmerzen verursachen, wenn sie die harnableitenden Wege verschließen. Der pH-Wert des Harns ist für die Löslichkeit steinbildender Substanzen entscheidend: Beim Gesunden schwankt der pH-Wert zwischen 4.8 und 7.6. Steigt der Harn-pH-Wert von 5.0 auf 6.5, erhöht sich die Löslichkeit um das 10-fache. Grundsätzlich ist der pH-Wert in der Nacht niedriger als tagsüber. Nierensteine können Koliken, Harnstauungen und bakterielle Infektionen auslösen.

Besonderheiten/Abweichungen gegenüber der DGE

Die **Flüssigkeitszufuhr** sollte so bemessen und über den Tag aufgenommen werden, dass mindestens 2 besser 3 Liter, bei einer entsprechenden Anamnese auch bis zu 4 Litern, Harn täglich ausgeschieden werden. Eine hohe Trinkmenge wirkt nicht nur präventiv, sondern erleichtert außerdem die Ausschwemmung kleiner Harnsteine. Die Devise lautet: Trinken, bevor der Durst kommt. Und: Die Zufuhr soll über den ganzen Tag verteilt werden. Getränke wie **Tee, Kaffee und Alkohol** können im Rahmen von bis zu 3 Tassen Kaffee und ein bis zwei Gläsern Wein bzw. zwei Gläsern Bier (à 200 ml) Alkohol einberechnet werden.

Die Wahl der Getränke und Lebensmittel sollte der Steinart angepasst erfolgen: Bei Kalziumoxalat- und Kalziumphosphatverbindungen sowie Harnsäuresteinen sollte der Harn alkalisiert werden. Dies gelingt am wirkungsvollsten über bikarbonatreiche Wässer und Zitrussäfte. Die Harnsäurekristallisation nimmt bei saurem Urin-pH-Wert exponentiell zu. Harnneutrale (bzw. ansäuernde) Getränke sind bei Infektsteinen zu empfehlen: Leitungswasser, bikarbonat- bzw. mineralstoffarme Mineralwässer (➤ Tab. 7.21) sowie Früchtetees. Sie haben keinen messbaren Einfluss auf den pH-Wert.

Die **Zufuhr an festen Lebensmitteln** ist ein weiterer wesentlicher Einflussfaktor für den pH-Wert. Eine fleischreiche Ernährung, Hungerperioden oder Durchfälle sorgen für einen niedrigen Harn-pH-Wert. Ein hoher Urin-pH-Wert dagegen ist bei einer vegetarischen Ernährung zu erwarten. Protektiv wirkt **Kalium**, das für die Bildung gut löslicher Kaliumoxalate verantwortlich ist. Ebenfalls schützend wirkt **Zitronensäure**, welche in Früchten vorkommt und als Puffer gegen den Ausfall von Kalziumoxalatkristallen wirkt.

Der Konsum **oxalathaltiger Lebensmittel** sollte eingeschränkt werden oder mit gleichzeitiger, reichlicher Kalziumzufuhr (z. B. mit Käse gratinierter Spinat) kombiniert werden. Oxalatreiche **Nahrungsmittel** sind vor allem Rhabarber, Spinat, Mangold, Walnuss, Kakao, rote Beete, Mandeln, Löwenzahn, Erdnuss, Schokolade. Auch schwarzer und Pfefferminztee weisen hohe Oxalsäuregehalte auf. Zu einer Mehrproduktion von Oxalsäure und einer vermehrten Oxalsäureresorption kann es durch Dünndarmerkrankungen kommen. Es wird empfohlen eine Kalziumzufuhr von insgesamt 1 200 mg am Tag, davon 800 mg aus Milchprodukten vorzunehmen: Kalzium bindet die Oxalsäure bereits im Darm und erleichtert die Entsorgung problemlos.

Eine erhöhte **Purinzufuhr** geht mit der Entstehung von Harnsäuresteinen einher, da das mit der Nahrung aufgenommene Purin zur Harnsäure abgebaut wird und dadurch den Harn-pH-Wert stark absenkt (➤ Kap. 7.4.16). Einerseits kann das im **Kochsalz** enthaltene Natrium über eine vermehrte Kalziumausscheidung im Urin das Steinrisiko erhöhen und andererseits führt eine drastische Salzreduktion zum Rückgang des Harnvolumens. Eine Salzzufuhr von etwa 8 g pro Tag ist empfehlenswert. Bei Menschen mit Nierenproblemen ist die Umwandlung von **Vitamin D** in seine aktive Form vermindert und die Betroffenen weisen einen verschlechterten Vitamin D Status auf, was eine negative Konsequenz für den Knochenstoffwechsel bedeutet.

Nahrungsergänzungsmittel (NEM)

Eventuell sollte Vitamin D substituiert werden.

VORSICHT

Steine bilden sich meist in der Nacht.
Bewegungsmangel und Übergewicht erhöhen das Risiko einer Harnsteinbildung.
Kaffee und Tee in größeren Mengen (s. o.) wirken harntreibend und können Ablagerungen eher begünstigen.
Die Einnahme von Kieselerde, z. B. bei Bindegewebsschwäche und Nagelwachstumsstörungen, soll die Entstehung von Nierensteinen begünstigen. Allerdings ist die Studienlage hierzu nicht eindeutig.

✚ Nierensteine: Prävention und Therapie. Checkliste für den Schreibtisch.

LITERATUR

Arbeitskreise „Harnsteine" der Akademie der Deutschen Urologen, Arbeitskreis „Endourologie und Steinerkrankung" der Österreichischen Gesellschaft für Urologie (2008). Leitlinien zu Diagnostik, Therapie und Metaphylaxe der Urolithiasis; 16.2.2008.
Bund Deutscher Urologen (Berufsverband) und weitere Fachgruppen (2008). Leitlinien zu Diagnostik, Therapie und Metaphylaxe der Urolithiasis.
Roth E (2008). Ist der Proteinbedarf bei Gesunden/Kranken wesentlich höher als bisher angenommen? Nutrition News; 1.
Schmiedel V (2008). Vorbeugung der Steinbildung in Galle und Niere durch Ernährung, Wicker Gruppe. http://www.gesundheitstipps.wicker-kliniken.de/naturarzt/nierensteine.html (aufgerufen 7.5.2010).

7.4.31 Obstipation

Medizinische Hintergründe

Eine Verstopfung liegt vor, wenn es weniger als dreimal pro Woche zu einem Stuhlgang kommt, der Stuhl eine feste Konsistenz hat, das Stuhlvolumen und der Defäkationsreiz verringert sind und/oder Schwierigkeiten beim Absetzen bestehen. Dauern die Beschwerden länger als sechs Monate an, spricht man von einer **chronischen Form**, wobei **Frauen etwa doppelt so häufig betroffen** sind als Männer. Ursache ist meist eine ballaststoffarme Ernährung, eine geringe Flüssigkeitszufuhr und Bewegungsmangel, insbesondere bei sitzender Tätigkeit. Psychische Belastungen und Medikamente wie Hormone, Opioide, Eisenpräparate, Psychopharmaka oder ein Laxanzienabus kommen ebenfalls in Frage. Außerdem sollten körperliche Ursachen wie eine Hy-

pothyreose, ein M. Hirschsprung oder ein M. Parkinson sowie Depressionen ausgeschlossen werden.

Folge einer chronischen Obstipation können eine Divertikulose (Darmwandauswölbungen) und eine Divertikulitis (schmerzhafte Dickdarmentzündung) sein. Außerdem begünstigt eine chronische Verstopfung Dickdarmkrebs. Eine **Darmfloraanalyse** (➤ Kap. 7.3) zusammen mit einer Ernährungsanalyse kann bei der Interpretation und Therapie einer Obstipation hilfreiche Informationen liefern: So fehlen bei ballaststoffarmer Kost meist Säuerungsbakterien (Lakto- und Bifidobakterien) bzw. ist der pH-Wert aufgrund von fett- und/oder eiweißreicher Kost erhöht. Durch die entsprechenden Korrekturen im Essverhalten ist oft eine deutliche Besserung möglich. Neben der Ursachenklärung und ihrer jeweiligen Behandlung können einige allgemeine Ernährungsempfehlungen ausgesprochen werden.

Besonderheiten/Abweichungen gegenüber der DGE

Eine hohe Ballaststoffzufuhr wird durch den regelmäßigen Verzehr von Vollkornprodukten, Obst und Gemüse erreicht. Beim **Gemüse** sind Kohlsorten, insbesondere Sauerkraut, Möhren und Fenchel bewährt, besonders Hülsenfrüchte sollten mehrmals pro Woche verzehrt werden. **Besonders empfehlenswerte Obstsorten** sind Erdbeeren, Äpfel (mit Schale), Zitrusfrüchte und Pflaumen (Diphenylisatin). Kontraproduktiv sind erfahrungsgemäß Bananen.

Bei einer akuten Verstopfung kann die Ballaststoffmenge auf 40 g täglich und mehr gesteigert werden, Dabei sollten die Ballaststoffe aus allen genannten Lebensmittel-Gruppen zugeführt werden: Zwar sind die Quelleigenschaften der unlöslichen Ballaststoffe aus Getreide deutlich höher als die der löslichen in Obst und Gemüse. Andererseits enthalten Letztere mindestens 80 Prozent Wasser und tragen somit zu einem größeren Volumen und einem weicheren Stuhl bei. Eine Ballaststofferhöhung sollte **schrittweise** erfolgen, um die oft auftretenden unangenehmen Nebenwirkungen wie Völlegefühl und Blähungen zu vermeiden. Hilfreich ist es auch, Vollkornbrot zunächst in fein gemahlener Form zu verwenden. Besonders gut verträglich sind **Dinkelprodukte**. Die tägliche **Flüssigkeitszufuhr** sollte über mindestens zwei Liter Getränke zuzüglich weiteren

7

0,5 bis 1 Liter über die Obst- und Gemüsezufuhr erfolgen.

Ein **Glas lauwarmes Wasser** morgens auf nüchternen Magen löst bei vielen den Defäkationsreiz aus. **Anregend** wirken verdünnte Gemüsesäfte, milchgesäuerte Getränke wie Buttermilch, Molke oder Sauerkrautsaft. Das gleiche gilt für Joghurt (Wasseranteil ca. 90 Prozent) sowie Kaffee und sulfatreiches Wasser (Sulfatgehalt > 1 300 mg/l). **Schwarzer Tee** dagegen ist eher hinderlich.

- **Fettkonsum**: Zu wenige Fette können negative Auswirkungen auf den Stuhlgang haben, sie dienen als „Gleitmittel". Natürlich sollten „gute" Fette hinsichtlich einer gesunden ausgewogenen Ernährung und damit im Hinblick auf die Prävention von Fettstoffwechselstörungen, Arteriosklerose oder Rheuma bevorzugt werden. Zu den hochwertigen Fetten gehören beispielsweise solche in Nüssen und Samen (Sonnenblumenkerne, Sesamsamen) und pflanzliche Öle (Raps- und Olivenöl) sowie fettreiche „gesunde" Fischsorten wie Lachs oder Hering mit vielen Omega-3- und V 6-Fettsäuren.
- **Bestimmte Kräuter und Gewürze** (wie Kümmel, Fenchel, Anis und Kamille) können weiterhelfen, da sie die Verdauung anregen bzw. zur Ausschüttung von Verdauungssäften führen und damit auch die Bekömmlichkeit von blähenden Lebensmitteln wie Kohl erhöhen.

Nahrungsergänzungsmittel (NEM)

Säuerungsbakterien (z. B. Symbiolact). Ballaststoff-Präparate bzw. -konzentrate wie Floh- oder Leinsamen und Weizen- oder Haferkleie sind sehr hilfreich. Zwei bis drei Teelöffel pro Tag sollten vor dem Verzehr einige Minuten in Wasser, Joghurt oder Kefir eingeweicht werden (Wechsler 1984, Anderson 1990).

TIPP

Hilfreich kann eine morgendliche Bauchdeckenmassage entlang des Dickdarmverlaufs von 3 bis 5 Minuten Dauer sein.
Eine **sechswöchige Kur mit Brottrunk**, einem milchgesäuerten Getreidewasser, kann den Stuhl weich machen und die Darmflora mit Säuerungsbakterien aufwerten. Es wirkt damit wie ein mildes Laxans.
Die bei einer plötzlichen Ballaststofferhöhung bekannten Flatulenzen können mit **Kümmel, Anis, Fenchel oder Kamille** minimiert werden.

Sauerkrautsaft wirkt bei den Meisten sehr effektiv: Sicherheitshalber mit einem halben Glas ausprobieren.
Bei einer akuten Verstopfung kann eine **Darmspülung** (Colonhydro-Therapie) sehr hilfreich und entlastend sein.

VORSICHT

Häufig erfolgt eine Erhöhung der Ballaststoffzufuhr ohne eine adäquate Erhöhung der Flüssigkeitszufuhr und führt dadurch zu massiven Blähungen und Krämpfen. Als Faustregel kann gelten: Bei 20 g bzw. 30 g oder 40 g Ballaststoffen am Tag sollten zwei bzw. drei bis vier Liter getrunken werden.
Divertikulitis: Bei einer Divertikulitis sollte man die Ballaststoffaufnahme vorerst deutlich verringern und erst die Entzündung abklingen lassen.
Quark und Bananen können stopfend wirken.
Flatulenzen und Unverträglichkeiten: Oft werden Zucker und Vollkornprodukte nicht zusammen vertragen. Zum Süßen können Trockenfrüchte bzw. Obst empfohlen werden (z. B. Müsli mit Joghurt und Obst).
Man sollte zuckerreiche sowie Süßstoff und/oder Zuckeraustauschstoffe enthaltende Getränke und Lebensmittel meiden: Erstere wirken in der Regel blähend, Schokolade z. B. wirkt meist stopfend.
Heilerde kann – angewandt zum Beispiel bei Sodbrennen oder Reizmagen – je nach Menge stopfend wirken.

✚ Obstipation: Prävention und Therapie. Checkliste für den Schreibtisch.

LITERATUR
Anderson JW et al. (1990). Oatbran cereal lowers serum total and LDL-cholesterol in hypercholesterolemic men, The American Journal of Clinical Nutrition; 52: 495–99.
Eisele A, Wechsler JG, Wenzel H et al. (1992). Einfluß von Haferkleie auf den Lipidstoffwechsel bei diätetischer Cholesterinbelastung. Vortrag anläßlich des 29. Wissenschaftlichen Kongresses der Deutschen Gesellschaft für Ernährung; Stuttgart: 26. und 27. März 1992.
Wechsler JG et al. (1984). Ballaststoffe vom Typ Weizenkleie senken Lithogenität der Galle. Deutsche Medizinische Wochenschrift; 109: 1284–88.

7.4.32 Osteoporose

Medizinische Hintergründe

Jeder 11. Erwachsene in Deutschland ist von Osteoporose betroffen, jede dritte bis vierte Frau über 60 Jahre. Die altersbedingte **primäre Osteoporose** wird durch Mineralstoff- und Vitaminmangel und ungünstige Lebensstilfaktoren wie Bewegungsmangel, radikale Schlankheitskuren, Laxanzienabusus oder Nikotin beschleunigt.

Je höher die Knochenmasse und Kalziumeinlagerung in der Aufbauphase bis zum 30. Lebensjahr (peak bone mass), desto größer die Knochenstabilität im Alter. Normalerweise verliert der Knochen, beginnend mit dem vierten Lebensjahrzehnt, jährlich etwa 1 Prozent seiner Knochenmasse, bei ungünstiger Lebensführung können es bis zu 4 Prozent jährlich sein.

Einer **sekundären Osteoporose** liegen andere Ursachen zugrunde wie lang andauernde Cortisontherapien und Bettlägerigkeit oder eine gestörte Kalziumresorption. Bei Männern, die mittlerweile 20 bis 30 Prozent der von Frakturen betroffenen Patienten darstellen, findet man häufig eine sekundäre Osteoporose: Hypogonadismus oder Glukokortikoid-Behandlung bei Lungen- und Rheumaerkrankungen stellen dabei häufige Grunderkrankungen dar.

Vorsicht ist geboten bei **anorektischen Patienten**: Die in der Regel stark kalorienreduzierte und einseitige Ernährung führt nicht nur zu Nährstoffdefiziten hinsichtlich der Knochenstabilität, sondern darüber hinaus durch Amenorrhoe zur Hemmung des Knochenaufbaus durch die fehlenden Östrogene. Studien zufolge behindert auch ein hoher Homozysteinspiegel die für die Knochenstabilität bedeutsamen Faktoren (Van Meurs et al. 2004, McLean et al. 2004).

Die wiederkehrenden Behauptungen, dass Phosphat ein Kalziumräuber bzw. dessen Gegenspieler im Knochen-Stoffwechsel und für neurologische Schäden insbesondere bei Kindern verantwortlich sowie in großen Mengen in Cola enthalten sei, müssen bestritten werden: Der Phosphat-Gehalt von Cola oder Limonade zum Beispiel ist unauffällig niedrig (niedriger als in Wurst und Käse), lediglich das Kalzium-Phosphat-Verhältnis ist ungünstig (etwa 1:4). Die neurologischen Schäden durch hohen Wurst- bzw. Phosphat-Gehalt bei Kindern („Wiener-Würstchen-Syndrom") scheinen widerlegt zu sein. Natürlich sind Softdrinks nicht als Getränkequelle zu empfehlen. Es gibt genügend Erkenntnisse zum Zusammenhang zwischen dem Verzehr von Softdrinks und dem Knochenstatus von Kindern und Jugendlichen (z. B. Libuda 2008). Der kann jedoch kaum auf den „hohen Phosphatgehalt von Cola" zurückgeführt werden. Tatsächlich wird **Phosphat ebenso wie Kalzium zur Knochenbildung und -stabilisierung** benötigt (Kalziumphosphat). Als günstiges Mengenverhältnis gilt 1:1, das allerdings bei unserer heutigen (durchschnittlichen) Ernährung nicht erreicht wird und deutlich zugunsten der Phosphatzufuhr verschoben ist.

Eine **knochenbewusste Lebensweise von Kind an** ist die beste Prävention von Osteoporose im Alter: abwechslungsreiche Mischkost, regelmäßige Bewegung vor allem im Freien (Sonne: Vitamin-D-Bildung) und moderater Umgang mit Alkohol und Kaffee.

Besonderheiten/Abweichungen gegenüber der DGE

Bei übergewichtigen Patienten sollte neben sinnvollen Bewegungsprogrammen konsequent eine kalorienreduzierte, dabei optimal nährstoffdeckende Ernährung eingehalten werden: Muskelstärkung und Osteozyten anregende Bewegung einerseits, durch regelmäßige Nährstoffanalysen begleitete knochenbewusste Ernährung andererseits.

Getränke: Flüssige Milchprodukte wie Milch oder Buttermilch liefern zwar reichlich Kalzium, dürften aber bei vielen Deutschen angesichts ihrer Gewichtsprobleme zu einem ungünstigen Kalorienüberschuss führen. Bis auf Milch im Kaffee oder Müsli sollten kalziumreiche Mineralwässer (> 300 mg/l), deren Kalziumverfügbarkeit mit 25 bis 30 Prozent der von Milch vergleichbar ist, als kalorienfreie Quelle für eine regelmäßige Kalziumversorgung bevorzugt werden. Mit 1,5 Litern eines geeigneten Mineralwassers lassen sich etwa 50 Prozent des Tagesbedarfs an Kalzium decken. Besonders gut wird Kalzium resorbiert, wenn das Wasser während der Mahlzeiten getrunken wird (Böhmer et al. 2000). Auch **ein hoher Hydrogenkarbonatgehalt** des Wassers erhöht durch den alkalisierenden Effekt die Bioverfügbarkeit von Kalzium (➤ Tab. 7.21).

Übermäßiger **Koffeinkonsum** (deutlich mehr als 3 Tassen Kaffee oder schwarzer bzw. grüner Tee täglich) sowie regelmäßiger **Alkoholkonsum** über das empfehlenswerte Maß von ca. 20 g täglich hinaus führt zu einer verstärkten renalen Kalziumausscheidung.

Tab. 7.21 Auswahl an bekannten Kalzium- und/oder hydrogenkarbonatreichen Mineral- und Heilwässern. Zusammenstellung Hajeck-Lang nach (Wollbeck 1986).

Name	Ca-Gehalt	H_2CO_3-Gehalt
Appollinaris	94,3	1 806,0
Heppinger Heilwasser, Stilles Wasser	115,9	2 891,9
Staatl. Fachingen, Mainz	122,0	1 950,0
Bad Niedernauer-Römerquelle	309,5	1 180,0
Gerolsteiner-Stern	364,0	1 917,0
St. Gero-Heilquelle, Gerolstein	407,3	2 161,0
Staatl. Bad Kissinger Sprudel	478,6	1 643,0
Bad Mergentheimer Karlsquelle	711,6	1 159,0
Albertquelle	811,6	3 020,0
H_2CO_3-reich: > 1 500 mg/l		
Ca-reich: > 300 mg/l		

Tab. 7.22 Tageszufuhr an Kalzium, anhand dreier Beispiele: Ohne Einschränkungen, (Beispiel 1), ohne Gemüse (Beispiel 2), ohne Milchprodukte (Beispiel 3).

Nahrungs-mittel	Kalzium (mg)	Bei-spiel 1	Bei-spiel 2	Bei-spiel 3
200 ml Milch	240		X	
200 ml Butter-milch	220	X		
30 g Edamer	240	X		
30 g Emmenta-ler	300	X	X	
200 g Spinat	280		X	
200 g Brokkoli	210	X		
200 g Möhren	65			X
200 g Grünkohl	420			X
200 g Wirsing	100			
100 g Kohlrabi	70	X		
200 g Sauer-kraut	100			
200 g Fenchel	210			
100 g Endivien-salat	60	X		X
100 g Brunnen-kresse	180			X
		1 100	820	725
1 l Mineralwas-ser		350	350	350
		1 450	**1 170**	**1 075**

Milchprodukte wie Joghurt, Quark und Käse stellen die kalziumreichsten Lebensmittel mit einer optimalen Kalziumverfügbarkeit dar, was beim Vorliegen einer unbehandelten Laktose-Intoleranz allerdings nicht der Fall ist. **3 Portionen täglich** zusammen mit 1,5 l kalziumreichem Mineralwasser und Gemüse und Obst sichern eine ausreichende Versorgung mit Kalzium (➤ Tab. 7.22). **Schmelzkäse** sollte wegen der zugesetzten Schmelzsalze (E 450 a, b, c) gemieden werden.

Gelegentlich wird vor dem hohen Phosphatgehalt in Milchprodukten gewarnt, besonders auch bei Niereninsuffizienz (➤ Kap. 7.4.29). Tatsächlich liegt das (maßgebliche) Verhältnis von Kalzium zu Phosphat in Milchprodukten bei 1:1, was optimal für den Knochenstoffwechsel ist. Wesentlich höhere Phosphatgehalte und dabei ungünstigere Kalzium zu Phosphat-Verhältnisse finden sich in **Fleisch, Wurstwaren und Fisch**: Diese Lebensmittelgruppe liefert die höchsten Phosphat-Gehalte aller Lebensmittel, außerdem den Hauptteil tierischen Eiweißes sowie reichlich Kalorien, Fett und Salz. Fett als Kalorienträger ist bei Übergewicht von Bedeutung, Eiweiß und Salz im Übermaß können zu einer verstärkten Mobilisierung von Kalzium aus dem Knochen und zu einer erhöhten Kalziumausscheidung über die Nieren führen. Emp-

fohlen werden bis zu 2 Fleischmahlzeiten pro Woche. Brotbeläge sollten in Form von magerem Schinken, Bratenfleisch oder Corned Beef konsumiert werden, nicht als (phosphatangereicherte) **Wurstwaren wie Koch- und Brühwürste**: Die zugesetzten Phosphatsalze dienen als Stabilisatoren für diese sehr wasserreichen Wurstsorten (E 339 bis 343).

Relativ **fette Fischsorten** wie Lachs, Hering, Makrele und Thunfisch liefern reichlich Vitamin D, das die Kalzium-Einlagerung in den Knochen und die Kalziumaufnahme im Darm fördert. 2 Mahlzeiten pro Woche sind empfehlenswert. Vitamin D findet sich ansonsten (in relevanten Mengen) nur in Eiern, von denen bis zu 3 Stück pro Woche gegessen werden können. **Gemüse und Obst** liefern eher wenig Kalzium, das dazu in weniger verfügbarer Form als in Milchprodukten vorliegt. Dagegen kommen ihr geriger Kalorien- und Phosphat-Gehalt neben zahlreichen **sekundären Pflanzenstoffen** der Osteoroseprophylaxe zugute. Zwar liefern **dunkelgrüne Sorten wie Broccoli und Grünkohl** besonders viel Kalzium (und Eisen). Doch sollten Obst und Gemüse aufgrund ihrer sonstigen wichtigen Inhaltsstoffe **abwechslungsreich** und möglichst saisongebunden verzehrt werden. Bei **Verwendung von** ganzjährig zur Verfügung stehendem **Tiefkühlgemüse** spielt dieser letzte Aspekt allerdings keine Rolle

Oxalsäure als so genannter Kalziumräuber findet man in einigen Gemüsesorten (Spinat, Mangold, Rote Beete, Rhabarber), Nüssen und in Kakao, Schokolade, Kaffee und schwarzem Tee. Unter Berücksichtigung der empfohlenen Verzehrsmengen im Rahmen einer abwechslungsreichen Mischkost muss dennoch von keinem der genannten Lebensmitteln abgeraten werden. Hinzu kommt, dass der **antagonistische Effekt von Oxalsäure auf die Ca-Verfügbarkeit** nur dann eintritt, wenn die oxalreichen Lebensmittel gleichzeitig mit Milchprodukten gegessen werden. Auch vor **Phytinsäure** in Getreide wird immer wieder gewarnt. Allerdings spielt sie weder mengenmäßig noch biochemisch eine relevante Rolle: Sie kann zwar Kalzium binden, zerfällt jedoch beim Erhitzen. Der gleichzeitige Konsum von Brot und anderen Backwaren mit Milchprodukten stört die Kalziumverfügbarkeit in keiner Weise. Eine zusammenfassende Übersicht zu den Einflussfaktoren auf die Kalziumhomöostase zeigt (➤ Tab. 7.23).

Nahrungsergänzungsmittel (NEM)

Neben einer knochenbewussten Ernährung ist im Falle von bereits nachgewiesener Osteoporose, bei Frauen nach den Wechseljahren und bei älteren und bettlägrigen Menschen in der Regel eine **Substitution von Kalzium** (0,5 g bis 1,5 g täglich – je nach Lebensmittel-Zufuhr) und **Vitamin D** (10 μg bis 20 μg täglich entsprechend 400 bis 800 I.E) notwendig. Die Einnahme insbesondere von Kalzium sollte **in zwei bis drei Portionen** über den Tag verteilt werden, damit die Resorption optimiert wird. Im Gegensatz zur kontroversen Diskussion bei Nahrungsergänzungsmitteln bei anderen Krankheiten gilt bei Osteoporose zumindest für die Hochrisikogruppen weitestgehend „Viel hilft viel" im Rahmen der genannten Spanne (Tang 2007).

Tab. 7.23 Alimentäre Einflussfaktoren für die Kalziumhomöostase (Darstellung Hajeck-Lang).

Hohe Bioverfügbarkeit von Kalzium	Schlechte Bioverfügbarkeit von Kalzium	Erhöhte Kalziumausscheidung
Milchprodukte	Schmelzkäse	Proteinreiche Kost
Mineral-/Heilwässer (➤ Tab. 7.21)	Laktose-Intoleranz bzw. Laktase-Mangel	Hohe Kochsalzzufuhr (über 6 g täglich)
Mittelfette Fische wie Hering, Lachs, Thunfisch, Makrele (Vitamin D)	Vitamin-D-Mangel	Regelmäßige Koffeinzufuhr von deutlich mehr als 3 Tassen täglich
	Phosphatüberschuss von Ca : P < 1:1,2	Regelmäßig hoher Alkoholkonsum (über 20 g täglich)
	Oxalreiche Lebensmittel gleichzeitig mit Ca-reichen Lebensmitteln	
	Gerbsäurereiche Getränke	
	Medikamente: Corticosteroide, Antazida, Antibiotika, Barbiturate	

Für weitere Mineralstoffe ist ihre Beteiligung am Knochenstoffwechsel zwar bekannt, genauere Mengenangaben sind aber nicht gesichert. Degenerative Knochen- und Knorpelveränderungen werden bei Mangel von Vitamin K, Mangan, Bor, Silizium, Vitamin C, Magnesium, Zink und Kupfer beobachtet. Gefährdeten Personen kann außerdem die regelmäßige Einnahme von Kieselerde empfohlen werden (hoher Siliziumgehalt).

Ist der Einsatz von Nahrungsergänzungsmitteln notwendig, werden 10 bis 20 μg bzw. 400 bis 800 IE Vitamin D und 1,2 bis 1,5 g Kalzium täglich substituiert. Jedoch sollte im Idealfall ein Essprotokoll mit der tatsächlichen Kalzium- und Vitamin D-Zufuhr geführt und diese bei der Substitution berücksichtigt werden.

7

✚ Osteoporose: Prävention und Therapie. Checkliste für den Schreibtisch.

LITERATUR

Böhmer H, Müller H, Resch KL (2000). Calcium Supplementation with Calcium-rich Mineralwaters. A Systematic Review and Meta-Analysis of its Bioavailability, Osteoporosis International; 11: 938–43.

Joyce DJ et al. (2004). Homocysteine Levels and the Risk of Osteoporotic Fracture, The New England Journal of Medicine; 05, 350: 2033–41.

Kerry E et al (2007). A Higher Dose of Vitamin D Reduces the Risk of Falls in Nursing Home Residents. A Randomized, Multiple-Dose Study, JAGS; 55: 234–39.

Li F, Mühlbauer RC (1999). Food fractionation is a powerful tool to increase bone mass in growing rats and to decrease bone loss in aged rats. Modulation of the effect by dietary phosphate, Journal of Bone Mineral Research; 14: 1.457–1.465.

Libuda L et al. (2008). Association between long-term consumption of soft drinks and parameters of bone modeling and remodeling in a sample of healthy German children and adolescents, The American Journal of Clinical Nutrition; 88: 1670–77.

McLean R et al. (2004). Homocysteine as a Predictive Factor for Hip Fracture in Older Persons, The New England Journal of Medicine; 350: 2042–49.

Robert R et al (2004). Homocyteine as a Predictive Factor for Hip Fracture in Older Persons, The New England Journal of Medicine; 05, 350: 2042–49.

Tang B et al. (2007). Use of calcium or calcium in combination with vitamin D supplementation to prevent fractures and bone loss in people aged 50 years and older. A meta-analysis, Lancet 08; 370: 657–66.

Van Meurs J et al. (2004). Homocysteine Levels and the Risk of Osteoporotic Fracture, The New England Journal of Medicine; 350: 2033–41.

Villareal DT, Fontana L. Weiss EP et al (2006). Bone mineral density response to caloric restriction-induced weight loss or exercise-induced weight loss: a randomized controlled trial Archives of Internal Medicine; 166: 2502–10.

Wollbeck D (1986). Mineral- und Heilwässer in der natriumarmen Ernährung, Ernährungsumschau; 33: 389–392.

Zittermann A (2009). Gestörter Knochenstoffwechsel – Ursache und Wirkung, Frauenheilkunde plus; 9: 396–98.

Zittermann A, Stehele P (2000). Beeinflussung des Calcium- und Knochenstoffwechsels durch exogene Faktoren, Ernährungs-Umschau; 47: 465–71.

Zittermann A (2000). Osteoporose aus ernährungswissenschaftlicher Sicht, VitaMinSpur; 15: 22–27, Stuttgart: Hippokrates Verlag GmbH.

7.4.33 Pankreatitis/Pankreasinsuffizienz

Medizinische Hintergründe

Die häufigsten **Ursachen der Pankreatitis** sind Alkoholmissbrauch und Gallensteine. Das Leitsymptom sind heftige Oberbauchschmerzen, die oft gürtelförmig bis in den Rücken ausstrahlen. Im Gegensatz zur **chronischen Pankreatitis** können sich Patienten von der akuten Form vollständig erholen. Es gibt Hinweise darauf, dass **freie Radikale** an der Entstehung der Pankreatitis beteiligt sind. **Selen** als starkes Antioxidans gilt als wichtiger Schutzfaktor für die Bauchspeicheldrüse (ebenso wie für die Schilddrüse und das Immunsystem). Mitteleuropa ist ein typisches Selen-Mangelgebiet. Eine suboptimale Versorgung des Organismus mit antioxidativ wirkenden Nährstoffen wie den Vitaminen A, C, E, β-Carotin und Selen („Radikalfänger") begünstigt das Voranschreiten einer Pankreatitis.

Die chronisch verlaufende Form sowie das Pankreaskarzinom können zur **exokrinen und/oder en-**

dokrinen **Pankreasinsuffizienz** führen: Die Produktion der Verdauungsenzyme (z. B. Lipase) und der Pankreashormone (z. B. Insulin) ist eingeschränkt. Diagnostisch bieten sich die Bestimmung der Pankreas-Elastase und die Ausnutzung von Kohlenhydraten (Faserstoffen), Eiweiß und Fett im Stuhl an. Das **Fehlen von Lipase** führt neben unspezifischen Verdauungsproblemen wie Völlegefühl und Unwohlsein zur Fettausscheidung im Stuhl (Steatorrhoe) und einer Mangelversorgung mit den fettlöslichen Vitaminen A, D, E, K. Ziele der Ernährungstherapie sind die **Entlastung des Pankreas** und die **Beseitigung der Mangelernährung**.

Besonderheiten/Abweichungen gegenüber der DGE

Pankreatitis

Zur Ruhigstellung des Pankreas sollte zunächst, abhängig vom Grad der akuten Entzündung, eine entsprechend lange Nahrungskarenz eingehalten werden. Insbesondere muss Alkohol komplett gemieden werden. Je nach Dauer der Karenz muss eine Mangelernährung verhindert werden. Rotbarsch, Kabeljau, Thunfisch, Hering (2 Portionen in der Woche), Walnüsse bis 30 g am Tag und Vollkornmehl sind **gute Selenlieferanten**. Mit der normalen Kost werden etwa 50 Prozent des täglichen Bedarfs von etwa 70 bis 100 µg gedeckt (➤ Kap. 7.4.40).

Bei chronischer Pankreatitis wird eine **leichte Vollkost** (Rottka 1978) empfohlen, um unspezifische **Intoleranzerscheinungen** des Verdauungstraktes möglichst zu vermeiden und einzelne Verdauungsorgane oder auch den gesamten Stoffwechsel zu entlasten: Weiche und **gut gekaute Speisen** bleiben nur kurze Zeit im Magen liegen, benötigen **weniger Enzyme** für die Verdauung und wirken den unangenehmen Beschwerden wie Blähungen, Völle- und Druckgefühl entgegen. Die Speisen sollten **angenehm temperiert** verzehrt werden. Große und opulente Mahlzeiten belasten den gesamten Verdauungsapparat, das Essen sollte besser auf fünf oder mehr **kleine Mahlzeiten** am Tag verteilt werden. Bei der Zubereitung der Speisen, insbesondere von Gemüse, sollten **nährstoffschonende Verfahren** genutzt werden. So können Kartoffeln als Pell- oder Ofenkartoffeln zubereitet werden. Um die Verdau-

ung zu fördern, sind frische oder tiefgefrorene **Kräuter hilfreich**.

Die Kost sollte wenig Zucker, wenig Weißmehlprodukte und reichlich gut verdauliche Ballaststoffe enthalten, wobei letztere nur bei einer reichlichen Flüssigkeitszufuhr ausreichend quellen und ihre verdauungsfördernden Eigenschaften entfalten können. Grob geschrotete Körner und Rohkost bei einer gleichzeitig zu geringen Wassermenge können den gegenteiligen Effekt haben und Verdauungsprobleme fördern.

Pankreasinsuffizienz

Bei der **Pankreasinsuffizienz** ist insbesondere die Fettverwertung gestört, die häufig **Fettstühle** zur Folge hat. Daher spielen die Menge und die Auswahl der Nahrungsfette eine entscheidende Rolle: Die **Fettaufnahme** sollte **max. 20–25 Prozent** der Gesamtkalorien ausmachen, wobei hochwertigen Fisch- und Pflanzenölen Vorrang gegenüber sonstigen tierischen Fetten gegeben werden sollte (mittelfette Fische zweimal pro Woche: Hering, Lachs, Thunfisch und Makrele; Oliven- oder Rapsöl). **Fette** mit einem **niedrigen Schmelzbereich** werden leichter verdaut, wie zum Beispiel **Öle**, die im Verdauungstrakt in flüssiger Form vorliegen. Das hat zur Folge, dass die Verdauungssäfte besser einwirken und sie so leichter abbauen können. Mehrfach gesättigte Fettsäuren (Stearin-, Palmitinsäure) haben einen höheren Schmelzbereich und sind relativ schwer verdaulich.

In der Regel ist die Einnahme von **Pankreasenzymen** notwendig. Für die Berechnung der notwendigen Dosis werden die aufgenommene Menge an Fett sowie Lipase als Leitenzym zugrunde gelegt. Pro Gramm Fett werden durchschnittlich 1 000 bis 2 000 I.E. Lipase benötigt, die Werte können jedoch je nach Restaktivität des Pankreas erheblich abweichen (500 bis 4 000 I.E. pro Gramm Fett). Die Größe der Mikropellets ist von hoher therapeutischer Bedeutung: über 2 mm große Pellets verweilen oft noch im Magen, wenn der Nährbrei längst das Duodenum passiert hat.

Bei der Wahl des Enzympräparats sollte der Gehalt an Proteasen berücksichtigt werden: Letztere inaktivieren die Lipase und können somit im Hinblick auf die Wirksamkeit der Lipase ein Negativfaktor sein. Im Alltag erweist sich die **Dosierung pro Kilogramm Körpergewicht als praktikabler**, da viele Patienten ungern mit entsprechenden Fetttabellen rechnen bzw. die Fettmenge bei auswärtigen Mahlzeiten selten genau abschätzen können.

Die **Fettverdauung** wird durch die Verteilung auf mehrere kleine Mahlzeiten am Tag erleichtert. Auch bei so genannten **Zwischenmahlzeiten** sollten Enzyme zur Untersützung der Verdauung eingenommen werden. Tendenziell dosieren die Patienten ihren Enzymkonsum eher zu niedrig, vielleicht aus Angst davor, zu viele Medikamente zu nehmen. Im Falle einer Pankreasinsuffizienz ist nur eine wirklich ausreichende Enzymsubstitution sinnvoll, um die Verdaulichkeit und Resorption aller Nährstoffe zu gewährleisten.

Wenn trotz moderater Fettzufuhr und ausreichender Enzymsubstitution Fettstühle nicht ausreichend beseitigt werden können, bietet sich als Alternative der Einsatz von **mittelkettigen Triglyceriden (MCT-Fette)** an. Diese erleichtern außerdem die Aufnahme von Vitaminen, Mineralstoffen und Spurenelementen. Die Umstellung von langkettigen auf mittelkettige Fettsäuren sollte **langsam** erfolgen, da große Mengen Nebenwirkungen wie abdominelle Schmerzen, Erbrechen und Kopfschmerzen hervorrufen können. Die Anfangsdosierung sollte mit 10 bis 20 g MCT Fetten täglich begonnen und weiter um 5 bis 10g täglich gesteigert werden. Tagesmengen von etwa 100 g werden relativ problemlos toleriert. Bei der Speisenzubereitung sollte berücksichtigt werden, dass langes Warmhalten zu einem bitteren Nachgeschmack des Essens führt. Die Speisen sollten daher nach der Zubereitung sofort verzehrt werden, wobei gleichzeitig Vitaminverluste vermieden werden.

Nahrungsergänzungsmittel (NEM)

Selen wird als Nahrungsergänzungsmittel bei Pankreatitis empfohlen. Die tägliche Zufuhrmenge sollte im Bereich von 100 bis 300 µg liegen. Die **fettlöslichen Vitamine A, D, E und K** müssen eventuell substituiert werden.

> **TIPP**
> Bei **schwer therapierbaren Rückenschmerzen** immer an das Vorliegen einer chronischen Pankreatitis oder eines Pankreaskarzinoms denken.
> **Bewegung** fördert die Verdauung.

> **VORSICHT**
> Achten Sie auf versteckte Alkohole, z. B. in Pralinen.

➕ Pankreasinsuffizienz: Prävention und Therapie. Checkliste für den Schreibtisch.

LITERATUR
Hajeck-Lang B (2004). MCT-Fette. Fakten und Mythen, Phoenix; 3: 6–7.
Henker J (1995). Diagnostik und Therapie bei exokriner Pankreasinsuffizienz. Monatsschrift für Kinderheilkunde; 143: 385–94.
Kluthe R et al. (2004). Das Rationalisierungsschema. Aktuelle Ernährungsmedizin; 29: 245–253.
Rottka H (1978). Leichte Vollkost (anstelle von Galle-, Leber-, Magen-, Darm-„Schon"-Kost). Aktuelle Ernährungsmedizin; 4: 3–7.

7.4.34 M. Parkinson

Medizinische Hintergründe

M. Parkinson gehört zu den häufigsten Erkrankungen des Gehirns mit jährlich 20 Neuerkrankungen pro 100 000 Personen. Männer und Frauen sind gleich betroffen, mit einem Altersgipfel um 55 bis 60 Jahren. Die Kardinalsymptome sind Hypokinese, Rigor und Tremor. Neben den vielen daraus resultierenden Bewegungsstörungen führen einige zu speziellen Problemen beim Essen und der Verdauung. Dazu gehören **Schluckstörungen, vermehrter Speichelfluss** und **Obstipation**. Die Betreuung des Parkinson-Patienten erfordert ein **ganzheitliches interdisziplinäres Behandlungskonzept**: Neben Medikamenten, Physio- und Ergotherapie sowie einer logopädischen Behandlung hat auch die richtige Ernährung einen hohen therapeutischen Stellenwert.

Spezielle Parkinson-Diäten oder Nahrungsergänzungsmittel, die Wunder bewirken sollen, gibt es nicht und Versprechungen in diese Richtung verunsichern Patienten ebenso wie Therapeuten.

Besonderheiten/Abweichungen gegenüber der DGE

Beim Parkinson-Patienten sind weniger bestimmte Nährstoff- und Lebensmittelempfehlungen angebracht. Es gibt keine wissenschaftlich gesicherten Ergebnisse zu einer speziellen Diät, die den Krankheitsverlauf positiv beeinflusst. Stattdessen konzentriert sich der größte Teil der Ernährungstherapie auf eher **mechanische Hilfsmittel** sowie die Prävention und Behandlung von **Untergewicht**.

Das Essen muss je nach Krankheitsgrad mit passendem Geschirr und Besteck eingenommen werden. Dazu ist eine ausreichend lange Zeit für jede Mahlzeit einzuplanen. Schluckstörungen können sowohl die Nahrungsaufnahme behindern als auch Verschlucken provozieren. Weiche, dickflüssige pürierte Speisen sind hilfreich, Speisen mit Zutaten verschiedener Konsistenz wie z. B. Nudelsuppe bereiten in der Regel Schwierigkeiten. Mit Hilfe spezieller Verdickungsmittel können die Speisen und Getränke in jeder beliebigen Konsistenz bei jeder gewünschten Temperatur zubereitet werden. Das Geschmacksempfinden ist bei Parkinson-Patienten meist gestört. Sie würzen oft sehr salzreich und scharf, was ihnen letztlich nicht bekommt. Hier sollte der Partner oder das Pflegepersonal das Würzen übernehmen bzw. kontrollieren.

Übelkeit und Erbrechen sind häufige Beschwerden, die insbesondere durch die L-Dopa-Medikation forciert werden. Eine langsame Steigerung der Medikamente und eine Verteilung der Nahrung auf 6 bis 8 kleine Mahlzeiten kann hilfreich sein. Unter **Blähungen, Völlegefühl, Bauchschmerzen und Verstopfung** leiden bis zu 80 Prozent der Patienten. Die Obstipation ist auch eine Nebenwirkung von L-Dopa. Eine ballaststoffreiche Kost unter Einbeziehung von reichlich löslichen Ballaststoffen aus Obst und Gemüse und einer täglichen Zufuhr von mindestens 2,5 Litern Flüssigkeit sollte bevorzugt werden. Die Ballaststoffzufuhr soll nicht plötzlich erhöht, sondern langsam gesteigert werden. **Stopfende Lebensmittel** wie Schokolade, Kakao, reife Bananen, Kekse oder Rotwein sollten gemieden werden.

Gewichtsverluste sind nicht nur Folge einer eingeschränkten Nahrungszufuhr aufgrund mechanischer Probleme, sondern resultieren auch aus dem deutlich erhöhten Energieumsatz durch Rigor und Tremor. Besonders wirkungsvoll ist das **Anreichern von Speisen mit Rahm und Butter**, die als Aromaträger auch den Geschmack von Speisen intensivieren. Fette Käse- und Wurstsorten, Obstsäfte pur oder als Schorle verwandt, Sahne statt Mich (z. B. im

Kaffee) und ein regelmäßiger Konsum von Nüssen erhöhen die Energiezufuhr mit hochwertigen und hochkalorischen Lebensmitteln. Gegebenenfalls muss an **Zusatznahrung** gedacht werden. Die gleichzeitige Aufnahme von eiweißreicher Nahrung und der L-Dopa-Medikamente führt zu einer geringeren Verfügbarkeit des Medikaments im Gehirn. Aus diesem Grund sollte die **Medikamenteneinnahme etwa 1 Stunde vor oder 1 ½ bis 2 Stunden nach den Mahlzeiten** erfolgen.

Eventuell ist eine Umverteilung der Eiweißaufnahme sinnvoll (aufgrund von peak dose-Dyskinesien): Tagsüber sollte eiweißarm, zum Abend hin eiweißreich gegessen werden. Allerdings muss dies mit jedem Patienten individuell abgestimmt werden, damit eine unausgewogene Lebensmittelauswahl und daraus resultierende Mangelernährung vermieden werden.

Die Aminosäure Glutamat scheint den Verlauf vieler neurologischer Erkrankungen negativ zu beeinflussen. Dies gilt zumindest beim Verzehr großer Mengen von Produkten, denen **Glutamat als Geschmacksverstärker** zugesetzt wird. Fertigprodukte und Fertiggerichte, Sojasoßen und Kartoffelchips sollten gemieden werden. Vorsicht gilt auch in chinesischen Restaurants, die besonders viel Glutamat verwenden. Zu achten ist auf die E-Nummern 620 bis 625 auf den Zutatenlisten verpackter Lebensmittel.

Nahrungsergänzungsmittel (NEM)

TIPP

Eine besonders gründliche Mundhygiene ist meist angebracht, da häufig Nahrungsreste im Mund zurückbleiben. Die Verabreichung von Domperidon bei Übelkeit und Erbrechen kann sinnvoll sein.
Regelmäßige körperliche Bewegung und Bauchmassagen im Uhrzeigersinn entlang des Dickdarmverlaufs bringen die Verdauung in Gang. Weitere Empfehlungen siehe Obstipation (➤ Kap. 7.4.31).

VORSICHT

Der Genuss von Alkohol sollte gering gehalten bzw. gemieden werden aufgrund der Beeinträchtigung der Medikamentenwirkung.

✚ Checkliste Morbus Parkinson.

LITERATUR
Brenner et al. (2001). Richtige Ernährung bei Morbus Parkinson. 3. Auflage. Wien: Fa. Dr. Kolassa+Merz.

7.4.35 Pseudoallergien

Medizinische Hintergründe

Die Symptome einer Pseudoallergie ähneln denen einer echten Lebensmittel-Allergie: Urtikaria, Schwellungen, Augenjucken und Durchfall treten allerdings stark mengenabhängig und oft verzögert (6–8 Stunden nach Lebensmittel-Kontakt) auf. Pseudoallergene sind vor allem **natürliche Lebensmittel-Inhaltsstoffe** in einigen Obstsorten (z. B. Erdbeeren, Zitrusfrüchte), Gemüsesorten (Tomaten, Spinat) und Kräutern und Gewürzen. Dabei handelt es sich hauptsächlich um biogene Amine, Salicyclate und Benzolsäureester.

Wesentlich seltener handelt es sich um **Lebensmittel-Zusatzstoffe** wie Farbstoffe (E 100-Gruppe), Konservierungsstoffe (E 200-Gruppe) wie Benzolsäureester oder Sulfite oder z. B. Natriumglutamat (E 621). Sie wirken wahrscheinlich direkt auf die Mastzellen und setzen Histamin frei ohne Beteiligung von lg E. Die genauen Ursachen sind nicht bekannt. Das Auftreten von Pseudoallergien betrifft etwa ein Promille der Bevölkerung. Allerdings sind **Kinder mit Neurodermitis** und **Erwachsene mit einer chronischen Urtikaria** (bis zu 50 Prozent) deutlich häufiger betroffen. Diagnostisch ergeben sich entsprechende Symptome aus der Ernährungsanamnese bei negativen Blut- und Hautallergietests.

Pseudoallergenarme Kost und Suchdiät

Eine Bestätigung erfolgt durch eine drei- bis vierwöchige **Eliminationsdiät** und eine anschließende gezielte **Provokation**. In der Nahrung sollen zunächst pseudoallergene natürliche Inhalts- sowie Zutatenstoffe gemieden werden. Letztere lassen sich bei verpackten Lebensmitteln anhand der Zutatenlisten nachweisen. Allerdings müssen Schwefeldioxid und Sulfite erst ab einer Konzentration von mindestens 10 mg/kg oder Lebensmittel gekennzeichnet werden. Bei unverpackten Lebensmitteln ist der Betroffene auf die Aussagen des Herstellers bzw. Lieferan-

ten angewiesen. Eine **pseudoallergenarme Kost** ($>$ Tab. 7.24) sollte möglichst ohne Fertiggerichte, Lebensmittel mit hohem Histamingehalt, alkoholische Getränke, Süßigkeiten und Nüsse, Kräuter und Gewürze (außer Salz, Zwiebeln, Schnittlauch), Fisch und Krustentiere, Obst sowie pseudoallergenreiche bzw. histaminreiche Gemüsesorten (!) durchgeführt werden ($>$ Tab. 7.24).

Tab. 7.24 Lebensmittel, die bei einer pseudoallergenarmen Diät gemieden werden sollten.

Pseudoallergenarme Diät
Elimination von:
• Fertiggerichten
• Zusatzstoffen
• Alkoholischen Getränken
• Süßigkeiten
• Gewürzen außer Salz, Schnittlauch, Zwiebeln
• Lebensmitteln mit einem hohem Gehalt an biogenen Aminen (Histamin), z. B. Käse und Thunfisch
• Nüssen
• Fisch/Krustentieren
• Pseudoallergenreichen Gemüsesorten wie Tomaten, Artischocken, Paprika, Erbsen, Pilze, Spinat
• Obst und Obstprodukten
• Eiern

Tab. 7.25 Histaminreiche und -arme Lebensmittel.

Histaminarm	Histaminreich
Frischer Fisch und frisches Fleisch Tiefgefrorener Fisch und Fleisch	Geräuchertes, Gepökeltes, Getrocknetes, Verdorbenes, schlecht Gelagertes, Mariniertes
Dorsch, Seelachs, Scholle, Kabeljau	Hering, Sardellen, Thunfisch, Makrelen, Selchfleisch, Salami
Frisches Gemüse und Obst Grüner Salat, Kirschen, Zitrone, Kohl, Bohne	Sauerkraut, Tomate, Spinat, Banane, Orange, Kiwi, Erdbeere, Apfel, Kürbis, Karotte
Frische Milch und -produkte, Butter, Kefir, Topfen, Cottage Cheese, Joghurt	Lang gereifter Käse wie Gouda, Camembert, Emmentaler, schimmelgereifter Käse
Schnaps, Weißwein, saure Weine	Alte Rotweine, Liköre, Sekt, Champagner
Gemüsesäfte, Bohnen, Malzkaffee	Brennnesseltee, schwarzer Tee
	Schokolade, Nougat, Kakao, Rotweinessig, Knabbergebäck

Nach einer derartigen Eliminationskost wird alle vier Tage bzw. wochenweise ein neues Lebensmittel bzw. eine Lebensmittel-Gruppe eingeführt. Begonnen wird mit pseudoallergenarmen Lebensmitteln wie Birne, Kartoffeln, Reis, Kohlsorten und Blattsalaten. Um mögliche Effekte sicher feststellen zu können, sollten die Portionsgrößen möglichst groß sein. Je nach Einschränkung bei der Lebensmittel-Auswahl kann es insbesondere zu längerfristigem Mangel an Vitamin C und Folsäure kommen (Obst- und Gemüseverzicht). Der Kostaufbau sollte daher so abwechslungsreich wie möglich erfolgen.

TIPP
Pseudoallergien können plötzlich verschwinden. Es lohnt, nach einigen Monaten mit einer pseudoallergenarmen Kost einzelne „alte" Pseudoallergene erneut zu testen.

LITERATUR
Behr-Völtzer C et al. (2006). Diät bei Nahrungsmittelallergien und -intoleranzen. München: Urban & Vogel.
DGE-Arbeitsgruppe „Diätetik in der Allergologie" (2004). Begriffsbestimmung und Abgrenzung von Lebensmittelunverträglichkeiten (DGE Info 2/2004); Stellenwert von Diäten in der allergologischen Diagnostik (DGE Info 5/2004); Stellenwert von Lebensmittelunverträglichkeiten bei chronischer Urtikaria (Teil 1: DGE Info 10/2004, Teil 2: 11/2004)
Werfel T et al. (2000). Vorgehen bei Verdacht auf eine pseudo-allergische Reaktion durch Nahrungsmittelinhaltsstoffe, Positionspapier der DGAI und des ÄDA. Allergologie; 200; 23: 572–79.
Zuberbier T et al. (2002). Aromatic components of food as novel eliciting factors of pseudoallergic reaction in chronic urticaria. Journal of Allergy and Clinical Immunology; 109: 343–48.

7.4.36 Psoriasis (Schuppenflechte)

Medizinische Hintergründe

Psoriasis vulgaris beschreibt eine chronisch entzündliche, proliferative Hautstörung mit scharf begrenzten mattroten, schuppigen Plaques und geht mit einem starken Juckreiz einher. Besonders häufig betroffen sind: Kopfhaut (35,3 Prozent), Arme (17,5 Prozent) und Knie (14,8 Prozent), auffällig ist dabei ein oft symmetrischer Befall der beiden Körperhälften. Neben der häufig vorkommenden Psoriasis vulgaris (95 Prozent) gibt es weitere Verlaufsformen:

- Ruptiv-exanthematische Psoriasis vulgaris
- Psoriasis exsudativa
- Psoriasis pustulosa
- Nagelpsoriasis
- Psoriatische Erythrodermie.

Die Hauterkrankung ist weit verbreitet und befällt überwiegend hellhäutige Menschen. In Deutschland leiden ca. 2 bis 3 Millionen Menschen an Schuppenflechte, wobei Männer und Frauen gleich häufig befallen werden. Sie ist nicht ansteckend oder auf andere Menschen übertragbar. Die Veranlagung, eine Psoriasis im Laufe des Lebens zu entwickeln, ist um etwa 20 Prozent bzw. um 60 Prozent erhöht, wenn ein bzw. beide Elternteile betroffen sind.

Die Krankheit verläuft in Schüben mit vermehrtem Auftreten im Frühjahr und Herbst. Unzählige Faktoren wie Stress, Sonnenbrand, Alkoholmissbrauch sowie bestimmte Medikamente (Betablocker, Chloroquin, Lithium) können einen Schub oder eine Verschlechterung des Krankheitsbildes auslösen. Etwa 20 Prozent der Psoriatiker leiden unter **mäßigen oder schwereren Gelenkbeschwerden** (Psoriasis arthropathica). Bei Besserung der Hauterscheinungen gehen oft auch die Gelenkschmerzen zurück. Unbehandelt kann es zu einer irreversiblen Zerstörung der Gelenke kommen. Die Schuppenflechte ist eine bis heute unheilbare Krankheit, deren Ursachen unklar sind.

Besonderheiten/Abweichungen gegenüber der DGE

Die Ernährungstherapie bringt im Vergleich zu den anderen Behandlungsmöglichkeiten (mit Medikamenten oder UV-Bestrahlung) keine unerwünschten Nebenwirkungen mit sich. In der Haut der Psoriasiskranken ist der **Stoffwechsel von essentiellen Fettsäuren gestört**. Der Anteil an **Arachidonsäure** ist in der psoriatischen Haut um das 20-fache erhöht. Eine **antientzündliche Therapie** ähnlich wie bei rheumatischen Erkrankungen kann eine wirkungsvolle Hilfe sein. Die Reduktion von Arachidonsäure im Essen, die gleichzeitige Erhöhung von Omega-3-Fettsäuren sowie die Supplementation von Zink und Selen stehen dabei im Vordergrund. Eine vegetabil betonte Kost mit hochwertigen Ölen, Nüssen und Samen sollte bevorzugt werden. Mehr

7

dazu findet sich im Kapitel Rheumatische Erkrankungen ($>$ Kap. 7.4.39).

Weil **Nahrungsmittelunverträglichkeiten** ($>$ Kap. 7.4.25) Psoriasis begünstigen können, sollten sie mittels Suchdiäten ermittelt werden. Insbesondere sollte eine Glutenunverträglichkeit ($>$ Kap. 7.4.18) ausgeschlossen werden. Manche Patienten erleben eine Verschlimmerung ihrer Beschwerden nach **scharfen Gewürzen**. Ein übermäßiger **Alkoholkonsum** kann ein Grund für eine hartnäckige Psoriasis sein. Die durch Alkoholzufuhr verstärkte Histaminfreisetzung ist einer der Faktoren, der zur Psoriasis führen und sie unterhalten kann. Auch **histaminreiche Lebensmittel** sollten gemieden werden ($>$ Kap. 7.4.20), ($>$ Tab. 7.25).

Nahrungsergänzungsmittel (NEM)

Psoriasisbetroffene zeigen häufig einen **niedrigen Vitamin A- und Selenspiegel**. Vitamin A, in Verbindung mit Vitamin D, spielt eine wichtige Rolle bei der Steuerung und Kontrolle des Zellwachstums. **Zink- und Selensupplemente** helfen, indem sie die Entzündung der Haut, den Juckreiz und die Hautrötung mildern. **Vitamin B$_{12}$** kann insbesondere bei streng vegetarischer Kost hoch dosiert in oraler Form ergänzt werden. Sicherer ist eine wöchentliche intramuskuläre Injektion von 1 mg. Bei besonders schwer betroffenen Hautstellen kann Vitamin B$_{12}$ direkt in die beschädigte Hautstelle gespritzt werden. **Eicosapentaensäure (EPA)** und **Gamma-Linolensäure** können den gestörten Fettsäurehaushalt sanieren helfen: 1 bis 1,5 g EPA am Tag können in Form von Fischölkapseln oder als pflanzliches Präparat supplementiert werden – unter gleichzeitiger Gabe von je 100 mg Vitamin C und E. Gamma Linolensäure ist, ebenfalls unter Vitamin E-Zugabe, in Form von 4 bis 6 Kapseln **Nachtkerzenöl** am Tag abzudecken. **Vitamin D3** in seiner aktiven Form (Calcitriol) kann sowohl innerlich als auch äußerlich angewendet eine wirksame Behandlung darstellen und ist damit eine gute Alternative zu Cortison-Präparaten.

T I P P

Stress kann eine der Ursachen für einen Psoriasisschub sein. Hier können anerkannte Entspannungsverfahren wie Autogenes Training, Progressive Muskelentspannung nach Jacobson oder Yoga helfen und damit auch zur Beruhigung der Haut beitragen.

Die Kortisonproduktion in der Nebenniere kann durch einen kurzen, sehr kalten Duschgang morgens zwischen 6 und 8 Uhr nach einer lauwarmen Dusche gedrosselt werden.
Neben **Selen- und Zinkgaben** als **Nahrungsergänzungsmittel** können Selendisulfidsalbe und zinkhaltige **Salben zur Linderung** helfen.

V O R S I C H T

Beim Baden sollte die Haut nicht zu lange einer Wassertemperatur über 35°C ausgesetzt werden, so kann man **Hautaustrocknungen vorbeugen** und den Juckreiz vermindern.
Heißes Duschen trocknet die Haut aus, zerstört den Säureschutzmantel und kann zum Ausbruch eines neuen Psoriasisschubes führen.
Es empfehlen sich **kurze, lauwarme Duschen**.
Bei Psoriasis können auch Organe wie Knochen, Gelenke und Muskulatur betroffen sein (Psoriasis-Arthritis).
Alkohol kann als Trigger für hohe Histaminspiegel fungieren.

✚ Psoriasis: Prävention und Therapie. Checkliste für den Schreibtisch.

LITERATUR
Hermal (2006). Psoriasis Ratgeber. Tipps und Informationen für Patienten mit Schuppenflechte. 14. Auflage. Dezember 2006.

7.4.37 Reflüxösophagitis/Sodbrennen

Medizinische Hintergründe

Etwa jeder Fünfte in Deutschland leidet unter Refluxbeschwerden, jeder zehnte von ihnen entwickelt eine Refluxösophagitis. Insbesondere **übergewichtige** und **adipöse** Menschen sind betroffen: Durch den größeren Fettanteil im Abdominal-Bereich kommt es vor allem im Liegen zu einer Drucksteigerung in der Bauchhöhle, wodurch ein Reflux des Mageninhalts in den Ösophagus begünstigt wird. Daher ist nachts der Reflux durch die Körperlage bedingt besonders intensiv. Auch tagsüber kann ein Reflux, meist postprandial, durch einen lebensmittelausgelösten Tonusabfall des unteren Ösophagussphinkters zustande kommen. Neben **Schlafen** mit **erhöhtem Oberkörper** kann der Patient durch eine bewusste Auswahl und die Menge der Lebensmittel einen Reflux minimieren.

Besonderheiten/Abweichungen gegenüber der DGE

Eine **Reduktion des Körpergewichts** dürfte eine der wirkungsvollsten Maßnahmen sein: Gemäß den Leitlinien der Deutschen Adipositas Gesellschaft (DGE 2007) sollte eine Gewichtsreduktion und damit vor allem eine Reduktion des abdominalen Fetts sowie des intraabdominellen Drucks erfolgen. Eine ein- bis zweiwöchige, gegebenenfalls auch längere (modifizierte) **Fastenkur** (➤ Kap. 2.3.3) kann sowohl zur Gewichtsreduktion als auch zur Senkung der Säureproduktion und Entzündungszeichen beitragen. Bei dem anschließenden Kostaufbau sollte auf die folgenden Empfehlungen geachtet werden:

Die **Mahlzeiten** sollten **nicht voluminös** sein (auch nicht für Normalgewichtige), insbesondere abends sollte der Magen nicht überfüllt werden. **Langsames Essen** und **gründliches Kauen** bewirken ein rechtzeitig wahrgenommenes Sättigungsgefühl und verhindern dadurch automatisch zu voluminöse Mahlzeiten. Am besten werden mindestens zwei bis drei Stunden vor dem Schlafengehen die **letzte Mahlzeit** und das letzte alkoholische Getränk eingenommen.

Zuckerreiche (hyperosmolare) und alkoholhaltige **Getränke** sollten generell gemieden werden. Sie führen, ebenso wie ein hoher Methylxanthingehalt verschiedener Getränke wie in Kaffee, Kakao und in Schokolade zu einem unerwünschten Abfall des unteren Ösophagussphinkters und fördern die Säureproduktion im Magen. Kaffee und schwarzer Tee sollten mit (warmer) Milch getrunken werden. Als Wasser sollten **hydrogenkarbonatreiche Wässer** bevorzugt werden (➤ Tab. 7.21).

Proteinreiche Ernährung steigert den Tonus zwischen Magen und Ösophagus, fettreiche mindert ihn, während Kohlenhydrate keinen Einfluss haben (mit Ausnahme hyperosmolarer Getränke).**Süßes, Fettgebackenes, Frittiertes und Salziges** (in versteckter Form vor allem in Wurst und Käse) sowie **glutamathaltige Lebensmittel** (Brühextrakte, Sojasoße, Roquefort-Käse, viele Fertigprodukte) sollten gemieden werden. Statt fetter Brotbeläge morgens (Käse, Wurst) empfehlen sich Marmelade (auf

Quark, Frischkäse) und Honig. Auch auf **scharf gewürzte** und **saure** Mahlzeitenzubereitungen sollte soweit wie möglich verzichtet werden, ebenso auf sehr kalte und sehr heiße Getränke. Stattdessen empfehlen sich die folgenden „guten Lebensmittel": Kartoffeln (am besten als Pellkartoffeln), Getreide und Getreideprodukte (möglichst fein gemahlen, Dinkelbrot besonders bekömmlich), fettarme und proteinreiche Lebensmittel wie magere Milch-, Fleisch- und Fischprodukte, Obst (bis auf Zitrusfrüchte) und nicht blähendes Gemüse.

Nahrungsergänzungsmittel (NEM)

Die Vitamine A, C und E sowie **Zink** sollen die Schleimhäute schützen und die Heilung entzündeter Abschnitte beschleunigen. Vitamin C sollte in mehreren Dosen über den Tag verteilt und nicht als Ascorbinsäure, sondern als Ascorbat eingenommen werden.

> **TIPP**
>
> **Heilerde** in Pulverform führt sofort zu einer deutlichen Besserung des Befindens. Die Menge kann individuell festgelegt werden (1 Teelöffel bis 3 Esslöffel täglich).
> **Kartoffelwasser** (Kochwasser von geschälten Kartoffeln) ist basisch und kann die Säure abpuffern. Da Solanin besonders in grünen Stellen und den Trieben der Kartoffeln enthalten ist, sollen Kartoffeln, die diese Merkmale aufweisen, nicht daür verwandt werden.
> **Glutamat** verbirgt sich hinter den E-Nummern 620 bis 625.
> Ein erhöhtes Kopfende zur Nacht hilft nicht: Man sollte den **ganzen Oberkörper hoch lagern**, dabei reicht eine geringfügige Neigung (Keilkissen).
> **Stressbewältigungsmaßnahmen** wie Autogenes Training und **Ausgleichssport** unterstützen die ernährungstherapeutischen Maßnahmen wirkungsvoll.

> **VORSICHT**
>
> **Nikotinkonsum** reizt Speiseröhre und Magen und sollte minimiert werden.
> **Zitrusfrüchte** sollten gemieden werden.
> Ein Zuviel an Heilerde (s. o.) oder Quark kann stopfend wirken.
> **Salicylate** (ASS zur Prophylaxe von Herzrhytmusstörungen und KHK) und **Antihistaminika** können die Beschwerden verschlimmern.

7

✚ Reflux: Prävention und Therapie. Checkliste für den Schreibtisch.

LITERATUR

DGE et al. (2007). Evidenzbasierte Leitlinie. Prävention und Therapie der Adipositas.

7.4.38 Reizdarm-Syndrom (RDS), „Blähbauch"

Medizinische Hintergründe

Das Reizdarm-Syndrom (**RDS**) zählt zu den funktionellen Störungen des Gastrointestinaltrakts, die 30 bis 40 Prozent aller Krankheitsbilder in der ärztlichen Praxis ausmachen. Da keine organischen Veränderungen bzw. Ursachen festzustellen sind, wird die Diagnose mittels **Ausschluss anderer Krankheiten** gestellt. Die Funktionsstörung geht in der Regel mit Motilitätsstörungen, einer erhöhten viszeralen Sensibilität und einer intrakolischen Drucksteigerung einher. Untersuchungen haben gezeigt, dass die Motilitätsstörungen alle an der Nahrungsverwertung beteiligten Organe – vom Ösophagus über Magen und Dünndarm bis zu Dickdarm und Anus – betreffen können.

Die Erkrankung **beginnt schleichend** im frühen Erwachsenenalter und hat ihren Häufigkeitsgipfel zwischen dem 30. und 50. Lebensjahr. Frauen leiden etwa doppelt so oft daran wie Männer. Die Krankheitsentstehung ist unbekannt, es wird vermutet, dass die Ursachen in der Wechselwirkung zwischen Magen, Darm, Nervensystem und Psyche zu finden sind. Dem autonomen Nervensystem bzw. dem so genannten **Bauchhirn** wird zunehmend eine Bedeutung als Ursache bzw. Einflussfaktor auf das Krankheitsbild zugesprochen (es produziert u. a. 95 Prozent des Serotoningehalts des Körpers). Genetische Ursachen werden bislang ausgeschlossen. **Motilitätsstörungen** und Reaktionen auf **unverträgliche Lebensmittel** stehen im Mittelpunkt des Beschwerdebildes bzw. stellen **Ansatzpunkte für die Therapie** dar.

Das **Beschwerdespektrum** ist sehr individuell, typisch sind abdominelle Schmerzen, ein so genannter **Blähbauch**, chronische Verstopfung oder Durchfall, oft auch ein Wechsel zwischen Verstopfung und Durchfall. Oft ist eine Erleichterung nach dem Stuhlgang zu beobachten. Nachts treten in der Regel keine Beschwerden auf. Das **Roemheld-Syndrom** umfasst neben dem klassischen **Blähbauch** durch Druck auf das Zwerchfell **Störungen der Atem- und Herztätigkeiten**: Atemnot und Herzrhythmusstörungen können die Folgen sein.

Untersuchungen zufolge weist fast jeder RDS-Patient eine **Unverträglichkeit von Kohlenhydraten** auf. Wenn Kohlenhydrate aufgrund eines Enzymdefekts im Dünndarm nicht vollständig aufgenommen werden, gelangen diese unverändert in den Dickdarm und werden dort von Bakterien zersetzt. Es entstehen Gase und Fettsäuren, die für eine erhöhte Gasansammlung im Darm, eine schmerzhafte Ausdehnung der Darmwände sowie Blähungen verantwortlich sind. Fettsäuren erhöhen zudem die Darmbewegung und verursachen so Durchfall. Außerdem ziehen die Kohlenhydrate vermehrt Wasser aus dem Gewebe in den Darm und erhöhen das Stuhlvolumen. Die häufigsten Nahrungsmittel-Unverträglichkeiten sind **Laktose- und Fruktoseintoleranz** (➤ Kap. 7.4.23), (➤ Kap. 7.4.13). **Nahrungsmittelallergien** (➤ Kap. 7.4.25) spielen ebenfalls eine Rolle. Wird eine solche Allergie nicht erkannt und das auslösende Nahrungsmittel weiter konsumiert, ist die Wahrscheinlichkeit, ein chronisches Reizdarm-Syndrom zu entwickeln, sehr hoch.

Trotz der langandauernden Beschwerden und der Beeinträchtigung des Allgemeinbefindens ist die Lebenserwartung nicht eingeschränkt. Entscheidend sind eine **gründliche Anamnese** und körperliche Untersuchung des Patienten. Eine **spezielle Diagnostik** in Form von Laboruntersuchungen, Sonografien und Koloskopien sollte **je nach Leitsymptom** erfolgen: Die Leitsymptome sind entweder **Schmerzen, Diarrhoe oder Obstipation und Meteorismus/Flatulenz**. Aufgrund des komplexen und variablen Beschwerdebildes existiert **keine einheitliche RDS-Therapie**. Neuesten Studien zu Folge verbessern sich die Symptome bei jedem zweiten Betroffenen durch **diätetische Maßnahmen**.

Therapieziel ist die Linderung der Beschwerden und das Ausschalten der mutmaßlichen Auslösefaktoren. Dazu sollte ein **Ess- und Symptomprotokoll** geführt werden, dessen Interpretation allerdings bei verzögerten Unverträglichkeitsreaktionen erschwert sein kann.

In letzter Zeit werden zunehmend die **Bedeutung der Darmflora für das RDS**, die immunologischen bzw. Unverträglichkeitsvorgänge im Darm und die damit einhergehenden entzündlichen Schleimhautreaktionen untersucht. Dabei werden auch die therapeutischen Möglichkeiten durch den Einsatz von Prä- und Probiotika berücksichtigt. Wichtige Informationen zum Ausmaß von Entzündungen, zum Immunstatus und zu Unverträglichkeiten liefern neben einer Darmflora-Analyse zahlreiche Marker, die im Stuhl untersucht werden können (➤ Kap. 7.3). Damit eröffnen sich ganz **neue Behandlungswege für die Ernährungstherapie** hinsichtlich einer (positiven) Beeinflussung der Darmflora und ihrer physiologischen Funktionen. Eine Zusammenfassung der wichtigsten Aspekte enthält der Beitrag zur Bedeutung der Darmflora für verschiedene Krankheitsbilder (➤ Kap. 7.3).

Besonderheiten/Abweichungen gegenüber der DGE

Einen zentralen Stellenwert in der RDS-Therapie nimmt die **Austestung möglicher Lebensmittelunverträglichkeiten** ein. Weglassversuche und eine anschließende gezielte Reexposition verdächtiger Lebensmittel sollten am Anfang der ernährungstherapeutischen Bemühungen stehen. Häufige **Kohlenhydrat-Intoleranzen**, insbesondere von **Laktose** (➤ Kap. 7.4.23) und von **Fruktose** (➤ Kap. 7.4.13) sollten als erstes ausgeschlossen werden (➤ Kap. 7.4.25).

Es gibt eindeutige Hinweise darauf, dass RDS-Patienten von einer **laktosereduzierten Diät** profitieren können. Laktose ist nicht nur ein Bestandteil von Milchprodukten, **auch Arzneimittel** können als Hilfsstoff Milchzucker enthalten. Ebenfalls abgeklärt werden sollte eine **Intoleranz gegenüber Fruchtzucker und Sorbit**. Das Monosaccharid und der Zuckeralkohol finden sich sowohl in Früchten, Honig und Fruchtsäften als auch in industriell hergestellten „zuckerfreien" Produkten wie Bonbons, Kaugummis und Süßem aller Art. Dabei wirken verschiedene Fruchtsäfte sehr unterschiedlich: **Apfelsaft** hat einen relativ hohen Gehalt an Fruchtzucker und Sorbit. **Traubensaft** enthält überwiegend Glukose und kein Sorbit. Bei konsequentem Meiden beider Kohlenhydrate verschwindet die Symptomatik.

Der **normale Haushaltszucker** besteht zur Hälfte aus Fruktose. **Honig** weist einen relativ hohen Fruktosegehalt auf. **Trockenfrüchte** haben einen 4- bis 5-fach höheren Gehalt an Fruktose und Sorbit im Vergleich zum Frischobst, was in Bezug auf abdominelle Missempfindungen einen erheblichen Unterschied machen kann. Problematisch können Birnen, Aprikosen, Pfirsiche, Pflaumen und Weintrauben sein. Fruktose wird häufig **in Diabetiker- und anderen Diätprodukten** eingesetzt. Fruktosesirup ist ein billiges Süßungsmittel, das nicht nur für Backwaren, sondern auch in der Getränkeindustrie eingesetzt wird. Daher sollten unbedingt die Zutatenlisten gelesen werden, wenn der Verdacht auf bzw. die Diagnose einer Fruktoseintoleranz besteht.

Ballaststoffe haben den therapeutischen Effekt einer Vermehrung des Stuhlvolumens, daher sind Getreideballaststoffe zu bevorzugen, da sie eine besonders hohe Quellwirkung besitzen. Die Darmmotorik wird angeregt und die Passage des Speisebreis durch den Darm beschleunigt. Ballaststoffe fördern zudem das **Wachstum der Darmflora**. Außerdem binden Ballaststoffe Gallensäuren, Cholesterin und Schadstoffe und haben einen positiven Einfluss auf die Darmbakterien. Besonders ballaststoffreich sind Vollkorn- und Samenprodukte, Gemüse und Hülsenfrüchte und rohe Früchte wie Äpfel, Birnen und Pflaumen. Der Einsatz von **Müslimischungen** ist eher kritisch zu betrachten, vor allem wenn es sich um Fertigmischungen handelt, die hohe Zuckeranteile enthalten. Sinnvoller ist es, Müslimischungen selbst herzustellen. Wenn **Hülsenfrüchte** schlecht vertragen werden, sollten diese trotz ihrer ernährungsphysiologischen Hochwertigkeit gemieden werden.

Die typische deutsche tägliche Ernährung bietet einen Ballaststoffgehalt von nur 15 bis 20 g täglich. Empfehlenswert ist eine tägliche **Zufuhr von mindestens 30 g Ballaststoffen pro Tag**. Eine Ernährungsumstellung von reichlich Fleisch, Wurst und Weißmehlprodukten auf mehr Obst und Gemüse erhöht die Ballaststoffzufuhr automatisch. Eine ballaststoffreiche Ernährung, insbesondere bei der zusätzlichen Einnahme von Weizenkleie, sollte immer mit einer besonders **hohen Flüssigkeitsaufnahme** kombiniert werden (von ca. 3 Litern am Tag).

Bei bestehendem Meteorismus ist allerdings oft eher eine Senkung des Kohlenhydratanteils in der

Nahrung (v. a. von Hafer, Weizen, Roggen und Milchzucker) angezeigt. Die Erhöhung der Ballaststoffzufuhr wird sehr kontrovers diskutiert. Einigen RDS-Patienten bekommt eine **ballaststoffarme Ernährung** besser. Da aber auf Dauer eine faserreiche Ernährung für den Organismus besser ist, sollte von Zeit zu Zeit ausgetestet werden, ob nicht doch bestimmte Obst-, Gemüse- oder Getreidesorten vertragen werden. Dazu sollte die Umstellung auf eine ballaststoffbetonte Kost immer **langsam und schrittweise** erfolgen. Schrittweise heißt zum Beispiel durch Austausch nur einzelner Nahrungskomponenten (Weißbrot gegen Vollkornbrot, Süßspeisen gegen Frischobst). Ansonsten reagiert der Darm mit vermehrten Blähungen und einer starken Gasproduktion. Wenn dies der Fall ist, sollte anfangs zumindest auf stark blähende und Gas produzierende Lebensmittel wie Kohlgemüse, Stein- und Beerenobst, Hefe, Nüsse, Bohnen, Feigen und Artischocken verzichtet werden.

Der Patient sollte darüber informiert werden, dass bei Therapiebeginn abdominelle Schmerzen und Blähungen auftreten können, die aber nach einer Eingewöhnungszeit (oft nur eine Woche) in der Regel verschwinden. **Joghurt** enthält **Lactobacillus-Bakterien**, die sich gegen die Gas erzeugenden Bakterien im Darm durchsetzen und deren Anzahl vermindern können. Regelmäßiger Verzehr von Joghurt (oder anderen Zubereitungen mit Lactobacillus) kann Blähungen stark mindern.

Bekannt ist weiterhin, dass **fettreiche Lebensmittel** die typischen unangenehmen Symptome auslösen können. Fettreiches Essen kann zu einer vermehrten Darmbewegung und zu krampfartigen Erscheinungen und Schmerzen in der Bauchgegend führen. Reizdarmbetroffene sollten zur Linderung ihrer Beschwerden den Fettkonsum deutlich senken. Ein geringer Fettkonsum führt zu einer Verringerung der Durchfallhäufigkeit sowie der krampfartigen Schmerzen. **Zitrusfrüchte** begünstigen Magenbeschwerden genauso wie kohlensäurehaltige Getränke. Alkohol, Koffein, Nikotin setzen darüber hinaus Vorgänge im Körper in Gang, die der Reizdarmproblematik zuarbeiten.

Es gibt zahlreiche **Gewürze** und **Tees**, die dem Reizdarm gut tun: Dazu zählen **Gewürze** wie Fenchel, Kümmel, Anis, Nelken, Lorbeer, Wacholder, Knoblauch, Koriander, Thymian und Salbei. **Krampflösende Teeaufgüsse** mit Kümmel, Fenchel, Pfefferminz, Kamille und Lavendel wirken eindeutig beschwerdelindernd. Unabhängig von der Diagnostik und dem speziellen Beschwerdebild kann das Einhalten gewisser **Essregeln** hilfreich sein und den gereizten Darm beruhigen:

- Langsam und ohne Ablenkung essen.
- Genügend Zeit für die Mahlzeiten einplanen und das Essen genießen.
- Gründliches Kauen bereitet die Nahrung besser für die Verdauung vor und trägt zur Entspannung bei.
- Nicht unnötig viel Luft hinunter schlucken. Dies passiert vor allem bei hastigem Essen und Trinken.
- Nicht mit großen Portionen überlasten, sondern mehrere kleinere Mahlzeiten zu sich nehmen.

Nur wenn genug Flüssigkeit zur Verfügung stehen, kann der Darm sich leisten, mehr Wasser im Stuhl zu belassen. Auch bei Diarrhoe (➤ Kap. 7.4.9) ist es von Vorteil, viel zu trinken, da mit dem wässrigen Stuhl viel Flüssigkeit verloren geht. Die mikrobiologische Therapie bei RDS stellt eine bewährte Ergänzung dar: Der Einsatz von Prä- und Probiotika sowie von E. coli-Präparaten unterstützt und beruhigt die Darmflora bei ihren vielfältigen Aufgaben (➤ Kap. 7.3).

Nahrungsergänzungsmittel

Die Einnahme von Pre- und Probiotika kann zur Sanierung der Darmflora beitragen.

> **TIPP**
>
> Von großer Bedeutung sind Aktivitäten zur **Aktivierung der Darmperistaltik** wie spazieren gehen, Radfahren oder Gymnastik.
> Wirkungsvoll sind **Bauchmassage** und warme Auflagen auf den Bauch.
> Einbeziehen von **Entspannungsübungen** im Alltag kann eine effektive Hilfe beim Stressabbau sein. Bei Obstipationen kann durch ein Glas lauwarmes Wasser vor dem Frühstück die Darmentleerung angeregt werden.

> **VORSICHT**
>
> Hoch dosierte **Laxanzien-Einnahme vermeiden**, da sie die Reizdarmsymptomatik verstärken kann.

✚ Reizdarm: Prävention und Therapie. Checkliste für den Schreibtisch.

LITERATUR

Druml W, Meier R, Koletzko B (2006). Umgeschrieben: Das Drehbuch der Immunabwehr. Aktuelle Ernährungsmedizin; 31 Supplement 2.

Frieling T (2008). Therapie bei Reizdarmsyndrom: Probiotika im Kommen. CME; 11: 23.

Kasper H (2008). Darmflora und Reizdarmsyndrom-Therapie mit Probiotika. Der Ernährungsmediziner; 3:2.

Layer P (2007). Behutsam abklären, gezielt therapieren. Machen Sie Reizdarmpatienten glücklich! Therapie im Fokus. Kolloquium; 9: 20–21.

Mönnikes H, Müller-Lissner S (2008). Funktionelle Magen- und Darmerkrankungen. CME spezial; 13: 21–29.

Schulze L, Sonnenborn U, Schulze J (2002). Darmflora und Reizdarmsyndrom. ANG (Alfred Nissle Gesellschaft), PASCOE.

7.4.39 Rheumatische Erkrankungen

Medizinische Hintergründe

Laut der Weltgesundheitsorganisation (WHO) ist „Rheuma ein Überbegriff für Erkrankungen, die an … [dem Bewegungsapparat] auftreten und fast immer mit Schmerz und häufig mit Bewegungseinschränkung verbunden sind" (Deutsche Rheuma-Liga e.V. 2009).

Der so genannte rheumatische Formenkreis wird (allerdings nicht einheitlich) in vier große Gruppen unterteilt:

1. Entzündliche rheumatische Erkrankungen
2. Degenerative Gelenk- und Wirbelsäulen-Erkrankungen (Arthrosen)
3. Weichteilrheumatismus
4. Stoffwechselerkrankungen mit rheumatischen Beschwerden (pararheumatische Erkrankungen), Osteoporose und Gicht.

Aufgrund der unterschiedlichen Pathophysiologie und der daraus resultierenden etwas abweichenden Ernährungsempfehlungen werden **Osteoporose** und **Gicht** als eigenständige Erkrankungen behandelt (➤ Kap. 7.4.32), (➤ Kap. 7.4.16).

Die bisherigen Kenntnisse über die zugrunde liegenden pathophysiologischen Mechanismen erlauben einige sehr gezielte Ernährungsempfehlungen über die normale DGE-empfohlene Kost hinaus. Sie entsprechen weitestgehend den Empfehlungen für Patienten mit Herz- und Gefäßerkrankungen, da sie auch das entzündliche Geschehen an den Gefäßwänden mindern können. Seit langem werden (individu-

elle) **Lebensmittelunverträglichkeiten als Auslöser** rheumatischer Schübe und von Mediatoren am Schmerzgeschehen vermutet. Eine entsprechende möglichst sechsmonatige Karenz und anschließende Reexposition ermöglichen in der Regel Schlüsse hinsichtlich kritischer Lebensmittel. Die üblichen Allergietests gelten dagegen als unzuverlässig: Der Patient selbst ist der beste Diagnostiker (➤ Kap. 7.4.25).

Von zentraler Bedeutung für die Ernährungstherapie bei Gelenkschmerzen ist der **Stoffwechsel von Serotonin**: Je niedriger der Serotonin-Gehalt im Gehirn, desto höher die Schmerzempfindlichkeit. Für eine ausreichende Serotoninkonzentration ist die Zufuhr von Tryptophan, zusammen mit ausreichend Kohlenhydraten, einer mäßigen Eiweißaufnahme sowie den Vitaminen B_1 und B_6 (Stobernach 2003) notwendig: Tryptophanreich sind Getreide, Bananen, Hülsenfrüchte, Nüsse und Milchprodukte. Diese Grundnahrungsmittel sind gleichzeitig arachidonsäurefrei oder -arm. Eine „Rheuma-Diät" kann zwar nicht die Erkrankung heilen, aber als adjuvante Therapie zur medikamentösen und physikalischen Behandlung kann sie eine deutliche Schmerzlinderung bewirken.

Besonderheiten/Abweichungen gegenüber der DGE

- Meiden oder Reduktion von Übergewicht
- Prophylaxe einer Mangel- bzw. Unterernährung, besonders bei Osteoporose (➤ Kap. 7.4.32) und Anorexie (➤ Kap. 7.4.1)
- Begrenzung der Arachidonsäurezufuhr und körpereigenen Arachidonsäureproduktion bzw. -umwandlung aus Linolsäure
- Verstärkung der körpereigenen EPA-Produktion durch alpha-linolensäurehaltige Öle
- Reichliche Zufuhr von Omega-3-Fettsäuren bzw. ein optimales Omega-3- : Omega-6-Verhältnis (unter 1:5).
- Ergänzung einiger Antioxidantien.

Je nach Gewichtssituation bildet eine kalorienreduzierte Mischkost (bei Übergewicht) bzw. eine bedarfsdeckende vollwertige Ernährung gemäß DGE (bei Untergewicht) die Basis der ernährungstherapeutischen Empfehlungen. Die für die Entzündungsprozesse ausschlaggebende **Arachidonsäure** findet sich ausschließlich in tierischen Lebensmitteln, insbesondere in Fleisch und Innereien. Rind-, Kalb-,

Wild- und Geflügelfleisch als pflanzenfressende Tiere enthalten geringere Mengen als zum Beispiel Schweinefleisch. Wenn nicht vollständig auf Fleisch verzichtet wird, sollten Eier eher gemieden werden (1 bis maximal 2 Eier pro Woche). Ansonsten sind drei Eier pro Woche problemlos. Die Betonung einer **lakto-vegetabilen Kost** steht somit im Mittelpunkt der Ernährungstherapie bei Rheuma (Adam 2000).

Dunkelgrüne Gemüse- und Salatsorten (kalzium- und eisenreich), Obst, Hülsenfrüchte und Getreide sollten den Hauptanteil des Essens bestreiten. Allerdings soll dies **nicht auf Kosten aller anderen Gemüsesorten** geschehen. **Milchprodukte** können in der Regel problemlos im Rahmen der DGE-Empfehlungen gegessen werden. **Drei Portionen** täglich leisten außerdem einen wertvollen Beitrag zur Osteoporose-Prophylaxe. Gesäuerte Produkte wie Molke, Buttermilch und Joghurt sind zu bevorzugen. Im Sinne der Osteoporoseprophylaxe sollten **kalziumreiche Mineralwässer** (mindestens 300 mg/l) gewählt werden (➤ Tab. 7.21).

Zur Druckminderung in den Gelenken können **diuretisch wirkende Getränke** sinnvoll sein: Außer Brennnessel-, Birkenblätter- oder Schachtelhalmtee tragen hierzu auch bikarbonatreiche Mineral- und Heilwässer bei (> 1 500 mg/l) (➤ Tab. 7.21). **Nüsse** sind empfehlenswerte Lebensmittel mit einem hohen Anteil an hochwertigen einfach und mehrfach ungesättigten Fettsäuren, Selen und Zink. Dagegen sollte **Phosphat** bis nur max. 1 g täglich aufgenommen werden. Dies geschieht in der Regel automatisch durch die Begrenzung der Fleisch- und Wurstzufuhr. **Fischmahlzeiten** können Arachidonsäure im Körper verdrängen: je mehr Eicosapentaensäure (**EPA**) im Essen, desto wirkungsvoller die Entzündungshemmung. (Adam 2002). ➤ Tab. 7.26 gibt einen Überblick über den EPA-Gehalt verschiedener Fischsorten. Dieser Gehalt kann extrem schwanken abhängig von Jahreszeit, Fettgehalt und Fütterung der Fische.

Empfohlen werden wöchentlich 2 bis 3 Fischmahlzeiten, insbesondere die mittelfetten Fische wie Lachs, Thunfisch, Hering und Makrele. Außerdem liefern diese Fischsorten relativ viel **Vitamin D**, das außer noch in Eiern in kaum nennenswerten Mengen in Lebensmitteln zu finden ist. Die Bevorzugung von **Lein-, Raps-, Weizenkeim-, Soja- und Walnussöl** gegenüber Distel- oder Sonnenblumenöl trägt ebenso zu einer reichlichen **EPA-Zufuhr** bei.

Tab. 7.26 EPA-Mengen in Fisch (und Ölen). Die angegebenen Werte können um bis zu 80 Prozent abweichen (Adam 2001).

Fisch/100 g essbarer Anteil	Eicosapentaensäure (EPA) (mg/100 g)
Hering	2.040
Thunfisch	1.380
Lachs	750
Makrele	630
Aal	260
Karpfen	190
Heilbutt	140
Forelle	140
Schellfisch	90
Kabeljau	70

Auch **Sojagerichte** können aufgrund ihres EPA-Gehalts empfohlen werden. Allerdings sollten eine eventuelle Allergie sowie ihr Fett- und Kaloriengehalt berücksichtigt werden. Das **Meiden glutenhaltiger Lebensmittel** trägt einigen Studienergebnissen zufolge zu einem besseren Befinden von Rheumatikern bei. Allerdings bedeutet dies einen relativ großen Zeit- und Kostenaufwand beim Einkauf und der Zubereitung der entsprechend glutenfreien Mahlzeiten. Ein 4- bis 8-wöchiger Weglassversuch mit anschließender Reexposition kann hier eindeutige Ergebnisse liefern. Wichtig ist darauf zu achten, dass derartige Versuche in derselben Jahreszeit durchgeführt werden: Im Winter sind die rheumatischen Beschwerden in der Regel wesentlich ausgeprägter als in den warmen Monaten, sodass Elimination und Reexposition zu unterschiedlichen Saisons eventuell keine eindeutigen Erkenntnisse bringen.

Nahrungsergänzungsmittel (NEM)

Einige Antioxidantien und Spurenelemente haben sich in Studien als wirkungsvolle Substanzen gegen die Bildung oder Verdrängung der Arachidonsäure erwiesen (Kluthe et al. 2004, Adam 1995, Richy et al. 2003). Die meisten dieser Nahrungsergänzungsmittel können in ausreichender Menge über die Nahrung zugeführt werden. Dazu gehören Vitamin A und die B-Vitamine, außerdem Zink, Kupfer und Eisen. **Vitamin E** kann in der empfohlenen Menge (mindestens 200 µg täglich) nicht durch die Nahrung abgedeckt werden und sollte mit 100 oder 200 µg substituiert werden.

Dazu werden **Vitamin C** in Höhe von 200 µg (theoretisch über die Lebensmittelzufuhr möglich) und **Selen** in Höhe von 100 bis 300 µg täglich empfohlen. **Fischölkapseln bzw. Omega-3-Fettsäuren** werden in der Menge von 30 mg/kg Körpergewicht empfohlen, bei einer Abneigung gegen Fischmahlzeiten sind sie sinnvolle Alternativen. Nebenwirkungen werden nicht beobachtet bei Gaben bis zu 3 g am Tag. 25 µg **Zink** täglich können im Schub sinnvoll sein.

Die so genannten **Chondroprotektiva** („Gelenknahrung") Glukosamin- (1 500 mg täglich) und Chondroitinsulfat (800 mg täglich) sowie Kollagenhydrolysat (10 g täglich) können außer in lokal-injizierter Form auch als Nahrungsergänzungsmittel zugeführt werden (Beuker, Rosenfeld 1996, Reginster et al. 2001, Uebelhart et al. 2004, Richy et al. 2003). Je nach Osteoporoserisiko werden **Kalzium**- (1 000 mg) und **Vitamin D**-(25 µg)-**Präparate** empfohlen.

T I P P

Mehrtägige **Fastenkuren** (➤ Kap. 2.3) (über maximal 1 Woche) lindern das Entzündungsgeschehen beträchtlich durch den Wegfall von Arachidonsäure. Bereits ab dem 2. Tag wird eine Besserung beobachtet. (Höfler, Sprengart 2007).
Übergewichtigen Patienten dürfte dies zugute kommen. Mangelernährte müssen vorsichtig damit umgehen und entsprechende kalorienreiche Getränke zu sich nehmen.
Sollten **übergewichtige Rheumatiker** eine relevante Gewichtsabnahme anstreben, kann die Fastenkur in modifizierter Form, also entweder mit Formula-Diäten (➤ Kap. 3.1.5) oder mit Milchprodukten angereichert, auch über Wochen durchgeführt werden. **Brottrunk** (milchgesäuertes Getreidewasser) gilt als Geheimtipp bei rheumatischen Erkrankungen (Entzündungshemmung, Schmerzlinderung, Knorpelbildung). Ein Glas täglich bessert dazu die Darmflora auf. Die Mengen- bzw. Portionsempfehlungen bei Rheuma (ovo-lakto-vegetabile Kost mit Fisch) lassen sich einfach mit der **„3er-Regel"** (Hajeck-Lang) merken:

Ovo	Bis zu 3 Eier pro Woche
Lakto	3 Portionen Milchprodukte pro Tag
Vegetabil	Bis zu 3 Teile Obst pro Tag, mindestens 3 Portionen Gemüse/Salat/Rohkost pro Tag
Fisch	3 Portionen pro Woche

Teufelskralle ist schmerzlindernd und kann die Gabe von stärkeren Schmerzmitteln und von Cortison minimieren helfen. Körperliche **Bewegung** insbesondere in frischer Luft bietet neben vielen sonstigen gesundheitlichen Vorteilen die Möglichkeit, die Vitamin D-Produktion in der Haut durch Sonneneinstrahlung anzukurbeln.

V O R S I C H T

Nikotin und **Alkohol** sollten möglichst ganz gemieden werden (vermehrte Bildung von Sauerstoffradikalen). Anämie (Eisenhaushalt)
Bei **bettlägerigen Patienten** sollte Vitamin D substituiert werden. Eine EPA-Zufuhr von 2 g am Tag sollte gewährleistet sein.

Die derzeitigen ernährungstherapeutischen Empfehlungen gelten ebenso für die teilweise identischen Indikationen:

- Rheumatoide Arthritis
- Chronische Polyarthritis
- Fibromyalgie
- Arthritis psoriatica
- Weichteilrheumatismus
- M. Bechterew
- Reaktive Arthritis
- Rheuma bei Kindern.

➕ Rheumatische Erkrankungen. Prävention und Therapie. Checkliste für den Schreibtisch.

LITERATUR

Adam O (1995). Anti-inflammatory diet in rheumatic diseases. European Journal of Clinical Nutrition; 49, 703.

Adam O (2000). Ernährung bei Rheuma, Merkblätter Rheuma der Deutschen Rheumaliga, 1. Auflage, Nr. 5.2. Bonn: Bundesverband e. V.

Adam O (2001). Diät und Rat bei Rheuma und Osteoporose. Ein Leitfaden für die entzündungshemmende Ernährung, Weil der Stadt: Walter Hädecke Verlag.

Adam O (2002). Ernährung und Immunsystem: Rheuma. Aktuelle Ernährungsmedizin; 27: 245–249.

Belch JJF, Ansell D, Madhok R, O'Down A, Sturrock RD (1988). Effects of altering dietary essential fatty acids on requirements for non-steroidal anti-inflammatory drugs in patients with rheumatoid arthritis; a double blind placebo controlled study. Annals of the rheumatic diseases; 47: 96–104.

Beuker F, Rosenfeld J. Die Wirkung regelmäßiger Gelatinehydrolysatgaben auf chronisch degenerative Schäden am Stütz- und Bewegungssystem. International journal of sports medicine; 1: 88 (Suppl. 1).

7

Deutsche Rheuma-Liga e. V. (2009). „Rheuma – ein Name für viele Erscheinungsformen". http://www.rheuma-liga.de/home/layout2/page_sta_83.html (aufgerufen 7.5.2010).

Höfler S, Sprengart P (2007). Ernährung bei Rheumatischen Erkrankungen. Broschüre des Marienhospital Stuttgart, Vinzenz von Paul Kliniken gGmbH, Offizin Chr. Scheufele GmbH + Co. KG.

Kjeldsen-Kragh J, Haugen M et al. (1991). Controlled trial of fasting and one year vegetarian diet in rheumatoid arthritis. Lancet; I: 899–902.

Kluthe R et al. (2004), Rationalisierungsschema: 250–52.

Moskowitz RW (2000). Role of collagen hydrolysate in bone a joint disease. Seminars in arthritis and rheumatism; 30: 87–99.

Phinney SD, Odin RS, Johnson SB, Holmann RT (1990). Reduced arachidonate in serum phospholipids and cholesteryl esters associated with vegetarian diets in humans. The American Journal of Clinical Nutrition; 51: 385–92.

Reginster JY et al. (2001). Long-term effects of glucosamine sulphate on osteoarthritis progression: a randomised, placebo-controlled clinical trial. Lancet; 357: 251–56.

Richy F, Bruyere O, Ethgen O, Cucherat M, Henrotin Y, Reginster JY (2003). Structural and symptomatic efficacy of glucosamine and chondroitin in knee osteoarthritis: A comprehensive meta-analysis. Archives of Internal Medicine. Jul 03/14; 163 (13): 1514–22.

Stobernach I (2003). Ernährungstherapie – Bei Erkrankungen des rheumatischen Formenkreises. Moorbard Bad Doberan KG, Ernährungsheilkunde; 8: 535–37.

Uebelhart D et al. (2004). Intermittent treatment of knee osteoarthritis with oral chondroitin sulfate: A one-year, randomised, double-blind, multicenter study versus placebo. OsteoArthritis and Cartilage; 12: 269–276.

7.4.40 Schilddrüsenerkrankungen

Medizinische Hintergründe

Bei den Schilddrüsenerkrankungen lassen sich **Gewebeveränderungen** und **Funktionsstörungen** unterscheiden. Zur ersten Gruppe gehören Struma, Knoten und Entzündungen. Funktionsstörungen können häufigere Unter- oder seltenere Überfunktionen sein. Die häufigsten Schilddrüsenerkrankungen sind **Struma diffusa** und **Struma nodosa**, hervorgerufen durch Jodmangel. **Jodmangel** ist der weltweit häufigste Nährstoffmangel, 1 bis 2 Milliarden Menschen sind betroffen. Deutschland gilt laut WHO als ausgesprochenes Jodmangelgebiet. Die bundesweite Jodversorgung in der BRD wird durch die Verordnung über jodiertes Speisesalz und die Futtermittelverordnung geregelt.

Im Schnitt werden **in Deutschland täglich 120 µg** Jod zugeführt, der tatsächliche Bedarf liegt bei etwa 200 µg und hängt dabei sehr vom Alter ab. Schwangere und Stillende benötigen etwa 20 Prozent mehr, Kinder je nach Alter 10 bis 50 Prozent weniger. **Folgen von Jodmangel** sind neben der Entstehung einer Struma die Entwicklung funktioneller Autonomien und Unterfunktionen. Entwicklungsstörungen bei Föten können durch eine rechtzeitige Erhöhung der Jodzufuhr am besten vor einer geplanten Schwangerschaft vermieden werden. Eine Unterfunktion der Schilddrüse, hervorgerufen durch Jodmangel und verstärkt bei Eisenmangel, kann zu den **vielfältigsten Symptomen** führen: Antriebslosigkeit, Depression, Gewichtszunahme, Obstipation, trockene Haut und Cholesterinerhöhung sind als häufigste zu nennen.

Eine **sehr hohe Jodexposition**, auch über Medikamente, kann zu einer Hashimoto-Thyreoiditis oder einer Überfunktion führen. Zur Hormonsynthese benötigt die Schilddrüse neben Jod auch **ausreichend Selen und Eisen**. Selen wirkt als Antioxidans zur Entgiftung der radikalbildenden Sauerstoffmoleküle, die im Prozess der Jodination entstehen. Eine ausreichende Eisensubstitution ist für die thyreozytenspezifischen Enzyme notwendig. **Jodallergie und Jodakne** werden nicht durch Nahrungsjod bzw. Jodsalz verursacht, sondern durch Kontrastmittel, einige Medikamente und großflächigen Kontakt mit sehr hohen Jodmengen.

Besonderheiten/Abweichungen gegenüber der DGE

Die **Zufuhr von Jod, Selen und Eisen** durch die Nahrung ist von zentraler Bedeutung für eine gut funktionierende Schilddrüse. Das **Spurenelement Jod** wird über Darm, Haut, Atemluft und Muttermilch aufgenommen und über Nieren und Darm ausgeschieden. Es erfolgt kein „Recycling" im Körper, so dass Jod ständig zugeführt werden muss. Der natürliche Gehalt in Lebensmitteln und Trinkwasser ist relativ gering und schwankt sehr in Abhängigkeit von den Böden, auf denen die Pflanzen wachsen und das Trinkwasser gewonnen wird. Die Resorptionsrate von Jod im menschlichen Darm liegt bei über 90 Prozent, kann aber in Abhängigkeit vom Wärmeeinfluss bei der Zubereitung und der Art der Aufbewahrung der Lebensmittel bis auf 30 Prozent absinken.

Während Seefisch und andere Meerestiere sowie Algen von Natur aus jodreich sind (> Tab. 7.27), liefern Milch- und Fleischprodukte sowie Brotwaren über die **Jodierung von Futtermitteln** und durch die **Verwendung von Jodsalz** bei der Lebensmittelproduktion bedeutende Mengen (> Abb. 7.2). Trotz der hohen Jodmengen in Seefischen tragen sie mit nur knapp 10 Prozent wenig zur Jodversorgung bei. Dagegen stellen Milchprodukte mit 37 Prozent die Hauptquelle der Jodzufuhr dar, gefolgt von Fleisch- und Wurstwaren sowie Brotwaren (> Abb. 7.2).

Jodsalz, also jodiertes Speisesalz (Kochsalz), sollte **als Regelsalz** verwendet werden. Man unterscheidet reines Jodsalz von solchen mit Fluorid, mit Fluorid und Folsäure und/oder mit Kräutern. Meersalz enthält unwesentlich mehr Jod als Kochsalz. Ein- bis zweimal wöchentlich sollte **Seefisch** auf dem Speiseplan stehen. Seelachs, Scholle, Kabeljau und Makrele sind die gehaltvollsten Sorten (> Tab. 7.27).

Beim Einkauf verpackter Lebensmittel sollten die **Zutatenlisten** geprüft werden: Es sollten Produkte bevorzugt werden, die das **Jodsiegel** tragen. So genannte **strumigene Lebensmittel** enthalten Thiocy-

Tab. 7.27 Jodzufuhr durch Nahrungsmittel.

200 µg Jod sind enthalten in ca.	
50 g	Schellfisch
100 g	Scholle
400 g	Thunfisch
400 g	Algen/Seetang
1 000 g	Spinat
2 100 g	Roggen

anate, welche die Jodaufnahme in die Schilddrüse verhindern. Dazu gehören Wirsing, Kohlrabi und Rettich (senfartige Pflanzen). Ebenso wirken nitratreiche Lebensmittel (infolge von Überdüngung). Auch Rauchen wirkt durch den hohen Thiozyantanteil strumigen.

Eine Jodaufnahme von bis zu 300 µg täglich ist auch bei einer **Überfunktion** unproblematisch. Bei einer **Hashimoto-Thyreoiditis** sind jodierte Lebensmittel, normale Fischmengen bzw. eine max. Jodzufuhr von 300 µg bzw. maximal 500 µg (Lebensmittel Leitfaden) täglich problemlos. Auch der Aufenthalt am Meer ist nicht kontraindiziert. Lediglich in Gebieten mit extrem hoher alimentärer Jodversorgung wie z .B. in Japan kann Jod als Trigger zum Ausbruch von Autoimmunprozessen fungieren. Die mittlere **Selenzufuhr in Deutschland** beträgt 30 µg (Frauen) bis 40 µg (Männer) am Tag. Der Schätzwert für eine angemessene Zufuhr liegt etwa dem Doppelten.

Selenreiche Lebensmittel sind in erster Linie verschiedene Fischsorten, an erster Stelle Forelle, weiterhin Gurke und Kohlrabi, gefolgt von Getreide.

Nahrungsergänzungsmittel (NEM)

Zur Strumaprophylaxe sollen Risikopatienten, die keinen Fisch und keine Milchprodukte essen, täglich mindestens 100 µg oder 200 µg Jod ergänzen. **Selen** sollte bei Hashimoto-Thyreoditis und bei Risikopatienten zur Strumaprophylaxe substituiert werden mit 200 µg täglich. Bei **Eisenmangelanämien** sind regelmäßige Kontrollen des Blutbildes und des Eisenspeichers angezeigt. Bei entsprechender Indikation und Risikokonstellation ist eine Eisensubstitution vorzunehmen.

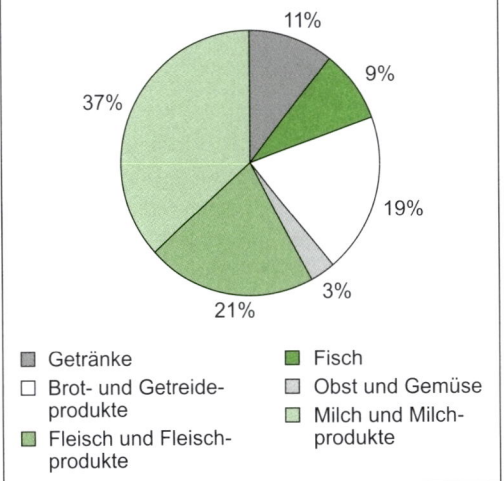

11%
9%
37%
19%
3%
21%

- ▢ Getränke
- ▢ Brot- und Getreide-produkte
- ▢ Fleisch und Fleisch-produkte
- ▢ Fisch
- ▢ Obst und Gemüse
- ▢ Milch und Milch-produkte

Abb. 7.2 Beitrag der verschiedenen Lebensmittelgruppen zur Jodaufnahme (CMA Ernährungsinformation 02/2005). [L143]

VORSICHT

Thyroxin-Tabletten müssen mind. 30 Minuten vor dem Frühstück eingenommen werden. Sie dürfen keinesfalls mit Kaffee zusammen eingenommen werden, da die Resorption dann nicht gewährleistet ist (Benvenga 2008). Hauptsächlich mit Sojamilch gefütterte Kinder sollen Jod substituieren, da das in Soja enthaltene Genistein strumigen wirkt. Sojahaltige Kindernahrung muss in den USA mit Jod angereichert werden (Köhrle 2008).

Grundsätzlich sollten **Vegetarier** mit einem großen Konsum von Sojaprodukten auf eine adäquate Jodzufuhr bzw. -substitution achten (Köhrle 2008).

Zahlreiche Umweltstoffe beeinflussen den Schilddrüsenstoffwechsel, z.B. versch. Sonnenschutzcremes (Köhrle 2008).

Ein Drittel aller neu entwickelten Pharmazeutika erhalten keine Zulassung aufgrund ihrer Interaktionen mit der Schilddrüsen-Funktion.

✚ Schilddrüsenerkrankungen. Prävention und Therapie. Checkliste für den Schreibtisch.

LITERATUR

Benvenga S. et al (2008). Thyroid Hormone Therapy. Thyroid; 18: 293–301.

CMA Ernährungsinformation 02/2005: Milch – eine wichtige Quelle für Jod.

Gärtner R, Gasnier BCH, Dietrich JW et al. (2004). Selenium Supplementation in patients with autoimmune thyroiditis decreases thyroid peroxidase antibodies concentration. The Journal of clinical endocrinology and metabolism; 87: 1687–91.

Köhrle (2008). Berliner Charité, im Gespräch mit der Zeitschrift THY, 2:7.

„Wegweiser Lebensmittel"; 581.

7.4.41 Untergewicht

Medizinische Hintergründe

Im Vergleich zu Übergewicht und Adipositas ist Untergewicht in Deutschland ein relativ seltenes Symptom: Nur etwa 4 Prozent der Frauen und 1 Prozent der Männer (Statistisches Bundesamt 2004) haben einen BMI von unter 18,5 kg/m². Bei Männern bleibt Untergewicht eher unerkannt als bei Frauen. Entscheidend für die Bewertung, Behandlung und Prognose ist die medizinische, psychiatrische, soziale und die Familienanamnese. Häufige Gründe für Untergewicht sind:

- Genetische Disposition
- Mangelernährung im Alter

- Verschiedene Erkrankungen:
  - Tumorkachexie
  - M. Parkinson (➤ Kap. 7.4.34)
  - Mukoviszidose (➤ Kap. 7.4.26)
  - COPD (➤ Kap. 7.4.6)
  - Hyperthyreose (➤ Kap. 7.4.40)
- Soziale Gründe:
  - Verwahrlosung
  - Sozialer Rückzug
  - Geldnot
- Psychische Erkrankungen:
  - Anorexia nervosa (➤ Kap. 7.4.1)
  - Anorexia competitiva
  - Orthorexia nervosa
- Drogen- oder Alkoholmissbrauch
- Exzessives Bewegungsprogramm.

Vordringlich gilt es, zugrunde liegende Erkrankungen medizinisch zu behandeln und parallel dazu den Patienten ernährungstherapeutisch zu betreuen. Bei **Essstörungen** ist außerdem eine Psychotherapie angezeigt, was sich in der Praxis aufgrund der langen Wartezeiten auf einen Therapieplatz als relativ schwierig umzusetzen erweist: Das ernährungstherapeutische Vorgehen bei Anorexie (und Bulimie) ist an entsprechenden Stellen zu finden (➤ Kap. 7.4.1), (➤ Kap. 7.4.5). Im Gegensatz zu anderen Krankheitsbildern steht bei Untergewicht im Mittelpunkt der Ernährungstherapie das Bemühen um eine Gewichtszunahme, bei gleichzeitiger qualitativer Optimierung der (bisherigen) Ernährung.

Ernährungstherapie

A. Erstgespräch

Parallel zur Diagnostik bzw. Behandlung der klinischen Ursachen des Untergewichts führt der Patient ein zweiwöchiges Essprotokoll mit dem Ziel festzustellen, ob er übliche Kalorienmengen oder viel zu wenig zu sich nimmt und dabei eventuell sehr ungesund lebt.

Außerdem wird eine Körperfettmessung durchgeführt, um spätere Gewichtsveränderungen interpretieren zu können. Weiterhin erfolgt eine retrospektive **Bewegungsanamnese** (➤ Kap. 6.3).

B. Folgegespräch

Im nachfolgenden Analysengespräch wird anhand des Essprotokolls und der EDV-gestützten Analyse die **Kalorienzufuhr** und **Ausgewogenheit** der Nahrung gemeinsam besprochen. Dabei sind die Repräsentativität bzw. mögliche **Protokolleffekte** zu hinterfragen. Je nach Kalorienzufuhr ist das weitere Vorgehen zu besprechen. Im Fall einer **unauffälligen oder eher suboptimalen Kalorienzufuhr** soll der Patient zusätzliche, sinnvolle Lebensmittel ergänzen, je nach Geschmack und Praktikabilität im Alltag (> Tab. 7.3). Spätestens an dieser Stelle kann in der Regel differenziert werden, inwiefern eine zwanghafte Persönlichkeit bzw. eine Essstörung vorliegt oder es sich tatsächlich um das Bemühen der Patienten handelt, Gewicht zuzunehmen.

Im ersteren Fall wird der Patient beklagen, das er schon sehr viel isst und nicht noch zusätzliche Lebensmittel-Mengen zu sich nehmen kann. Er wird viele „wenn" und „aber" vorbringen, die gegen die vorgeschlagenen Maßnahmen sprechen. Er wird eventuelle Ängste äußern, dass er nicht plötzlich extrem zunehmen möchte. Um diese Befürchtungen auszuräumen, ist die Aushändigung einer Liste sinnvoll, die Lebensmittelkombinationen mit fixen Kalorienmengen (zum Beispiel mit 200, 300 und 500 kcal) (> Tab. 7.28) enthält. Damit kann der Patient

Tab. 7.28 Lebensmittelkombinationen, die etwa 200 kcal entsprechen.

Zusätzliche Lebensmittel
200 kcal entsprechen in etwa:
1 Scheibe Brot plus Butter (10 g)
1 Scheibe Brot plus Quark und Marmelade
1 Scheibe Brot plus Butter (10 g)
1 Scheibe Brot plus Frischkäse (Rahmstufe)
1 Scheibe Brot plus Leberwurst
1 Scheibe Brot plus 1 Scheibe Käse (25 g)
2 mittelgroße Obstportionen (à 150–200 g)
1 kg Möhren
1 gemischter Salatteller plus Dressing und ein paar Schinken- oder Käsestreifen oder etwas Thunfisch
ca. 700 g Rohkost
150–200 g Steckfleisch
200 g Scholle, Kabeljau o. Ä.
2–3 Eier (für Omelett z. B.)
60 g (trocken) Reis = 1 Portion als Beilage
75 g (trocken) Nudeln = 1 Portion als Beilage
2–3 Kartoffeln = 1 Portion als Beilage

ganz nach Geschmack jederzeit – ohne Kalorien rechnen zu müssen – zusätzliche Lebensmittel zu sich nehmen.

Es sollte ein **weiteres Gespräch etwa vier Wochen später** vereinbart werden und dem Patient das Gefühl vermittelt werden, dass man sich um eine Problemlösung bemüht. Eventuell sollte die Behandlung einer Essstörung angeregt werden. Im Falle des echten Bemühens um eine Steigerung der Kalorienzufuhr wird der Patient gerne alle Anregungen entgegen nehmen und bis zum Folgetermin versuchen alles auszuschöpfen.

Liegt die **Kalorienzufuhr laut Essprotokoll auffällig hoch** und hat der Patient kein besonders großes Bewegungsprogramm, sollte erneut anamnestisch nach möglichen Gründen für das Untergewicht geforscht werden. Häufig ist eine entsprechende familiäre Veranlagung gegeben. Die weitere Diagnostik hängt ab vom körperlichen Befinden, dem Leidensdruck und der genauen Gewichtsanamnese des Patienten. Sofern er fortlaufend Gewicht verliert, muss unbedingt weiter nach medizinischen Gründen dafür gesucht werden. Sollte sich der Patient familiär oder beruflich bedingt sehr gestresst fühlen, können **Stressbewältigungstechniken** wie Autogenes Training, Yoga und/oder Progressive Muskelentspannung nach Jacobson empfohlen werden. Um signifikante Erfolge bei der Gewichtszunahme erfassen zu können, sind **Beratungstermine im 4-Wochen-Abstand** sinnvoll. Dabei sollten jeweils auch Körperfettmessungen durchgeführt werden.

⊞ Checkliste Erstgespräch – Untergewicht
⊞ Checkliste Analysegespräch – Untergewicht

LITERATUR
Statistisches Bundesamt Deutschland (2004). Fast jede(r) Zweite in Deutschland hat Übergewicht, Pressemitteilung Nr. 187 vom 27.4.2004. http://www.destatis.de/jetspeed/portal/cms/Sites/destatis/Internet/DE/Presse/pm/2004/04/PD04__187__23,templateId=renderPrint.psml (aufgerufen 7.5.2010).

7

Index

Symbols
7- Tage-Bio-Körner-Kur   74

A
Abführmittel   141
Abnehmen – aber mit Vernunft   98
Abnehmen mit Genuss   99
ABO-System   29
Acuff, Steve   171
Adipositas
– Anstieg   5
– Entstehung   5
– psychologische Probleme   5
Adipositas-assoziierte Komorbidi-
   tät   125
Adipositastherapie, spezielle
   Probleme   2
Agatston, Arther   64
Almased-Drink   50
Amman, David   173
Analysegespräch Übergewicht   195
Ananas-Diät   76
Andrews, Sam S.   71
Anemüller, Helmut   189
Anorexia nervosa   236
Anthroposophisch-orientierte
   Ernährung   164
Antioxidantien   231
Apfel-Diät   76
Apoplex   238
Appetitzügler   144
– frei verkäufliche   146
– rezeptpflichtige   144
Arteriosklerose   238, 255
Arzt-Patienten-Verhältnis   244
Aszitestherapie   279
Atkins, Robert Coleman   28
Atkins-Diät   27
Atopische Dermatitis   286
Autogenes Training   198, 243
Ayurveda   165

B
Balart, Luis A.   71
Bauchhirn   306
BCM   94
BCM-Formula-Produkt   101
BCM-Programm   101
Beratungskonzept, niedergelassene
   Ärzte   100
Beratungsprogramm , Gewichtsre-
   duktion   56
Bewältigungsstrategien   14
Bewegungsbuch   109

Bewegungsmangel   238
Bewegungstherapie   240
Bildekräfte   164
Binge Eating Disorder   240
Bircher-Benner, Maximilian   176
Blutfettwerte, Senkung   46
Blutgruppen-Diät   29
Bluthochdruck   241
Bodymed-Programm   102
Bohlmann, Friedrich   45
Borchardt, Anne   40
Boss-Diät   31
Brauchle, Alfred   176
Brigitte - (die neue Diät)   33
Buchinger, Otto   84
Bulimia nervosa   243
Burger, Guy-Claude   176
Bürkle, Silvia   55

C
Chinesische Schlankhheits-
   mittel   146
Cholesterinspiegel, Senkung   57
Cholesterinwerte, erhöhte   41
Chronisch entzündliche Darmer-
   krankung   246
Chronisch obstruktive Lungener-
   krankung   245
Colitis ulcerosa   246
Crash-Diäten   72
Cystische Fibrose   283

D
D'Adamo, Peter J.   30
Darmflora
– Anregung der Darmmotilität   234
– Energieversorgung der Dickdarm-
   schleimhaut   234
– Immuntraining   234
– Schutzfunktion   234
– Störungen   234
Darmflora-Analyse   233, 251
Darmmikroökologie   235
Darmmykosen   276
Depression   10
Desensibilisierung   281
Dewey, Edward Hooker   82
DGE - PC   23
DGE-Ernährungsempfeh-
   lungen   232
Diabetes mellitus   247
Diabetiker, Multimorbidität   248
Diagnostik, Verdauungskrank-
   heiten   87

Diamond, Harvey und Marilyn
   36, 177, 184
Diarrhoe   251
Disaccharidase-Hemmer   152
Diuretika   149
Divertikulitis   252
Divertikulose   252
Dr. Haas-Erfolgsdiät   41
Duodenumresektion   275

E
EG-Richtlinien zur Qualitäts-
   prüfung   140
Eier-Diät   77
Eimer, Karl   176
Einzelgespräche   241
Eiweißkreuz   79
Eiweißpulver   66
Elimination   281
Eliminationsdiät   270, 302
Ellrott, Thomas   40
Empfehlung, Bewegungverhalten   97
Energielieferant
– Eiweiß   21
– Fett   21
– Kohlenhydrate   21
Entschlackungsmittel   149
Entwässerungsmittel   149
Eppinger, Hans   176
Ernährung
– Anleitung   97
– enterale   275
– laktosearm   276
– parenterale   275
Ernährung nach Bircher-
   Benner   176
Ernährung nach Walker   176
Ernährung nach Wandmaker   176
Ernährungsberatungs-Pro-
   gramm   104
Ernährungsformen, alternative   164
Ernährungsmedizin   1
Ernährungsstudien, Drop-out-
   Rate   24
Ernährungstagebücher   100
Ernährungstherapie
– spezielle Probleme   3
– systematische, individuelle   232
– Theorie und Praxis   1
Erstgespräch Übergewicht   195
Essener Brot   31
Essensreize   6
Essprotokoll   68, 232
Essstörungen   253

Esstypen 26
Essverhalten
– Familieninteraktion 5
– individuelles 2
Evers, Joseph 168
Evers, Walter 176
Evers-Diät 167, 176
Externalität 6

F
Fasten
– Befürworter 83
– Brechen 50
– Gegner 83
– Konzepte 83
– proteinmodifiziertes 103
– Tage 50
Fastenstoffwechsel 93
Fastentherapie, stationäre 84
Fastentrunk 103
Fastenwirkungen 85
Fatburner 37, 154
Fehlernährung 238
Fettblocker 152
Fettsäuren, essentielle 37
Fettsäureprofil 66
Fettstoffwechselstörungen 255
Fit for Fun-Diät 34
Fit for Life 35, 177
FITOC, Freiburger Intervention Trial
for Obese Children® 129
Flexpoints 120
Food frequency-Protokoll 237
Food-frequency-Methode 229
Forever Young – Das Erfolgspro-
gramm 65
FormMed 94
Formula-Diäten 100
– optifast 800 103
Formulaprodukt, Herbalife 103
Formula-Produkte 162
– BCM 101
– SAN-A-EU 102
– SAN-A-Fit 102
Fruktose-Intoleranz 258
Fruktose-Malabsorption 258
Fry, Terrance C. 176
Funfack, Wolf 55
Fünf-Sinne-Diagnostik 87

G
Gallensteine 260
Gastritis 262
– akute 262
– chronische 262
Gesprächsführung 229
Gewicht im Griff 104

Gewichtsmanagement in der ärzt-
lichen Praxis, strukturiertes 193
Gewichtsreduktionsprogramme 97
– für Kinder und Jugendliche 123
Gicht 64, 264
Glücks-Kur 37
Glutamat-Unverträglichkeit 267
Gluten-Unverträglichkeit 267
Glykämische Last 24
Glykämischer Index 24, 57
Glykogendepots 53
Glyx-Diät 37
Glyx-Ideal-Diät-Brot 44
Grillparzer, Marion 38
Gruppenberatungsprogramm 106
Gruppengespräche 241
Gute Laune-Diät 39

H
Haas, Dr. Robert 41
Haas, Nadja 67
Haig, Alexander 191
Hamm, Michael 45
Harmonische Ernährung 168, 177
Harnisch, Otto 173
Harnsteine 264
Hashimoto-Thyreoiditis 312
Hay, William Howard 184
Heilfasten 84
Heintze, Thomas 184
Helberg, Dörte 34
Hepatitis 269
– chronisch aggressive 269
– chronisch persistierende 269
Herbalife 102
Heun, Eugen 176
High protein-Diät 23
Histamin-Intoleranz 269
Hollywood (Star)-Diät 42
Homozysteinsenkung 239
Hufeland, Christoph Wilhelm 171
Humplik, Heinz 43
Humplik-Kur 43
Hyperinsulinämie 55
Hyperinsulinismus 28
Hypertonie 241
Hypertoniker 82
Hyperurikämie 64, 264
Hyperurikosurie 264
Hypoglykämien 27
Hypotoniker 82

I
Ich nehme ab-Programm 105
Idealdiät 44
Idealgewicht 30
Ileumresektion 275
Immunstatus, Verbesserung 88

Immunsystem, Störungen 286
Indikationsbezogene Diäten 231
Instinktotherapie 176
Insumed 94
Intention-to-treat-Analysen 98
Internet-Diäten 112
Internet Programme 112
Intervall-Diät 33
Interventionen, dreistufiges
Entscheidungsmodell 13

J
Jejunumresektion 275
Just, Adolf 176

K
Kachexie, pulmonale 245
Kanfer, Friedrich 137
Kardio-Training 49
Karma 169
Kartoffel-Diät 78
Karzinogenese 273
Ketonämie 61
Ketose 28, 78
Keys, Ancel 174
KHK 238
KLAKS e.V
– Konzept Leipzig
– –bewegungsaktive Adipositas-
schulung für Kinder im Schul-
alter 131
Klassische Molke-Trinkkur 89
Kohlenhydratauswahl 24
Kohlenhydrate, kurzkettige 76
Kohlsuppen-Diät 79
Kollath, Werner 189
Kolonkarzinom 272
Konstitutionslehre 168, 177
Kontrollüberzeugungen 17
Kontrollverlust 10, 240
Konz, Franz 177
Körperzyklen
– Ausnutzung 36
– Ausscheidung 36
– Nahrungsaufnahme 36
Köster, Helga 32
Kostpläne 105
Krankheitsrisiko 30
Krebsentwicklung, kolorektale 273
Kreuzallergien 280
Kühne, Petra 165
Kunz, Martin 69
Kurzdarm-Syndrom 274
Kushi, Mishio 171

L
Laktase-Mangel 276
Laktose-Intoleranz 276

Laxanzien 141
Laxanzienabusus 143
Leaky gut-Syndrom 234
Lebensmittel
– anabole, smarte 41
– Basen bildende 35
– diätische 140
– funktionelle 140
– neuartige 140
– rationelle 43
– Säure bildende 35
– thermogene, smarte 41
– unrationelle 43
Lebensmittel-Allergie, pollen-
assoziierte 280
Lebensmittel-Allergien 280
– echte 281
Lebensmittelorientierte Diäten
72
Lebensmittel-Pyramide 37
Lebensmittel-Unverträglich-
keiten 232, 280
Leberzirrhose 269
– charakteristische Symptome 278
– Ursachen 278
Leichter, aktiver, gesünder 132
Leidensdruck, psychischer 7
Leistungsfähigkeit, geistige 41
Leitfaden Prävention 99
Lektine 30
Lipolyse 24, 28
LOGI-Methode 170
LOGI-Pyramide 37
Low carb-Diät 23
Low fat-Diät 23
Low Fett 30 48
Ludwig, David 47, 55

M
M.O.B.I.L.I.S 107
M.O.B.I.L.I.S light 108
Magen-Darmerkrankungen 232
Magersucht 236
Maharishi Ayurveda 165, 166
Makrobiotik 170
Malton, Hans 176
Markert, Dieter 50
Markert-Diät 49
Max Planck-Diät 51
Mayo-Diät 52
Mayr, Franz Xaver 87
Mayr-Kur 86
Mazdaznan-Ernährung 172
Mazel, Judy 36
Medikamente, Einsparpotenzial 1
Mediterrane Kost 26
Medizinproduktegesetz 140
Metabolic balance 54

Metabolisches Syndrom 88
Methoden, intensivdiätetische
83
Milch-Semmel-Diät 87
Milde Ableitungsdiät 88
Mischkost 22, 26
Moby Dick 133
Modifiziertes Fasten 94
Molkefasten 89
Monodiäten 72
Montignac, Michel 57
Montignac-Methode 56
Morbus Crohn 246
– akute Phasen 246
– nicht-akute Phasen 247
Morbus Parkinson 300
Morrison, C. Bethea 71
Mukoviszidose 283
Multiple Sklerose 285
Muskelrelaxation, progressive nach
Jacobson 243
Mykose, gastrointestinale 282

N
Nährstoffanalysen, EDV-
gestützte 23
Nährstoffgehalt 22
Nährstoffzufuhr, vollbilanzierte
51
Nahrungsergänzungsmittel 41, 65,
140, 231
Nährwertcomputer 106
Natural Hygiene 36
Naturheilkunde, klassische 83
Nephrolithiasis 291
Nephropatien 248
Neubauer, Christine 67
Neue Markert-Diät 49
Neue Schroth-Kur 92
Neurodermitis 286
Nierenerkrankungen 232
Niereninsuffizienz 289
Nierensteine 291
Null-Diät 92

O
Obeldicks 135
Obeldicks LIGHT 135
Obstipation 293
Ohsawa, Georges 171
Oligopeptiddiäten 275
Optifast 52 103
Optifast®-Junior 137
Orales Allergiesyndrom 280
Osteoporose
– primäre 295
– sekundäre 295

P
Pankreasinsuffizienz 298
– endokrine 299
– exokrine 283, 299
Pankreas-Insuffizienz 282
Pankreaskarzinom 299
Pankreatitis, chronische 283, 298
Pape, Detlef 62
Peiter, Jamila 177
Periphere arterielle Durchblutungs-
störungen 238
Perzentilkurven 128
PfundsKur 109
Points-System 111
Points-Tagebuch 111
Pollenallergie 280
Popp, Fritz Albert 177
Pritkin, Nathan und Robert 59
Pritkin-Diät 59
Problemlösungsstrategien 14
Proteine, biologische Wertigkeit 36
Pseudoallergenarme Kost 302
Pseudoallergien 281, 287, 302
Psoriasis 303
Pudel, Volker 109

Q
Quell- und Füllmittel 153

R
Ratgeber, Gewicht im Griff 105
Reduktions-Stoffwechsel 73
Reexposition 281
Refluxösophagitis 304
Reis-Diät 81
Reizdarm-Syndrom 306
Reizmagen 262
Renzenbrink, Udo 165
Resorptionshemmer 150
Rheumatische Erkrankungen 309
Rheumatischer Formenkreis 309
Roemheld-Syndrom 306
Rohkost-Ernährung 175
Rolls, Barbara 69

S
Saluretika 149
Sättigungseffekt 28
Sättigungskapazität 25
Sättigungsverstärker 153
Scarsdale-Diät 60
Schierz, Gabi 48
Schilddrüsenerkrankung
– Struma diffusa 312
– Struma nodosa 312
Schilddrüsenfunktion, verminderte
49
Schlank im Schlaf 61

Schlankheitsmittel   139
– gesetzliche Vorgaben   140
Schlankheitspräparate   140
Schlankheitsprodukte   141
– Lebensmittelmarkt   159
Schleimfreie Heilkost   176
Schnitzer, Johann   176
Schnitzer-Intensivkost   176, 178
Schnitzer-Normalkost   180
Schroth-Kur   90
Schulte-Markwort, Michael   134
Schuppenflechte   303
Selbsthilfegruppe   244
Selbsthilfemanual   106
Selbsthilfe-Manual Ich
  nehme ab   97
Shelton, Herbert   36, 176, 184
Sodbrennen   304
Sommer, Walter   176
South Beach-Diät   63
Sprue   267
Steatorrhoe   247, 299
Steiner, Rudolf   164
Steward, Leighton   71
Stigmatisierung   7
Stoffwechselanregende Substan-
  zen   154
Stoffwechsel-Diäten   26
Stress
– akuter, psychischer   6
– chronischer   6
– emotionaler   12
Stressbewältigungsmaß-
  nahmen   239
Stressprophylaxe   241
Stroop-Tests   137
Strumaprophylaxe   313
Strunz, Ulrich   65
Strunz-Diät   26, 65
Studien, ernährungsmedizi-
  nische   21

Suchdiät   282, 287, 302
Summ, Ursula   36, 184

T
T.O.M., Therapie der Obesitas mit
  Motivation   137
Tagespläne   105
Tanner, Henri   82
Tarnover, Hermann   60
Teefasten   87
Therapie, orthomolekulare   102
Thermogenese   38
Tidden, John   184
Tilden, John   36
Totales Fasten   92
Traditionelle Chinesische
  Ernährung   181
Traditionelle Chinesische
  Medizin   182
Traditionelle mediterrane
  Ernährung   173
Trennkost   26, 36, 183

U
Übergewicht, psychologische
  Probleme   5
Ulcus duodeni   262
Ulcus ventriculi   262
Ulmer Trunk   100
Umstrukturierung, kognitive   12
Untergewicht   314
Urgesetz der natürlichen
  Nahrung   176
Urkost nach Konz   177

V
Vallenthin, Gabi   48
Vegetarismus   185
Verhaltenstherapie   97
Verhaltenstraining   198
Verhaltensüberzeugungen   17

Vital-Ernährung   177
Vollweib-Diät   67
Vollwerternährung   176, 188
Volumetrics-Diät   69
Volumetrics-Pyramide   69

W
Waerland, Are   191
Waerland-Kost   190
Waerland-Kruska   191
Walb, Ludwig   184
Walker, Norman   36, 176, 184
Wandmaker, Helmut   176
Weight Watchers   110
Weise, Otfried, Devanando   169
Werger, Stefanie   36
Westenhöfer, Joachim   116
Wirkprinzipien, pharmakolo-
  gische   142
Wolf, Kira   40
Worm, Nicolai   47
www.Abnehmen-mit-Genuss.de
  115
www.lean-and-healthy.de   116
www.Novafeeel.de   117
www.Slimcoach.de   119
www.weightwatchers.de   120

X
xx-well.com   121

Y
Yin und Yang   170, 182
Yoga   243

Z
Zöliakie   267
Zucker-Knacker   70

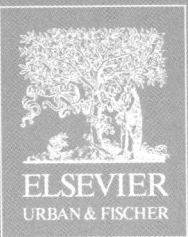
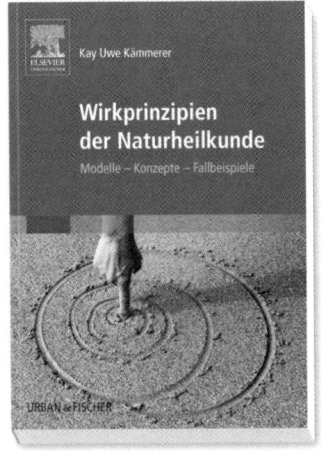
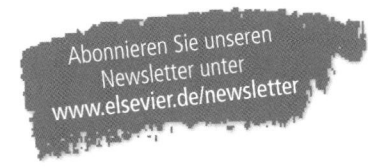
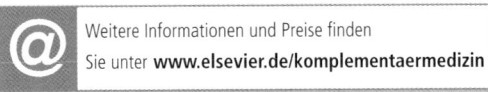

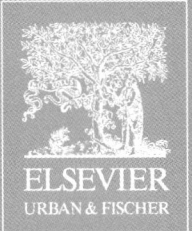
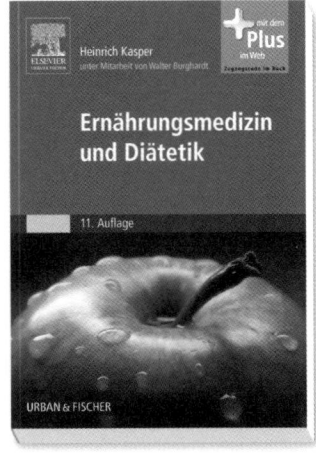
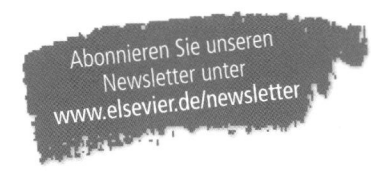
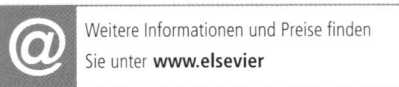